2017

中国卫生和计划生育统计年鉴

国家卫生和计划生育委员会 编

中国协和医科大学出版社

图书在版编目（CIP）数据

2017中国卫生和计划生育统计年鉴／国家卫生和计划生育委员会编. —北京：中国协和医科大学出版社，2017.9

ISBN 978-7-5679-0888-8

Ⅰ. ①2… Ⅱ. ①国… Ⅲ. ①卫生工作-中国-2017-年鉴 ②计划生育-工作-中国-2017-年鉴 Ⅳ. ①R199.2-54 ②C924.25-54

中国版本图书馆CIP数据核字（2017）第183533号

2017中国卫生和计划生育统计年鉴

编　　者：国家卫生和计划生育委员会
责任编辑：吴桂梅

出版发行：**中国协和医科大学出版社**
（北京东单三条九号　邮编100730　电话65260431）
网　　址：www.pumcp.com
经　　销：新华书店总店北京发行所
印　　刷：北京新华印刷有限公司

开　　本：889×1230　　1/16开
印　　张：26.5
字　　数：700千字
版　　次：2017年9月第1版
印　　次：2017年9月第1次印刷
定　　价：198.00元

ISBN 978-7-5679-0888-8

编 者 说 明

一、《中国卫生和计划生育统计年鉴》是一部反映中国卫生计生事业发展情况和居民健康状况的资料性年刊。本书收录了全国及 31 个省、自治区、直辖市卫生计生事业发展情况和目前居民健康水平的统计数据，以及历史重要年份的全国统计数据。本书为《中国卫生和计划生育统计年鉴》2017 卷，收编的内容截至 2016 年年底。

二、全书分为 16 个部分，即医疗卫生机构、卫生人员、卫生设施、卫生经费、医疗服务、基层医疗卫生服务、中医药服务、妇幼保健与计划生育、人民健康水平、疾病控制与公共卫生、居民病伤死亡原因、食品安全与卫生计生监督、医疗保障、人口指标，另附主要社会经济指标、世界各国卫生状况。各章前设简要说明及主要指标解释，简要说明主要介绍本章的主要内容、资料来源、统计范围、统计方法以及历史变动情况。

三、资料来源

（一）本资料主要来自年度卫生统计报表，一部分来自抽样调查。

（二）人口和社会经济数据摘自《中国统计年鉴》以及公安部、教育部、民政部统计资料，城镇居民基本医疗保险数据摘自人力资源与社会保障部，各国卫生状况数据摘自世界卫生组织《世界卫生统计》和全球卫生观察站数据库。

四、统计口径

（一）除行政区划外，书中所涉及的全国性统计数据均未包括香港特别行政区、澳门特别行政区和台湾省数据。

（二）由于修订《国家卫生统计调查制度》，适当调整了医疗卫生机构和人员的统计口径，导致 1996、2002、2007、2013 年机构和人员数变动较大，2013 年起医疗卫生机构及人员数包括卫生计生部门主管的计划生育技术服务机构。

（三）村卫生室的机构、人员和诊疗人次分别计入医疗卫生机构总数、卫生人员总数、总诊疗人次数中（村卫生室不再单独统计）。

五、统计分组

（一）机构类别：医疗卫生机构分为医院、基层医疗卫生机构、专业公共卫生机构、其他机构四类。医院包括综合医院、中医医院、中西医结合医院、民族医院、各类专科医院和护理院，不包括专科疾病防治院、妇幼保健院和疗养院；基层医疗卫生机构包括社区卫生服务中心（站）、乡镇（街道）卫生院、村卫生室、门诊部、诊所（医务室）；专业公共卫生机构包括疾病预防控制中心、专科疾病防治机构、健康教育机构、妇幼保健机构、急救中心（站）、采供血机构、卫生监督机构、计划生育技术服务机构；其他医疗卫生机构包括疗养院、医学科研机构、医学在职教育机构、医学考试中心、人才交流中心、统计信息中心等卫生计生事业单位。

（二）登记注册类型：分为公立、非公立医疗卫生机构。公立医疗卫生机构包括登记注册类型为国有和集体办的医疗卫生机构；非公立医疗卫生机构包括联营、股份合作、私营、台港澳投资和外国投资等医疗卫生机构。

医院按登记注册类型分为公立医院和民营医院，公立医院指经济类型为国有和集体办的医院，民营医院指公立医院以外的其他医院，包括联营、股份合作、私营、台港澳投资和外国投资等医院。

（三）主办单位：以医疗机构登记注册为依据，分为政府办、社会办和私人办。政府办医疗卫生机构包括卫生计生行政部门和教育、民政、公安、司法等政府机关主办的医疗卫生机构；社会办医疗卫生机构包括企业、事业单位、社会团体和其他社会组织办。

（四）东、中、西部地区：东部地区包括北京、天津、河北、辽宁、上海、江苏、浙江、福建、山东、广东、海南 11 个省、直辖市；中部地区包括山西、吉林、黑龙江、安徽、江西、河南、湖北、湖南 8 个省；西部地区包括内蒙古、重庆、广西、四川、贵州、云南、西藏、陕西、甘肃、青海、宁夏、新疆 12 个省、自治区、直辖市。

（五）城乡：1949~1984 年以前医疗卫生机构及其床位和人员按城市、农村分组，1985~2004 年按市、县分组，2005 年起按城市、农村分组。城市包括直辖市区和地级市辖区，农村包括县及县级市，乡镇卫生院及村卫生室计入农村。

六、符号使用说明："空格"表示无数字，"…"表示数字不详。

国家卫生计生委统计信息中心

目　　录

一、医疗卫生机构

简要说明

一、本章主要介绍全国及 31 个省、自治区、直辖市医疗卫生机构数，主要包括各级各类医院、基层医疗卫生机构、专业公共卫生机构和其他医疗卫生机构数与医院等级情况，按床位数分组的医院、乡镇卫生院和社区卫生服务中心数等。

二、本章数据来源于卫生资源统计年报。

三、医疗卫生机构分类

1. 机构类别：医疗卫生机构分为医院、基层医疗卫生机构、专业公共卫生机构、其他医疗卫生机构四类。

2. 登记注册类型：分为公立、非公立医疗卫生机构。公立医疗卫生机构包括登记注册类型为国有和集体办的医疗卫生机构；非公立医疗卫生机构包括联营、股份合作、私营、台港澳投资和外国投资等医疗卫生机构。

3. 按主办单位分为政府办、社会办和私人办。政府办包括卫生计生、教育、民政、公安、司法等行政部门办的医疗卫生机构，社会办包括企业、事业单位、社会团体和其他社会组织办的医疗卫生机构。

4. 按分类管理分为非营利性和营利性医疗卫生机构。

5. 按城乡分，城市包括直辖市区和地级市辖区，农村包括县及县级市，乡镇卫生院及村卫生室计入农村。按市县分，市包括直辖市区、地级市区和县级市，县包括自治县和旗。

四、统计口径调整

1. 村卫生室数计入卫生机构总数中（不再单独统计）。

2. 2002 年起，医疗卫生机构数按卫生或工商、民政部门登记注册数统计，1949～2001 年医疗卫生机构数按卫生或其他行政部门批准成立数统计。

3. 2002 年起，按照行业管理原则，医疗卫生机构总数不再包括国境卫生检疫所、高中等医学院校、药品检验所（室）和由各级计生委批准设立的计划生育指导中心。

4. 2013 年起，医疗卫生机构总数包括卫生计生部门主管的计划生育技术服务机构，2013 年以前医疗卫生机构数不包括原人口计生部门主管的计划生育技术服务机构数。

5. 1996 年起，依据《医疗机构管理条例》将个体开业人员改称私人诊所计入卫生机构，当年医疗卫生机构总数增加较多（包括 13 万所私人诊所）。

主要指标解释

医疗卫生机构　指从卫生计生行政部门取得《医疗机构执业许可证》，或从民政、工商行政、机构编制管理部门取得法人单位登记证书，为社会提供医疗保健、疾病控制、卫生监督服务或从事医学科研和医学在职培训等工作的单位。医疗卫生机构包括医院、基层医疗卫生机构、专业公共卫生机构、其他医疗卫生机构。

医院　包括综合医院、中医医院、中西医结合医院、民族医院、各类专科医院和护理院，不包括专科疾病防治院、妇幼保健院和疗养院。

中医医院　指中医（综合）医院和中医专科医院，不包括中西医结合医院和民族医院。

专科医院　包括口腔医院、眼科医院、耳鼻喉科医院、肿瘤医院、心血管病医院、胸科医院、血液病医院、妇产（科）医院、儿童医院、精神病医院、传染病医院、皮肤病医院、结核病医院、麻风病医院、职业病医院、骨科医院、康复医院、整形外科医院、美容医院等其他专科医院，不包括中医专科医院、各类专科疾病防治院和妇幼保健院。

公立医院 指经济类型为国有和集体的医院。

民营医院 指经济类型为国有和集体以外的医院，包括联营、股份合作、私营、台港澳投资和外国投资等医院。

基层医疗卫生机构 包括社区卫生服务中心（站）、街道卫生院、乡镇卫生院、村卫生室、门诊部、诊所（医务室）。

专业公共卫生机构 包括疾病预防控制中心、专科疾病防治机构、妇幼保健机构、健康教育机构、急救中心（站）、采供血机构、卫生监督机构、卫生计生部门主管的计划生育技术服务机构。不包括传染病院、结核病医院、血防医院、精神病医院、卫生监督（监测、检测）机构。

其他医疗卫生机构 包括疗养院、临床检验中心、医学科研机构、医学在职教育机构、医学考试中心、人才交流中心、统计信息中心等卫生事业单位。

医院等级 由卫生（卫生计生）行政部门评定，级别分为一级、二级、三级、未定级，等次分为甲、乙、丙、未定等，是反映医院规模和医疗水平的综合指标。

联合办村卫生室 指由两个或多个乡村医生联合办、执业（助理）医师与乡村医生联合办的村卫生室。

1-1-1　医疗卫生机构数

年份	合计	医院				基层医疗卫生机构	社区卫生服务中心(站)	乡镇卫生院	村卫生室	门诊部(所)	专业公共卫生机构数	疾病预防控制中心	专科疾病防治院(所/站)	妇幼保健院(所/站)	卫生监督所(中心)
			综合医院	中医医院	专科医院										
1950	8915	2803	2692	4	85					3356		61	30	426	
1955	67725	3648	3351	67	188					51600		315	287	3944	
1960	261195	6020	5173	330	401			24849		213823		1866	683	4213	
1965	224266	5330	4747	131	339			36965		170430		2499	822	2910	
1970	149823	5964	5353	117	385			56568		79600		1714	607	1124	
1975	151733	7654	6817	160	543			54026		80739		2912	683	2128	
1980	180553	9902	7859	678	694			55413		102474		3105	1138	2745	
1985	978540	11955	9197	1485	938			47387	777674	126604		3410	1566	2996	
1986	999102	12442	9363	1646	1030			46967	795963	127575		3475	1635	3059	
1987	1012804	12962	9657	1790	1097			47177	807844	128459		3512	1697	3082	
1988	1012485	13544	9916	1932	1190			47529	806497	128422		3532	1727	3103	
1989	1027522	14090	10242	2046	1265			47523	820798	128112		3591	1747	3112	
1990	1012690	14377	10424	2115	1362			47749	803956	129332		3618	1781	3148	
1991	1003769	14628	10562	2195	1345			48140	794733	128665		3652	1818	3187	
1992	1001310	14889	10774	2269	1376			46117	796523	125873		3673	1845	3187	
1993	1000531	15436	11426	2298	1438			45024	806945	115161		3729	1872	3115	
1994	1005271	15595	11549	2336	1440			51929	813529	105984		3711	1905	3190	
1995	994409	15663	11586	2361	1445			51797	804352	104406		3729	1895	3179	
1996	1078131	15833	11696	2405	1473			51277	755565	237153		3737	1887	3172	
1997	1048657	15944	11771	2413	1488			50981	733624	229474		3747	1893	3180	
1998	1042885	16001	11779	2443	1495			50071	728788	229349		3746	1889	3191	
1999	1017673	16678	11868	2441	1533			49694	716677	226588		3763	1877	3180	
2000	1034229	16318	11872	2453	1543	1000169		49229	709458	240934	11386	3741	1839	3163	
2001	1029314	16197	11834	2478	1576	995670		48090	698966	248061	11471	3813	1783	3132	
2002	1005004	17844	12716	2492	2237	973098	8211	44992	698966	219907	10787	3580	1839	3067	571
2003	806243	17764	12599	2518	2271	774693	10101	44279	514920	204468	10792	3584	1749	3033	838
2004	849140	18393	12900	2611	2492	817018	14153	41626	551600	208794	10878	3588	1583	2998	1284
2005	882206	18703	12982	2620	2682	849488	17128	40907	583209	207457	11177	3585	1502	3021	1702
2006	918097	19246	13120	2665	3022	884818	22656	39975	609128	212243	11269	3548	1402	3003	2097
2007	912263	19852	13372	2720	3282	878686	27069	39876	613855	197083	11528	3585	1365	3051	2553
2008	891480	19712	13119	2688	3437	858015	24260	39080	613143	180752	11485	3534	1310	3011	2675
2009	916571	20291	13364	2728	3716	882153	27308	38475	632770	182448	11665	3536	1291	3020	2809
2010	936927	20918	13681	2778	3956	901709	32739	37836	648424	181781	11835	3513	1274	3025	2992
2011	954389	21979	14328	2831	4283	918003	32860	37295	662894	184287	11926	3484	1294	3036	3022
2012	950297	23170	15021	2889	4665	912620	33562	37097	653419	187932	12083	3490	1289	3044	3088
2013	974398	24709	15887	3015	5127	915368	33965	37015	648619	195176	31155	3516	1271	3144	2967
2014	981432	25860	16524	3115	5478	917335	34238	36902	645470	200130	35029	3490	1242	3098	2975
2015	983528	27587	17430	3267	6023	920770	34321	36817	640536	208572	31927	3478	1234	3078	2986
2016	983394	29140	18020	3462	6642	926518	34327	36795	638763	216187	24866	3481	1213	3063	2986

注：①村卫生室数计入医疗卫生机构数中；②2008年社区卫生服务中心(站)减少的原因是江苏省约5000家农村社区卫生服务站划归村卫生室；③2002年起，医疗卫生机构数不再包括高中等医学院校本部、药检机构、国境卫生检疫所和非卫生部门举办的计划生育指导站；④2013年起，医疗卫生机构数包括原计生部门主管的计划生育技术服务机构；⑤1996年以前门诊部(所)不包括私人诊所

1-1-2 2016年各地区医疗卫生机构数

地区	合计	医院							基层医疗卫生机构						
		小计	综合医院	中医医院	中西医结合医院	民族医院	专科医院	护理院	小计	社区卫生服务中心	社区卫生服务站	街道卫生院	乡镇卫生院	村卫生室	门诊部
总　计	983394	29140	18020	3462	510	266	6642	240	926518	8918	25409	446	36795	638763	14779
东　部	357697	11221	6625	1276	204	8	2903	205	336998	4266	15767	47	9352	215845	9678
中　部	314745	8500	5093	1146	145	14	2081	21	297310	2529	5222	326	11538	222158	2781
西　部	310952	9419	6302	1040	161	244	1658	14	292210	2123	4420	73	15905	200760	2320
北　京	9773	638	272	154	35	2	169	6	8908	324	1591			2729	990
天　津	5443	421	278	53	3		87		4844	114	471	5	145	2528	539
河　北	78795	1618	1086	201	36		295		76003	280	917		1970	60371	267
山　西	42204	1393	693	210	26		463	1	40288	231	698	266	1353	29027	356
内蒙古	24002	720	402	110	10	61	134	3	22606	314	881		1321	13632	285
辽　宁	36131	1190	694	139	10	1	339	7	33931	378	787	20	1014	20120	589
吉　林	20829	662	375	84	9	3	188	3	19589	207	188	1	774	10172	563
黑龙江	20375	1031	684	138	8	5	195	1	18256	440	213	11	988	11384	390
上　海	5016	349	181	19	8		113	28	4470	307	732			1218	683
江　苏	32117	1678	1032	111	27		403	105	29099	544	2116	2	1039	15475	1297
浙　江	31546	1130	505	152	31		411	31	29811	467	5404	7	1194	11677	1389
安　徽	24385	1039	678	99	20		236	6	22271	404	1504	1	1371	15276	247
福　建	27656	587	356	79	10	1	139	2	26190	222	333		880	18945	615
江　西	38272	592	382	101	8		100	1	36784	168	423	6	1585	30394	167
山　东	76997	2018	1250	196	21	4	532	15	72904	518	1792	4	1621	53226	619
河　南	71271	1596	985	258	28		322	3	67174	424	905	6	2059	56774	175
湖　北	36354	927	551	115	18	3	237	3	34703	342	889	31	1139	24792	484
湖　南	61055	1260	745	141	28	3	340	3	58245	313	402	4	2269	44339	399
广　东	49079	1381	813	155	17		385	11	46033	1082	1484	9	1192	26886	2599
广　西	34253	543	330	93	17	5	97	1	32020	150	129		1267	21011	182
海　南	5144	211	158	17	6		30		4805	30	140		297	2670	91
重　庆	19933	699	452	76	25		142	4	19044	199	297	13	894	11240	355
四　川	79513	2066	1362	204	26	36	437	1	76619	413	538	3	4490	55958	383
贵　州	28017	1220	923	90	20	7	177	3	26172	167	468	42	1399	20652	119
云　南	24234	1187	787	131	28	5	236		22395	189	377	4	1366	13432	262
西　藏	6835	145	105		1	30	9		6546	8	2		678	5360	
陕　西	36598	1085	740	157	10		176	2	34017	249	374	9	1561	25412	285
甘　肃	28197	446	276	82	12	12	64		25791	201	380	1	1375	16748	69
青　海	6291	199	113	13	2	34	37		5908	30	205		405	4518	5
宁　夏	4254	190	123	22	4	2	39		3968	18	124		219	2365	27
新　疆	18825	919	689	62	6	52	110		17124	185	645	1	930	10432	348

诊所(医务室、护理站)	专业公共卫生机构									其他医疗卫生机构					
	小计	疾病预防控制中心	专科疾病防治院(所、站)	健康教育所(站)	妇幼保健院(所、站)	急救中心(站)	采供血机构	卫生监督所(中心)	计划生育技术服务机构	小计	疗养院	医学科研机构	医学在职培训机构	统计信息中心	其他
201408	24866	3481	1213	163	3063	355	552	2986	13053	2870	171	197	387	75	2040
82043	8140	1059	518	59	955	185	190	896	4278	1338	104	103	161	40	930
52756	7970	1082	508	30	984	99	163	944	4160	965	29	41	139	15	741
66609	8756	1340	187	74	1124	71	199	1146	4615	567	38	53	87	20	369
3274	112	29	25		20	12	4	18	4	115		28	8	9	70
1042	126	24	16	1	21	3	6	19	36	52	3	9	13	1	26
12198	1089	192	11	2	191	5	16	179	493	85	3	2		1	79
8357	455	136	7	11	134	9	22	131	5	68	8	7	3	2	48
6173	600	117	54	23	113	8	18	114	153	76	5	6	4	2	59
11023	854	133	85	10	110	13	23	90	390	156	15	6	3	4	128
7684	428	68	54	3	71	6	20	39	167	150	9	3	4	1	133
4830	1037	168	109		139	14	28	139	440	51	2	6	10	4	29
1530	117	20	21	1	21	11	8	18	17	80	4	9	10	3	54
8626	1059	117	42	6	110	43	30	106	605	281	15	9	29	4	224
9673	420	101	16	1	87	50	21	101	43	185	16	7	41	5	116
3468	983	121	47	4	120	14	22	112	543	92	4	11	19	3	55
5195	809	96	24		87	7	9	85	501	70	11	8	22	1	28
4041	794	147	109	5	112	9	13	110	289	102	3	5	3		91
15124	1891	184	125	3	156	17	27	106	1273	184	17	8	23	5	131
6831	2223	180	21	4	164	32	22	177	1623	278	2	6	80	1	189
7026	557	115	74	1	105	12	21	105	124	167		1	19	3	144
10519	1493	147	87	2	139	3	15	131	969	57	1	2	1	1	52
12781	1544	137	135	33	128	21	42	150	898	121	17	17	12	7	68
9281	1650	115	37	1	103	4	28	110	1252	40	5	14	1	3	17
1577	119	26	18	2	24	3	4	24	18	9	3				6
6046	156	42	16	4	42		11	39	2	34	7		6	4	17
14834	744	206	25	12	202	17	31	200	51	84	2	6	13	7	56
3325	597	100	10		101	5	29	95	257	28	1	2			16
6765	593	152	29	8	145	23	16	142	78	59	6	10	7	1	35
498	142	82			55		4	1		2	1		1		
6127	1390	119	5	5	116	4	10	115	1016	106	3	10	36	1	56
7017	1844	103	7	13	100	3	17	93	1508	116	4	4	10	1	97
745	180	56	1	4	34		9	55	21	4			1		3
1215	85	25		4	21	2	5	24	4	11	1			1	9
4583	775	223	3		92	5	21	158	273	7	3				4

1-1-3 2016年各类医疗卫生机构数

机构分类	合计	按城乡分		公立	按登记	
		城市	农村		国有	集体
总　计	983394	172532	810862	542507	139670	402837
一、医院	29140	15500	13640	12708	11775	933
综合医院	18020	8754	9266	8190	7597	593
中医医院	3462	1606	1856	2327	2209	118
中西医结合医院	510	300	210	139	125	14
民族医院	266	45	221	210	207	3
专科医院	6642	4608	2034	1810	1612	198
口腔医院	594	452	142	167	142	25
眼科医院	537	381	156	52	41	11
耳鼻喉科医院	95	70	25	10	9	1
肿瘤医院	140	118	22	74	72	2
心血管病医院	86	56	30	17	15	2
胸科医院	20	17	3	15	14	1
血液病医院	11	6	5	1	1	
妇产(科)医院	757	556	201	67	60	7
儿童医院	117	91	26	68	59	9
精神病医院	1026	513	513	655	606	49
传染病医院	166	143	23	164	164	
皮肤病医院	184	152	32	41	37	4
结核病医院	34	28	6	33	33	
麻风病医院	28	15	13	28	28	
职业病医院	20	18	2	19	18	1
骨科医院	603	308	295	54	34	20
康复医院	495	339	156	163	133	30
整形外科医院	62	57	5	3	2	1
美容医院	275	256	19	1	1	
其他专科医院	1392	1032	360	178	143	35
护理院	240	187	53	32	25	7
二、基层医疗卫生机构	926518	147745	778773	502619	101293	401326
社区卫生服务中心(站)	34327	24889	9438	26023	15645	10378
社区卫生服务中心	8918	6779	2139	8281	6380	1901
社区卫生服务站	25409	18110	7299	17742	9265	8477
卫生院	37241	124	37117	37049	28112	8937
街道卫生院	446	124	322	440	220	220
乡镇卫生院	36795		36795	36609	27892	8717
中心卫生院	10568		10568	10556	9216	1340
乡卫生院	26227		26227	26053	18676	7377
村卫生室	638763		638763	410615	40758	369857
门诊部	14779	11812	2967	2516	1629	887
综合门诊部	6806	5148	1658	1832	1170	662
中医门诊部	1539	1342	197	131	69	62
中西医结合门诊部	355	279	76	38	17	21
民族医门诊部	19	5	14	3	1	2
专科门诊部	6060	5038	1022	512	372	140
诊所、卫生所、医务室、护理站	201408	110920	90488	26416	15149	11267
诊所	169367	92510	76857	5390	1522	3868
卫生所、医务室	31964	18377	13587	21023	13626	7397
护理站	77	33	44	3	1	2

注：①城市包括直辖市区、地级市辖区；农村包括县和县级市、农村乡镇卫生院和村卫生室；②社会办包括企业、事业单位、社会团体和其他社会组织办的卫生机构

| 注册类型分 | | | 按主办单位分 | | | |
非公立	联营	私营	政府办	卫生计生部门	社会办	个人办
440887	19297	366882	152179	141997	480257	350957
16432	168	12409	9605	8560	6808	12727
9830	113	7516	5488	4699	4890	7642
1135	6	881	2260	2234	248	954
371	2	283	123	120	85	302
56	1	42	198	197	24	44
4832	44	3548	1519	1297	1482	3641
427	2	313	147	144	124	323
485	7	330	45	42	162	330
85	1	63	8	8	24	63
66	1	37	68	67	39	33
69		54	12	12	20	54
5		4	12	12	3	5
10		8	1	1	1	9
690	2	488	62	60	189	506
49		31	59	59	22	36
371	3	306	600	480	116	310
2		1	161	159	3	2
143		109	35	34	32	117
1		1	30	30	3	1
			26	25	2	
1			14	12	6	
549	5	436	33	32	115	455
332	7	224	93	38	187	215
59		39	2	2	18	42
274	1	180			95	180
1214	15	924	111	80	321	960
208	2	139	17	13	79	144
423899	19119	354305	117421	114050	471008	338089
8304	76	6732	18031	16912	8797	7499
637	5	345	6229	5974	2274	415
7667	71	6387	11802	10938	6523	7084
192	4	167	36764	36526	301	176
6	1	5	416	413	23	7
186	3	162	36348	36113	278	169
12		10	10522	10458	33	13
174	3	152	25826	25655	245	156
228148	18604	174448	60419	60419	426180	152164
12263	33	9811	197	43	4461	10121
4974	23	4064	148	38	2551	4107
1408	2	1067	2		403	1134
317	2	281	1		68	286
16		15			3	16
5548	6	4384	46	5	1436	4578
174992	402	163147	2010	150	31269	168129
163977	277	155652	211	49	8717	160439
10941	125	7434	1799	101	22542	7623
74		61			10	67

机构分类	合计	按城乡分		公立	按登记	
		城市	农村		国有	集体
三、专业公共卫生机构	24866	7897	16969	24568	24049	519
疾病预防控制中心	3481	1345	2136	3478	3462	16
省属	31	31		31	31	
地级市(地区)属	416	360	56	416	415	1
县级市(区)属	1209	844	365	1209	1207	2
县属	1575		1575	1575	1573	2
其他	250	110	140	247	236	11
专科疾病防治院(所、站)	1213	478	735	1174	1125	49
专科疾病防治院	189	114	75	180	175	5
传染病防治院	12	4	8	12	11	1
结核病防治院	20	14	6	20	20	
职业病防治院	37	35	2	35	35	
其他	120	61	59	113	109	4
专科疾病防治所(站、中心)	1024	364	660	994	950	44
口腔病防治所(站、中心)	97	63	34	83	50	33
精神病防治所(站、中心)	29	9	20	28	23	5
皮肤病与性病防治所(中心)	221	55	166	219	216	3
结核病防治所(站、中心)	344	124	220	343	342	1
职业病防治所(站、中心)	41	33	8	35	35	
地方病防治所(站、中心)	31	8	23	31	31	
血吸虫病防治所(站、中心)	162	30	132	162	161	1
药物戒毒所(中心)	12	10	2	11	10	1
其他	87	32	55	82	82	
健康教育所(站、中心)	163	109	54	160	156	4
妇幼保健院(所、站)	3063	1145	1918	3050	3032	18
省属	25	25		25	25	
地级市(地区)属	382	347	35	382	381	1
县级市(区)属	1067	710	357	1067	1056	11
县属	1486		1486	1486	1482	4
其他	103	63	40	90	88	2
妇幼保健院	1981	688	1293	1972	1961	11
妇幼保健所	534	280	254	533	530	3
妇幼保健站	523	166	357	521	517	4
生殖保健中心	25	11	14	24	24	
急救中心(站)	355	238	117	350	344	6
采供血机构	552	348	204	490	485	5
卫生监督所(中心)	2986	1133	1853	2986	2974	12
省属	31	31		31	31	
地级市(地区)属	404	358	47	404	403	1
县级市(区)属	1062	740	322	1062	1059	3
县属	1438		1437	1438	1432	6
其他	51	4	47	51	49	2
计划生育技术服务机构	13053	3101	9952	12880	12471	409
四、其他医疗卫生机构	2870	1390	1480	2612	2553	59
疗养院	171	119	52	155	149	6
卫生监督检验(监测)机构	14	8	6	11	11	
医学科学研究机构	197	175	22	197	195	2
医学在职培训机构	387	118	269	387	383	4
临床检验中心(所、站)	183	172	11	26	22	4
统计信息中心	75	71	4	74	74	
其他	1843	727	1116	1762	1719	43

1-1-3 续表3

注册类型分			按主办单位分			
非公立	联营	私营	政府办	卫生计生部门	社会办	个人办
298	5	44	22859	17489	1970	37
3			3374	3258	107	
			31	31		
			416	416		
			1209	1209		
			1575	1575		
3			143	27	106	1
39		25	1106	1086	83	24
9		6	168	162	18	3
			12	12		
			20	20		
2			25	23	12	
7		6	111	107	6	3
30		19	938	924	65	21
14		10	76	75	9	12
1		1	24	22	4	1
2		1	209	208	10	2
1			332	332	12	
6		4	18	18	20	3
			29	29	2	
			160	158	2	
1			10	2	2	
5		3	80	80	4	3
3			148	143	15	
13	1	5	2997	2967	61	5
			25	25		
			382	382		
			1067	1067		
			1486	1486		
13	1	5	37	7	61	5
9	1	4	1950	1933	27	4
1			521	520	13	
2			505	499	18	
1		1	21	15	3	1
5		4	313	308	39	3
62	4	10	474	466	74	4
			2986	2936		
			31	31		
			404	404		
			1062	1062		
			1438	1438		
			51	1		
173			11461	6325	1591	1
258	5	124	2294	1898	472	104
16		6	84	39	82	5
3		3	9	8	2	3
			171	166	26	
			374	370	13	
157	2	95	11	10	98	74
1			68	66	7	
81	3	20	1577	1239	244	22

1-2-1 医院数(按登记注册类型/主办单位/管理类别/等级/机构类别分)

医院分类	2010	2012	2013	2014	2015	2016
总　　计	20918	23170	24709	25860	27587	29140
按登记注册类型分						
公立医院	13850	13384	13396	13314	13069	12708
民营医院	7068	9786	11313	12546	14518	16432
按主办单位分						
政府办	9629	9637	9673	9668	9651	9605
社会办	5892	6029	6193	6331	6570	6808
个人办	5397	7504	8843	9861	11366	12727
按管理类别分						
非营利性	15822	16767	17269	17705	18518	19065
营利性	5096	6403	7440	8155	9069	10075
不详						
按医院等级分						
其中：三级医院	1284	1624	1787	1954	2123	2232
二级医院	6472	6566	6709	6850	7494	7944
一级医院	5271	5962	6473	7009	8759	9282
按机构类别分						
综合医院	13681	15021	15887	16524	17430	18020
中医医院	2778	2889	3015	3115	3267	3462
中西医结合医院	256	312	358	384	446	510
民族医院	198	208	217	233	253	266
专科医院	3956	4665	5127	5478	6023	6642
护理院	49	75	105	126	168	240

1-2-2　2016年各地区公立医院数

地区	医院合计	按医院级别分				按机构类别分						公立医院中：政府办医院
		三级医院	二级医院	一级医院	未定级	综合医院	中医医院	中西医结合医院	民族医院	专科医院	护理院	
总　计	12708	2060	6067	2986	1595	8190	2327	139	210	1810	32	9605
东　部	4751	970	2039	1190	552	2999	786	69	4	865	28	3534
中　部	4050	539	1980	1064	467	2654	795	31	5	562	3	2909
西　部	3907	551	2048	732	576	2537	746	39	201	383	1	3162
北　京	229	78	67	84		136	35	12	1	43	2	144
天　津	151	42	45	64		87	22	1		41		91
河　北	730	63	391	228	48	486	143	10		91		517
山　西	670	56	279	146	189	432	127	4		107		391
内蒙古	347	60	201	66	20	197	63	2	51	34		284
辽　宁	536	118	217	150	51	336	69	4	1	126		380
吉　林	303	45	172	48	38	184	61	5	2	51		222
黑龙江	665	86	303	245	31	490	90	4	1	79	1	445
上　海	178	47	104	9	18	94	15	7		53	9	163
江　苏	524	137	201	124	62	298	78	12		126	10	406
浙　江	438	129	185	12	112	250	86	8		90	4	398
安　徽	367	55	201	78	33	226	80	3		57	1	298
福　建	264	56	145	60	3	151	65	4	1	43		235
江　西	349	55	184	41	69	224	87	6		32		264
山　东	800	134	340	231	95	536	126	4	1	131	2	528
河　南	781	80	361	320	20	531	152	3		95		568
湖　北	416	99	210	76	31	263	84	2	2	64	1	322
湖　南	499	63	270	110	56	304	114	4		77		399
广　东	747	149	316	166	116	493	132	6		115	1	622
广　西	331	61	192	31	47	186	84	11	4	45	1	309
海　南	154	17	28	62	47	132	15	1		6		50
重　庆	256	33	100	62	61	167	40	7		42		177
四　川	704	142	374	25	163	409	155	7	36	97		593
贵　州	298	43	158	56	41	197	59	5	3	34		228
云　南	418	58	249	42	69	279	103	1	3	32		350
西　藏	107	7	10	78	12	82			24	1		100
陕　西	511	49	278	127	57	360	111	2		38		295
甘　肃	295	35	166	25	69	191	74	3	9	18		233
青　海	108	16	75		17	62	13		27	6		103
宁　夏	70	13	49	7	1	46	18			6		65
新　疆	462	34	196	213	19	361	26	1	44	30		425

1-2-3 2016年各地区民营医院数

地区	医院	按医院级别分				按机构类别分					
		三级医院	二级医院	一级医院	未定级	综合医院	中医医院	中西医结合医院	民族医院	专科医院	护理院
总　计	16432	172	1877	6296	8087	9830	1135	371	56	4832	208
东　部	6470	81	726	2827	2836	3626	490	135	4	2038	177
中　部	4450	57	541	1670	2182	2439	351	114	9	1519	18
西　部	5512	34	610	1799	3069	3765	294	122	43	1275	13
北　京	409	15	59	310	25	136	119	23	1	126	4
天　津	270		13	133	124	191	31	2		46	
河　北	888	6	91	597	194	600	58	26		204	
山　西	723	2	62	185	474	261	83	22		356	1
内蒙古	373	7	71	197	98	205	47	8	10	100	3
辽　宁	654	6	70	288	290	358	70	6		213	7
吉　林	359	1	44	60	254	191	23	4	1	137	3
黑龙江	366	6	42	127	191	194	48	4	4	116	
上　海	171		1	2	168	87	4	1		60	19
江　苏	1154	12	172	565	405	734	33	15		277	95
浙　江	692	3	37	31	621	255	66	23		321	27
安　徽	672	11	116	333	212	452	19	17		179	5
福　建	323	8	47	253	15	205	14	6		96	2
江　西	243	4	29	49	161	158	14	2		68	1
山　东	1218	16	155	481	566	714	70	17	3	401	13
河　南	815	6	95	502	212	454	106	25		227	3
湖　北	511	22	91	175	223	288	31	16	1	173	2
湖　南	761	5	62	239	455	441	27	24	3	263	3
广　东	634	13	74	159	388	320	23	11		270	10
广　西	212	2	26	111	73	144	9	6	1	52	
海　南	57	2	7	8	40	26	2	5		24	
重　庆	443	1	27	85	330	285	36	18		100	4
四　川	1362	2	160	241	959	953	49	19		340	1
贵　州	922	6	88	456	372	726	31	15	4	143	3
云　南	769	9	88	169	503	508	28	27	2	204	
西　藏	38		1	9	28	23		1	6	8	
陕　西	574	5	55	163	351	380	46	8		138	2
甘　肃	151	1	18	17	115	85	8	9	3	46	
青　海	91		17		74	51		2	7	31	
宁　夏	120		22	37	61	77	4	4	2	33	
新　疆	457	1	37	314	105	328	36	5	8	80	

1-3-1 2016年医院等级情况

医院分类	医院	综合医院	中医医院	中西医结合医院	民族医院	专科医院
总　计	29140	18020	3462	510	266	6642
三级	2232	1241	415	57	15	504
甲等	1308	707	313	51	8	229
乙等	433	291	89	3	7	43
丙等	36	27				9
未定等	455	216	13	3		223
二级	7944	4472	1795	101	128	1445
甲等	4245	2551	1313	46	74	261
乙等	1537	1028	272	14	35	188
丙等	86	43	14	2	3	24
未定等	2076	850	196	39	16	972
一级	9282	6920	616	162	55	1496
甲等	2349	2014	61	22	10	237
乙等	631	509	21	10	3	87
丙等	238	129	61	11	3	32
未定等	6064	4268	473	119	39	1140
未定级	9682	5387	636	190	68	3197

1-3-2 2016年各地区医院等级情况

地区	合计	三级	甲等	乙等	丙等	二级	甲等	乙等	丙等	一级	甲等	乙等	丙等	未定级
总　计	29140	2232	1308	433	36	7944	4245	1537	86	9282	2349	631	238	9682
东　部	11221	1051	599	188	20	2765	1451	432	51	4017	974	232	177	3388
中　部	8500	596	386	69	11	2521	1292	565	25	2734	835	236	43	2649
西　部	9419	585	323	176	5	2658	1502	540	10	2531	540	163	18	3645
北　京	638	93	54	1	14	126	39	4	30	394	43	1	148	25
天　津	421	42	31	4		58	24	13	9	197	42	7	1	124
河　北	1618	69	44	1		482	313	50	4	825	171	26	7	242
山　西	1393	58	41	12		341	211	76	1	331	159	52	5	663
内蒙古	720	67	23	19	4	272	93	93	3	263	41	11	1	118
辽　宁	1190	124	64	21	2	287	160	50	1	438	105	18	7	341
吉　林	662	46	29	8	9	216	97	91	10	108	39	20	4	292
黑龙江	1031	92	65	13	2	345	135	150	5	372	144	43	9	222
上　海	349	47	32	5		105	58	24	1	11	7			186
江　苏	1678	149	69	46		373	122	76	3	689	249	146	7	467
浙　江	1130	132	70	62		222	123	91		43	7	3	2	733
安　徽	1039	66	41	9		317	144	42	1	411	87	45	1	245
福　建	587	64	34	10		192	89	58		313	20	2	1	18
江　西	592	59	44	9		213	168	26		90	18	6	2	230
山　东	2018	150	83	34	1	495	257	52	3	712	193	21	2	661
河　南	1596	86	51	1		456	199	67	4	822	210	34	9	232
湖　北	927	121	72	14		301	151	60	2	251	70	15	8	254
湖　南	1260	68	43	3		332	187	53	2	349	108	21	5	511
广　东	1381	162	108	4		390	245	12		325	112	6	1	504
广　西	543	63	43	6	1	218	149	16		142	33	3	3	120
海　南	211	19	10		3	35	21	2		70	25	2	1	87
重　庆	699	34	27			127	60	21		147	26	5		391
四　川	2066	144	67	77		534	285	185		266	111	58		1122
贵　州	1220	49	29	4		246	123	22	1	512	19	43	3	413
云　南	1187	67	34	16		337	193	46	1	211	15	11	4	572
西　藏	145	7	2	5		11	6	4		87	53	2	2	40
陕　西	1085	54	34	17		333	197	89	3	290	60	14		408
甘　肃	446	36	17	18		184	152	14		42	9	3		184
青　海	199	16	10	6		92	65	18	1					91
宁　夏	190	13	6	7		71	36	3		44	5		1	62
新　疆	919	35	31	1		233	143	29		527	168	13	4	124

1-4-1　2016年按床位数分组的医院数

医院分类	合计	0～49张	50～99张	100～199张	200～299张	300～399张	400～499张	500～799张	800张及以上
医院	29140	10805	6685	4324	1927	1245	909	1643	1602
按登记注册类型分									
公立医院	12708	2745	1617	2139	1366	994	807	1509	1531
民营医院	16432	8060	5068	2185	561	251	102	134	71
按类别分									
综合医院	18020	6669	4205	2446	1088	716	515	1101	1280
中医医院	3462	865	567	707	422	273	221	280	127
中西医结合医院	510	169	145	85	30	18	21	20	22
民族医院	266	110	64	59	15	11	1	4	2
专科医院	6642	2968	1625	957	342	208	145	229	168
口腔医院	594	542	40	6	4	1			1
眼科医院	537	256	208	57	12	3		1	
耳鼻喉科医院	95	33	49	12			1		
肿瘤医院	140	21	12	27	18	8	9	10	35
心血管病医院	86	21	22	25	4	5	1	6	2
胸科医院	20		3	5	2	1		5	4
血液病医院	11	5	3		2			1	
妇产(科)医院	757	302	335	81	12	7	3	11	6
儿童医院	117	49	16	11	2	5	4	10	20
精神病医院	1026	90	190	206	147	110	79	127	77
传染病医院	166	18	16	31	26	20	21	27	7
皮肤病医院	184	119	45	17	3				
结核病医院	34	4	2	5	3	4	3	10	3
麻风病医院	28	18	6	3	1				
职业病医院	20	5	4	3	2	3	1	2	
骨科医院	603	246	175	137	27	6	3	4	5
康复医院	495	139	114	164	36	20	12	9	1
整形外科医院	62	50	8	3		1			
美容医院	275	263	9	2	1				
其他专科医院	1392	787	368	162	40	14	8	6	7
护理院	240	24	79	70	30	19	6	9	3

1-4-2 2016年各地区按床位数分组医院数

地区	合计	0～49张	50～99张	100～199张	200～299张	300～399张	400～499张	500～799张	800张及以上
总 计	29140	10805	6685	4324	1927	1245	909	1643	1602
东 部	11221	4411	2294	1563	704	465	360	706	718
中 部	8500	3049	1892	1344	581	379	253	484	518
西 部	9419	3345	2499	1417	642	401	296	453	366
北 京	638	320	116	74	20	18	18	37	35
天 津	421	239	81	34	16	8	8	19	16
河 北	1618	746	308	181	98	70	65	96	54
山 西	1393	786	249	184	57	46	16	25	30
内蒙古	720	314	134	120	51	29	20	31	21
辽 宁	1190	440	255	207	62	45	29	82	70
吉 林	662	226	121	143	56	31	21	33	31
黑龙江	1031	390	195	220	68	47	24	50	37
上 海	349	106	35	43	39	27	17	41	41
江 苏	1678	640	352	260	97	78	50	86	115
浙 江	1130	399	230	167	98	46	37	67	86
安 徽	1039	376	243	156	70	38	23	59	74
福 建	587	209	105	90	41	37	25	47	33
江 西	592	155	108	111	53	43	33	56	33
山 东	2018	889	426	253	102	57	43	110	138
河 南	1596	548	376	208	109	72	48	101	134
湖 北	927	246	241	127	73	40	40	62	98
湖 南	1260	322	359	195	95	62	48	98	81
广 东	1381	324	332	232	125	71	64	109	124
广 西	543	134	102	93	49	34	35	53	43
海 南	211	99	54	22	6	8	4	12	6
重 庆	699	161	253	104	54	28	30	30	39
四 川	2066	591	648	357	137	81	64	101	87
贵 州	1220	484	401	131	60	42	25	45	32
云 南	1187	376	340	211	81	59	33	39	48
西 藏	145	73	47	15	6	2	1		1
陕 西	1085	432	239	158	83	46	27	63	37
甘 肃	446	126	81	75	44	33	25	38	24
青 海	199	78	48	34	14	8	2	10	5
宁 夏	190	72	42	30	20	7	6	9	4
新 疆	919	504	164	89	43	32	28	34	25

1-5　基层医疗卫生机构数(按登记注册类型/主办单位/管理类别/机构类别分)

机构分类	2010	2012	2013	2014	2015	2016
总　计	901709	912620	915368	917335	920770	926518
按登记注册类型分						
公立	460927	475544	487802	491885	495986	502619
非公立	440782	437076	427566	425450	424784	423899
按主办单位分						
政府办	111290	119661	117765	116948	117503	117421
社会办	470858	473095	476868	471722	472631	471008
个人办	319561	319864	320735	328665	330636	338089
按管理类别分						
非营利性	675760	692158	694827	695290	691375	691119
营利性	225949	220462	220541	222045	229395	235392
按机构类别分						
社区卫生服务中心(站)	32739	33562	33965	34238	34321	34327
社区卫生服务中心	6903	8182	8488	8669	8806	8918
社区卫生服务站	25836	25380	25477	25569	25515	25409
卫生院	38765	37707	37608	37497	37341	37241
街道卫生院	929	610	593	595	524	446
乡镇卫生院	37836	37097	37015	36902	36817	36795
村卫生室	648424	653419	648619	645470	640536	638763
门诊部	8291	10134	11126	12030	13282	14779
诊所(医务室)	173434	177798	184050	188100	195290	201408

1-6-1 2016年各地区按床位数分组的社区卫生服务中心(站)数

地区	社区卫生服务中心							社区卫生服务站			
	总计	无床	1～9张	10～29张	30～49张	50～99张	100张及以上	总计	无床	1～9张	10张及以上
总　计	8918	4110	492	1830	1164	1051	271	25409	23224	1561	624
东　部	4266	2231	178	690	513	502	152	15767	14883	603	281
中　部	2529	920	158	667	380	335	69	5222	4569	503	150
西　部	2123	959	156	473	271	214	50	4420	3772	455	193
北　京	324	159	44	72	24	18	7	1591	1591		
天　津	114	50		17	12	33	2	471	471		
河　北	280	57	30	102	60	29	2	917	514	230	173
山　西	231	107	17	66	27	13	1	698	592	82	24
内蒙古	314	145	33	83	33	19	1	881	795	67	19
辽　宁	378	247	8	54	23	33	13	787	786	1	
吉　林	207	104	16	43	22	21	1	188	139	41	8
黑龙江	440	217	42	92	47	37	5	213	152	33	28
上　海	307	105	2	19	43	84	54	732	732		
江　苏	544	144	5	116	131	118	30	2116	2044	71	1
浙　江	467	238	41	79	63	38	8	5404	5398	5	1
安　徽	404	154	28	123	50	41	8	1504	1504		
福　建	222	105	10	66	23	17	1	333	329	3	1
江　西	168	55	17	57	26	11	2	423	273	131	19
山　东	518	219	16	107	82	73	21	1792	1421	270	101
河　南	424	148	14	105	86	62	9	905	787	87	31
湖　北	342	80	5	65	61	102	29	889	818	54	17
湖　南	313	55	19	116	61	48	14	402	304	75	23
广　东	1082	892	22	53	50	52	13	1484	1481	2	1
广　西	150	101	6	22	12	8	1	129	126	3	
海　南	30	15		5	2	7	1	140	116	21	3
重　庆	199	63		29	37	47	23	297	292	4	1
四　川	413	150	25	111	61	56	10	538	422	60	56
贵　州	167	64	18	40	25	19	1	468	468		
云　南	189	77	16	34	31	27	4	377	290	59	28
西　藏	8	1	5	2				2	1	1	
陕　西	249	141	19	44	31	13	1	374	338	25	11
甘　肃	201	85	27	54	21	13	1	380	255	80	45
青　海	30	13	5	5	3	2	2	205	108	85	12
宁　夏	18	13		4		1		124	97	22	5
新　疆	185	106	2	45	17	9	6	645	580	49	16

1-6-2   2016年各地区按床位数分组乡镇卫生院数

类别 地区	合计	无床	1～9张	10～29张	30～49张	50～99张	100张 及以上
乡镇卫生院	36795	1592	5240	14151	7302	6780	1730
中心卫生院	10568	199	627	2716	2484	3360	1182
乡卫生院	26227	1393	4613	11435	4818	3420	548
各地区乡镇卫生院							
东　部	9352	759	543	3155	2128	2134	633
中　部	11538	263	872	4430	2715	2677	581
西　部	15905	570	3825	6566	2459	1969	516
北　京							
天　津	145	25	6	62	18	32	2
河　北	1970	14	46	953	553	362	42
山　西	1353	55	182	757	230	117	12
内蒙古	1321	34	507	612	120	44	4
辽　宁	1014	19	26	594	225	117	33
吉　林	774	16	105	455	122	68	8
黑龙江	988	40	122	562	175	80	9
上　海							
江　苏	1039	37	1	184	295	384	138
浙　江	1194	511	262	223	94	80	24
安　徽	1371	36	98	434	383	358	62
福　建	880	26	60	432	190	124	48
江　西	1585	17	173	773	325	264	33
山　东	1621	50	8	223	470	639	231
河　南	2059	19	16	456	708	730	130
湖　北	1139	25	15	153	285	488	173
湖　南	2269	55	161	840	487	572	154
广　东	1192	61	63	327	247	380	114
广　西	1267	20	38	416	305	388	100
海　南	297	16	71	157	36	16	1
重　庆	894	59	35	317	192	207	84
四　川	4490	81	1317	1702	602	609	179
贵　州	1399	42	163	680	304	182	28
云　南	1366	26	99	670	274	233	64
西　藏	678	55	569	54			
陕　西	1561	76	314	783	257	110	21
甘　肃	1375	31	407	714	153	59	11
青　海	405	35	221	128	17	4	
宁　夏	219	55	38	97	23	6	
新　疆	930	56	117	393	212	127	25

1-6-3 村卫生室数

年份 地区	村卫生室(个)						行政村数 (个)	设卫生室的村 数占行政村数 (%)
	合计	村办	乡卫生院 设点	联合办	私人办	其他		
1990	803956	266137	29963	87149	381844	38863	743278	86.2
1995	804352	297462	36388	90681	354981	22876	740150	88.9
2000	709458	300864	47101	89828	255179	16486	734715	89.8
2005	583209	313633	32396	38561	180403	18216	629079	85.8
2010	648424	365153	49678	32650	177080	23863	594658	92.3
2012	653419	370099	58317	32278	167025	25700	588475	93.3
2013	648619	371579	59896	32690	158811	25643	589447	93.0
2014	645470	349428	59396	29180	160549	46917	585451	93.3
2015	640536	353196	60231	29208	153353	44548	580575	93.3
2016	638763	351016	60419	29336	152164	45828	559166	92.9
东　部	215845	116014	25193	8594	53268	12776	222585	82.2
中　部	222158	130912	13196	12531	48919	16600	173965	99.8
西　部	200760	104090	22030	8211	49977	16452	162616	100.0
北　京	2729	2419	7	3	278	22	3941	69.2
天　津	2528	850	724	122	264	568	3681	68.7
河　北	60371	28727	2111	1030	25138	3365	48863	100.0
山　西	29027	19734	1024	724	3652	3893	28106	100.0
内蒙古	13632	5235	2132	481	4867	917	11078	100.0
辽　宁	20120	8692	379	158	10259	632	11555	100.0
吉　林	10172	4063	1382	1256	2982	489	9327	100.0
黑龙江	11384	7551	1679	169	1474	511	9050	100.0
上　海	1218	913	190	31		84	1590	76.6
江　苏	15475	8409	4062	1983	23	998	14477	100.0
浙　江	11677	7241	1319	157	2010	950	27568	42.4
安　徽	15276	7146	2784	1923	928	2495	14586	100.0
福　建	18945	11592	499	231	4704	1919	14407	100.0
江　西	30394	13929	265	1585	12935	1680	17046	100.0
山　东	53226	26732	14224	4693	4202	3375	74217	71.7
河　南	56774	33534	814	2844	16548	3034	46831	100.0
湖　北	24792	15499	3603	2984	1860	846	25064	98.9
湖　南	44339	29456	1645	1046	8540	3652	23955	100.0
广　东	26886	19582	1533	156	4917	698	19734	100.0
广　西	21011	13638	852	180	5467	874	14276	100.0
海　南	2670	857	145	30	1473	165	2552	100.0
重　庆	11240	6763	1257	357	1653	1210	8064	100.0
四　川	55958	27024	2931	2478	18950	4575	45922	100.0
贵　州	20652	9115	2170	530	6868	1969	14619	100.0
云　南	13432	10064	1319	607	465	977	11971	100.0
西　藏	5360	1692	2478	150		1040	5259	100.0
陕　西	25412	19645	652	455	4020	640	20277	100.0
甘　肃	16748	6829	1637	995	5316	1971	16027	100.0
青　海	4518	1651	522	538	1057	750	4146	100.0
宁　夏	2365	721	345	207	757	335	2275	100.0
新　疆	10432	1713	5735	1233	557	1194	8702	100.0

注：行政村数即村民委员会数

1-7 专业公共卫生机构数(按登记注册类型/主办单位/机构类别分)

机构分类	2010	2012	2013	2014	2015	2016
总　　计	11835	12083	31155	35029	31927	24866
按登记注册类型分						
公立	11764	12004	30824	34382	31582	24568
非公立	71	79	331	401	345	298
按主办单位分						
政府办	11421	11642	28269	31140	29019	22859
社会办	396	421	2858	3617	2880	1969
个人办	18	20	28	26	28	38
按机构类别分						
疾病预防控制中心	3513	3490	3516	3490	3478	3481
专科疾病防治院(所/站)	1274	1289	1271	1242	1234	1213
健康教育所(站)	139	160	169	172	166	163
妇幼保健院(所/站)	3025	3044	3144	3098	3078	3063
急救中心(站)	245	295	312	325	345	355
采供血机构	530	531	538	541	548	552
卫生监督所(中心)	2992	3088	2967	2975	2986	2986
计划生育技术服务机构	117	186	19238	23186	20092	13053

注：2013年起增加原计生部门主管的计划生育技术服务机构。2016年，由于乡镇撤并、计生与妇保机构合并等原因，计划生育技术服务机构数减少较多

二、卫生人员

简要说明

一、本章主要介绍全国及 31 个省、自治区、直辖市卫生人员数，主要包括各类卫生人员，按性别、年龄、学历、职称、科室分专业卫生人员数，执业（助理）医师执业类别及执业范围等。

二、本章数据来源于卫生资源统计年报和教育部《教育事业发展情况统计简报》。

三、统计口径调整

（一）卫生人员总数

1. 村卫生室人员数（包括乡村医生、卫生员、执业医师和执业助理医师、注册护士）计入卫生人员总数。

2. 2002 年起，按照行业管理原则，卫生人员数不再包括国境卫生检疫所、高中等医学院校、药品检验所（室）人员数。

3. 2007 年起，卫生人员数增加返聘本单位半年以上人员数。

4. 2010 年起，卫生人员总数包括获得"卫生监督员"证书的公务员数。

5. 2013 年起卫生人员数包括卫生计生部门主管的计划生育技术服务机构人员数，2013 年以前卫生人员数不包括原人口计生部门主管的计划生育技术服务机构人员数。

（二）卫生技术人员

1. 2007 年起，卫生技术人员不再包括药剂员和检验员等技能人员；2007 年以前药师（士）包括药剂员，检验师（士）包括检验员。

2. 执业（助理）医师：2002 年起，按取得医师执业证书的人数统计（不含未取得执业医师证书的见习医师）；2002 年以前按实际在岗的医生统计。执业（助理）医师数包括村卫生室执业（助理）医师数。

2002 年以前执业（助理）医师系医生数（包括主任医师、副主任医师、主治医师、住院医师和医士），执业医师系医师数（包括主任医师、副主任医师、主治医师、住院医师）。

3. 注册护士：2002 年起按注册数统计，2002 年以前按实际在岗的护士数统计。

（三）工勤技能人员

2007 年以前工勤技能人员系工勤人员数，不包括药剂员和检验员等技能人员。

四、本章涉及卫生机构的口径变动和指标解释与"卫生机构"章一致。

五、分科执业（助理）医师的科室分类主要依据《医疗机构诊疗科目》。中医医院和专科医院人员的科室归类原则如下：中医医院全部计入中医科，中西医结合医院全部计入中西医结合科，民族医院全部计入民族医学科，妇幼保健院分别计入妇产科、儿科，儿童医院计入儿科，传染病院、麻风病院全部计入传染科，疗养院、康复医院全部计入康复医学科，肿瘤医院全部计入肿瘤科，其他专科医院计入相关科室。

主要指标解释

卫生人员　指在医院、基层医疗卫生机构、专业公共卫生机构及其他医疗卫生机构工作的职工，包括卫生技术人员、乡村医生和卫生员、其他技术人员、管理人员和工勤人员。一律按支付年底工资的在岗职工统计，包括各类聘任人员（含合同工）及返聘本单位半年以上人员，不包括临时工、离退休人员、退职人员、离开本单位仍保留劳动关系人员、本单位返聘和临聘不足半年人员。

卫生技术人员 包括执业医师、执业助理医师、注册护士、药师（士）、检验技师（士）、影像技师（士）、卫生监督员和见习医（药、护、技）师（士）等卫生专业人员。不包括从事管理工作的卫生技术人员（如院长、副院长、党委书记等）。

执业医师 指《医师执业证》"级别"为"执业医师"且实际从事医疗、预防保健工作的人员，不包括实际从事管理工作的执业医师。执业医师类别分为临床、中医、口腔和公共卫生四类。

执业助理医师 指《医师执业证》"级别"为"执业助理医师"且实际从事医疗、预防保健工作的人员，不包括实际从事管理工作的执业助理医师。执业助理医师类别分为临床、中医、口腔和公共卫生四类。

见习医师 指毕业于高等院校医学专业、尚未取得医师执业证书的医师。

注册护士 指具有注册护士证书且实际从事护理工作的人员，不包括从事管理工作的护士。

药剂师（士） 包括主任药师、副主任药师、主管药师、药师、药士，不包括药剂员。

技师（士） 指检验技师（士）和影像技师（士）。包括主任技师、副主任技师、主管技师、技师、技士。

检验师（士） 包括主任检验技师、副主任检验技师、主管检验技师、检验技师、检验技士，不包括检验员。

其他卫生技术人员 包括见习医（药、护、技）师（士）等卫生专业人员，不包括药剂员、检验员、护理员等。

其他技术人员 指从事医疗器械修配、卫生宣传、科研、教学等技术工作的非卫生专业人员。

管理人员 指担负领导职责或管理任务的工作人员。包括从事医疗保健、疾病控制、卫生监督、医学科研与教学等业务管理工作的人员；主要从事党政、人事、财务、信息、安全保卫等行政管理工作的人员。

工勤技能人员 指承担技能操作和维护、后勤保障服务等职责的工作人员。工勤技能人员分为技术工和普通工。技术工包括护理员（工）、药剂员（工）、检验员、收费员、挂号员等，但不包括实验员、技术员、研究实习员（计入其他技术人员），也不包括经济员、会计员和统计员等（计入管理人员）。

卫生监督员 指医疗卫生机构中获得"卫生监督员"证书且实际从事卫生监督工作的人员，不包括从事管理工作的卫生监督。

每千人口卫生技术人员 即卫生技术人员数/人口数×1000。人口数系国家统计局常住人口。

每千人口执业（助理）医师 即执业（助理）医师数/人口数×1000。人口数系国家统计局常住人口。

每万人口全科医生数 即全科医生数/人口数×10000。人口数系国家统计局常住人口。

乡村医生 指在村卫生室工作并且取得"乡村医生"证书的人员。

中专学历（水平） 指获得中专文凭或获得当地卫生（卫生计生）行政部门认可的中专水平证书的乡村医生。

卫生员 指在村卫生室工作但未取得"乡村医生"证书的人员。

2-1-1 卫生人员数

年份	卫生人员	卫生技术人员	执业(助理)医师	执业医师	注册护士	药师(士)	检验师(士)	乡村医生和卫生员	其他技术人员	管理人员	工勤技能人员
1950	611240	555040	380800	327400	37800	8080				21877	34323
1955	1052787	874063	500398	402409	107344	60974	15394			86465	92259
1960	1769205	1504894	596109	427498	170143	119293				132034	132277
1965	1872300	1531600	762804	510091	234546	117314			10996	168845	160899
1970	6571795	1453247	702304	446251	295147	…		4779280	10813	156862	171593
1975	7435212	2057068	877716	521617	379545	219904	77506	4841695	14122	251420	270907
1980	7355483	2798241	1153234	709473	465798	308438	114290	3820776	27834	310805	397827
1985	5606105	3410910	1413281	724238	636974	365145	145217	1293094	46052	358812	497237
1986	5725854	3506517	1444150	745592	680583	372760	150132	1279935	50957	370056	518389
1987	5842621	3608618	1481754	777333	717596	382121	156878	1278499	57255	371167	527082
1988	5924557	3723756	1618174	1095926	829261	394287	161615	1247045	65063	368227	520466
1989	6028234	3809097	1718018	1257668	921687	401098	166383	1241275	73530	384890	519442
1990	6137711	3897921	1763086	1302997	974541	405978	170371	1231510	85504	396694	526082
1991	6278458	3984974	1779545	1310933	1011943	409325	176832	1253324	91265	408819	540076
1992	6409307	4073986	1808194	1327875	1039674	413598	180754	1269061	99177	417670	549413
1993	6540522	4117067	1831665	1372471	1056096	413025	183657	1325106	113138	432903	552311
1994	6630710	4199217	1882180	1425375	1093544	417166	186415	1323701	116921	438084	552787
1995	6704395	4256923	1917772	1454926	1125661	418520	189488	1331017	120782	450013	545660
1996	6735097	4311845	1941235	1475232	1162609	424952	192873	1316095	125480	444571	537106
1997	6833962	4397805	1984867	1505342	1198228	428295	198016	1317786	133369	448047	536955
1998	6863315	4423721	1999521	1513975	1218836	423644	200846	1327633	145060	435507	531394
1999	6894985	4458669	2044672	1561584	1244844	418574	201272	1324937	150041	434997	526341
2000	6910383	4490803	2075843	1603266	1266838	414408	200900	1319357	157533	426789	515901
2001	6874527	4507700	2099658	1637337	1286938	404087	203378	1290595	157961	412757	505514
2002	6528674	4269779	1843995	1463573	1246545	357659	209144	1290595	179962	332628	455710
2003	6216971	4380878	1942364	1534046	1265959	357378	209616	867778	199331	318692	450292
2004	6332739	4485983	1999457	1582442	1308433	355451	211553	883075	209422	315595	438664
2005	6447246	4564050	2042135	1622684	1349589	349533	211495	916532	225697	312826	428141
2006	6681184	4728350	2099064	1678031	1426339	353565	218771	957459	235466	323705	436204
2007	6964389	4913186	2122925	1715460	1558822	325212	206487	931761	243460	356569	519413
2008	7251803	5174478	2201904	1791881	1678091	330525	212618	938313	255149	356854	527009
2009	7781448	5535124	2329206	1905436	1854818	341910	220695	1050991	275006	362665	557662
2010	8207502	5876158	2413259	1972840	2048071	353916	230572	1091863	290161	370548	578772
2011	8616040	6202858	2466094	2020154	2244020	363993	238874	1126443	305981	374885	605873
2012	9115705	6675549	2616064	2138836	2496599	377398	249255	1094419	319117	372997	653623
2013	9790483	7210578	2794754	2285794	2783121	395578	266607	1081063	359819	420971	718052
2014	10234213	7589790	2892518	2374917	3004144	409595	279277	1058182	379740	451250	755251
2015	10693881	8007537	3039135	2508408	3241469	423294	293680	1031525	399712	472620	782487
2016	11172945	8454403	3191005	2651398	3507166	439246	293680	1000324	426171	483198	808849

注：①卫生人员和卫生技术人员包括获得"卫生监督员"证书的公务员1万人；②2013年以后卫生人员数包括卫生计生部门主管的计划生育技术服务机构人员数，2013年以前不包括原人口计生部门主管的计划生育技术服务机构人员数；③执业（助理）医师数包括村卫生室执业（助理）医师数；④1985年以前乡村医生和卫生员系赤脚医生数

2-1-2　2016年各类医疗卫生机构人员数

机构分类	合计	卫生技术人			
		小计	执业(助理)医师	执业医师	注册护士
总　计	11172945	8454403	3191005	2651398	3507166
一、医院	6542137	5415066	1803462	1680062	2613367
综合医院	4682477	3916565	1296844	1214397	1924425
中医医院	884394	745725	265257	244641	320769
中西医结合医院	105358	88059	31900	29835	39864
民族医院	26167	21541	8256	6970	7080
专科医院	828863	633767	199061	182386	315900
口腔医院	48841	38796	17952	16349	15370
眼科医院	49160	31550	9932	9045	15431
耳鼻喉科医院	7178	5461	1865	1669	2606
肿瘤医院	82153	67418	20812	20351	34226
心血管病医院	19845	16233	4938	4584	8307
胸科医院	10616	8905	2664	2624	4933
血液病医院	1735	1317	284	267	714
妇产(科)医院	98251	73066	23271	21364	37460
儿童医院	61643	52225	15766	15522	26938
精神病医院	149039	113403	29704	26747	62980
传染病医院	55452	44546	13388	13045	22624
皮肤病医院	10454	7519	2493	2251	3254
结核病医院	11178	8897	2560	2491	4742
麻风病医院	754	506	213	156	144
职业病医院	4791	3566	1267	1221	1557
骨科医院	47984	37826	12507	10316	17359
康复医院	43807	32503	9514	8231	13736
整形外科医院	5035	2960	975	891	1621
美容医院	19692	9842	3462	3053	5102
其他专科医院	101255	77228	25494	22209	36796
护理院	14878	9409	2144	1833	5329
二、基层医疗卫生机构	3682561	2354430	1145408	764867	695781
社区卫生服务中心(站)	521974	446176	187699	151673	162132
社区卫生服务中心	410693	347718	143217	115078	122881
社区卫生服务站	111281	98458	44482	36595	39251
卫生院	1330995	1124431	458797	265301	321080
街道卫生院	10154	8510	3802	2399	2471
乡镇卫生院	1320841	1115921	454995	262902	318609
中心卫生院	566880	483319	194419	119596	144057
乡卫生院	753961	632602	260576	143306	174552
村卫生室	1169224	168900	147754	48483	21146
门诊部	181664	149644	74473	65799	53354
综合门诊部	95520	80314	38690	34931	28355
中医门诊部	21015	16206	9372	8785	3203
中西医结合门诊部	4125	3617	1842	1671	1175
民族门诊部	137	104	60	49	25
专科门诊部	60867	49403	24509	20363	20596
诊所、卫生所、医务室、护理站	478704	465279	276685	233611	138069
诊所	395175	384686	230539	196357	114097
卫生所、医务室	83062	80244	46051	37175	23730
护理站	467	349	95	79	242

注：①卫生人员数合计包括获得"卫生监督员"证书的公务员1万人，乡村医生和卫生员1000324人；②本表村卫生室人员数不包括乡镇卫生院在村卫生室工作的人员数(这部分人员计入乡镇卫生院中)

员					其他技术人员	管理人员	工勤技能人员
药师（士）	技师（士）	检验师（士）	其他	见习医师			
439246	453185	308873	863801	220964	426171	483198	808849
278730	291553	188473	427954	151488	267460	320158	539453
184705	211095	136758	299496	109410	177946	217440	370526
56685	39556	24858	63458	24396	35672	36052	66945
5244	4433	2928	6618	2010	4160	5377	7762
2038	1077	651	3090	908	1474	1253	1899
29641	35084	23093	54081	14482	47563	59151	88382
685	950	362	3839	1059	2342	3321	4382
1408	1208	882	3571	870	4439	5668	7503
307	292	166	391	132	350	643	724
2978	4060	2029	5342	1270	4367	4461	5907
606	801	495	1581	415	898	1293	1421
409	567	361	332	84	650	545	516
62	117	105	140	50	144	182	92
3097	4918	3481	4320	1246	5674	7382	12129
2612	3154	2332	3755	1228	2729	3128	3561
5447	4636	3225	10636	3144	7834	9486	18316
2680	3342	2518	2512	858	3099	3587	4220
739	507	451	526	118	703	878	1354
438	670	482	487	180	604	667	1010
53	45	43	51	13	48	74	126
181	263	214	298	77	486	317	422
1796	2419	1189	3745	1201	2214	3125	4819
1570	1544	958	6139	777	2811	3374	5119
103	110	73	151	21	580	463	1032
402	435	336	441	158	2571	2668	4611
4068	5046	3391	5824	1581	5020	7889	11118
417	308	185	1211	282	645	885	3939
138060	92884	60988	282297	55136	86635	73476	167696
34638	21074	15072	40633	9253	21569	21350	32879
28859	18982	13477	33779	8175	17818	16175	28982
5779	2092	1595	6854	1078	3751	5175	3897
76813	61844	39023	205897	39817	60840	43021	102703
593	437	280	1207	230	469	468	707
76220	61407	38743	204690	39587	60371	42553	101996
33081	28543	17625	83219	18028	23417	16570	43574
43139	32864	21118	121471	21559	36954	25983	58422
8110	7713	5345	5994	1345	4052	8673	19295
4722	5588	3815	2959	477	1882	3982	9342
2124	559	451	948	269	542	1153	3114
272	212	144	116	21	75	125	308
10	4	2	5	2	8	5	20
982	1350	933	1966	576	1545	3408	6511
18499	2253	1548	29773	4721	174	432	12819
16235	1401	882	22414	3907	70	274	10145
2262	851	665	7350	810	75	143	2600
2	1	1	9	4	29	15	74

机构分类	合计	卫生技术人			注册护士
		小计	执业(助理)医师	执业医师	
三、专业公共卫生机构	870652	646425	229484	195871	189435
疾病预防控制中心	191627	142492	70734	60322	14488
省属	10852	7702	3955	3867	193
地级市(地区)属	43465	32784	17347	16289	2275
县级市(区)属	59241	44091	21822	18519	4990
县属	70733	52570	25107	19505	6414
其他	7336	5345	2503	2142	616
专科疾病防治院(所、站)	50486	38941	16186	13708	12323
专科疾病防治院	19832	15457	5800	5203	6098
传染病防治院	1644	1217	377	344	591
结核病防治院	3455	2731	841	788	1327
职业病防治院	5730	4311	1695	1630	1576
其他	9003	7198	2887	2441	2604
专科疾病防治所(站、中心)	30654	23484	10386	8505	6225
口腔病防治所(站、中心)	2335	1913	1063	889	486
精神病防治所(站、中心)	1176	985	347	243	464
皮肤病与性病防治所(中心)	6304	4748	1981	1693	1332
结核病防治所(站、中心)	8990	6747	2738	2273	1686
职业病防治所(站、中心)	2178	1682	812	767	313
地方病防治所(站、中心)	837	606	325	284	52
血吸虫病防治所(站、中心)	5412	4216	1966	1499	1138
药物戒毒所(中心)	283	148	66	48	43
其他	3139	2439	1088	809	711
健康教育所(站、中心)	2070	915	434	377	118
妇幼保健院(所、站)	388238	320748	116524	103360	138266
省属	20481	17099	5416	5404	8733
地级市(地区)属	114049	94853	31563	30478	45185
县级市(区)属	119905	98836	36927	33002	41484
县属	125905	103400	40283	32423	39794
其他	7898	6560	2335	2053	3070
妇幼保健院	348716	289191	100505	89699	129821
妇幼保健所	21678	17345	9037	8041	4446
妇幼保健站	16979	13552	6600	5311	3820
生殖保健中心	865	660	382	309	179
急救中心(站)	15858	8301	3671	3386	3362
采供血机构	34061	24546	3712	3196	11900
卫生监督所(中心)	81522	68165			
省属	2579	2133			
地级市(地区)属	16023	13437			
县级市(区)属	25360	20616			
县属	27091	21569			
其他	469	410			
计划生育技术服务机构	106790	42317	18223	11522	8978
四、其他医疗卫生机构	77595	38482	12651	10598	8583
疗养院	14329	8804	3001	2698	3951
卫生监督检验(监测)机构	620	247	88	82	5
医学科学研究机构	11127	5977	1983	1916	628
医学在职培训机构	12597	5791	2096	1636	1290
临床检验中心(所、站)	13978	6729	735	668	233
统计信息中心	1235	71	29	29	6
其他	23709	10863	4719	3569	2470

员 药师（士）	技师（士）	检验师（士）	其他	见习医师	其他技术人员	管理人员	工勤技能人员
20849	63428	54607	143229	13725	57315	77235	89677
2790	27346	25504	27134	2654	14741	13978	20416
100	1963	1929	1491	76	1317	794	1039
474	8347	8049	4341	776	3388	3455	3838
920	7807	7264	8552	691	4263	4483	6404
1226	8460	7550	11363	997	4846	4647	8670
70	769	712	1387	114	927	599	465
2736	3700	2854	3996	765	3267	3337	4941
1004	1328	1047	1227	373	1321	1180	1874
63	83	73	103	25	108	42	277
149	246	178	168	79	164	282	278
254	455	373	331	107	530	400	489
538	544	423	625	162	519	456	830
1732	2372	1807	2769	392	1946	2157	3067
29	31	13	304	29	129	146	147
47	26	18	101	13	101	42	48
597	414	378	424	111	354	423	779
495	962	647	866	106	674	746	823
52	251	198	254	21	190	147	159
25	75	68	129	12	33	70	128
245	404	323	463	31	284	298	614
9	17	11	13	3	3	117	15
233	192	151	215	66	178	168	354
40	23	19	300	15	616	365	174
13468	23154	17984	29336	8880	18139	18290	31061
606	1328	1136	1016	468	1000	829	1553
3809	6427	5279	7869	2662	5378	5722	8096
4319	7296	5654	8810	2751	5651	5603	9815
4496	7707	5612	11120	2903	5789	5689	11027
238	396	303	521	96	321	447	570
12220	20333	15748	26312	8298	15791	15430	28304
711	1756	1437	1395	372	1298	1502	1533
516	1008	756	1608	203	993	1286	1148
21	57	43	21	7	57	72	76
125	98	70	1045	520	1101	1361	5095
304	6136	6094	2494	149	3042	2114	4359
			68165		2056	6242	5059
			2133		45	248	153
			13437		361	1352	873
			20616		835	2168	1741
			21569		815	2422	2285
			410			52	7
1386	2971	2082	10759	742	14353	31548	18572
1607	5320	4805	10321	615	14761	12329	12023
463	554	382	835	209	932	1679	2914
	110	108	44		54	71	248
278	465	400	2623	51	3022	1274	854
383	262	173	1760	64	3480	1624	1702
6	3376	3354	2379	73	2310	1575	3364
8			28		699	389	76
469	553	388	2652	218	4264	5717	2865

分类	合计	卫生技术人员							乡村医生和卫生员	其他技术人员	管理人员	工勤技能人员
		小计	执业(助理)医师	执业医师	注册护士	药师(士)	技师(士)	其他				
总计	11172945	8454403	3191005	2651398	3507166	439246	453185	863801	1000324	426171	483198	808849
按城乡分												
城市	5487317	4527708	1647676	1537354	2063019	228161	241749	347103		234224	287296	438089
农村	5675628	3916695	1543329	1114044	1444147	211085	211436	506698	1000324	191947	195902	370760
按登记注册类型分												
公立	8911762	6851079	2497032	2086876	2875221	364623	384685	729518	682967	360484	378219	639013
国有	7630737	6272404	2199979	1914645	2714259	330623	361485	666058	71948	334288	357853	594244
集体	1281025	578675	297053	172231	160962	34000	23200	63460	611019	26196	20366	44769
非公立	2251183	1593324	693973	564522	631945	74623	68500	124283	317357	65687	104979	169836
其中：联营	60010	21691	10694	6450	7232	710	925	2130	34009	759	1410	2141
私营	1581837	1135647	521475	420017	429691	52998	44305	87178	232097	41070	66161	106862
按主办单位分												
政府办	7599688	6218706	2191923	1873649	2646484	336385	357462	686452	110362	339017	340138	591465
其中：卫生计生部门	7317269	6009571	2116224	1807873	2557458	325414	346265	664210	110362	321016	312394	563926
社会办	1979798	1052808	463951	344137	414139	48088	49909	76721	701096	44041	73927	107926
个人办	1583459	1172889	535131	433612	446543	54773	45814	90628	188866	43113	69133	109458

注：①卫生人员和卫生技术人员中包括公务员中卫生监督员10000名；②城市包括直辖市区和地级市辖区，农村包括县及县级市；③社会办包括企业、事业单位、社会团体和其他社会组织办的卫生机构

2-1-4　2015年卫生人员性别、年龄、学历及职称构成(%)

分类	卫生技术人员							其他技术人员	管理人员
	合计	执业(助理)医师	执业医师	注册护士	药师(士)	技师(士)	其他		
总　计	100.0	100.0	100.0	100.0	100.0	100.0	100.0	100.0	100.0
按性别分									
男	30.3	55.1	55.9	2.0	35.7	42.6	43.2	39.7	48.2
女	69.7	44.9	44.1	98.0	64.3	57.4	56.8	60.3	51.8
按年龄分									
25岁以下	8.1	0.1	0.0	14.1	4.1	5.8	12.5	5.5	2.3
25～34岁	37.9	23.5	22.1	46.8	32.3	37.5	49.8	36.1	24.6
35～44岁	26.8	35.2	33.6	22.0	27.8	27.8	19.9	29.3	29.5
45～54岁	18.1	24.4	25.5	14.0	24.2	19.7	12.1	21.9	31.3
55～59岁	3.9	5.9	6.4	2.0	7.0	5.2	2.9	4.6	7.8
60岁及以上	5.1	11.0	12.4	1.1	4.6	4.1	3.0	2.6	4.5
按工作年限分									
5年以下	23.7	10.5	10.1	29.7	17.4	21.3	41.8	22.6	14.0
5～9年	20.0	16.0	15.4	24.1	16.4	18.0	20.4	18.6	12.8
10～19年	22.4	27.1	25.8	20.6	21.5	22.9	16.2	22.2	20.5
20～29年	19.6	25.2	25.3	16.7	23.3	21.2	12.6	21.8	27.9
30年及以上	14.2	21.3	23.4	8.8	21.4	16.6	8.9	14.9	24.9
按学历分									
研究生	4.7	10.3	12.1	0.1	2.4	2.7	5.6	2.6	3.5
大学本科	25.9	38.8	44.3	14.5	21.9	26.3	28.0	25.4	32.1
大专	38.9	30.6	27.7	47.9	35.0	41.3	34.4	37.8	39.4
中专	28.2	18.3	14.4	36.3	32.7	26.7	27.9	23.9	16.2
高中及以下	2.3	2.0	1.7	1.1	7.9	2.9	4.1	10.3	8.9
按专业技术资格分									
正高	1.8	4.6	5.4	0.2	0.7	0.8	0.4	0.3	1.9
副高	5.8	12.8	15.0	2.1	3.2	4.7	1.2	2.5	6.4
中级	20.6	30.1	34.9	17.9	20.1	22.4	5.7	12.9	16.0
师级/助理	29.5	38.1	37.4	24.1	35.6	31.9	20.7	21.3	14.8
士级	30.1	8.1	1.5	46.0	30.6	28.7	38.2	33.0	13.4
不详	12.2	6.4	5.8	9.8	9.8	11.5	33.8	30.0	47.3
按聘任技术职务分									
正高	1.7	4.4	5.1	0.1	0.6	0.7	0.4	0.4	3.4
副高	5.9	12.9	15.2	2.0	3.2	4.7	1.3	2.5	9.9
中级	21.3	31.3	36.4	17.8	20.8	23.2	6.5	13.8	26.6
师级/助理	31.2	41.4	39.2	25.6	36.3	32.9	19.9	25.0	26.4
士级	29.6	7.7	1.9	46.5	31.4	29.2	34.2	32.3	20.7
待聘	10.3	2.3	2.1	7.9	7.7	9.2	37.8	26.1	13.0

注：本表不包括村卫生室数字

2-1-5 2016年卫生人员性别、年龄、学历及职称构成(%)

| 分类 | 卫生技术人员 | | | | | | | 其他技术人员 | 管理人员 |
	合计	执业(助理)医师	执业医师	注册护士	药师(士)	技师(士)	其他		
总　　计	100.0	100.0	100.0	100.0	100.0	100.0	100.0	100.0	100.0
按性别分									
男	29.4	54.7	55.2	2.1	34.6	41.6	42.3	39.3	47.1
女	70.6	45.3	44.8	97.9	65.4	58.4	57.7	60.7	52.9
按年龄分									
25岁以下	8.7	0.2	0.1	14.9	4.2	6.7	13.4	5.7	2.5
25～34岁	38.6	23.7	22.6	47.5	34.1	38.5	50.5	37.2	25.6
35～44岁	26.0	34.6	33.2	21.0	27.0	26.8	19.3	28.7	28.6
45～54岁	18.4	25.5	26.3	13.9	24.3	19.6	11.6	22.1	32.0
55～59岁	3.3	5.0	5.4	1.7	6.0	4.4	2.4	4.0	7.0
60岁及以上	5.1	11.0	12.4	1.1	4.4	4.0	2.8	2.4	4.3
按工作年限分									
5年以下	24.7	11.8	11.3	30.2	18.1	23.1	43.2	23.6	15.1
5～9年	21.3	16.4	16.1	25.9	18.2	19.4	21.6	20.1	14.2
10～19年	21.4	25.8	24.9	19.8	20.5	21.4	15.4	21.3	19.6
20～29年	19.2	25.4	25.4	15.8	23.1	20.5	11.7	21.0	27.1
30年及以上	13.5	20.6	22.4	8.2	20.1	15.5	8.1	14.0	24.1
按学历分									
研究生	5.0	11.2	13.0	0.1	2.9	3.0	6.2	3.4	3.9
大学本科	27.2	40.0	45.3	16.2	24.2	28.3	29.4	27.6	33.7
大专	39.3	30.0	26.8	48.7	35.5	41.9	34.7	37.4	38.7
中专	26.5	17.1	13.3	34.0	30.7	24.4	26.1	22.2	15.4
高中及以下	2.0	1.8	1.5	0.9	6.8	2.5	3.6	9.4	8.3
按专业技术资格分									
正高	1.8	4.6	5.4	0.2	0.7	0.9	0.4	0.4	2.0
副高	5.9	12.8	15.0	2.2	3.3	4.8	1.1	2.5	6.4
中级	20.0	29.6	34.2	16.8	19.7	21.4	5.0	12.8	15.4
师级/助理	29.7	38.4	37.9	24.6	35.6	31.4	20.5	21.0	14.4
士级	30.7	8.1	1.6	46.5	30.8	29.8	39.1	33.5	13.5
不详	12.0	6.4	5.9	9.7	9.9	11.7	33.9	29.9	48.3
按聘任技术职务分									
正高	1.7	4.4	5.2	0.2	0.7	0.8	0.4	0.5	3.5
副高	5.9	13.0	15.2	2.1	3.3	4.8	1.2	2.5	10.0
中级	20.6	30.9	35.7	16.8	20.3	22.2	5.8	13.5	25.7
师级/助理	31.3	41.5	39.6	26.0	36.2	32.3	19.4	24.5	26.0
士级	30.1	7.7	2.0	46.9	31.5	30.1	34.2	32.2	20.8
待聘	10.4	2.5	2.3	8.1	8.0	9.8	38.9	26.8	14.0

注：本表不包括村卫生室数字

2-1-6 各地区卫生人员数

| 地区 | 合计 | 卫生技术人员 | | | | | | | 乡村医生和卫生员 | 其他技术人员 | 管理人员 | 工勤技能人员 |
		小计	执业(助理)医师	执业医师	注册护士	药师(士)	技师(士)	其他				
2015	10693881	8007537	3039135	2508408	3241469	423294	428929	874710	1031525	399712	472620	782487
2016	11172945	8454403	3191005	2651398	3507166	439246	453185	863801	1000324	426171	483198	808849
东 部	4793644	3711318	1440049	1228771	1546121	203523	191128	330497	330296	197283	194865	359882
中 部	3322701	2452631	946830	760120	1023720	123085	137664	221332	368932	129137	144115	227886
西 部	3046600	2280454	804126	662507	937325	112638	124393	301972	301096	99751	144218	221081
北 京	299460	233953	89411	84276	98082	13682	12150	20628	3364	16179	17679	28285
天 津	122558	94952	37804	35435	36088	5579	5250	10231	5140	4692	9544	8230
河 北	555115	393059	177140	137687	143432	16418	20006	36063	82281	25601	19230	34944
山 西	311250	225880	91699	79147	92112	10385	11650	20034	38593	11345	13670	21762
内蒙古	221090	170406	66391	56996	66445	10429	8743	18398	17944	9154	10230	13356
辽 宁	365729	277494	109800	98985	119147	13463	15383	19701	25095	14697	19172	29271
吉 林	223250	166605	69666	61269	65749	7933	8421	14836	17248	8820	13906	16671
黑龙江	292297	221362	84422	72084	85418	11550	12793	27179	23464	10226	16359	20886
上 海	217061	178196	65386	61762	79373	9779	10338	13320	806	10702	12175	15182
江 苏	654117	516986	204647	169889	221168	27757	25685	37729	32520	25219	26379	53013
浙 江	523598	432641	168178	145017	174523	26872	21979	41089	8000	20383	18081	44493
安 徽	388224	293732	112741	90089	126350	13875	17111	23655	43290	14690	14312	22200
福 建	288205	219557	79685	69186	95641	14336	11418	18477	26502	10902	8386	22858
江 西	301651	220972	79187	66016	95519	14246	15095	16925	45079	8562	8401	18637
山 东	874110	641701	244900	210806	268379	33395	33137	61890	118280	40184	29007	44938
河 南	796480	547001	206747	152056	222123	25904	32713	59514	113804	36512	34597	64566
湖 北	494077	384532	141741	117036	174918	18508	19038	30327	40396	20516	19870	28763
湖 南	515472	392547	160627	122423	161531	20684	20843	28862	47058	18466	23000	34401
广 东	819106	665257	243224	199457	283793	39311	32662	66267	24996	26354	31176	71323
广 西	390601	289872	96673	77826	122602	16693	15740	38164	34981	12326	17745	35677
海 南	74585	57522	19874	16271	26495	2931	3120	5102	3312	2370	4036	7345
重 庆	242826	179354	64709	51474	77463	8574	8748	19860	21644	8385	12463	20980
四 川	670444	495750	185414	153601	207633	23998	24932	53773	65450	20252	31320	57672
贵 州	277380	204621	69007	55371	85993	8128	11883	29610	34690	10629	13874	13566
云 南	329760	249677	85876	71460	105966	10377	13625	33833	36038	12770	9937	21338
西 藏	29187	14829	6542	4791	3833	654	695	3105	10905	845	854	1754
陕 西	372646	288607	85681	71585	116803	14815	18539	52769	32706	3388	24184	23761
甘 肃	186756	134641	52791	42793	50530	6222	7005	18093	21121	7530	11809	11655
青 海	49653	37010	13670	11757	14364	1915	2104	4957	6528	2119	1290	2706
宁 夏	56218	44700	17070	15336	18069	2722	2440	4399	3559	2085	2363	3511
新 疆	220039	170987	60302	49517	67624	8111	9939	25011	15530	10268	8149	15105

2-1-7 2016年各地区卫生人员数(城市)

| 地 区 | 合计 | 卫生技术人员 | | | | | | | 其他技术人员 | 管理人员 | 工勤技能人员 |
		小计	执业(助理)医师	执业医师	注册护士	药师(士)	技师(士)	其他			
总　计	5487317	4527708	1647676	1537354	2063019	228161	241749	347103	234224	287296	438089
东　部	2816299	2323970	863591	807455	1033450	124927	123188	178814	125167	136744	230418
中　部	1387790	1151228	412709	384622	548268	52302	62238	75711	61533	76182	98847
西　部	1283228	1052510	371376	345277	481301	50932	56323	92578	47524	74370	108824
北　京	295770	233627	89129	84118	98038	13682	12150	20628	16179	17679	28285
天　津	109152	87682	34158	32660	34179	5172	4935	9238	4485	9062	7923
河　北	217819	181354	73134	67069	79954	7337	9606	11323	11543	9609	15313
山　西	151566	125427	47562	44533	57848	5456	6473	8088	6321	8436	11382
内蒙古	104620	86863	31737	29848	38666	5114	4475	6871	4802	5730	7225
辽　宁	239128	197368	75594	71965	90271	9219	11057	11227	9731	12929	19100
吉　林	101652	82569	34295	32316	35879	3568	4417	4410	4705	6510	7868
黑龙江	155814	126899	46311	43530	56522	5821	6973	11272	6274	10006	12635
上　海	210301	173076	62735	60403	77729	9513	10093	13006	10563	11880	14782
江　苏	346369	286054	104107	98561	132383	14959	14817	19788	14359	16688	29268
浙　江	272166	224095	83538	77745	96236	13264	12376	18681	11349	11506	25216
安　徽	172052	144949	50999	47390	70375	6332	8059	9184	7881	8777	10445
福　建	135775	113533	41539	39055	52049	6952	5907	7086	5983	4960	11299
江　西	108622	91987	31050	29414	44604	5099	5797	5437	4241	4746	7648
山　东	373230	314660	117967	109885	143337	15438	15807	22111	20846	15819	21905
河　南	281866	231944	79779	73232	111477	10369	12638	17681	14191	14900	20831
湖　北	227812	189786	65779	61856	94382	8627	9542	11456	10597	11719	15710
湖　南	188406	157667	56934	52351	77181	7030	8339	8183	7323	11088	12328
广　东	578021	481604	171107	156260	214189	27859	24667	43782	18761	24329	53327
广　西	163596	134482	46150	43383	62217	7310	7070	11735	5138	8430	15546
海　南	38568	30917	10583	9734	15085	1532	1773	1944	1368	2283	4000
重　庆	143321	114805	39928	35300	53493	5567	5931	9886	5661	8683	14172
四　川	288468	233624	83251	78476	109792	10812	12107	17662	10425	16206	28213
贵　州	87132	72786	26570	24769	33664	2804	3835	5913	3958	5189	5199
云　南	104385	87644	31351	29159	40708	3910	4716	6959	5138	4281	7322
西　藏	9481	7250	3265	2729	2495	292	447	751	408	591	1232
陕　西	183402	152096	47916	43736	68837	7113	9079	19151	1859	14981	14466
甘　肃	79488	64857	25229	23629	28221	2994	3701	4712	4167	4765	5699
青　海	22862	19218	6601	6268	8857	975	986	1799	1432	698	1514
宁　夏	36127	30308	11276	10636	13282	1730	1582	2438	1412	1901	2506
新　疆	60346	48577	18102	17344	21069	2311	2394	4701	3124	2915	5730

注：城市包括直辖市区和地级市辖区

2-1-8　2016年各地区卫生人员数(农村)

地　区	合计	卫生技术人员							乡村医生和卫生员	其他技术人员	管理人员	工勤技能人员
		小计	执业(助理)医师	执业医师	注册护士	药师(士)	技师(士)	其他				
总　计	5675628	3916695	1543329	1114044	1444147	211085	211436	506698	1000324	191947	195902	370760
东　部	1977345	1387348	576458	421316	512671	78596	67940	151683	330296	72116	58121	129464
中　部	1934911	1301403	534121	375498	475452	70783	75426	145621	368932	67604	67933	129039
西　部	1763372	1227944	432750	317230	456024	61706	68070	209394	301096	52227	69848	112257
北　京	3690	326	282	158	44				3364			
天　津	13406	7270	3646	2775	1909	407	315	993	5140	207	482	307
河　北	337296	211705	104006	70618	63478	9081	10400	24740	82281	14058	9621	19631
山　西	159684	100453	44137	34614	34264	4929	5177	11946	38593	5024	5234	10380
内蒙古	116470	83543	34654	27148	27779	5315	4268	11527	17944	4352	4500	6131
辽　宁	126601	80126	34206	27020	28876	4244	4326	8474	25095	4966	6243	10171
吉　林	121598	84036	35371	28953	29870	4365	4004	10426	17248	4115	7396	8803
黑龙江	136483	94463	38111	28554	28896	5729	5820	15907	23464	3952	6353	8251
上　海	6760	5120	2651	1359	1644	266	245	314	806	139	295	400
江　苏	307748	230932	100540	71328	88785	12798	10868	17941	32520	10860	9691	23745
浙　江	251432	208546	84640	67272	78287	13608	9603	22408	8000	9034	6575	19277
安　徽	216172	148783	61742	42699	55975	7543	9052	14471	43290	6809	5535	11755
福　建	152430	106024	38146	30131	43592	7384	5511	11391	26502	4919	3426	11559
江　西	193029	128985	48137	36602	50915	9147	9298	11488	45079	4321	3655	10989
山　东	500880	327041	126933	100921	125042	17957	17330	39779	118280	19338	13188	23033
河　南	514614	315057	126968	78824	110646	15535	20075	41833	113804	22321	19697	43735
湖　北	266265	194746	75962	55180	80536	9881	9496	18871	40396	9919	8151	13053
湖　南	327066	234880	103693	70072	84350	13654	12504	20679	47058	11143	11912	22073
广　东	241085	183653	72117	43197	69604	11452	7995	22485	24996	7593	6847	17996
广　西	227005	155390	50523	34443	60385	9383	8670	26429	34981	7188	9315	20131
海　南	36017	26605	9291	6537	11410	1399	1347	3158	3312	1002	1753	3345
重　庆	99505	64549	24781	16174	23970	3007	2817	9974	21644	2724	3780	6808
四　川	381976	262126	102163	75125	97841	13186	12825	36111	65450	9827	15114	29459
贵　州	190248	131835	42437	30602	52329	5324	8048	23697	34690	6671	8685	8367
云　南	225375	162033	54525	42301	65258	6467	8909	26874	36038	7632	5656	14016
西　藏	19706	7579	3277	2062	1338	362	248	2354	10905	437	263	522
陕　西	189244	136511	37765	27849	47966	7702	9460	33618	32706	1529	9203	9295
甘　肃	107268	69784	27562	19164	22309	3228	3304	13381	21121	3363	7044	5956
青　海	26791	17792	7069	5489	5507	940	1118	3158	6528	687	592	1192
宁　夏	20091	14392	5794	4700	4787	992	858	1961	3559	673	462	1005
新　疆	159693	122410	42200	32173	46555	5800	7545	20310	15530	7144	5234	9375

2-2-1 每千人口卫生技术人员数

年份	卫生技术人员			执业（助理）医师			其中：执业医师	注册护士		
	合计	城市	农村	合计	城市	农村		合计	城市	农村
1949	0.93	1.87	0.73	0.67	0.70	0.66	0.58	0.06	0.25	0.02
1955	1.42	3.49	1.01	0.81	1.24	0.74	0.70	0.14	0.64	0.04
1960	2.37	5.67	1.85	1.04	1.97	0.90	0.79	0.23	1.04	0.07
1965	2.11	5.37	1.46	1.05	2.22	0.82	0.70	0.32	1.45	0.10
1970	1.76	4.88	1.22	0.85	1.97	0.66	0.43	0.29	1.10	0.14
1975	2.24	6.92	1.41	0.95	2.66	0.65	0.57	0.41	1.74	0.18
1980	2.85	8.03	1.81	1.17	3.22	0.76	0.72	0.47	1.83	0.20
1985	3.28	7.92	2.09	1.36	3.35	0.85	0.70	0.61	1.85	0.30
1990	3.45	6.59	2.15	1.56	2.95	0.98	1.15	0.86	1.91	0.43
1995	3.59	5.36	2.32	1.62	2.39	1.07	1.23	0.95	1.59	0.49
1998	3.64	5.30	2.35	1.65	2.34	1.11	1.25	1.00	1.64	0.51
1999	3.64	5.24	2.38	1.67	2.33	1.14	1.27	1.02	1.64	0.52
2000	3.63	5.17	2.41	1.68	2.31	1.17	1.30	1.02	1.64	0.54
2001	3.62	5.15	2.38	1.69	2.32	1.17	1.32	1.03	1.65	0.54
2002	3.41	…	…	1.47	…	…	1.17	1.00	…	…
2003	3.48	4.88	2.26	1.54	2.13	1.04	1.22	1.00	1.59	0.50
2004	3.53	4.99	2.24	1.57	2.18	1.04	1.25	1.03	1.63	0.50
2005	3.50	5.82	2.69	1.56	2.46	1.26	1.24	1.03	2.10	0.65
2006	3.60	6.09	2.70	1.60	2.56	1.26	1.28	1.09	2.22	0.66
2007	3.72	6.44	2.69	1.61	2.61	1.23	1.30	1.18	2.42	0.70
2008	3.90	6.68	2.80	1.66	2.68	1.26	1.35	1.27	2.54	0.76
2009	4.15	7.15	2.94	1.75	2.83	1.31	1.43	1.39	2.82	0.81
2010	4.39	7.62	3.04	1.80	2.97	1.32	1.47	1.53	3.09	0.89
2011	4.58	7.90	3.19	1.82	3.00	1.33	1.49	1.66	3.29	0.98
2012	4.94	8.54	3.41	1.94	3.19	1.40	1.58	1.85	3.65	1.09
2013	5.27	9.18	3.64	2.04	3.39	1.48	1.67	2.04	4.00	1.22
2014	5.56	9.70	3.77	2.12	3.54	1.51	1.74	2.20	4.30	1.31
2015	5.84	10.21	3.90	2.22	3.72	1.55	1.84	2.37	4.58	1.39
2016	6.12	10.42	4.08	2.31	3.79	1.61	1.92	2.54	4.75	1.50

注：①2002年以前，执业（助理）医师数系医生，执业医师数系医师，注册护士数系护师(士)；②城市包括直辖市区和地级市辖区，农村包括县及县级市；③分母系常住人口数

2-2-2　2016年各地区每千人口卫生技术人员数

地区	卫生技术人员			执业(助理)医师			其中：执业医师			注册护士		
	合计	城市	农村	合计	城市	农村	合计	城市	农村	合计	城市	农村
总　计	6.1	10.4	4.1	2.3	3.8	1.6	1.9	3.5	1.2	2.5	4.7	1.5
东　部	6.5	11.1	4.4	2.5	4.1	1.8	2.1	3.9	1.3	2.7	5.0	1.6
中　部	5.7	8.2	4.2	2.2	2.9	1.7	1.8	2.7	1.2	2.4	3.9	1.5
西　部	6.1	12.3	3.7	2.1	4.3	1.3	1.8	4.0	1.0	2.5	5.6	1.4
北　京	10.8	17.2		4.1	6.6		3.9	6.2		4.5	7.2	
天　津	6.1	9.1	8.4	2.4	3.6	4.2	2.3	3.4	3.2	2.3	3.6	2.2
河　北	5.3	9.8	3.6	2.4	4.0	1.8	1.8	3.6	1.2	1.9	4.3	1.1
山　西	6.1	12.6	4.0	2.5	4.8	1.7	2.1	4.5	1.4	2.5	5.8	1.4
内蒙古	6.8	12.7	4.8	2.6	4.6	2.0	2.3	4.4	1.5	2.6	5.6	1.6
辽　宁	6.3	10.3	3.5	2.5	3.9	1.5	2.3	3.8	1.2	2.7	4.7	1.3
吉　林	6.1	9.8	4.7	2.5	4.1	2.0	2.2	3.8	1.6	2.4	4.3	1.7
黑龙江	5.8	9.6	4.1	2.2	3.5	1.7	1.9	3.3	1.2	2.2	4.3	1.3
上　海	7.4	12.5	7.6	2.7	4.5	3.9	2.6	4.4	2.0	3.3	5.6	2.4
江　苏	6.5	9.8	4.7	2.6	3.6	2.1	2.1	3.4	1.5	2.8	4.6	1.8
浙　江	7.7	12.2	6.7	3.0	4.5	2.7	2.6	4.2	2.2	3.1	5.2	2.5
安　徽	4.7	6.9	3.0	1.8	2.4	1.2	1.5	2.3	0.9	2.0	3.4	1.1
福　建	5.7	9.9	4.0	2.1	3.6	1.4	1.8	3.4	1.1	2.5	4.5	1.6
江　西	4.8	9.7	3.2	1.7	3.3	1.2	1.4	3.1	0.9	2.1	4.7	1.3
山　东	6.5	10.2	4.7	2.5	3.8	1.8	2.1	3.6	1.5	2.7	4.7	1.8
河　南	5.7	11.0	3.4	2.2	3.8	1.4	1.6	3.5	0.9	2.3	5.3	1.2
湖　北	6.5	9.9	4.6	2.4	3.4	1.8	2.0	3.2	1.3	3.0	4.9	1.9
湖　南	5.8	11.5	3.9	2.4	4.2	1.7	1.8	3.8	1.2	2.4	5.6	1.4
广　东	6.0	11.5	3.6	2.2	4.1	1.4	1.8	3.7	0.9	2.6	5.1	1.4
广　西	6.0	8.6	3.9	2.0	2.9	1.3	1.6	2.8	0.9	2.5	4.0	1.5
海　南	6.3	13.0	4.0	2.2	4.5	1.4	1.8	4.1	1.0	2.9	6.4	1.7
重　庆	5.9	7.1	3.6	2.1	2.5	1.4	1.7	2.2	0.9	2.5	3.3	1.4
四　川	6.0	8.2	4.2	2.2	2.9	1.6	1.9	2.7	1.2	2.5	3.8	1.6
贵　州	5.8	13.1	3.4	1.9	4.8	1.1	1.6	4.5	0.8	2.4	6.1	1.3
云　南	5.2	13.3	4.0	1.8	4.8	1.3	1.5	4.4	1.0	2.2	6.2	1.6
西　藏	4.5	11.8	2.9	2.0	5.3	1.2	1.4	4.5	0.8	1.2	4.1	0.5
陕　西	7.6	10.7	5.3	2.2	3.4	1.5	1.9	3.1	1.1	3.1	4.9	1.9
甘　肃	5.2	7.8	3.6	2.0	3.0	1.4	1.6	2.9	1.0	1.9	3.4	1.1
青　海	6.2	19.8	3.7	2.3	6.8	1.5	2.0	6.5	1.1	2.4	9.1	1.1
宁　夏	6.6	10.0	3.9	2.5	3.7	1.6	2.3	3.5	1.3	2.7	4.4	1.3
新　疆	7.1	15.1	6.3	2.5	5.6	2.2	2.1	5.4	1.6	2.8	6.5	2.4

注：合计项分母系常住人口数，分城乡项分母系户籍人口数

2-3-1 2015年执业(助理)医师性别、年龄、学历及职称构成(%)

分类	执业(助理)医师					其中：执业医师				
	合计	临床	中医	口腔	公共卫生	合计	临床	中医	口腔	公共卫生
总　　计	100.0	100.0	100.0	100.0	100.0	100.0	100.0	100.0	100.0	100.0
按性别分										
男	55.1	53.7	64.1	52.9	55.3	55.9	54.6	63.9	53.4	55.5
女	44.9	46.3	35.9	47.1	44.7	44.1	45.4	36.1	46.6	44.5
按年龄分										
25岁以下	0.1	0.1	0.1	0.3	0.1	0.0	0.0	0.0	0.1	0.1
25～34岁	23.5	22.9	24.2	33.0	17.7	22.1	21.8	22.5	28.2	17.6
35～44岁	35.2	36.9	28.1	32.6	31.3	33.6	35.0	27.3	33.4	28.8
45～54岁	24.4	24.4	23.2	20.4	33.3	25.5	25.5	23.8	22.7	34.5
55～59岁	5.9	5.4	8.0	5.2	10.1	6.4	5.9	8.5	5.7	10.7
60岁及以上	11.0	10.3	16.4	8.4	7.5	12.4	11.8	17.9	9.9	8.3
按工作年限分										
5年以下	10.5	10.0	12.6	14.2	6.9	10.1	9.7	12.0	12.4	6.9
5～9年	16.0	15.7	17.3	19.7	10.5	15.4	15.3	16.5	17.9	10.8
10～19年	27.1	28.2	22.3	28.1	20.3	25.8	26.8	21.5	27.5	18.5
20～29年	25.2	25.9	20.6	20.8	32.5	25.3	25.9	20.9	22.8	32.2
30年及以上	21.3	20.1	27.2	17.1	29.7	23.4	22.3	29.1	19.4	31.6
按学历分										
研究生	10.3	10.6	11.0	8.6	4.7	12.1	12.4	12.5	10.7	6.0
大学本科	38.8	40.8	34.2	29.0	29.7	44.3	46.4	38.2	34.6	35.6
大专	30.6	29.9	31.3	38.4	31.9	27.7	26.7	29.4	34.6	30.7
中专	18.3	17.4	18.8	21.6	28.4	14.4	13.4	15.6	18.2	24.0
高中及以下	2.0	1.3	4.8	2.3	5.2	1.7	1.1	4.3	1.9	3.7
按专业技术资格分										
正高	4.6	4.9	4.3	2.3	2.5	5.4	5.7	4.9	2.8	3.2
副高	12.8	13.6	11.9	7.0	8.5	15.0	15.9	13.6	8.7	10.8
中级	30.1	30.8	27.2	24.0	33.4	34.9	35.8	30.8	29.6	41.5
师级/助理	38.1	36.9	41.4	46.0	39.0	37.4	35.9	41.7	47.2	38.3
士级	8.1	8.0	7.2	10.3	11.3	1.5	1.4	1.4	2.1	1.6
不详	6.4	5.8	8.0	10.4	5.3	5.8	5.3	7.5	9.5	4.7
按聘任技术职务分										
正高	4.4	4.7	4.1	2.2	2.2	5.1	5.5	4.7	2.7	2.8
副高	12.9	13.7	12.2	7.3	8.3	15.2	16.1	14.0	9.0	10.6
中级	31.3	31.9	28.8	26.3	34.7	36.4	37.0	32.6	32.4	43.1
师级/助理	41.4	40.0	45.1	51.1	42.2	39.2	37.6	44.2	50.0	40.1
士级	7.7	7.5	6.9	9.6	10.8	1.9	1.9	1.9	2.8	1.9
待聘	2.3	2.2	2.9	3.5	1.7	2.1	2.0	2.6	3.1	1.5

2-3-2 2016年执业(助理)医师性别、年龄、学历及职称构成(%)

分类	执业(助理)医师					其中：执业医师				
	合计	临床	中医	口腔	公共卫生	合计	临床	中医	口腔	公共卫生
总　　计	100.0	100.0	100.0	100.0	100.0	100.0	100.0	100.0	100.0	100.0
按性别分										
男	54.7	53.4	63.0	51.8	53.6	55.2	54.1	62.8	52.2	53.6
女	45.3	46.6	37.0	48.2	46.4	44.8	45.9	37.2	47.8	46.4
按年龄分										
25岁以下	0.2	0.2	0.2	0.4	0.2	0.1	0.0	0.1	0.1	0.1
25～34岁	23.7	23.0	25.1	33.4	18.3	22.6	22.1	23.5	29.0	18.9
35～44岁	34.6	36.2	28.1	32.5	30.1	33.2	34.6	27.4	33.2	27.7
45～54岁	25.5	25.7	23.6	20.8	35.2	26.3	26.5	24.2	22.9	36.0
55～59岁	5.0	4.6	6.6	4.5	9.0	5.4	5.0	6.9	4.9	9.3
60岁及以上	11.0	10.4	16.5	8.4	7.2	12.4	11.8	17.9	9.8	7.9
按工作年限分										
5年以下	11.8	11.2	14.3	15.9	7.8	11.3	10.8	13.5	13.9	8.0
5～9年	16.4	16.1	18.1	20.0	11.4	16.1	15.9	17.5	18.5	11.9
10～19年	25.8	26.8	21.8	27.5	19.1	24.9	25.8	21.2	27.2	17.6
20～29年	25.4	26.4	20.2	20.4	32.9	25.4	26.2	20.5	22.2	32.3
30年及以上	20.6	19.5	25.6	16.1	28.9	22.4	21.4	27.3	18.2	30.2
按学历分										
研究生	11.2	11.4	12.2	9.2	5.7	13.0	13.3	13.9	11.3	7.1
大学本科	40.0	42.0	34.9	30.0	31.7	45.3	47.5	38.8	35.7	38.1
大专	30.0	29.1	30.8	38.7	31.1	26.8	25.9	28.6	34.5	29.7
中专	17.1	16.3	17.8	20.2	26.8	13.3	12.5	14.7	16.9	21.9
高中及以下	1.8	1.1	4.3	2.0	4.7	1.5	0.9	4.0	1.6	3.2
按专业技术资格分										
正高	4.6	5.0	4.3	2.2	2.7	5.4	5.8	4.9	2.7	3.4
副高	12.8	13.7	11.6	6.8	9.0	15.0	15.9	13.3	8.4	11.4
中级	29.6	30.4	26.7	23.5	32.6	34.2	35.0	30.2	28.8	40.5
师级/助理	38.4	37.1	42.3	47.1	38.7	37.9	36.3	42.8	48.6	38.2
士级	8.1	8.0	7.4	10.2	11.5	1.6	1.6	1.6	2.1	1.6
不详	6.4	5.9	7.7	10.2	5.6	5.9	5.4	7.2	9.3	5.0
按聘任技术职务分										
正高	4.4	4.8	4.2	2.1	2.4	5.2	5.6	4.7	2.6	3.1
副高	13.0	13.8	11.9	7.0	8.8	15.2	16.1	13.6	8.7	11.2
中级	30.9	31.6	28.3	25.8	34.2	35.7	36.4	32.0	31.6	42.4
师级/助理	41.5	40.0	45.6	51.9	41.6	39.6	37.8	44.9	50.9	39.7
士级	7.7	7.5	7.0	9.5	11.1	2.0	2.0	2.1	2.9	2.0
待聘	2.5	2.4	3.1	3.7	1.8	2.3	2.1	2.7	3.3	1.6

2-3-3 各类别执业（助理）医师数

	合计		执业医师		执业助理医师	
	2015	2016	2015	2016	2015	2016
人数（万人）	303.9	319.1	250.8	265.1	53.1	54.0
临床类别	232.2	243.0	191.3	201.8	40.9	41.3
中医类别	45.2	48.2	38.3	40.9	6.9	7.2
口腔类别	15.4	16.7	12.5	13.6	2.9	3.1
公共卫生类别	11.1	11.2	8.8	8.9	2.4	2.3
构成(%)	100.0	100.0	100.0	100.0	100.0	100.0
临床类别	76.4	76.2	76.3	76.1	77.1	76.5
中医类别	14.9	15.1	15.3	15.4	13.0	13.4
口腔类别	5.1	5.2	5.0	5.1	5.4	5.8
公共卫生类别	3.7	3.5	3.5	3.4	4.4	4.2

2-3-4 全科医生数

	合计			注册为全科医学专业的人数			取得全科医生培训合格证的人数		
	2014	2015	2016	2014	2015	2016	2014	2015	2016
总　　计	172597	188649	209083	64156	68364	77631	108441	120285	131452
其中：医院	30428	31382	34654	9395	8936	9517	21033	22446	25137
社区卫生服务中心(站)	68914	73288	78337	31202	33169	36513	37712	40119	41824
乡镇卫生院	70296	80975	92791	22594	25434	30718	47702	55541	62073

注：全科医生数指注册为全科医学专业或取得全科医生培训合格证的执业（助理）医师数之和

2-3-5 2016年各地区分类别执业(助理)医师和全科医生数

地区	执业(助理)医师数					全科医生数			每万人口全科医生数
	合计	临床	中医	口腔	公共卫生	合计	注册为全科医学专业的人数	取得全科医生培训合格证书的人数	
总　计	3191005	2430499	481590	167227	111689	209083	77631	131452	1.51
东　部	1440049	1093170	204743	89597	52539	116537	47538	68999	2.03
中　部	946830	745942	129680	40564	30644	49944	17767	32177	1.16
西　部	804126	591387	147167	37066	28506	42602	12326	30276	1.14
北　京	89411	60897	17010	8327	3177	8402	4396	4006	3.87
天　津	37804	26895	7341	2360	1208	2403	1072	1331	1.54
河　北	177140	138825	26831	8102	3382	9355	2288	7067	1.25
山　西	91699	68360	14625	5572	3142	4175	1629	2546	1.13
内蒙古	66391	45960	13367	3879	3185	3178	1126	2052	1.26
辽　宁	109800	85248	12906	7568	4078	4195	1582	2613	0.96
吉　林	69666	52127	9671	5285	2583	3384	1259	2125	1.24
黑龙江	84422	66053	10409	5372	2588	4454	1342	3112	1.17
上　海	65386	49370	7822	4744	3450	7967	5761	2206	3.29
江　苏	204647	161509	24122	9979	9037	25162	8815	16347	3.15
浙　江	168178	126150	24687	12073	5268	22571	8111	14460	4.04
安　徽	112741	92421	12479	3853	3988	8625	3506	5119	1.39
福　建	79685	57344	13785	5322	3234	5786	1756	4030	1.49
江　西	79187	62464	11466	2326	2931	3641	1219	2422	0.79
山　东	244900	189639	32203	14282	8776	11372	3570	7802	1.14
河　南	206747	161824	31685	7505	5733	12129	3882	8247	1.27
湖　北	141741	114104	16896	6140	4601	7020	2216	4804	1.19
湖　南	160627	128589	22449	4511	5078	6516	2714	3802	0.96
广　东	243224	181339	36079	15726	10080	18338	9721	8617	1.67
广　西	96673	73871	14191	5036	3575	5104	1268	3836	1.05
海　南	19874	15954	1957	1114	849	986	466	520	1.08
重　庆	64709	46404	13742	2870	1693	3127	868	2259	1.03
四　川	185414	127125	46594	7316	4379	10360	2296	8064	1.25
贵　州	69007	54449	9338	2472	2748	3714	1610	2104	1.04
云　南	85876	66926	11002	3943	4005	4737	980	3757	0.99
西　藏	6542	4445	1298	160	639	202	130	72	0.61
陕　西	85681	66494	12593	4381	2213	2738	702	2036	0.72
甘　肃	52791	36474	12619	2035	1663	3773	1277	2496	1.45
青　海	13670	10329	2499	416	426	993	382	611	1.67
宁　夏	17070	12762	2176	1326	806	654	286	368	0.97
新　疆	60302	46148	7748	3232	3174	4022	1401	2621	1.68

2-3-6 分科执业(助理)医师构成(%)

分科	2015			2016		
	合计	执业医师	执业助理医师	合计	执业医师	执业助理医师
总　计	100.0	100.0	100.0	100.0	100.0	100.0
预防保健科	2.7	2.1	6.5	2.7	2.0	6.5
全科医疗科	5.2	4.5	9.6	4.9	4.1	9.3
内科	22.8	22.4	24.8	22.7	22.2	25.0
外科	12.6	13.3	8.3	12.5	13.3	8.2
儿科	3.9	4.2	2.1	4.0	4.3	2.1
妇产科	9.3	9.1	10.8	9.3	9.1	10.5
眼科	1.3	1.4	0.5	1.3	1.4	0.5
耳鼻咽喉科	1.4	1.5	0.7	1.4	1.5	0.7
口腔科	5.2	4.9	6.9	5.3	5.0	7.2
皮肤科	0.9	0.9	0.5	0.8	0.9	0.4
医疗美容科	0.2	0.2	0.1	0.2	0.2	0.1
精神科	0.9	1.0	0.7	1.0	1.0	0.7
传染科	0.7	0.7	0.1	0.6	0.7	0.1
结核病科	0.2	0.2	0.1	0.2	0.2	0.1
地方病科	0.0	0.0	0.1	0.0	0.0	0.0
肿瘤科	0.9	1.0	0.1	1.1	1.1	0.1
急诊医学科	1.9	2.1	0.7	1.9	2.1	0.7
康复医学科	0.8	0.9	0.8	0.9	0.9	0.9
运动医学科	0.0	0.0	0.0	0.0	0.0	0.0
职业病科	0.1	0.1	0.0	0.1	0.1	0.0
麻醉科	2.4	2.6	1.3	2.4	2.6	1.2
医学检验科	0.3	0.3	0.8	0.3	0.3	0.8
病理科	0.5	0.5	0.2	0.5	0.5	0.2
医学影像科	6.7	6.6	7.0	6.8	6.8	7.0
中医科	11.6	12.2	8.1	11.8	12.4	8.3
民族医学科	0.1	0.1	0.1	0.2	0.2	0.2
中西医结合科	0.9	0.8	1.5	1.0	0.9	1.6
其他	6.5	6.3	7.6	6.3	6.1	7.3

注：本表不包括村卫生室数字

2-4-1　医院人员数

| | 合计 | 卫生技术人员 | | | | | | | 其他技术人员 | 管理人员 | 工勤技能人员 |
		小计	执业(助理)医师	执业医师	注册护士	药师(士)	技师(士)	其他			
2015	6132793	5071151	1692766	1573093	2407632	266443	273910	430400	243190	305064	513388
2016	6542137	5415066	1803462	1680062	2613367	278730	291553	427954	267460	320158	539453
按城乡分											
城市	4142231	3409264	1143616	1095648	1681003	170191	177468	236986	174717	220731	337519
农村	2399906	2005802	659846	584414	932364	108539	114085	190968	92743	99427	201934
按登记注册类型分											
公立医院	5339525	4491172	1493663	1419390	2188318	231571	236779	340841	211606	231264	405483
民营医院	1202612	923894	309799	260672	425049	47159	54774	87113	55854	88894	133970
按主办单位分											
政府办	4926462	4150604	1374960	1310375	2032502	212788	217164	313190	198006	204918	372934
社会办	839956	667334	225578	203443	312548	34843	37672	56693	32781	57245	82596
个人办	775719	597128	202924	166244	268317	31099	36717	58071	36673	57995	83923
按管理类别分											
非营利性	5870019	4914277	1636042	1538127	2382725	253132	261047	381331	233737	265370	456635
营利性	672118	500789	167420	141935	230642	25598	30506	46623	33723	54788	82818
按医院等级分											
其中：三级医院	2899421	2445696	805324	795043	1246308	113081	118378	162605	119892	129383	204450
二级医院	2565213	2137842	702740	643167	1010472	117013	120809	186808	96525	112276	218570
一级医院	486170	383538	142925	115114	157042	24515	25438	33618	22651	33956	46025

2-4-2 各地区医院人员数

地区	合计	卫生技术人员							其他技术人员	管理人员	工勤技能人员
		小计	执业(助理)医师	执业医师	注册护士	药师(士)	技师(士)	其他			
2015	6132793	5071151	1692766	1573093	2407632	266443	273910	430400	243190	305064	513388
2016	6542137	5415066	1803462	1680062	2613367	278730	291553	427954	267460	320158	539453
东 部	2917224	2415743	828457	781976	1156952	128480	124291	177563	126471	133604	241406
中 部	1879707	1562418	525657	483552	766407	79097	87481	103776	78564	95074	143651
西 部	1745206	1436905	449348	414534	690008	71153	79781	146615	62425	91480	154396
北 京	213591	168674	59606	57904	78568	8977	8379	13144	11286	13484	20147
天 津	85623	70055	25622	24887	29948	3906	3516	7063	2578	7074	5916
河 北	315567	260183	101017	90573	116049	11464	14455	17198	17387	13806	24191
山 西	184441	151873	53548	50023	72242	7469	8496	10118	7793	9554	15221
内蒙古	132019	108702	36432	33968	51181	6037	5864	9188	6082	7246	9989
辽 宁	243580	198033	70666	67200	95724	10029	10991	10623	10641	13239	21667
吉 林	134295	107907	40679	38012	50291	5239	5568	6130	5689	8984	11715
黑龙江	187279	153634	54006	50001	68977	8149	8723	13779	6598	11707	15340
上 海	147295	123094	40259	39933	60845	6513	7101	8376	7225	8448	8528
江 苏	397922	332661	111962	107159	166048	17399	15928	21324	15240	16715	33306
浙 江	330582	273388	91203	87258	130146	15928	14052	22059	12624	12948	31622
安 徽	229787	193660	63522	59372	97962	9179	10680	12317	10261	10154	15712
福 建	159962	133689	42869	40764	67914	7605	6757	8544	6580	5746	13947
江 西	155853	133929	42331	39897	67540	8126	8238	7694	5455	5621	10848
山 东	481706	407202	141053	131777	195766	20572	20597	29214	25844	18586	30074
河 南	424890	350781	115645	102295	168991	17361	21233	27551	19332	19754	35023
湖 北	278605	232790	75025	70893	120792	11450	11663	13860	12414	13953	19448
湖 南	284557	237844	80901	73059	119612	12124	12880	12327	11022	15347	20344
广 东	497385	413486	132914	124392	198249	24225	20511	37587	15860	20793	47246
广 西	193552	158442	47555	45532	79424	8402	8378	14683	5372	8780	20958
海 南	44011	35278	11286	10129	17695	1862	2004	2431	1206	2765	4762
重 庆	143351	114014	34674	31744	57724	5461	5806	10349	5120	9022	15195
四 川	383409	309452	98851	93015	153305	14969	16067	26260	12513	21208	40236
贵 州	159907	133372	40453	36977	65260	5570	7570	14519	7275	8767	10493
云 南	197125	165838	50119	45785	81145	8010	8900	17664	8340	7420	15527
西 藏	11449	8880	3776	2917	2947	475	576	1106	527	695	1347
陕 西	226331	191260	52531	47996	89830	9222	12206	27471	1922	15915	17234
甘 肃	89600	74425	28249	25982	32533	3764	4566	5313	4495	3583	7097
青 海	30717	25999	8656	7781	11641	1376	1464	2862	1624	908	2186
宁 夏	37226	30975	10810	10172	14226	1851	1713	2375	1582	1945	2724
新 疆	140520	115546	37242	32665	50792	6016	6671	14825	7573	5991	11410

2-4-3　2015年医院人员性别、年龄、学历及职称构成(%)

分类	卫生技术人员							其他技术人员	管理人员
	合计	执业(助理)医师	执业医师	注册护士	药师(士)	技师(士)	其他		
总　计	100.0	100.0	100.0	100.0	100.0	100.0	100.0	100.0	100.0
按性别分									
男	27.2	56.2	56.6	2.2	34.4	43.7	40.6	39.9	44.2
女	72.8	43.8	43.4	97.8	65.6	56.3	59.4	60.1	55.8
按年龄分									
25岁以下	9.5	0.1	0.0	15.0	4.1	5.8	16.3	6.0	2.8
25～34岁	42.6	28.1	27.1	48.8	34.1	39.3	61.6	38.3	26.1
35～44岁	24.1	34.3	33.9	19.9	26.4	25.6	12.1	26.3	25.7
45～54岁	17.1	24.1	24.9	13.7	24.8	19.5	6.7	22.2	31.9
55～59岁	3.3	5.3	5.5	1.9	6.6	5.3	1.7	4.9	8.5
60岁及以上	3.5	8.1	8.6	0.7	3.9	4.4	1.6	2.3	5.0
按工作年限分									
5年以下	27.2	12.5	12.2	31.4	18.6	22.6	56.3	24.4	16.4
5～9年	21.6	18.2	17.9	24.8	16.6	18.8	21.7	19.2	13.4
10～19年	20.7	27.1	26.6	19.1	19.6	21.2	10.1	19.5	17.1
20～29年	18.1	24.0	24.4	16.1	24.0	20.4	6.5	20.8	26.1
30年及以上	12.3	18.2	19.0	8.5	21.2	16.9	5.4	16.1	27.1
按学历分									
研究生	6.7	16.6	17.7	0.2	3.7	3.2	9.9	3.4	4.8
大学本科	31.1	50.5	53.1	16.7	27.5	30.3	40.0	30.0	35.4
大专	38.5	23.2	20.9	50.3	35.5	41.1	31.2	38.4	36.8
中专	22.3	9.0	7.6	31.9	27.2	22.8	16.9	18.9	14.5
高中及以下	1.4	0.8	0.6	1.0	6.2	2.5	1.9	9.3	8.5
按专业技术资格分									
正高	2.4	6.9	7.3	0.2	1.0	0.9	0.4	0.4	2.7
副高	7.2	17.4	18.6	2.4	4.5	5.4	1.3	3.0	8.5
中级	21.9	32.2	34.3	18.5	24.1	24.0	5.2	15.2	19.5
师级/助理	28.5	34.5	33.7	24.0	36.3	32.7	25.0	23.9	16.4
士级	29.0	3.9	1.2	45.4	25.4	26.0	33.0	30.3	13.2
不详	11.1	5.2	4.9	9.5	8.7	11.0	35.0	27.2	39.6
按聘任技术职务分									
正高	2.3	6.6	7.1	0.2	0.9	0.8	0.4	0.5	4.2
副高	7.2	17.5	18.8	2.3	4.4	5.3	1.3	2.9	11.5
中级	22.1	33.0	35.1	18.4	24.6	24.7	5.6	15.6	27.9
师级/助理	29.5	36.8	35.2	25.3	36.7	33.4	21.4	27.5	25.8
士级	28.4	3.9	1.6	45.5	25.5	26.2	26.8	28.9	17.9
待聘	10.5	2.2	2.1	8.3	7.8	9.6	44.4	24.7	12.6

2-4-4 2016年医院人员性别、年龄、学历及职称构成(%)

分类	卫生技术人员							其他技术人员	管理人员
	合计	执业(助理)医师	执业医师	注册护士	药师(士)	技师(士)	其他		
总　计	100.0	100.0	100.0	100.0	100.0	100.0	100.0	100.0	100.0
按性别分									
男	26.7	55.5	55.9	2.4	33.5	42.8	40.3	39.7	43.5
女	73.3	44.5	44.1	97.6	66.5	57.2	59.7	60.3	56.5
按年龄分									
25岁以下	9.8	0.2	0.1	15.6	4.3	6.6	16.3	6.0	3.0
25~34岁	43.2	28.4	27.4	49.7	36.2	40.5	61.3	39.6	27.7
35~44岁	23.5	34.0	33.7	18.9	25.4	24.8	12.6	26.1	25.3
45~54岁	17.1	24.7	25.4	13.6	24.8	19.3	6.8	22.1	32.1
55~59岁	2.8	4.6	4.7	1.5	5.7	4.5	1.5	4.1	7.4
60岁及以上	3.5	8.2	8.7	0.7	3.7	4.3	1.5	2.2	4.6
按工作年限分									
5年以下	27.8	14.0	13.5	31.7	19.2	24.3	55.4	25.4	17.5
5~9年	23.0	18.6	18.4	26.7	18.8	20.2	23.0	20.9	15.0
10~19年	20.1	26.1	25.7	18.6	18.8	20.4	10.4	19.3	17.1
20~29年	17.4	23.7	24.1	15.1	23.3	19.5	6.2	19.7	24.9
30年及以上	11.6	17.5	18.2	8.0	19.8	15.6	5.0	14.7	25.5
按学历分									
研究生	7.0	17.6	18.8	0.2	4.3	3.5	10.3	4.4	5.3
大学本科	32.2	50.8	53.5	18.5	29.8	32.3	40.9	32.2	37.0
大专	38.7	22.5	20.1	50.9	35.5	41.4	31.5	37.6	36.3
中专	20.9	8.4	7.1	29.7	25.2	20.7	15.6	17.4	13.5
高中及以下	1.1	0.7	0.6	0.8	5.2	2.1	1.7	8.4	7.9
按专业技术资格分									
正高	2.4	6.8	7.3	0.2	1.0	1.0	0.4	0.5	2.7
副高	7.1	17.1	18.3	2.5	4.6	5.5	1.2	3.0	8.2
中级	21.0	31.6	33.6	17.3	23.2	22.7	4.9	14.8	18.2
师级/助理	28.9	35.1	34.4	24.7	36.5	32.6	25.0	23.4	15.6
士级	29.5	4.0	1.3	45.8	25.7	27.1	33.4	30.7	13.2
不详	11.1	5.4	5.1	9.5	8.9	11.2	35.1	27.6	42.1
按聘任技术职务分									
正高	2.3	6.6	7.1	0.2	1.0	0.9	0.5	0.6	4.3
副高	7.1	17.2	18.4	2.5	4.6	5.4	1.3	3.0	11.5
中级	21.3	32.6	34.6	17.2	23.7	23.4	5.6	15.0	27.0
师级/助理	29.9	37.2	35.8	26.0	36.9	33.2	21.9	26.8	25.5
士级	28.8	3.9	1.7	45.8	25.7	27.1	27.1	29.0	18.2
待聘	10.5	2.4	2.3	8.5	8.1	10.1	43.6	25.6	13.5

2-5-1 基层医疗卫生机构人员数

| 机构分类 | 合计 | 卫生技术人员 | | | | | | | 乡村医生和卫生员 | 其他技术人员 | 管理人员 | 工勤技能人员 |
		小计	执业(助理)医师	执业医师	注册护士	药师（士）	技师（士）	其他				
2015	3603162	2257701	1101934	731851	646607	134495	88106	286559	1031525	80981	69452	163503
2016	3682561	2354430	1145408	764867	695781	138060	92884	282297	1000324	86635	73476	167696
按城乡分												
城市	869712	772155	384857	331685	271894	47101	24807	43496		20426	25636	51495
农村	2812849	1582275	760551	433182	423887	90959	68077	238801	1000324	66209	47840	116201
按登记注册类型分												
公立	2657345	1698057	764021	463408	492413	110780	82798	248045	682967	79749	60149	136423
非公立	1025216	656373	381387	301459	203368	27280	10086	34252	317357	6886	13327	31273
按主办单位分												
政府办	1793521	1424364	584749	365029	424112	101939	76996	236568	110362	76129	55433	127233
社会办	1090015	359102	229557	133442	94731	12523	8260	14031	701096	5178	7912	16727
个人办	799025	570964	331102	266396	176938	23598	7628	31698	188866	5328	10131	23736
按管理类别分												
非营利性	3047709	1836044	845808	514865	533980	116410	85859	253987	920558	83081	65513	142513
营利性	634852	518386	299600	250002	161801	21650	7025	28310	79766	3554	7963	25183

2-5-2 各地区基层医疗卫生机构人员数

地区	合计	卫生技术人员							乡村医生和卫生员	其他技术人员	管理人员	工勤技能人员
		小计	执业(助理)医师	执业医师	注册护士	药师(士)	技师(士)	其他				
2015	3603162	2257701	1101934	731851	646607	134495	88106	286559	1031525	80981	69452	163503
2016	3682561	2354430	1145408	764867	695781	138060	92884	282297	1000324	86635	73476	167696
东　部	1503701	1027010	514273	361186	310384	65739	38662	97952	330296	38673	30050	77672
中　部	1141886	675155	343477	212826	193096	36866	29287	72429	368932	26932	21655	49212
西　部	1036974	652265	287658	190855	192301	35455	24935	111916	301096	21030	21771	40812
北　京	65110	50890	25139	21921	15996	4351	2127	3277	3364	2436	2400	6020
天　津	28174	19357	10117	8651	5084	1514	915	1727	5140	688	1324	1665
河　北	200306	105262	65454	38562	20704	4219	3062	11823	82281	4433	2313	6017
山　西	103629	57233	32138	23916	15957	2505	1542	5091	38593	1917	1861	4025
内蒙古	68878	45787	23496	17413	12017	3920	1381	4973	17944	1662	1389	2096
辽　宁	97227	61830	31747	25429	19856	2955	2205	5067	25095	2226	2772	5304
吉　林	70307	45564	23428	18411	12645	2294	1454	5743	17248	1796	2220	3479
黑龙江	79287	48766	23725	16531	12066	2814	2088	8073	23464	1754	2187	3116
上　海	54512	45016	21351	18160	16120	3117	2009	2419	806	2093	2395	4202
江　苏	212776	155832	81255	52400	47893	9608	6442	10634	32520	5876	4399	14149
浙　江	156816	132178	67180	48627	36353	9984	4727	13934	8000	4081	3114	9443
安　徽	133189	80686	41817	24604	23618	4140	4035	7076	43290	2447	2362	4404
福　建	104548	67844	30076	22508	22148	6030	2689	6901	26502	2824	1397	5981
江　西	115061	62544	28525	18696	18903	4952	4240	5924	45079	1793	1039	4606
山　东	321582	182978	85779	63005	56444	10895	7768	22092	118280	7578	4046	8700
河　南	284804	143560	73650	36664	37395	6781	6936	18798	113804	7810	5012	14618
湖　北	175178	119321	55551	36505	42008	6013	4490	11259	40396	5075	3734	6652
湖　南	180431	117481	64643	37499	30504	7367	4502	10465	47058	4340	3240	8312
广　东	239498	189076	89428	57386	63056	12223	6188	18181	24996	5741	5208	14477
广　西	144195	96872	38048	22713	30156	6844	3932	17892	34981	3525	1373	7444
海　南	23152	16747	6747	4537	6730	843	530	1897	3312	697	682	1714
重　庆	85124	55056	26759	16758	16219	2800	1745	7533	21644	1993	2040	4391
四　川	242034	151985	74961	50256	43219	7984	4914	20907	65450	4882	6939	12778
贵　州	99401	56384	22503	13345	16981	2196	2821	11883	34690	2626	3612	2089
云　南	105220	62184	26899	18274	19451	1909	2515	11410	36038	2704	1104	3190
西　藏	16046	4558	2017	1346	701	155	33	1652	10905	277	64	242
陕　西	111383	71756	26842	18484	19998	4604	3936	16376	32706	398	3308	3215
甘　肃	71033	46309	19209	12330	14323	2029	1386	9362	21121	819	717	2067
青　海	15669	8483	4026	3135	2175	461	273	1548	6528	239	154	265
宁　夏	14097	9763	4730	3735	2792	749	279	1213	3559	246	114	415
新　疆	63894	43128	18168	13066	14269	1804	1720	7167	15530	1659	957	2620

2-6-1　各地区社区卫生服务中心(站)人员数

地区	合计	卫生技术人员							其他技术人员	管理人员	工勤技能人员
		小计	执业(助理)医师	执业医师	注册护士	药师(士)	技师(士)	其他			
2015	504817	431158	181670	146047	153393	33909	20431	41755	20305	20790	32564
2016	521974	446176	187699	151673	162132	34638	21074	40633	21569	21350	32879
东　部	294485	251628	108719	88366	85891	22161	11731	23126	12726	10565	19566
中　部	125471	107168	45126	36183	42181	6542	5235	8084	5236	5823	7244
西　部	102018	87380	33854	27124	34060	5935	4108	9423	3607	4962	6069
北　京	32801	27349	12114	10146	8242	3175	1286	2532	1752	1360	2340
天　津	8516	7062	3077	2740	2135	704	399	747	381	607	466
河　北	16360	14099	6859	5571	5096	738	667	739	667	781	813
山　西	12314	10605	4763	4064	4356	490	346	650	498	575	636
内蒙古	12502	10847	4578	3738	4095	846	408	920	605	525	525
辽　宁	16558	13982	5834	5130	5803	924	688	733	695	971	910
吉　林	8673	7001	2894	2485	2697	471	329	610	542	533	597
黑龙江	14994	12576	4804	4036	4859	874	758	1281	658	888	872
上　海	35034	29159	12324	10850	10720	2544	1450	2121	1690	1302	2883
江　苏	44444	37671	16149	13159	12570	3326	1926	3700	1952	1418	3403
浙　江	40060	35022	15494	11613	9904	3368	1680	4576	1653	954	2431
安　徽	18736	16609	7241	5528	6573	862	770	1163	597	774	756
福　建	12469	10631	4358	3599	3845	995	489	944	693	349	796
江　西	8636	7504	2894	2512	3086	614	540	370	272	380	480
山　东	34070	29421	12048	9624	10323	2266	1364	3420	1833	1216	1600
河　南	21687	18117	7856	6262	6879	906	947	1529	1027	1092	1451
湖　北	23774	20369	8228	6724	8586	1231	898	1426	1073	995	1337
湖　南	16657	14387	6446	4572	5145	1094	647	1055	569	586	1115
广　东	51050	44555	19533	15200	15989	3946	1685	3402	1330	1444	3721
广　西	7382	6506	2571	2129	2589	551	281	514	233	200	443
海　南	3123	2677	929	734	1264	175	97	212	80	163	203
重　庆	11239	9394	3587	2508	3467	673	476	1191	405	564	876
四　川	21597	18101	7000	5712	7209	1357	835	1700	653	1156	1687
贵　州	8615	7162	2722	2052	2952	279	321	888	457	579	417
云　南	7535	6508	2509	1988	2571	294	294	840	388	288	351
西　藏	218	170	79	63	31	9	13	38	6	12	30
陕　西	11688	9998	3406	2671	3633	735	631	1593	67	906	717
甘　肃	7797	7011	2874	2376	2930	370	268	569	201	229	356
青　海	2187	1969	749	640	717	198	74	231	78	65	75
宁　夏	1528	1411	467	383	605	117	44	178	47	30	40
新　疆	9730	8303	3312	2864	3261	506	463	761	467	408	552

2-6-2 2015年社区卫生服务中心人员性别、年龄、学历及职称构成(%)

分类	卫生技术人员							其他技术人员	管理人员
	合计	执业(助理)医师	执业医师	注册护士	药师(士)	技师(士)	其他		
总　计	100.0	100.0	100.0	100.0	100.0	100.0	100.0	100.0	100.0
按性别分									
男	27.3	45.7	46.1	0.6	29.3	34.7	37.6	29.3	41.7
女	72.7	54.3	53.9	99.4	70.7	65.3	62.4	70.7	58.3
按年龄分									
25岁以下	5.6	0.2	0.0	9.2	4.5	4.7	13.9	6.1	2.0
25～34岁	33.1	22.4	20.2	38.3	38.7	35.7	47.4	37.8	23.6
35～44岁	32.1	38.7	37.7	30.7	26.5	30.5	19.8	30.2	32.5
45～54岁	19.4	23.0	24.4	18.7	19.5	18.0	10.8	19.7	30.5
55～59岁	4.8	6.7	7.3	2.3	7.2	5.8	3.4	4.1	7.7
60岁及以上	5.0	9.0	10.5	0.8	3.6	5.3	4.7	2.2	3.7
按工作年限分									
5年以下	17.2	8.8	7.8	19.3	15.4	16.4	39.3	23.0	11.3
5～9年	19.3	15.9	15.2	21.2	22.2	18.8	23.4	21.3	13.5
10～19年	25.8	28.0	26.6	26.4	24.5	26.9	17.5	24.1	23.1
20～29年	22.3	26.7	27.6	22.6	18.7	20.2	10.8	19.0	29.1
30年及以上	15.4	20.6	22.8	10.5	19.2	17.7	9.0	12.5	23.0
按学历分									
研究生	1.0	2.1	2.6	0.0	0.5	0.2	1.0	0.4	1.5
大学本科	25.0	37.7	44.3	12.5	21.7	21.3	23.1	23.6	31.4
大专	41.5	38.3	35.5	45.7	39.2	44.7	40.0	42.5	42.2
中专	29.0	19.1	15.4	40.1	30.3	29.6	28.9	23.6	17.3
高中及以下	3.5	2.9	2.2	1.7	8.3	4.1	6.9	10.0	7.6
按专业技术资格分									
正高	0.6	1.3	1.6	0.1	0.2	0.2	0.1	0.0	1.0
副高	3.7	7.5	9.5	1.5	1.3	1.7	0.5	0.7	5.6
中级	23.9	33.8	42.0	22.6	16.4	20.6	3.3	9.0	18.6
师级/助理	32.4	38.6	39.5	30.1	36.4	35.2	15.2	20.5	16.5
士级	26.8	11.9	1.3	36.6	34.2	29.6	40.2	36.2	16.5
不详	12.6	6.8	6.1	9.1	11.6	12.6	40.7	33.6	41.8
按聘任技术职务分									
正高	0.5	1.1	1.4	0.1	0.1	0.2	0.1	0.1	1.6
副高	3.8	7.7	9.7	1.4	1.3	1.8	0.5	0.7	8.2
中级	24.5	34.7	43.1	22.5	16.7	21.9	4.1	9.2	28.2
师级/助理	35.9	43.9	43.0	32.9	38.8	37.7	15.7	24.5	28.0
士级	27.1	11.1	1.8	39.1	36.7	31.5	36.1	36.1	23.5
待聘	8.3	1.5	1.1	4.0	6.4	7.0	43.4	29.4	10.6

2-6-3 2016年社区卫生服务中心人员性别、年龄、学历及职称构成(%)

分类	卫生技术人员							其他技术人员	管理人员
	合计	执业(助理)医师	执业医师	注册护士	药师(士)	技师(士)	其他		
总计	100.0	100.0	100.0	100.0	100.0	100.0	100.0	100.0	100.0
按性别分									
男	25.8	44.2	44.4	0.6	27.9	33.5	36.7	28.9	40.9
女	74.2	55.8	55.6	99.4	72.1	66.5	63.3	71.1	59.1
按年龄分									
25岁以下	6.1	0.4	0.0	9.7	4.5	5.6	14.9	5.9	2.2
25~34岁	32.9	22.0	20.2	38.0	39.5	36.0	46.0	37.3	23.8
35~44岁	31.6	37.8	36.9	30.1	27.2	30.5	20.2	30.9	32.5
45~54岁	20.8	25.4	26.5	19.6	19.8	18.3	11.5	20.4	31.8
55~59岁	3.9	5.5	5.9	1.9	5.8	4.7	2.8	3.5	6.4
60岁及以上	4.8	8.9	10.3	0.8	3.2	4.9	4.5	2.0	3.3
按工作年限分									
5年以下	18.0	9.7	8.5	20.1	15.2	18.5	39.3	23.5	12.2
5~9年	19.8	16.1	15.5	22.0	22.5	19.2	23.7	21.5	14.1
10~19年	24.8	26.1	25.2	25.7	25.6	25.1	17.3	24.2	22.7
20~29年	23.0	28.6	29.3	22.3	19.4	21.3	11.2	19.4	29.5
30年及以上	14.4	19.6	21.5	10.0	17.2	15.8	8.6	11.4	21.6
按学历分									
研究生	1.2	2.5	3.1	0.0	0.6	0.3	1.1	0.4	1.6
大学本科	26.7	39.2	46.1	15.2	24.7	24.0	23.6	25.9	34.1
大专	41.9	37.6	34.5	46.7	39.8	45.5	41.3	42.1	41.4
中专	27.2	18.1	14.3	36.7	28.1	26.8	27.8	22.2	16.1
高中及以下	3.0	2.6	2.0	1.3	6.8	3.4	6.2	9.4	6.8
按专业技术资格分									
正高	0.6	1.3	1.6	0.1	0.1	0.2	0.1	0.0	1.0
副高	3.9	7.9	9.9	1.7	1.4	2.0	0.5	0.7	5.5
中级	23.7	33.4	41.7	22.5	16.6	20.3	3.2	9.0	17.6
师级/助理	32.2	38.2	39.1	30.1	36.8	34.4	15.1	19.9	15.7
士级	27.4	12.2	1.4	36.9	33.8	30.7	41.5	37.0	15.7
不详	12.3	7.0	6.3	8.7	11.3	12.5	39.6	33.4	44.6
按聘任技术职务分									
正高	0.5	1.1	1.4	0.1	0.1	0.1	0.1	0.1	1.6
副高	4.0	8.1	10.2	1.7	1.4	2.1	0.5	0.6	8.3
中级	24.3	34.6	43.1	22.4	17.1	21.5	4.0	9.2	28.5
师级/助理	35.4	43.1	42.2	33.0	39.1	36.5	15.6	24.0	27.5
士级	27.5	11.5	2.0	38.8	35.8	32.3	36.5	35.9	23.4
待聘	8.3	1.6	1.1	4.1	6.5	7.4	43.4	30.3	10.7

2-7-1 各地区乡镇卫生院人员数

| 地区 | 合计 | 卫生技术人员 | | | | | | | 其他技术人员 | 管理人员 | 工勤技能人员 | 每千农村人口乡镇卫生院人员数 |
		小计	执业(助理)医师	执业医师	注册护士	药剂人员	技师(士)	其他				
2015	1277697	1078532	440889	253380	298881	74631	57837	206294	57654	42202	99309	1.32
2016	1320841	1115921	454995	262902	318609	76220	61407	204690	60371	42553	101996	1.36
东 部	464289	393062	170487	104177	112589	29472	20303	60211	22618	12414	36195	1.45
中 部	438085	365796	161202	90649	102442	26067	22172	53913	21055	14757	36477	1.24
西 部	418467	357063	123306	68076	103578	20681	18932	90566	16698	15382	29324	1.41
北 京												
天 津	4915	4300	2214	1726	928	281	220	657	169	261	185	2.63
河 北	56227	46480	25892	13716	7430	2456	2151	8551	3720	1456	4571	0.93
山 西	24762	20125	9624	5814	4880	1337	859	3425	1264	1054	2319	0.98
内 蒙 古	21043	18084	8838	5419	3978	1253	809	3206	988	767	1204	1.21
辽 宁	24886	18515	8620	5617	5124	1318	1134	2319	1387	1588	3396	1.08
吉 林	24257	19031	8349	5805	5070	1240	931	3441	1192	1599	2435	1.34
黑 龙 江	23625	19816	8146	5023	3783	1340	1067	5480	1019	1184	1606	1.03
上 海												
江 苏	79755	66971	30549	20524	21858	4969	3590	6005	3518	2132	7134	1.57
浙 江	54245	47534	20890	13607	12274	4376	2190	7804	2000	1172	3539	1.68
安 徽	50646	44162	20710	12408	12347	3015	3075	5015	1805	1471	3208	1.02
福 建	35649	29698	9856	7077	10423	2935	1663	4821	1894	715	3342	1.37
江 西	46432	40434	14573	9843	13321	4060	3606	4874	1483	630	3885	1.14
山 东	109767	96233	39031	26469	27084	7144	5789	17185	5548	2502	5484	1.61
河 南	104647	81876	35827	17056	19811	5370	5711	15157	6728	3782	12261	1.12
湖 北	78963	68270	28454	16745	24118	3983	3222	8493	3826	2450	4417	1.85
湖 南	84753	72082	35519	17955	19112	5722	3701	8028	3738	2587	6346	1.42
广 东	88140	74947	30645	13914	24336	5435	3197	11334	3808	2134	7251	1.77
广 西	70858	59957	17120	8537	19398	4413	3425	15601	3256	1066	6579	1.74
海 南	10705	8384	2790	1527	3132	558	369	1535	574	454	1293	1.63
重 庆	32692	27010	10492	5818	8072	1516	1110	5820	1456	1282	2944	1.79
四 川	104671	85419	32701	19430	26010	5000	3795	17913	4123	5420	9709	1.60
贵 州	42420	36253	12243	5716	9818	1516	2328	10348	2031	2843	1293	1.07
云 南	39176	34168	11443	5989	9771	1162	2026	9766	2251	677	2080	0.97
西 藏	3801	3338	1237	683	459	122	8	1512	271	52	140	1.51
陕 西	42108	37581	9783	5780	9385	2751	2948	12714	294	2179	2054	1.62
甘 肃	27970	25460	9046	4909	8356	1386	1030	5642	603	468	1439	1.45
青 海	4700	4316	1689	1169	1050	219	190	1168	161	89	134	0.98
宁 夏	4889	4440	1956	1363	990	404	201	889	182	73	194	1.36
新 疆	24139	21037	6758	3263	6291	939	1062	5987	1082	466	1554	1.20

2-7-2 2015年乡镇卫生院人员性别、年龄、学历及职称构成(%)

分类	卫生技术人员							其他技术人员	管理人员
	合计	执业(助理)医师	执业医师	注册护士	药师(士)	技师(士)	其他		
总　计	100.0	100.0	100.0	100.0	100.0	100.0	100.0	100.0	100.0
按性别分									
男	40.2	62.5	66.4	1.6	44.4	46.4	47.4	43.0	61.9
女	59.8	37.5	33.6	98.4	55.6	53.6	52.6	57.0	38.1
按年龄分									
25岁以下	7.1	0.2	0.0	13.1	4.4	8.9	11.1	7.4	2.2
25～34岁	32.1	19.0	12.7	40.5	27.4	36.1	42.2	35.9	21.5
35～44岁	35.3	44.6	42.8	31.9	31.7	33.1	27.2	31.8	37.4
45～54岁	18.3	24.6	28.2	13.2	24.3	16.4	13.5	18.3	28.7
55～59岁	3.8	5.6	7.6	1.0	8.0	3.6	2.9	3.7	6.4
60岁及以上	3.4	5.9	8.6	0.3	4.2	1.9	3.2	2.9	3.7
按工作年限分									
5年以下	21.2	7.9	5.4	28.3	16.4	24.4	33.1	27.1	11.5
5～9年	17.7	13.5	10.2	21.0	13.8	16.3	21.6	19.1	12.5
10～19年	26.3	30.4	27.7	25.5	24.4	26.8	21.7	23.5	25.4
20～29年	22.8	30.4	32.6	19.7	23.4	21.3	15.5	20.1	31.3
30年及以上	12.0	17.8	24.0	5.5	22.0	11.2	8.1	10.1	19.3
按学历分									
研究生	0.1	0.1	0.2	0.0	0.1	0.0	0.0	0.0	0.1
大学本科	8.6	12.9	19.0	4.7	7.7	6.3	7.2	7.6	12.0
大专	39.4	42.8	43.7	37.6	30.8	41.3	38.6	33.2	41.5
中专	46.9	40.0	32.8	55.6	47.5	47.1	47.4	43.8	33.4
高中及以下	5.0	4.2	4.3	2.1	13.9	5.2	6.6	15.4	12.9
按专业技术资格分									
正高	0.1	0.2	0.4	0.0	0.0	0.0	0.0	0.0	0.2
副高	1.2	2.8	4.9	0.5	0.4	0.4	0.1	0.1	1.6
中级	13.4	21.7	36.5	14.0	11.6	10.2	1.9	3.7	11.4
师级/助理	30.4	46.1	51.4	25.6	32.9	27.3	13.0	13.8	20.8
士级	41.9	23.9	3.2	50.4	45.6	48.8	55.8	49.6	28.0
不详	13.1	5.3	3.7	9.3	9.5	13.4	29.2	32.7	37.9
按聘任技术职务分									
正高	0.0	0.1	0.2	0.0	0.0	0.0	0.0	0.0	0.2
副高	1.2	2.7	4.7	0.5	0.4	0.3	0.1	0.2	2.3
中级	13.6	22.3	37.4	13.7	11.8	10.6	2.3	4.5	17.3
师级/助理	32.8	50.9	52.9	27.0	33.7	28.4	13.8	15.6	31.0
士级	40.0	21.9	3.7	50.4	45.9	49.2	51.1	48.3	38.2
待聘	12.3	2.1	1.1	8.3	8.2	11.5	32.7	31.5	11.0

2-7-3 2016年乡镇卫生院人员性别、年龄、学历及职称构成(%)

分类	卫生技术人员							其他技术人员	管理人员
	合计	执业(助理)医师	执业医师	注册护士	药师(士)	技师(士)	其他		
总　　计	100.0	100.0	100.0	100.0	100.0	100.0	100.0	100.0	100.0
按性别分									
男	38.7	61.2	64.6	1.5	42.5	44.7	46.6	41.9	61.1
女	61.3	38.8	35.4	98.5	57.5	55.3	53.4	58.1	38.9
按年龄分									
25岁以下	8.0	0.4	0.0	14.3	4.9	10.6	12.3	7.3	2.2
25~34岁	32.1	18.7	13.2	40.6	29.1	37.1	41.6	36.4	22.1
35~44岁	33.9	43.1	41.6	30.0	30.7	31.0	26.5	31.2	36.3
45~54岁	19.7	27.5	30.9	13.8	24.7	16.6	14.2	19.2	30.4
55~59岁	3.2	4.7	6.2	0.9	6.9	3.1	2.5	3.3	5.6
60岁及以上	3.1	5.6	8.1	0.3	3.8	1.7	2.9	2.6	3.3
按工作年限分									
5年以下	22.2	8.9	5.7	29.3	17.7	27.4	33.9	27.1	12.0
5~9年	18.8	14.1	11.7	22.9	15.7	17.7	22.3	20.8	13.7
10~19年	23.7	27.2	25.2	22.7	22.2	23.2	20.1	22.0	23.5
20~29年	23.8	32.6	34.9	19.8	23.9	21.0	15.8	20.3	32.1
30年及以上	11.5	17.2	22.4	5.3	20.5	10.7	8.0	9.8	18.7
按学历分									
研究生	0.1	0.1	0.2	0.0	0.1	0.0	0.0	0.0	0.1
大学本科	10.0	14.5	21.1	6.0	9.7	7.8	8.6	9.2	14.2
大专	41.1	43.7	44.2	39.9	33.0	44.7	40.3	35.0	42.9
中专	44.5	38.0	30.8	52.4	45.3	43.0	45.1	41.4	31.3
高中及以下	4.3	3.7	3.7	1.7	12.0	4.4	6.0	14.4	11.5
按专业技术资格分									
正高	0.1	0.2	0.4	0.0	0.0	0.0	0.0	0.0	0.2
副高	1.4	3.2	5.6	0.7	0.5	0.4	0.1	0.2	1.9
中级	13.3	21.3	35.7	14.0	11.9	10.1	1.7	4.0	11.0
师级/助理	29.9	45.6	51.0	25.3	32.0	25.6	12.3	13.5	19.7
士级	42.4	24.3	3.5	50.8	45.8	50.2	57.0	50.6	27.9
不详	12.8	5.3	3.8	9.3	9.7	13.6	28.8	31.7	39.4
按聘任技术职务分									
正高	0.1	0.1	0.2	0.0	0.0	0.0	0.0	0.0	0.2
副高	1.4	3.1	5.4	0.7	0.5	0.4	0.1	0.2	2.7
中级	13.6	22.0	36.8	13.7	12.3	10.6	2.2	4.6	17.2
师级/助理	32.3	50.4	52.5	26.7	32.7	26.6	13.2	15.2	30.2
士级	40.4	22.2	4.0	50.7	46.1	50.4	51.7	48.5	38.9
待聘	12.2	2.2	1.2	8.3	8.4	12.0	32.8	31.4	10.8

2-8-1　乡村医生和卫生员数

年份	乡村医生和卫生员			平均每村乡村医生和卫生员	每千农村人口乡村医生和卫生员
	合计	乡村医生	卫生员		
1980	1463406	607879	2357370	2.10	1.79
1985	1293094	643022	650072	1.80	1.55
1990	1231510	776859	454651	1.64	1.38
1992	1269061	816557	452504	1.73	1.41
1993	1325106	910664	414442	1.81	1.47
1994	1323701	933386	390351	1.81	1.47
1995	1331017	955933	375084	1.81	1.48
1996	1316095	954630	361465	1.79	1.46
1997	1317786	972288	345498	1.80	1.45
1998	1327633	990217	337416	1.81	1.46
1999	1324937	1009665	315272	1.82	1.45
2000	1319357	1019845	299512	1.81	1.44
2001	1290595	1021542	269053	1.82	1.41
2003	867778	791956	75822	1.31	0.98
2004	883075	825672	57403	1.37	1.00
2005	916532	864168	52364	1.46	1.05
2006	957459	906320	51139	1.53	1.10
2007	931761	882218	49543	1.52	1.06
2008	938313	893535	44778	1.55	1.06
2009	1050991	995449	55542	1.75	1.19
2010	1091863	1031828	60035	1.68	1.14
2011	1126443	1060548	65895	1.91	1.20
2012	1094419	1022869	71550	1.86	1.14
2013	1081063	1004502	76561	1.83	1.12
2014	1058182	985692	72490	1.64	1.09
2015	1031525	962514	69011	1.78	1.07
2016	1000324	932936	67388	1.79	1.04

注：①1985年以前的乡村医生系赤脚医生；②2010年前系每千农业人口乡村医生和卫生员

2-8-2　村卫生室人员数

按主办单位分	人员总数	执业(助理)医师	注册护士	乡村医生	卫生员
2010	1292410	173275	27272	1031828	60035
2011	1350222	193277	30502	1060548	65895
2012	1371592	232826	44347	1022869	71550
2013	1457276	291291	84922	1004502	76561
2014	1460389	304343	97864	985692	72490
2015	1447712	309923	106264	962514	69011
2016	1435766	319797	115645	932936	67388
村办	678084	94844	13286	534025	35929
乡卫生院设点	376904	172043	94499	102303	8059
联合办	72364	10907	1728	55496	4233
私人办	223791	30713	4212	175950	12916
其他	84623	11290	1920	65162	6251

注：本表包括卫生院在村卫生室工作的执业(助理)医师和注册护士

2-8-3 各地区村卫生室人员数

地区	人员总数	执业(助理)医师	注册护士	乡村医生和卫生员			平均每村村卫生室人员	每千农村人口村卫生室人员数
				合计	乡村医生	卫生员		
2015	1447712	309923	106264	1031525	962514	69011	2.26	1.50
2016	1435766	319797	115645	1000324	932936	67388	2.25	1.49
东 部	497948	125244	42408	330296	315635	14661	2.31	1.57
中 部	543598	127872	46794	368932	343306	25626	2.45	1.74
西 部	394220	66681	26443	301096	273995	27101	1.96	1.19
北 京	4808	991	453	3364	3332	32	1.76	
天 津	6957	1392	425	5140	4889	251	2.75	8.06
河 北	117602	30162	5159	82281	77228	5053	1.95	2.00
山 西	51564	9821	3150	38593	35761	2832	1.78	2.04
内蒙古	27407	6717	2746	17944	16697	1247	2.01	1.56
辽 宁	33395	5607	2693	25095	24623	472	1.66	1.45
吉 林	23277	4512	1517	17248	16386	862	2.29	1.30
黑龙江	32372	7193	1715	23464	22280	1184	2.84	1.41
上 海	5272	3810	656	806	617	189	4.33	7.85
江 苏	67098	26684	7894	32520	31175	1345	4.34	1.38
浙 江	25260	12680	4580	8000	7590	410	2.16	0.81
安 徽	67921	18602	6029	43290	40470	2820	4.45	1.37
福 建	36054	7035	2517	26502	25697	805	1.90	1.36
江 西	61976	11847	5050	45079	43496	1583	2.04	1.53
山 东	150393	21278	10835	118280	113465	4815	2.83	2.17
河 南	164907	37391	13712	113804	103284	10520	2.90	1.78
湖 北	66668	17020	9252	40396	38509	1887	2.69	1.58
湖 南	74913	21486	6369	47058	43120	3938	1.69	1.26
广 东	44550	13916	5638	24996	24408	588	1.66	0.88
广 西	41773	5753	1039	34981	32038	2943	1.99	1.04
海 南	6559	1689	1558	3312	2611	701	2.46	0.98
重 庆	30372	6653	2075	21644	20782	862	2.70	1.72
四 川	83530	16649	1431	65450	63530	1920	1.49	1.33
贵 州	43841	5647	3504	34690	26724	7966	2.12	1.12
云 南	42216	3815	2363	36038	33745	2293	3.14	1.04
西 藏	11412	360	147	10905	8489	2416	2.13	4.34
陕 西	42838	6933	3199	32706	31080	1626	1.69	1.68
甘 肃	32434	6632	4681	21121	18287	2834	1.94	1.67
青 海	9181	1971	682	6528	5681	847	2.03	1.90
宁 夏	5213	1090	564	3559	3051	508	2.20	1.40
新 疆	24003	4461	4012	15530	13891	1639	2.30	1.23

注：本表包括乡镇卫生院在村卫生室工作的执业(助理)医师和注册护士

2-8-4　2015年村卫生室人员性别、年龄、学历及职称构成(%)

	合计	执业(助理)医师	注册护士	乡村医生	卫生员
总　　计	100.0	100.0	100.0	100.0	100.0
按性别分					
男	70.1	70.1	4.9	72.0	56.4
女	29.9	29.9	95.1	28.0	43.6
按年龄分					
25岁以下	1.0	0.1	11.4	0.5	7.5
25～34岁	11.7	13.8	47.1	9.8	27.4
35～44岁	34.7	50.4	30.9	32.8	29.5
45～54岁	23.1	23.0	7.4	23.7	18.2
55～59岁	8.4	3.8	1.4	9.4	5.0
60岁及以上	21.2	8.9	1.7	23.9	12.4
按工作年限分					
5年以下	6.7	7.0	36.7	4.3	34.0
5～9年	10.2	13.0	24.8	8.9	19.4
10～19年	33.7	44.3	28.7	33.0	23.1
20～29年	22.0	23.0	7.2	22.8	11.6
30年及以上	27.4	12.7	2.6	31.0	11.9
按学历分					
大学本科及以上	0.4	1.9	1.1	0.2	0.4
大专	6.9	19.8	17.3	5.0	5.9
中专	52.2	51.9	64.1	52.9	40.4
中专水平	26.1	20.8	16.2	27.6	18.4
高中及以下	14.4	5.6	1.3	14.4	34.9
内:在职培训合格者	11.3			13.9	
按专业技术资格分					
副高及以上	0.0	0.2	0.0		
中级	0.6	2.1	0.8		
师级/助理	11.0	47.9	8.1		
士级	26.2	47.5	48.8		
不详	62.1	2.4	42.2		
按聘任技术职务分					
高级	0.1	0.1	0.1		
中级	1.8	2.8	1.7		
师级/助理	26.5	51.9	14.2		
士级	54.9	33.6	74.8		
待聘	16.7	11.6	9.3		

	合计	执业(助理)医师	注册护士	乡村医生	卫生员
总　　计	100.0	100.0	100.0	100.0	100.0
按性别分					
男	69.5	69.5	25.1	71.2	58.9
女	30.5	30.5	74.9	28.8	41.1
按年龄分					
25岁以下	0.9	0.1	9.0	0.5	6.1
25～34岁	9.7	11.7	35.3	8.1	23.9
35～44岁	34.5	52.5	32.7	32.6	29.9
45～54岁	25.8	27.1	14.2	26.2	20.9
55～59岁	7.2	2.9	3.0	8.0	5.2
60岁及以上	21.8	5.8	5.8	24.7	14.2
按工作年限分					
5年以下	7.3	12.5	32.8	5.1	31.0
5～9年	10.1	43.6	22.5	8.9	17.9
10～19年	33.6	23.8	28.4	32.9	24.2
20～29年	22.5	12.2	9.8	23.2	13.4
30年及以上	26.5	0.2	6.4	30.0	13.6
按学历分					
大学本科及以上	0.4	2.0	1.3	0.1	0.4
大专	6.9	20.3	17.3	5.3	6.2
中专	52.2	52.0	61.0	53.6	39.2
中专水平	26.1	20.4	14.8	26.2	21.5
高中及以下	14.4	5.3	5.6	14.8	32.8
内:在职培训合格者	11.3			14.4	
按专业技术资格分					
副高及以上	0.0	0.2	0.0		
中级	0.6	2.2	1.5		
师级/助理	11.0	47.5	8.9		
士级	26.2	48.4	42.9		
不详	62.1	1.7	46.7		
按聘任技术职务分					
高级	0.1	0.1	0.1		
中级	1.8	2.8	3.0		
师级/助理	26.5	51.0	16.3		
士级	54.9	35.3	70.1		
待聘	16.7	10.7	10.5		

2-9-1 专业公共卫生机构人员数

机构分类	合计	卫生技术人员							其他技术人员	管理人员	工勤技能人员
		小计	执业(助理)医师	执业医师	注册护士	药师(士)	技师(士)	其他			
2015	876848	639189	230880	192126	178255	20501	62212	147341	60127	84375	93157
2016	870652	646425	229484	195871	189435	20849	63428	143229	57315	77235	89677
按城乡分											
城市	421565	321388	111978	103378	104856	10050	35087	59417	27233	32582	40362
农村	439087	315037	117506	92493	84579	10799	28341	73812	30082	44653	49315
按登记注册类型分											
公立	853415	631155	228051	194708	186654	20710	62920	132820	56847	76398	89015
非公立	7237	5270	1433	1163	2781	139	508	409	468	837	662
按主办单位分											
政府办	828027	618199	222535	190271	183446	20311	61575	130332	53660	71217	84951
社会办	30602	16588	6451	5195	5021	479	1780	2857	3570	5868	4576
个人办	2023	1638	498	405	968	59	73	40	85	150	150

注：人员总计中包括公务员中卫生监督员10000名

2-9-2 各地区专业公共卫生机构人员数

| 地区 | 合计 | 卫生技术人员 | | | | | | | 其他技术人员 | 管理人员 | 工勤技能人员 |
		小计	执业(助理)医师	执业医师	注册护士	药师(士)	技师(士)	其他			
2015	876848	639189	230880	192126	178255	20501	62212	147341	60127	84375	93157
2016	870652	646425	229484	195871	189435	20849	63428	143229	57315	77235	89677
东　部	330708	248123	90902	80038	74358	8622	24797	49444	23318	25210	34057
中　部	280459	204125	73754	60694	61713	6556	19620	42482	20686	24223	31425
西　部	249485	184177	64828	55139	53364	5671	19011	41303	13311	27802	24195
北　京	15291	11754	4227	4021	3379	319	1282	2547	1001	851	1685
天　津	6006	4521	1779	1622	927	125	592	1098	444	629	412
河　北	37979	27154	10441	8378	6619	726	2442	6926	3538	2809	4478
山　西	20922	15506	5467	4719	3570	390	1409	4670	1405	1882	2129
内蒙古	19122	15266	6142	5344	3100	438	1448	4138	1233	1449	1174
辽　宁	22231	16096	6777	5849	3042	407	2068	3802	1505	2755	1875
吉　林	16249	11756	5037	4432	2446	342	1271	2660	1096	2184	1213
黑龙江	24646	18399	6499	5394	4246	566	1948	5140	1667	2269	2311
上　海	12384	8742	3385	3282	2151	128	971	2107	828	850	1964
江　苏	36528	24801	9978	9231	6473	649	2555	5146	2980	4433	4314
浙　江	30323	24792	9147	8553	7582	860	2682	4521	1885	1074	2572
安　徽	22457	18014	7000	5776	4571	477	2085	3881	1324	1439	1680
福　建	22044	17214	6490	5701	5259	652	1861	2952	1180	1016	2634
江　西	28859	23304	7969	7115	8687	1102	2425	3121	1132	1558	2865
山　东	65365	48629	17016	15090	15309	1803	4404	10097	5684	5767	5285
河　南	79161	48822	16046	12141	14917	1504	4227	12128	8477	8693	13169
湖　北	38532	31572	10854	9375	11963	1000	2850	4905	2619	1913	2428
湖　南	49633	36752	14882	11742	11313	1175	3405	5977	2966	4285	5630
广　东	75767	59373	19943	16820	21765	2755	5393	9517	3841	4487	8066
广　西	51590	33809	10834	9372	12760	1406	3378	5431	3252	7434	7095
海　南	6790	5047	1719	1491	1852	198	547	731	432	539	772
重　庆	12705	9952	3172	2880	3401	285	1180	1914	580	950	1223
四　川	41483	32621	11105	9868	10625	968	3777	6146	1881	2626	4355
贵　州	17641	14654	5964	4977	3714	347	1471	3158	680	1370	937
云　南	25049	20263	8407	7022	5180	416	2023	4237	1333	1155	2298
西　藏	1645	1373	744	527	178	24	86	341	36	83	153
陕　西	32505	24111	5929	4795	6705	912	2267	8298	938	4407	3049
甘　肃	24344	13501	5208	4375	3592	392	1032	3277	1884	6658	2301
青　海	3259	2521	981	834	548	78	367	547	256	227	255
宁　夏	4699	3865	1482	1387	1022	119	440	802	221	276	337
新　疆	15443	12241	4860	3758	2539	286	1542	3014	1017	1167	1018

2-10-1 各地区妇幼保健院(所、站)人员数

地区	合计	卫生技术人员							其他技术人员	管理人员	工勤技能人员
		小计	执业(助理)医师	执业医师	注册护士	药师(士)	技师(士)	其他			
2015	351257	291361	105832	93643	124414	12558	21019	27538	15987	15898	28011
2016	388238	320748	116524	103360	138266	13468	23154	29336	18139	18290	31061
东　部	153786	127240	46233	42000	54246	5607	8904	12250	8122	6287	12137
中　部	121830	100606	37833	32790	44420	3974	7316	7063	5857	6068	9299
西　部	112622	92902	32458	28570	39600	3887	6934	10023	4160	5935	9625
北　京	6597	5482	2160	2109	2321	254	409	338	256	309	550
天　津	1453	1144	551	489	298	48	120	127	71	172	66
河　北	18542	14767	6670	5394	5052	581	1075	1389	1479	759	1537
山　西	9274	7082	3115	2704	2670	272	443	582	607	694	891
内蒙古	7773	6411	2885	2576	2281	285	478	482	434	455	473
辽　宁	4838	3768	1959	1766	1036	143	366	264	244	505	321
吉　林	5894	4585	2258	2040	1450	162	347	368	328	629	352
黑龙江	7995	6428	2713	2344	2244	298	546	627	304	635	628
上　海	3201	2705	1033	1021	1313	90	196	73	163	126	207
江　苏	13096	10640	4412	4231	4457	394	693	684	693	624	1139
浙　江	18373	15590	5722	5432	6652	731	1025	1460	921	424	1438
安　徽	8633	7219	2913	2646	2907	281	609	509	400	466	548
福　建	10525	8813	3146	2861	3906	432	782	547	436	271	1005
江　西	15163	12952	4229	3888	6228	689	1086	720	497	459	1255
山　东	31899	26395	8984	8325	11646	1080	1828	2857	2049	1346	2109
河　南	29597	23823	8034	6447	11175	896	1649	2069	1642	1297	2835
湖　北	21384	18436	6411	5650	9108	622	1152	1143	1149	736	1063
湖　南	23890	20081	8160	7071	8638	754	1484	1045	930	1152	1727
广　东	42173	35507	10868	9686	16409	1746	2250	4234	1550	1587	3529
广　西	25264	20790	6060	5549	9986	989	1545	2210	955	748	2771
海　南	3089	2429	728	686	1156	108	160	277	260	164	236
重　庆	7696	6131	1926	1763	2957	245	479	524	248	533	784
四　川	22440	18368	6055	5538	8582	777	1383	1571	808	1166	2098
贵　州	8839	7615	3226	2738	2750	255	577	807	303	549	372
云　南	11745	9686	3867	3261	3724	286	706	1103	644	412	1003
西　藏	511	432	194	120	115	16	28	79	10	25	44
陕　西	13560	11316	3038	2532	4671	547	881	2179	120	1102	1022
甘　肃	6395	5295	2399	2122	2046	171	292	387	166	369	565
青　海	1078	865	373	311	297	43	78	74	75	74	64
宁　夏	2758	2272	889	831	847	107	177	252	130	171	185
新　疆	4563	3721	1546	1229	1344	166	310	355	267	331	244

2-10-2 2015年妇幼保健院(所、站)人员性别、年龄、学历及职称构成(%)

分类	卫生技术人员							其他技术人员	管理人员
	合计	执业(助理)医师	执业医师	注册护士	药师(士)	技师(士)	其他		
总　　计	100.0	100.0	100.0	100.0	100.0	100.0	100.0	100.0	100.0
按性别分									
男	15.6	26.2	26.6	0.8	26.6	32.4	23.3	30.8	40.9
女	84.4	73.8	73.4	99.2	73.4	67.6	76.7	69.2	59.1
按年龄分									
25岁以下	8.1	0.1	0.0	13.3	3.5	5.4	15.3	5.1	2.1
25~34岁	39.0	22.4	21.3	47.0	36.3	42.2	55.8	39.3	22.5
35~44岁	29.4	39.3	37.8	24.4	31.0	30.2	18.6	29.8	30.2
45~54岁	18.9	29.3	31.1	13.6	22.9	17.5	7.9	20.6	34.6
55~59岁	2.8	4.9	5.4	1.3	4.6	3.2	1.4	3.9	7.5
60岁及以上	1.8	4.0	4.5	0.4	1.6	1.5	1.1	1.3	3.0
按工作年限分									
5年以下	21.8	7.0	6.8	26.8	15.7	22.1	46.5	22.1	10.7
5~9年	19.8	14.4	14.1	23.9	18.1	19.6	21.8	20.3	11.6
10~19年	24.9	28.4	26.8	24.7	24.8	24.7	16.4	22.7	20.0
20~29年	21.4	30.7	31.1	17.0	24.6	21.7	10.0	21.2	31.0
30年及以上	12.0	19.4	21.1	7.6	16.8	11.9	5.3	13.6	26.7
按学历分									
研究生	2.4	5.1	5.7	0.1	2.0	2.4	3.4	1.1	2.7
大学本科	27.5	43.1	47.1	13.0	24.9	28.5	34.4	27.1	33.4
大专	42.8	35.4	32.6	50.5	39.1	44.9	37.4	42.6	41.6
中专	26.2	15.9	14.1	35.8	29.5	22.4	23.3	20.5	15.1
高中及以下	1.0	0.6	0.5	0.7	4.5	1.9	1.5	8.7	7.3
按专业技术资格分									
正高	1.2	3.1	3.5	0.1	0.4	0.3	0.2	0.2	2.4
副高	6.0	13.5	15.2	2.2	3.1	3.9	0.9	2.0	8.4
中级	23.2	37.2	41.6	18.1	21.2	21.2	5.3	13.2	18.6
师级/助理	29.4	36.4	34.9	25.2	36.5	34.1	19.8	23.6	16.4
士级	30.3	6.1	1.4	46.7	30.3	30.0	40.6	34.3	14.4
不详	9.9	3.7	3.4	7.7	8.5	10.4	33.3	26.8	39.7
按聘任技术职务分									
正高	1.1	2.9	3.2	0.1	0.3	0.3	0.2	0.2	3.5
副高	5.9	13.3	15.0	2.1	3.0	3.9	0.9	1.8	11.6
中级	23.3	37.4	41.9	17.8	21.6	21.7	5.5	13.4	27.7
师级/助理	30.9	39.2	36.9	26.4	37.0	35.0	19.2	27.3	26.1
士级	29.0	5.8	1.6	46.0	30.5	29.5	33.6	31.9	20.1
待聘	9.9	1.5	1.3	7.6	7.5	9.7	40.6	25.3	11.0

2-10-3 2016年妇幼保健院(所、站)人员性别、年龄、学历及职称构成(%)

分类	卫生技术人员							其他技术人员	管理人员
	合计	执业(助理)医师	执业医师	注册护士	药师（士）	技师（士）	其他		
总 计	100.0	100.0	100.0	100.0	100.0	100.0	100.0	100.0	100.0
按性别分									
男	15.3	25.9	26.3	0.7	25.9	31.3	23.0	30.9	40.5
女	84.7	74.1	73.7	99.3	74.1	68.7	77.0	69.1	59.5
按年龄分									
25岁以下	8.6	0.1	0.0	13.8	3.5	5.9	16.8	5.0	1.9
25～34岁	38.6	21.9	21.1	46.5	37.1	43.0	54.2	39.5	22.9
35～44岁	29.1	38.9	37.4	24.2	31.0	29.5	18.8	30.4	30.4
45～54岁	19.8	31.2	32.8	14.0	23.3	17.7	8.3	20.8	35.6
55～59岁	2.3	4.0	4.4	1.0	3.7	2.6	1.1	3.3	6.7
60岁及以上	1.7	3.9	4.3	0.3	1.4	1.3	0.8	1.1	2.6
按工作年限分									
5年以下	22.4	7.8	7.5	27.1	15.8	23.1	47.2	21.5	10.7
5～9年	20.4	14.3	14.1	24.7	19.8	21.7	21.5	21.4	12.4
10～19年	23.7	26.6	25.4	23.8	24.0	23.0	16.2	23.1	19.7
20～29年	21.9	32.3	32.3	16.9	24.7	21.2	10.2	21.2	31.1
30年及以上	11.6	19.1	20.6	7.4	15.7	11.0	4.9	12.8	26.1
按学历分									
研究生	2.5	5.0	5.7	0.1	2.1	3.1	4.0	1.3	2.7
大学本科	29.4	44.9	48.9	15.1	27.5	31.4	35.3	29.9	35.5
大专	43.2	35.2	32.5	51.2	39.5	44.2	38.1	42.4	41.6
中专	24.1	14.3	12.5	33.1	27.0	19.7	21.2	18.7	13.6
高中及以下	0.9	0.5	0.4	0.6	3.9	1.6	1.4	7.6	6.6
按专业技术资格分									
正高	1.2	3.1	3.5	0.2	0.4	0.4	0.2	0.1	2.2
副高	6.3	14.1	15.9	2.4	3.3	4.3	0.9	2.0	8.0
中级	23.1	36.8	41.0	18.0	21.2	20.8	5.2	13.3	17.1
师级/助理	29.8	36.1	34.7	26.4	36.4	33.5	19.9	23.2	15.1
士级	29.8	6.0	1.5	45.5	30.1	30.2	40.1	33.2	13.8
不详	9.9	3.9	3.5	7.5	8.6	10.8	33.7	28.2	43.7
按聘任技术职务分									
正高	1.1	2.9	3.2	0.1	0.3	0.4	0.1	0.2	3.3
副高	6.1	13.8	15.5	2.3	3.1	4.0	0.9	1.8	11.7
中级	23.0	37.1	41.3	17.6	21.3	21.2	5.5	13.3	27.4
师级/助理	31.1	39.0	36.7	27.3	37.2	34.4	19.0	27.4	25.8
士级	28.5	5.7	1.7	45.1	30.2	29.7	32.4	31.3	20.2
待聘	10.1	1.6	1.5	7.6	7.8	10.2	42.1	26.0	11.6

2-11-1 各地区疾病预防控制中心人员数

地区	合计	卫生技术人员							其他技术人员	管理人员	工勤技能人员
		小计	执业(助理)医师	执业医师	注册护士	药师(士)	技师(士)	其他			
2015	190930	141698	70709	59972	13798	2737	26907	27547	14413	14240	20579
2016	191627	142492	70734	60322	14488	2790	27346	27134	14741	13978	20416
东 部	67639	50873	26403	23501	3840	751	10554	9325	5893	4607	6266
中 部	61425	42983	20263	16522	5277	1062	7961	8420	5448	4850	8144
西 部	62563	48636	24068	20299	5371	977	8831	9389	3400	4521	6006
北 京	3837	2958	1383	1343	143	11	720	701	449	248	182
天 津	1795	1327	750	706	79	12	310	176	190	162	116
河 北	8472	5767	2577	2034	366	71	988	1765	929	538	1238
山 西	5033	3443	1799	1509	330	87	725	502	444	527	619
内蒙古	5482	4416	2374	2045	355	62	636	989	342	364	360
辽 宁	7586	5650	2930	2470	435	84	1211	990	452	895	589
吉 林	4934	3734	1869	1593	324	76	640	825	344	477	379
黑龙江	6082	4405	1858	1516	306	83	873	1285	611	576	490
上 海	3127	2272	1251	1214	44	3	585	389	341	275	239
江 苏	7956	6135	3734	3583	405	102	1220	674	776	453	592
浙 江	5641	4429	2459	2342	214	53	1242	461	512	269	431
安 徽	4901	3838	1966	1676	275	68	914	615	357	293	413
福 建	4573	3677	2081	1938	247	50	781	518	285	170	441
江 西	5172	4014	1836	1581	722	99	788	569	273	287	598
山 东	11743	9134	4291	3772	691	150	1428	2574	1010	787	812
河 南	17255	10103	4584	3396	1283	243	1482	2511	1832	1608	3712
湖 北	8515	6701	3049	2595	1243	191	1210	1008	777	415	622
湖 南	9533	6745	3302	2656	794	215	1329	1105	810	667	1311
广 东	11358	8432	4393	3658	1049	194	1837	959	866	676	1384
广 西	7781	6004	2841	2487	890	190	1184	899	562	384	831
海 南	1551	1092	554	441	167	21	232	118	83	134	242
重 庆	2809	2018	1015	911	125	21	540	317	237	269	285
四 川	12307	9048	4222	3646	846	114	1982	1884	851	937	1471
贵 州	5233	4288	2347	1921	378	73	695	795	156	513	276
云 南	8301	6767	3742	3122	710	88	1025	1202	472	342	720
西 藏	1061	883	545	404	55	8	46	229	26	47	105
陕 西	6331	4875	1632	1304	674	168	814	1587	164	688	604
甘 肃	4671	3418	1748	1504	527	143	568	432	114	477	662
青 海	1289	997	506	442	160	28	210	93	111	55	126
宁 夏	1092	907	535	503	68	9	221	74	50	52	83
新 疆	6206	5015	2561	2010	583	73	910	888	315	393	483

2-11-2 2015年疾病预防控制中心人员性别、年龄、学历及职称构成(%)

分类	卫生技术人员						其他技术人员	管理人员
	小计	执业(助理)医师	执业医师	药师(士)	技师(士)	其他		
总　计	100.0	100.0	100.0	100.0	100.0	100.0	100.0	100.0
按性别分								
男	45.5	55.7	56.8	36.1	42.6	46.8	42.4	55.6
女	54.5	44.3	43.2	63.9	57.4	53.2	57.6	44.4
按年龄分								
25岁以下	1.3	0.1	0.1	0.7	1.7	2.5	1.7	0.9
25~34岁	22.7	15.5	15.1	19.0	25.1	32.5	27.5	19.1
35~44岁	32.3	31.6	29.0	38.9	32.3	30.2	32.5	27.8
45~54岁	32.2	37.0	38.5	32.2	31.9	25.5	29.1	37.3
55~59岁	7.8	10.2	11.1	7.2	6.7	6.5	6.7	10.9
60岁及以上	3.7	5.6	6.3	2.0	2.2	2.7	2.4	4.0
按工作年限分								
5年以下	9.2	5.1	5.0	4.6	10.0	16.4	9.6	5.8
5~9年	11.1	9.0	9.3	9.5	12.4	14.1	13.8	9.6
10~19年	23.0	20.6	18.8	28.7	24.4	22.7	25.2	19.4
20~29年	31.1	34.0	33.4	31.8	29.8	26.1	28.8	31.6
30年及以上	25.6	31.4	33.4	25.4	23.3	20.6	22.7	33.6
按学历分								
研究生	5.2	5.7	6.6	0.9	6.5	5.5	3.9	3.0
大学本科	30.8	34.6	38.1	18.9	33.7	29.8	29.3	34.4
大专	36.6	34.5	32.5	41.7	37.1	35.0	40.1	41.6
中专	24.2	22.5	20.8	32.0	20.3	24.7	17.9	14.1
高中及以下	3.2	2.7	2.0	6.5	2.3	5.1	8.9	6.9
按专业技术资格分								
正高	2.4	3.6	4.2	0.4	2.6	1.3	0.9	2.4
副高	8.3	11.6	13.6	2.6	9.7	4.3	4.4	7.2
中级	31.8	38.8	44.5	23.9	35.6	17.9	20.8	18.6
师级/助理	31.9	34.2	31.8	37.1	30.9	28.6	27.0	15.2
士级	14.8	6.8	1.3	27.9	13.0	25.0	23.8	11.0
不详	10.7	5.0	4.6	8.0	8.2	22.9	23.2	45.5
按聘任技术职务分								
正高	2.2	3.3	3.8	0.3	2.3	1.2	0.7	3.6
副高	8.2	11.4	13.4	2.5	9.6	4.3	4.3	11.3
中级	33.2	40.2	46.1	25.2	36.6	19.7	22.5	31.0
师级/助理	34.2	36.8	33.7	39.2	32.9	30.5	31.8	26.3
士级	15.2	6.7	1.5	29.6	13.5	25.6	24.9	17.1
待聘	6.9	1.6	1.5	3.2	5.2	18.6	15.7	10.7

2-11-3 2016年疾病预防控制中心人员性别、年龄、学历及职称构成(%)

分类	卫生技术人员						其他技术人员	管理人员
	小计	执业(助理)医师	执业医师	药师(士)	技师(士)	其他		
总　　计	100.0	100.0	100.0	100.0	100.0	100.0	100.0	100.0
按性别分								
男	44.3	54.5	55.4	35.3	41.9	45.6	41.3	54.8
女	55.7	45.5	44.6	64.7	58.1	54.4	58.7	45.2
按年龄分								
25岁以下	1.6	0.1	0.1	0.7	2.3	3.3	2.0	0.8
25～34岁	22.8	15.5	15.6	18.4	25.6	32.8	28.6	18.3
35～44岁	31.8	30.9	28.4	39.0	31.4	30.2	32.4	28.3
45～54岁	33.8	39.5	40.8	33.4	32.9	25.7	29.1	39.2
55～59岁	6.9	9.1	9.8	6.4	5.9	5.8	5.8	9.7
60岁及以上	3.1	4.8	5.4	2.0	1.9	2.2	2.1	3.6
按工作年限分								
5年以下	10.0	5.4	5.5	3.9	11.2	18.4	11.5	5.5
5～9年	11.7	9.5	9.9	10.0	13.5	14.4	14.4	9.7
10～19年	21.8	19.5	18.3	28.1	22.8	21.8	24.7	19.6
20～29年	31.6	34.9	33.9	32.4	29.7	25.8	28.2	32.3
30年及以上	24.9	30.7	32.4	25.5	22.8	19.6	21.3	32.9
按学历分								
研究生	5.7	6.4	7.4	1.1	7.0	5.9	4.8	3.2
大学本科	33.1	36.8	40.5	20.3	35.8	32.6	31.4	36.4
大专	36.3	34.1	31.9	42.3	36.8	34.3	39.4	40.9
中专	22.1	20.4	18.5	30.3	18.4	22.4	16.5	13.3
高中及以下	2.9	2.3	1.7	5.9	2.0	4.7	7.9	6.2
按专业技术资格分								
正高	2.5	3.7	4.4	0.6	2.7	1.2	0.7	2.3
副高	8.6	12.0	14.1	3.2	10.0	4.0	4.5	7.1
中级	31.1	38.1	43.7	23.3	34.7	16.8	20.4	17.8
师级/助理	31.6	34.1	31.8	37.0	30.0	28.2	26.3	14.3
士级	15.3	6.8	1.3	27.3	13.8	26.3	24.8	10.5
不详	10.9	5.2	4.8	8.6	8.8	23.4	23.3	48.0
按聘任技术职务分								
正高	2.3	3.4	4.0	0.4	2.4	1.1	0.7	3.6
副高	8.5	12.0	14.0	3.1	9.9	4.1	4.4	11.5
中级	32.5	39.7	45.4	24.7	35.7	18.4	21.8	30.6
师级/助理	33.9	36.6	33.5	39.1	32.0	30.1	31.1	26.0
士级	15.5	6.7	1.5	29.2	14.0	26.7	25.2	16.9
待聘	7.3	1.7	1.6	3.4	6.0	19.6	16.8	11.5

2-12 各地区卫生监督所(中心)人员数

地区	合计	卫生技术人员			其他技术人员	管理人员	工勤技能人员
		小计	卫生监督员	其他			
2015	80710	67942	65077	2865	2029	5737	5002
2016	81522	68165	65025	3140	2056	6242	5059
东　部	25406	20874	19626	1248	828	2064	1640
中　部	26055	20626	19211	1415	879	2513	2037
西　部	20061	16665	16188	477	349	1665	1382
北　京	1262	1185	1137	48	22	13	42
天　津	770	673	660	13	2	61	34
河　北	4487	3316	2861	455	261	386	524
山　西	4341	3389	3208	181	115	475	362
内蒙古	2681	2311	2197	114	58	235	77
辽　宁	2577	2135	2015	120	71	242	129
吉　林	1538	1220	1085	135	44	194	80
黑龙江	2834	2410	2263	147	107	207	110
上　海	1182	1027	997	30	27	94	34
江　苏	3447	3064	2948	116	97	187	99
浙　江	2822	2464	2414	50	94	134	130
安　徽	2405	2040	1874	166	46	201	118
福　建	1711	1347	1215	132	48	184	132
江　西	1948	1548	1464	84	25	167	208
山　东	3362	2723	2552	171	103	329	207
河　南	6591	4767	4403	364	303	733	788
湖　北	2987	2345	2125	220	152	293	197
湖　南	3411	2907	2789	118	87	243	174
广　东	3437	2674	2574	100	99	384	280
广　西	2089	1702	1603	99	135	149	103
海　南	349	266	253	13	4	50	29
重　庆	1077	1027	1018	9	2	29	19
四　川	2928	2497	2443	54	38	141	252
贵　州	1739	1460	1452	8	9	138	132
云　南	1955	1577	1563	14	15	192	171
西　藏	25	21	21			2	2
陕　西	2977	2261	2184	77	40	379	297
甘　肃	1832	1494	1457	37	20	150	168
青　海	465	348	333	15	16	74	27
宁　夏	508	462	439	23	9	10	27
新　疆	1785	1505	1478	27	7	166	107

注：①2016年疾病预防控制中心(防疫站)卫生监督员1217人；②本表人员总计中包括10000名公务员中取得卫生监督员证书的人员

2-13-1 医学专业招生及在校学生数

年份	普通高等学校				中等职业学校			
	招生总数		在校生总数		招生总数		在校生总数	
	（人）	医学专业	（人）	医学专业	（人）	医学专业	（人）	医学专业
1955	98000	9927	288000	36472	190000	22647	537000	57284
1965	164000	20044	674000	82861	208000	36604	547000	88972
1970	42000	8620	48000	13235	54000	8092	64000	10688
1975	191000	33785	501000	86336	344000	66890	707000	139113
1980	281000	31277	1144000	139569	468000	65719	1243000	244695
1985	619000	42919	1703000	157388	668000	87925	1571000	221441
1986	572000	40647	1880000	170317	677000	88259	1757000	250679
1987	617000	43699	1959000	182154	715000	96818	1874000	274575
1988	670000	48135	2066000	191527	776000	109504	2052000	300061
1989	597000	46245	2082000	199305	735000	93142	2177000	306506
1990	608850	46772	2062695	201789	730000	93261	2244000	308394
1991	619874	48943	2043662	202344	780000	95700	2277000	298540
1992	754192	58915	2184376	214285	879000	106215	2408000	311040
1993	923952	66877	2535517	231375	1149000	138168	2820000	355410
1994	899846	66105	2798639	247485	1225000	127874	3198000	364700
1995	925940	65695	2906429	256003	1381000	133357	3722000	402319
1996	965812	68576	3021079	262665	1523000	141868	4228000	432216
1997	1000393	70425	3174362	271137	1621000	152717	4654000	462396
1998	1083627	75188	3408764	283320	1668000	168744	4981000	499117
1999	1548554	108384	4085874	329200	1634000	175854	5155000	534161
2000	2206072	149928	5560900	422869	1325870	179210	4895000	567599
2001	2847987	190956	7190658	529410	1276754	197565	4580000	647800
2002	3407587	227724	9033631	656560	1553062	252455	4563511	678833
2003	4090626	284182	11085642	814741	4241166	359361	10635841	1081853
2004	4799708	332326	13334969	976261	4565045	388142	11747467	1108831
2005	5409412	386905	15617767	1132165	5372922	468960	13247421	1226777
2006	5858455	422283	18493094	1384488	6130607	491784	14890719	1328663
2007	6077806	410229	20044001	1514760	6514754	477527	16198590	1371676
2008	6656404	449365	21867111	1673448	6502739	538974	16882421	1442658
2009	7021870	499582	23245843	1788175	7117770	628765	17798473	1597102
2010	7280599	533618	24276639	1864655	7113957	582799	18164447	1683865
2011	7509238	593030	25192616	2001756	6499626	530467	17749068	1650724
2012	7618638	591683	26122830	2120880	5970785	513420	16898820	1539531
2013	7777287	630203	27033409	2256404	5412624	519612	15363842	1470917
2014	7992684	680128	27920774	2419365	4953553	488066	14163127	1465838
2015	8111373	708858	28630905	2554393	4798174	468240	13352414	1401127
2016	8250646	777207	29421646	2756139	4198668	450903	12758604	1340680

注：①普通高等学校招生和在校生数包括博士和硕士研究生、本科生及大专生，含研究机构研究生和在职研究生，不含成人本专科生；2003年起中等职业学校包括调整后中职学生、普通中专学生、成人中专学生，职业高中学生，下表同；②2016年医学专业成人本专科招生457577人

2-13-2　医学专业毕业人数

年份	普通高等学校		中等职业学校	
	毕业人数	医学专业	毕业人数	医学专业
1950～1952	69000	6393	200000	31263
1953～1957	269000	25918	842000	96042
1958～1962	606000	60135	1393000	169545
1963～1965	589000	72882	452000	69513
1966～1970	669000	78246	617000	100956
1971～1975	215000	44167	720000	126437
1976～1980	740000	116612	1502000	256473
1981～1985	1535000	152054	2231000	329218
1986～1990	2668000	179431	2922000	392637
1986	393000	27907	496000	61952
1987	532000	32124	578000	70362
1988	553000	38153	596000	83365
1989	576000	38366	591000	82783
1990	614000	42881	661000	94175
1991～1995	3230715	243052	3787000	464913
1991	614000	46028	740000	103515
1992	604000	45664	743000	93883
1993	570715	48559	736000	93813
1994	637000	47090	729000	81718
1995	805000	55711	839000	92369
1996～2000	4295217	305437	6378000	625354
1996	839000	61417	1019000	112608
1997	829000	61239	1157000	121885
1998	829833	61379	1293000	127608
1999	847617	61545	1402000	137255
2000	949767	59857	1507000	129893
2001～2005	10310478	673667	8591583	1277051
2001	1104132	69630	1502867	141989
2002	1418150	88177	1441539	161151
2003	1988583	123563	1884786	302174
2004	2541929	170315	1801330	340554
2005	3257684	221982	1961061	331183
2006～2010	26105920	1933525	23482806	1977097
2006	4030610	279667	3926271	350700
2007	4789746	332842	4312433	360584
2008	5464323	408983	4710924	409167
2009	5683396	428422	5096654	420776
2010	6137845	483611	5436524	435870
2011～2015	34597530	2786145	26424852	2451740
2011	6511559	498184	5411252	504644
2012	6733793	513376	5543840	534092
2013	6900836	559000	5575587	500063
2014	7129534	588724	5161519	452132
2015	7321808	626861	4732654	460809
2016	7569429	674263	4405572	443900

补充资料：①2016年医学专业成人本专科毕业449686人；2003年起中等职业学校包括调整后中职学生、普通中专学生、成人中专学生、职业高中学生；②1928～1947年高校医药专业毕业生9499人，解放前中等医药学校毕业生41437人

2-13-3 医学专业研究生数

年份	研究生总数（人）			其中：医学专业		
	招生数	在校生数	毕业生数	招生数	在校生数	毕业生数
1978	10708	10934	9	1417	1474	
1979	8110	18830	140	1462	3113	57
1980	3616	21604	476	640	3651	32
1981	9363	18848	11669	591	2442	1512
1982	11080	25847	4058	610	2558	558
1983	15642	37166	4497	1869	3781	966
1984	23181	57566	2756	2243	5608	424
1985	46871	87331	17004	4373	9196	777
1986	41310	110371	16950			
1987	39017	120191	27603	4583	13331	2359
1988	35645	112776	40838			
1989	28569	101339	37232			
1990	29649	93018	35440			
1991	29679	88128	23537			
1992	33439	94164	25692			
1993	42145	106771	28214			
1994	50864	127935	28047			
1995	51053	145443	31877			
1996	59398	163322	39652			
1997	63749	176353	46539	6452	17652	4886
1998	72508	198885	47077	7280	19375	4681
1999	92225	233513	54670	9056	22706	5370
2000	128484	301239	58767	12832	30070	6166
2001	165197	393256	67809	16274	37571	6722
2002	203000	501000	81000	16800	38837	6992
2003	268925	651260	111091	26501	63939	12207
2004	326286	819896	150777	33012	81859	16128
2005	364831	978610	189728	31602	80107	21923
2006	397925	1104653	255902	42200	115901	26415
2007	418612	1195047	311839	44161	128471	32453
2008	446422	1283046	344825	47412	140030	37402
2009	510953	1404942	371273	44713	128205	34629
2010	538177	1538416	383600	40067	128916	35582
2011	560168	1645845	429994	60831	181129	49039
2012	589673	1719818	486455	64868	188666	56001
2013	611381	1793953	513626	66525	196621	58550
2014	621323	1847689	535863	70466	204148	61192
2015	645055	1911406	551522	75325	215232	62602
2016	667064	1981051	563938	79341	227162	65798

注：研究生包括博士和硕士研究生

三、卫 生 设 施

简要说明

一、本章主要介绍全国及 31 个省、自治区、直辖市医疗卫生机构床位、医用设备和房屋面积情况。主要包括各级各类医疗卫生机构床位数，医院、社区卫生服务中心、乡镇卫生院主要医用设备台数，各类医疗卫生机构房屋建筑面积等。

二、本章数据来源于卫生资源统计年报。

三、分科床位数中所列科室主要依据医疗机构《诊疗科目》。中医医院和专科医院床位的科室归类原则如下：中医医院全部计入中医科，中西医结合医院全部计入中西医结合科，民族医院全部计入民族医学科，妇幼保健院分别计入妇产科、儿科，儿童医院全部计入儿科，传染病院、麻风病院全部计入传染科，疗养院、康复医院全部计入康复医学科，肿瘤医院全部计入肿瘤科，其他专科医院计入相关科室。

四、房屋面积统计口径和指标解释与《综合医院建设标准》《妇幼保健院建设标准》《乡镇卫生院建设标准》《防疫站建设标准》一致。

主要指标解释

床位数 指年底固定实有床位（非编制床位），包括正规床、简易床、监护床、正在消毒和修理床位、因扩建或大修而停用的床位，不包括产科新生儿床、接产室待产床、库存床、观察床、临时加床和病人家属陪侍床。

每千人口医疗卫生机构床位数 即医疗卫生机构床位数/人口数×1000。人口数系国家统计局常住人口。

设备台数 指实有设备数，即单位实际拥有、可供调配的设备，包括安装的和未安装的设备，不包括已经批准报废的设备和已订购尚未运抵单位的设备。

房屋建筑面积 指单位购建且有产权证的房屋建筑面积，不包括租房面积。

租房面积 医疗卫生机构使用的无产权证的房屋建筑面积，无论其是否缴纳租金均计入租房面积。

业务用房面积 医院包括门急诊、住院、医技科室、保障系统、行政管理和院内生活用房面积；社区卫生服务中心和卫生院包括医疗、预防保健、行政后勤保障用房面积；妇幼保健院（所、站）包括医疗保健、医技、行政后勤保障等用房面积；专科疾病防治院（所、站）包括医疗、医技、疾控、行政后勤保障等用房面积；疾病预防控制中心（防疫站）包括检验、疾病控制、行政后勤保障等用房面积。

每床占用业务用房面积 即业务用房面积/床位数。床位数系实有床位（非编制床位）数。

3-1-1 医疗卫生机构床位数(万张)

年份	合计	医院	综合医院	中医医院	专科医院	基层医疗卫生机构	社区卫生服务中心(站)	乡镇卫生院	专业公共卫生机构	妇幼保健院(所、站)	专科疾病防治院(所、站)	其他医疗卫生机构
1950	11.91	9.71	8.46	0.01	0.74					0.27		
1955	36.28	21.53	17.08	0.14	2.80					0.57		
1960	97.68	59.14	44.74	1.42	7.95			4.63		0.88	1.74	
1965	103.33	61.20	48.04	1.04	7.49			13.25		0.92		
1970	126.15	70.50	57.21	1.01	7.79			36.80		0.70		
1975	176.43	94.02	76.33	1.37	11.11			62.03		0.97	2.88	
1980	218.44	119.58	94.11	5.00	12.87			77.54		1.64	2.73	
1985	248.71	150.86	112.77	11.23	16.56			72.06		3.46	2.95	
1986	256.25	155.98	117.52	12.52	17.71			71.12		3.67	3.06	
1987	268.50	165.34	123.71	14.21	19.03			72.30		4.00	3.07	
1988	279.49	174.70	129.06	15.55	20.23			72.61		4.35	3.00	
1989	286.70	181.46	133.60	16.60	20.93			72.30		4.50	3.10	
1990	292.54	186.89	136.90	17.57	21.95			72.29		4.66	3.10	
1991	299.19	192.61	140.55	18.82	22.26			72.92		4.80	3.17	
1992	304.94	197.66	144.10	20.04	22.71			73.28		5.00	3.22	
1993	309.90	203.64	156.63	21.35	24.37			73.08		4.50	3.03	
1994	313.40	207.04	158.70	22.18	24.85			73.24		4.80	2.98	
1995	314.06	206.33	158.72	22.72	24.51			73.31		5.13	3.07	
1996	309.96	209.65	159.73	23.75	24.86			73.47		5.60	2.83	
1997	313.45	211.92	161.21	24.46	24.97			74.24		6.02	3.06	
1998	314.30	213.41	162.00	24.95	25.01			73.77		6.30	2.90	
1999	315.90	215.07	163.25	25.33	25.03			73.40		6.63	2.93	
2000	317.70	216.67	164.09	25.93	25.08	76.65		73.48	11.86	7.12	2.84	12.52
2001	320.12	215.56	150.50	24.60	25.65	77.14		74.00	12.02	7.40	2.70	15.40
2002	313.61	222.18	168.38	24.67	26.21	71.05	1.20	67.13	12.37	7.98	3.18	8.01
2003	316.40	226.95	171.34	26.02	26.72	71.05	1.21	67.27	12.61	8.09	3.38	5.79
2004	326.84	236.35	177.68	27.55	28.26	71.44	1.81	66.89	12.73	8.70	3.12	6.32
2005	336.75	244.50	183.47	28.77	29.21	72.58	2.50	67.82	13.58	9.41	3.34	6.09
2006	351.18	256.04	190.29	30.32	32.05	76.19	4.12	69.62	13.5	9.93	2.80	5.45
2007	370.11	267.51	197.16	32.16	34.37	85.03	7.66	74.72	13.29	10.62	2.59	4.28
2008	403.87	288.29	211.28	35.03	37.77	97.10	9.80	84.69	14.66	11.73	2.64	3.82
2009	441.66	312.08	227.11	38.56	41.67	109.98	13.13	93.34	15.3964	12.61	2.71	4.21
2010	478.68	338.74	244.95	42.42	45.95	119.22	16.88	99.43	16.45	13.44	2.93	4.26
2011	515.99	370.51	267.07	47.71	49.65	123.37	18.71	102.63	17.8132	14.59	3.14	4.29
2012	572.48	416.15	297.99	54.80	55.74	132.43	20.32	109.93	19.8198	16.16	3.57	4.08
2013	618.19	457.86	325.52	60.88	62.11	134.99	19.42	113.65	21.49	17.55	3.85	3.85
2014	660.12	496.12	349.99	66.50	68.58	138.12	19.59	116.72	22.30	18.48	3.76	3.58
2015	701.52	533.06	372.10	71.54	76.25	141.38	20.10	119.61	23.63	19.54	4.03	3.45
2016	741.05	568.89	392.79	76.18	84.46	144.19	20.27	122.39	24.72	20.65	4.00	3.24

3-1-2　2016年各类医疗卫生机构床位数

机构分类	合计	按城乡分		公立	按登记注册	
		城市	农村		国有	集体
总　计	7410453	3676235	3734218	6134450	5723768	410682
医院	5688875	3374900	2313975	4455238	4367239	87999
综合医院	3927857	2256239	1671618	3142788	3091342	51446
中医医院	761755	361393	400362	688389	674239	14150
中西医结合医院	89074	70077	18997	60550	59050	1500
民族医院	26484	7236	19248	23640	23605	35
专科医院	844580	648021	196559	533552	513944	19608
护理院	39125	31934	7191	6319	5059	1260
基层医疗卫生机构	1441940	155769	1286171	1403522	1083835	319687
社区卫生服务中心(站)	202689	148470	54219	175654	123213	52441
社区卫生服务中心	182191	132719	49472	166005	118140	47865
社区卫生服务站	20498	15751	4747	9649	5073	4576
卫生院	1232623	3350	1229273	1225176	958607	266569
街道卫生院	8732	3350	5382	8589	5706	2883
乡镇卫生院	1223891		1223891	1216587	952901	263686
门诊部	6474	3827	2647	2566	1909	657
护理站	154	122	32	126	106	20
专业公共卫生机构	247228	122438	124790	244680	242612	2068
专科疾病防治院(所、站)	40048	23977	16071	39484	37918	1566
专科疾病防治院	20638	15673	4965	20351	19660	691
专科疾病防治所(中心)	19410	8304	11106	19133	18258	875
妇幼保健院(所、站)	206538	98128	108410	204554	204054	500
其中：妇幼保健院	193959	96204	97755	192002	191522	480
妇幼保健所(站)	12224	1768	10456	12217	12197	20
急救中心(站)	642	333	309	642	640	2
其他医疗卫生机构	32410	23128	9282	31010	30082	928
疗养院	32410	23128	9282	31010	30082	928

注：①城市包括直辖市区和地级市辖区，农村包括县和县级市；②社会办包括企业、事业单位、社会团体和其他社会组织办的医疗卫生机构

类型分			按主办单位分				按管理类别分	
非公立	联营	私营	政府办	卫生计生部门	社会办	个人办	非营利	营利
1276003	16323	843279	5704779	5495320	828972	876702	6755237	655216
1233637	16031	814517	4080615	3894129	763186	845074	5041777	647098
785069	11337	508825	2818958	2702792	581648	527251	3528207	399650
73366	365	47901	682260	675204	26956	52539	724900	36855
28524	203	20588	57319	56227	8966	22789	74336	14738
2844	20	2228	22507	22487	1892	2085	24548	1936
311028	3936	213533	496746	435491	130023	217811	657426	187154
32806	170	21442	2825	1928	13701	22599	32360	6765
38418	292	27228	1364587	1352406	47694	29659	1435220	6720
27035	189	17090	144837	140247	38455	19397	199701	2988
16186	160	8397	140982	136969	31331	9878	180666	1525
10849	29	8693	3855	3278	7124	9519	19035	1463
7447	58	6683	1219234	1212149	6739	6650	1232326	297
143	30	113	8292	8272	282	158	8729	3
7304	28	6570	1210942	1203877	6457	6492	1223597	294
3908	45	3439	516	10	2362	3596	3045	3429
28		16			138	16	148	6
2548		1174	239428	236841	6241	1559	246722	506
564		434	35015	33449	4829	204	39932	116
287		247	17432	16842	3119	87	20618	20
277		187	17583	16607	1710	117	19314	96
1984		740	203845	202832	1338	1355	206148	390
1957		720	191445	190564	1179	1335	193589	370
7			12137	12112	87		12224	
			568	560	74		642	
1400		360	20149	11944	11851	410	31518	892
1400		360	20149	11944	11851	410	31518	892

3-1-3　2016年各地区医疗卫生机构床位数

地区	合计	医院						
		小计	综合医院	中医医院	中西医结合医院	民族医院	专科医院	护理院
总　计	7410453	5688875	3927857	761755	89074	26484	844580	39125
东　部	2911065	2333615	1571346	287830	44833	772	392401	36433
中　部	2359616	1755906	1229740	255195	17952	985	250247	1787
西　部	2139772	1599354	1126771	218730	26289	24727	201932	905
北　京	117041	110073	62139	14092	8482	198	25012	150
天　津	65832	57561	32780	7803	1247		15731	
河　北	360485	270831	200148	34917	6521		29245	
山　西	189689	147011	101048	16201	2356		27216	190
内蒙古	139236	109676	73227	13201	1017	7659	14372	200
辽　宁	284384	239350	162043	24740	1685	300	50083	499
吉　林	151195	124837	84997	14721	2607	137	22115	260
黑龙江	220054	181514	127849	23056	766	282	29501	60
上　海	129166	110148	63311	6047	3597		28129	9064
江　苏	443060	356188	224794	43781	6329		61125	20159
浙　江	289870	254793	160871	34003	6564		49483	3872
安　徽	281720	216281	155242	29021	2250		29160	608
福　建	174767	131892	91762	17100	2831	60	20059	80
江　西	209097	143049	100078	25461	1263		16187	60
山　东	540994	399427	283560	55779	3523	214	55376	975
河　南	521546	387054	280443	59532	2369		44560	150
湖　北	360558	256909	184034	37108	3922	460	31204	181
湖　南	425757	299251	196049	50095	2419	106	50304	278
广　东	465142	371685	266073	45889	3577		54512	1634
广　西	224471	148480	101035	23529	5504	455	17877	80
海　南	40324	31667	23865	3679	477		3646	
重　庆	190850	136245	92583	20696	3242		19444	280
四　川	519205	375378	251686	51905	7724	1248	62765	50
贵　州	210279	159098	115509	19676	2803	518	20352	240
云　南	253555	194727	142587	25222	1776	383	24759	
西　藏	14456	10397	8098		50	1604	645	
陕　西	225400	180316	133884	27668	1504		17205	55
甘　肃	134346	100638	71440	20674	1591	798	6135	
青　海	34749	29156	20307	2432	60	3262	3095	
宁　夏	36313	32027	24921	4185	256	40	2625	
新　疆	156912	123216	91494	9542	762	8760	12658	

3-1-3 续表

基层医疗卫生机构							专业公共卫生机构				其他医疗卫生机构
小计	社区卫生服务中心	社区卫生服务站	街道卫生院	乡镇卫生院	门诊部	护理站	小计	专科疾病防治院（所、站）	妇幼保健院（所、站）	急救中心（站）	
1441940	**182191**	**20498**	**8732**	**1223891**	**6474**	**154**	**247228**	**40048**	**206538**	**642**	**32410**
463935	86440	8039	1383	365855	2082	136	94159	17932	75810	417	19356
506248	56298	6064	4993	436594	2293	6	89639	18738	70823	78	7823
471757	39453	6395	2356	421442	2099	12	63430	3378	59905	147	5231
4443	4417				26		2525	554	1971		
7101	2869		110	4093	29		874	744	130		296
76853	5893	3869		66624	467		11796	831	10910	55	1005
37042	3087	890	2742	30068	249	6	3786	160	3616	10	1850
24802	3974	607		20002	219		4242	394	3848		516
36720	5926	9	269	30424	92		3334	1995	1210	129	4980
20896	2846	334	50	17429	237		3164	1055	2109		2298
30039	6185	804	174	22469	407		7551	3503	4044	4	950
16690	16690						1465	148	1317		863
77546	18175	305	35	58768	157	106	6495	1079	5411	5	2831
24605	7150	34	76	17096	249		8500	448	7985	67	1972
58613	7137			51305	171		6156	2339	3787	30	670
32833	3320	18		29449	46		7502	1554	5917	31	2540
52240	2959	1325	70	47672	214		11998	3004	8994		1810
115017	12623	3648	126	97894	696	30	23404	4663	18611	130	3146
111968	10089	1178	288	99994	419		22379	1455	20894	30	145
87662	13981	580	1489	71546	66		15987	2231	13752	4	
107788	10014	953	180	96111	530		18618	4991	13627		100
65634	8488	24	767	56075	280		26787	5822	20965		1036
62207	1557	12		60565	73		12883	440	12442	1	901
6493	889	132		5432	40		1477	94	1383		687
50288	8716	41	1120	40045	366		3612	390	3222		705
132023	9388	1826	108	120279	422		11452	274	11122	56	352
43758	2894		959	39905			7323	276	7047		100
51206	3963	719	85	46225	214		6734	531	6175	28	888
3345	57	3		3285			674		674		40
36346	2960	348	80	32722	236		7970	916	7054		768
28631	2517	1360	4	24600	138	12	4427	32	4383	12	650
5193	517	610		4062	4		400	40	360		
3218	143	162		2913			968		968		100
30740	2767	707		26839	427		2745	85	2610	50	211

3-1-4 每千人口医疗卫生机构床位数

年份地区	医疗卫生机构床位数（张）			每千人口医疗卫生机构床位数（张）			每千农村人口乡镇卫生院床位数（张）
	合计	城市	农村	合计	城市	农村	
2010	4786831	2302297	2484534	3.58	5.94	2.60	1.04
2012	5724775	2733403	2991372	4.24	6.88	3.11	1.14
2013	6181891	2948465	3233426	4.55	7.36	3.35	1.18
2014	6601214	3169880	3431334	4.85	7.84	3.54	1.20
2015	7015214	3418194	3597020	5.11	8.27	3.71	1.24
2016	7410453	3654956	3755497	5.37	8.41	3.91	1.27
东　部	2911065	1712620	1198445	5.08	8.21	3.79	1.16
中　部	2359616	1059178	1300438	5.46	9.12	3.71	1.24
西　部	2139772	883158	1256614	5.71	8.05	4.28	1.44
北　京	117041	117041		5.39	8.64		
天　津	65832	60521	5311	4.21	6.31	6.15	4.74
河　北	360485	148711	211774	4.83	8.04	3.61	1.14
山　西	189689	93759	95930	5.15	9.44	3.79	1.19
内蒙古	139236	70018	69218	5.53	10.22	3.94	1.14
辽　宁	284384	190867	93517	6.50	9.95	4.07	1.33
吉　林	151195	79464	71731	5.53	9.43	4.01	0.97
黑龙江	220054	136868	83186	5.79	10.34	3.62	0.98
上　海	129166	126010	3156	5.34	9.11	4.70	
江　苏	443060	244696	198364	5.54	8.41	4.07	1.20
浙　江	289870	158123	131747	5.19	8.58	4.25	0.55
安　徽	281720	134038	147682	4.55	6.40	2.98	1.03
福　建	174767	79658	95109	4.51	6.94	3.58	1.11
江　西	209097	80351	128746	4.55	8.51	3.18	1.18
山　东	540994	245199	295795	5.44	7.95	4.28	1.42
河　南	521546	208749	312797	5.47	9.89	3.37	1.08
湖　北	360558	169620	190938	6.13	8.81	4.52	1.69
湖　南	425757	156329	269428	6.24	11.41	4.53	1.61
广　东	465142	320355	144787	4.23	7.67	2.85	1.10
广　西	224471	91870	132601	4.64	5.86	3.29	1.50
海　南	40324	21439	18885	4.40	9.05	2.81	0.81
重　庆	190850	111387	79463	6.26	6.87	4.49	2.26
四　川	519205	217579	301626	6.28	7.62	4.81	1.92
贵　州	210279	65994	144285	5.92	11.88	3.69	1.02
云　南	253555	70046	183509	5.31	10.62	4.52	1.14
西　藏	14456	6529	7927	4.37	10.65	3.01	1.25
陕　西	225400	113895	111505	5.91	8.03	4.37	1.28
甘　肃	134346	59962	74384	5.15	7.25	3.82	1.26
青　海	34749	15674	19075	5.86	16.19	3.94	0.84
宁　夏	36313	23937	12376	5.38	7.88	3.33	0.78
新　疆	156912	36267	120645	6.54	11.27	6.18	1.38

3-1-5　2016年医疗卫生机构分科床位数及构成

分科	医疗卫生机构		其中：医院	
	床位数（张）	构成（%）	床位数（张）	构成（%）
总计	7410453	100.00	5688875	100.00
预防保健科	16986	0.23	4690	0.08
全科医疗科	409592	5.53	76383	1.34
内科	1949719	26.31	1430075	25.14
外科	1351652	18.24	1138865	20.02
儿科	483288	6.52	308414	5.42
妇产科	709919	9.58	448988	7.89
眼科	108512	1.46	101075	1.78
耳鼻咽喉科	82760	1.12	78604	1.38
口腔科	34287	0.46	30438	0.54
皮肤科	27900	0.38	22344	0.39
医疗美容科	10416	0.14	10041	0.18
精神科	380803	5.14	367898	6.47
传染科	137856	1.86	125818	2.21
结核病科	30492	0.41	22402	0.39
肿瘤科	203319	2.74	202910	3.57
急诊医学科	46045	0.62	39396	0.69
康复医学科	183280	2.47	149016	2.62
职业病科	15949	0.22	9024	0.16
中医科	889291	12.00	830667	14.60
民族医学科	23294	0.31	23268	0.41
中西医结合科	110001	1.48	109630	1.93
重症医学科	42946	0.58	42946	0.75
其他	162146	2.19	115983	2.04

注：儿科包括小儿外科和儿童保健科，妇产科包括妇女保健科。下表同

3-1-6 2016年各地区医院分科床位数

地区	总计	预防保健科	全科医疗科	内科	外科	儿科	妇产科	眼科	耳鼻咽喉科	口腔科	皮肤科
总　　计	5688875	4690	76383	1430075	1138865	308414	448988	101075	78604	30438	22344
北　京	110073	20	787	26098	20769	3828	6629	1735	1266	612	505
天　津	57561	113	1017	15466	10540	1937	3842	738	795	299	233
河　北	270831	249	3151	76424	55909	18954	25486	5068	2565	1334	827
山　西	147011	88	1980	41502	32881	7111	11514	2729	1864	1149	838
内蒙古	109676	259	726	29779	21108	4888	7850	2155	1133	798	446
辽　宁	239350	23	1665	70672	48295	8637	15232	4395	2677	1234	1135
吉　林	124837	116	1830	36289	25439	4705	8883	2492	1555	632	412
黑龙江	181514	62	1163	59104	35667	7928	10540	3077	2246	1196	715
上　海	110148	50	2660	31411	19966	3939	6631	1363	1295	349	393
江　苏	356188	196	3628	91722	68473	18039	26327	5570	4366	1995	726
浙　江	254793	291	4281	59150	53679	10386	18588	4050	2695	1771	723
安　徽	216281	113	2368	49325	43759	11274	19103	4244	3480	1457	685
福　建	131892	47	783	27008	26317	9720	14335	2847	1800	571	161
江　西	143049	26	2193	32781	29371	8700	9685	2219	2068	410	434
山　东	399427	1156	4775	101693	80980	24429	31574	8335	5131	2891	2161
河　南	387054	172	2928	104943	76739	24743	27873	7849	5966	2737	940
湖　北	256909	243	3097	57976	51441	12871	18172	6006	5174	1460	1869
湖　南	299251	268	4967	69301	57696	17088	22054	4594	4558	1542	889
广　东	371685	268	5180	78672	82369	23385	37066	6250	5216	1646	1652
广　西	148480	40	1757	31190	26780	10025	12336	2856	2598	595	537
海　南	31667	5	1678	7116	5431	1507	2654	567	423	141	35
重　庆	136245	28	1222	34909	25693	6038	9508	2065	2206	482	457
四　川	375378	254	4131	97654	72143	15211	24143	5891	6074	1305	1911
贵　州	159098	133	6110	32226	33093	9420	16975	1750	2339	917	711
云　南	194727	71	2796	48369	40933	11678	19747	3804	2722	737	770
西　藏	10397	113	1020	2283	1843	583	1565	58	73	43	2
陕　西	180316	24	2193	49076	36780	13579	15053	3849	2348	820	482
甘　肃	100638	85	796	21838	20086	6328	8198	1501	1268	420	335
青　海	29156	9	545	6393	5736	1737	3211	430	402	196	292
宁　夏	32027		342	8760	6365	1897	2655	697	474	237	189
新　疆	123216	168	4614	30945	22584	7849	11559	1891	1827	462	879

3-1-6　续表

医疗美容科	精神科	传染科	结核病科	肿瘤科	急诊医学科	康复医学科	中医科	民族医学科	中西医结合科	其他
10041	367898	125818	22402	202910	39396	149016	830667	23268	109630	167953
406	7882	1642	377	4737	146	3559	15270	102	8665	5038
125	5086	830	150	3274	14	785	8597		1427	2293
320	8605	5553	633	8077	2688	3713	36631	45	7469	7130
179	6107	3188	1040	5326	544	3413	18626	6	2965	3961
97	4366	2714	530	3525	1165	2295	13636	7008	1431	3767
438	20820	7217	2878	10630	472	6183	26617	185	2470	7475
261	7487	3359	1226	5833	480	2134	15695	123	2745	3141
199	10216	5148	1121	6400	1190	4410	24433	302	1508	4889
288	13395	2288	1200	4158	977	3029	7512		3989	5255
952	21319	10499	870	17529	2150	15745	46063		6961	13058
652	19653	5166	337	9657	1913	11543	35076	142	7631	7409
504	11125	6789	1175	9731	2911	6003	31103		3161	7971
261	9775	2832	764	4438	1215	3613	18661	60	3191	3493
132	9440	3749	961	5707	1365	2217	26714		1447	3430
813	20535	7345	1573	16163	3587	9823	60800	214	4214	11235
470	14180	8337	650	17040	4026	9473	63396		3714	10878
583	15150	4753	1310	10516	514	8165	41287	460	5097	10765
438	26220	5072	1071	9315	1190	9109	53076	200	3826	6777
788	30579	6349	1009	13459	1370	11505	50028	207	4951	9736
70	11711	4016	1063	5274	303	2115	25893	777	5868	2676
90	3642	627	40	1215	409	514	4138		659	776
483	11901	2246	8	3132	720	4957	23392		3765	3033
598	39408	5650	103	10264	1138	10613	57608	1195	10397	9687
158	11796	3932	264	2467	1766	2858	22833	562	3645	5143
204	11457	5449	57	3447	1892	3508	29757	359	2387	4583
16	53	522	6	50	125	54	47	1267	77	597
234	6814	3045	1239	4123	1316	3642	29854	8	1891	3946
81	2750	2397	31	2977	1294	1137	23573	661	2499	2383
	219	818	2	577	1102	352	2840	1837	84	2374
58	886	907		737	357	1152	5062	25	519	708
143	5321	3379	714	3132	1057	1397	12449	7523	977	4346

3-2 医院床位数

医院分类	2010	2012	2013	2014	2015	2016
总　计	3387437	4161486	4578601	4961161	5330580	5688875
按登记注册类型分						
公立医院	3013768	3579309	3865385	4125715	4296401	4455238
民营医院	373669	582177	713216	835446	1034179	1233637
按主办单位分						
政府办	2635912	3207163	3485614	3737556	3910400	4080615
社会办	501049	561391	595657	636468	704108	763186
个人办	250476	392932	497330	587137	716072	845074
按管理类别分						
非营利性	3163796	3844947	4186367	4505275	4785769	5041777
营利性	223641	316539	392234	455886	544811	647098
按医院等级分						
其中：三级医院	1065047	1469737	1670000	1878267	2047819	2213718
二级医院	1601407	1827240	1952214	2053896	2196748	2302887
一级医院	256573	312866	350272	387207	481876	517837
按机构类别分						
综合医院	2449509	2979855	3255153	3499924	3721036	3927857
中医医院	424244	547967	608843	665005	715393	761755
中西医结合医院	35234	49844	58774	67277	78611	89074
民族医院	11811	14966	19176	22768	25408	26484
专科医院	459461	557383	621143	685839	762519	844580
护理院	7178	11471	15512	20348	27613	39125

3-3 基层医疗卫生机构床位数

机构分类	2010	2012	2013	2014	2015	2016
总　　计	1192242	1324270	1349908	1381197	1413842	1441940
按登记注册类型分						
公立	1154463	1273491	1310866	1342843	1375150	1403522
非公立	37779	50779	39042	38354	38692	38418
按主办单位分						
政府办	1125197	1235337	1271732	1302817	1335057	1364587
社会办	37741	45471	46345	47284	48383	47694
个人办	29304	43462	31831	31096	30402	29659
按管理类别分						
非营利性	1183831	1310063	1341182	1372550	1406143	1435220
营利性	8411	14207	8726	8647	7699	6720
按机构类别分						
社区卫生服务中心(站)	168814	203210	194241	195913	200979	202689
社区卫生服务中心	137628	163556	167998	171754	178410	182191
社区卫生服务站	31186	39654	26243	24159	22569	20498
卫生院	1014075	1109814	1146079	1176641	1204989	1232623
街道卫生院	19746	10552	9587	9396	8867	8732
乡镇卫生院	994329	1099262	1136492	1167245	1196122	1223891
门诊部	9233	11116	9245	8306	7716	6474
护理站	120	130	343	337	158	154

3-4 2016年医疗卫生机构万元以上设备台数

机构分类	万元以上设备总价值（万元）	万元以上设备台数			
		合计	50万元以下	50万～99万元	100万元及以上
总　　计	96419048	5924738	5606771	171218	146749
一、医院	81635498	4601414	4332240	138622	130552
综合医院	61826138	3404226	3201517	102933	99776
中医医院	8936943	563023	532612	15891	14520
中西医结合医院	1247463	72903	68662	2274	1967
民族医院	278751	14163	13257	501	405
专科医院	9313074	543809	513000	16954	13855
口腔医院	526172	59565	58068	947	550
眼科医院	656431	34995	32299	1808	888
耳鼻喉科医院	65866	4012	3797	133	82
肿瘤医院	2133407	77459	71838	2494	3127
心血管病医院	394956	23494	22214	672	608
胸科医院	214035	10778	10016	355	407
血液病医院	27313	1990	1894	46	50
妇产(科)医院	843964	62746	59433	1829	1484
儿童医院	824227	54949	52250	1345	1354
精神病医院	817882	49285	46572	1701	1012
传染病医院	808355	41188	38364	1419	1405
皮肤病医院	74556	6215	5852	230	133
结核病医院	135108	6538	6050	252	236
麻风病医院	5208	414	394	16	4
职业病医院	49198	3478	3264	133	81
骨科医院	402506	19678	18243	803	632
康复医院	318904	20035	18953	620	462
整形外科医院	20824	1577	1461	92	24
美容医院	95998	6664	6125	445	94
其他专科医院	898164	58749	55913	1614	1222
护理院	33129	3290	3192	69	29
二、基层医疗卫生机构	5897857	640344	622814	13188	4342
社区卫生服务中心(站)	1767823	206467	200981	4085	1401
社区卫生服务中心	1642529	187469	182243	3886	1340
社区卫生服务站	125294	18998	18738	199	61
卫生院	4129851	433864	421822	9102	2940
街道卫生院	29940	3174	3075	72	27
乡镇卫生院	4099911	430690	418747	9030	2913
中心卫生院	2013933	193632	186942	4907	1783
乡卫生院	2085978	237058	231805	4123	1130
护理站	183	13	11	1	1
三、专业公共卫生机构	7817176	618857	590872	17503	10482
疾病预防控制中心	1971504	162432	154783	5838	1811
省属	342630	25840	24347	1000	493
地级市(地区)属	843869	57120	53423	2812	885
县级市(区)属	398194	37917	36514	1198	205
县属	250595	29419	28837	510	72
其他	136216	12136	11662	318	156

注：本表不包括门诊部、诊所、卫生所、医务室和村卫生室数字

机构分类	万元以上设备总价值（万元）	万元以上设备台数			
		合计	50万元以下	50万～99万元	100万元及以上
专科疾病防治院(所、站)	322683	24076	22820	780	476
专科疾病防治院	178698	10846	10104	423	319
传染病防治院	14587	905	855	27	23
结核病防治院	44249	2254	2089	94	71
职业病防治院	54348	3308	3064	143	101
其他	65514	4379	4096	159	124
专科疾病防治所(站、中心)	143985	13230	12716	357	157
口腔病防治所(站、中心)	13451	2881	2846	23	12
精神病防治所(站、中心)	5003	390	371	15	4
皮肤病与性病防治所(中心)	25538	2045	1963	55	27
结核病防治所(站、中心)	42455	3444	3275	124	45
职业病防治所(站、中心)	28760	2124	2002	89	33
地方病防治所(站、中心)	1274	111	107	1	3
血吸虫病防治所(站、中心)	11560	979	955	13	11
药物戒毒所(中心)	470	32	29	2	1
其他	15474	1224	1168	35	21
健康教育所(站、中心)	6682	958	951	3	4
妇幼保健院(所、站)	3931837	282425	268721	7299	6405
省属	346254	21570	20349	609	612
地级市(地区)属	1470887	96135	91243	2399	2493
县级市(区)属	1074971	81133	77269	2152	1712
县属	974607	77591	74161	1962	1468
其他	65118	5996	5699	177	120
妇幼保健院	3533494	253973	241523	6489	5961
妇幼保健所	255616	16646	15843	514	289
妇幼保健站	138222	11397	10960	283	154
生殖保健中心	4505	409	395	13	1
急救中心(站)	257574	22086	21376	579	131
采供血机构	956394	63413	59332	2563	1518
卫生监督所(中心)	128290	32527	32527		
省属	15125	2918	2918		
地级市(地区)属	44550	9732	9732		
县级市(区)属	31423	9021	9021		
县属	35701	10451	10451		
其他	1491	405	405		
计划生育技术服务机构	242212	30940	30362	441	137
四、其他机构	1068517	64123	60845	1905	1373
疗养院	137565	7111	6551	311	249
卫生监督检验(监测)机构	3497	343	331	6	6
医学科学研究机构	403390	23705	22307	800	598
医学在职培训机构	44421	6880	6790	55	35
临床检验中心(所、站)	142808	11990	11297	405	288
卫生统计信息中心	208271	2989	2877	81	31
其他	128565	11105	10692	247	166

3-5-1 2016年医疗卫生机构房屋建筑面积(平方米)

机构分类	合计	房屋建筑面积	业务用房面积	危房面积	危房%	租房面积
总　计	735832058	682255227	489786296	6858575	1.40	53576831
一、医院	462826187	420135225	346777621	3184630	0.92	42690962
综合医院	331404653	308000974	254802312	2292151	0.90	23403679
中医医院	53549589	50634751	42450844	506396	1.19	2914838
中西医结合医院	7198988	6046564	5187717	21153	0.41	1152424
民族医院	2059856	1965211	1689917	49074	2.90	94645
专科医院	66561655	52191715	41640610	313856	0.75	14369940
口腔医院	2586982	1947709	1656042	2244	0.14	639273
眼科医院	3359683	2093802	1744321	2250	0.13	1265881
耳鼻喉科医院	561429	295585	239187			265844
肿瘤医院	5773097	5411794	4539049	25184	0.55	361303
心血管病医院	1465938	1336408	1132993	5000	0.44	129530
胸科医院	656546	650574	546382	28954	5.30	5972
血液病医院	114538	87137	81845	3000	3.67	27401
妇产(科)医院	8075076	4908477	4115770	10825	0.26	3166599
儿童医院	3845759	3579389	2969901	11228	0.38	266370
精神病医院	13931728	12867504	9645340	110567	1.15	1064224
传染病医院	4401921	4352723	3348368	54975	1.64	49198
皮肤病医院	957947	668888	524471	1569	0.30	289059
结核病医院	796605	780950	603865	25450	4.21	15655
麻风病医院	116130	109630	81353	8631	10.61	6500
职业病医院	320434	310099	205151			10335
骨科医院	4014231	2939675	2471861	5534	0.22	1074556
康复医院	4903652	3814716	2903302	3943	0.14	1088936
整形外科医院	334676	200616	138176	403	0.29	134060
美容医院	1220751	501332	378846	300	0.08	719419
其他专科医院	9124532	5334707	4314387	13799	0.32	3789825
护理院	2051446	1296010	1006221	2000	0.20	755436
二、基层医疗卫生机构	213318006	205549388	97730313	2899839	2.97	7768618
社区卫生服务中心(站)	30268091	23917265	20434690	222988	1.09	6350826
社区卫生服务中心	24164369	20147061	17197617	207321	1.21	4017308
社区卫生服务站	6103722	3770204	3237073	15667	0.48	2333518
卫生院	104961448	103550280	77274452	2676616	3.46	1411168
街道卫生院	616621	579836	483862	34142	7.06	36785
乡镇卫生院	104344827	102970444	76790590	2642474	3.44	1374383
中心卫生院	46543947	46060214	33629190	1138100	3.38	483733
乡卫生院	57800880	56910230	43161400	1504374	3.49	890650
村卫生室	52066004	52066004				
门诊部	7554044	7554044				
综合门诊部	4248807	4248807				
中医门诊部	693469	693469				
中西医结合门诊部	157878	157878				
民族医门诊部	4761	4761				
专科门诊部	2449129	2449129				
诊所、卫生所、医务室、护理站	18468419	18461795	21171	235	1.11	6624
诊所	14450884	14450884				
卫生所、医务室	3967449	3967449				
护理站	50086	43462	21171	235	1.11	6624

机构分类	合计	房屋建筑面积	业务用房面积	危房面积	危房%	租房面积
三、专业公共卫生机构	50451341	48129072	39026032	675401	1.73	2322269
疾病预防控制中心	13277116	13013158	10099059	205376	2.03	263958
省属	939149	932347	611911	17529	2.86	6802
地级市(地区)属	3421262	3350347	2489786	53869	2.16	70915
县级市(区)属	3854525	3734931	2965913	43216	1.46	119594
县属	4523976	4475685	3619105	87597	2.42	48291
其他	538204	519848	412344	3165	0.77	18356
专科疾病防治院(所、站)	3467198	3276564	2591958	75921	2.93	190634
专科疾病防治院	1397008	1353823	1111949	22352	2.01	43185
传染病防治院	94417	93852	70670	900	1.27	565
结核病防治院	228941	225283	173298	13783	7.95	3658
职业病防治院	450781	449341	385186	488	0.13	1440
其他	622869	585347	482795	7181	1.49	37522
专科疾病防治所(站、中心)	2070190	1922741	1480009	53569	3.62	147449
口腔病防治所(站、中心)	81501	46810	40840	363	0.89	34691
精神病防治所(站、中心)	92815	91895	79130	410	0.52	920
皮肤病与性病防治所(中心)	528018	500187	395328	11272	2.85	27831
结核病防治所(站、中心)	442926	409958	343119	6573	1.92	32968
职业病防治所(站、中心)	185713	172922	127263	2810	2.21	12791
地方病防治所(站、中心)	44934	42804	33456	760	2.27	2130
血吸虫病防治所(站、中心)	441905	435462	297316	23226	7.81	6443
药物戒毒所(中心)	71665	70165	46694			1500
其他	180713	152538	116863	8155	6.98	28175
健康教育所(站、中心)	111658	101586	80065	1000	1.25	10072
妇幼保健院(所、站)	19764707	18844153	16033847	269318	1.68	920554
省属	1086414	1073147	984737	28	0.00	13267
地级市(地区)属	6074124	5734018	4770108	55891	1.17	340106
县级市(区)属	5932968	5538687	4752730	62792	1.32	394281
县属	6187109	6039643	5174886	147546	2.85	147466
其他	484092	458658	351386	3061	0.87	25434
妇幼保健院	17328792	16539293	14045750	223030	1.59	789499
妇幼保健所	1376694	1311648	1135908	17453	1.54	65046
妇幼保健站	1002970	945021	810601	28835	3.56	57949
生殖保健中心	56251	48191	41588			8060
急救中心(站)	599872	546068	465664	2165	0.46	53804
采供血机构	2425500	2361002	1750388	13590	0.78	64498
卫生监督所(中心)	3354625	2784531	2346875	20429	0.87	570094
省属	151757	124426	92859	2983	3.21	27331
地级市(地区)属	765580	549660	466399	4301	0.92	215920
县级市(区)属	1132460	950686	807333	3917	0.49	181774
县属	1286447	1148165	969924	9228	0.95	138282
其他	18381	11594	10360			6787
计划生育技术服务机构	7450665	7202010	5658176	87602	1.55	248655
四、其他医疗卫生机构	9236524	8441542	6252330	98705	1.58	794982
疗养院	2954830	2865974	1855821	15486	0.83	88856
卫生监督检验(监测)机构	102611	51606	49924			51005
医学科学研究机构	1129846	1057225	842514	47432	5.63	72621
医学在职培训机构	2671141	2595116	2004942	17888	0.89	76025
临床检验中心(所、站)	561896	273787	161395			288109
卫生统计信息中心	41463	31375	28201			10088
其他	1774737	1566459	1309533	17899	1.37	208278

3-5-2　2016年政府办医疗卫生机构房屋建筑面积(平方米)

机构分类	合计	房屋建筑面积	业务用房	危房%	租房面积	每床占用业务用房面积
总　计	509290895	495096473	395406382	1.62	14194422	65.46
医院	324001775	316484563	261743029	1.09	7517212	65.46
综合医院	237123835	232047092	192159009	1.04	5076743	69.47
中医医院	47099284	45868987	38596846	1.31	1230297	57.94
中西医结合医院	4325103	4153397	3660583	0.56	171706	63.53
民族医院	1750738	1720087	1472364	2.41	30651	66.34
专科医院	33552537	32549486	25714148	1.10	1003051	53.29
护理院	150278	145514	140079		4764	49.74
基层医疗卫生机构	130254949	126119123	91365557	3.11	4135826	64.55
其中：社区卫生服务中心(站)	20103768	17351658	14768926	1.26	2752110	81.00
社区卫生服务中心	18710980	16323721	13926704	1.29	2387259	81.76
社区卫生服务站	1392788	1027937	842222	0.87	364851	52.21
卫生院	104070114	102686398	76596631	3.47	1383716	62.61
街道卫生院	594610	558655	464521	7.02	35955	57.31
乡镇卫生院	103475504	102127743	76132110	3.45	1347761	62.65
门诊部	175391	175391				
专业公共卫生机构	48130315	45938636	37336928	1.75	2191679	71.88
其中：专科疾病防治院(所、站)	3107522	2959195	2337516	3.19	148327	51.36
专科疾病防治院	1204375	1168125	946682	2.36	36250	51.78
专科疾病防治所(中心)	1903147	1791070	1390834	3.75	112077	50.94
妇幼保健院(所、站)	19421077	18520271	15803554	1.69	900806	75.36
内：妇幼保健院	17033445	16258443	13850998	1.60	775002	74.55
妇幼保健所(站)	2344384	2224580	1921861	2.36	119804	87.60
急救中心(站)	556074	510362	435921	0.16	45712	89.80
其他医疗卫生机构	6903856	6554151	4960868	1.50	349705	51.05
其中：疗养院	1721131	1668383	1045563	1.48	52748	51.05
临床检验中心(所、站)	26206	26006	21936		200	

四、卫生经费

简要说明

一、本章主要介绍全国及31个省、自治区、直辖市卫生经费情况，包括卫生总费用、医疗卫生机构资产与负债、年收入与支出、门诊和住院病人人均医药费用等。

二、卫生总费用系核算数。其他卫生经费数据主要来源于卫生资源统计年报，城乡居民医疗保障支出摘自《中国统计年鉴》。

三、非营利性医院各项指标的统计口径和解释与2010年印发的《医院会计制度》一致；营利性医院与《企业会计制度》一致；基层医疗卫生机构与2010年印发的《基层医疗卫生机构会计制度》一致；其他医疗卫生机构与《事业单位会计制度》一致。

四、统计口径调整

1. 2007年起，卫生总费用按新的统计口径核算。

2. 本章涉及医疗卫生机构的口径变动和指标解释与"医疗卫生机构"章一致。

主要指标解释

卫生总费用　指一个国家或地区在一定时期内，为开展卫生服务活动从全社会筹集的卫生资源的货币总额，按来源法核算。它反映一定经济条件下政府、社会和居民个人对卫生保健的重视程度和费用负担水平，以及卫生筹资模式的主要特征和卫生筹资的公平性合理性。

政府卫生支出　指各级政府用于医疗卫生服务、医疗保障补助、卫生和医疗保障行政管理、人口与计划生育事务性支出等各项事业的经费。

社会卫生支出　指政府支出外的社会各界对卫生事业的资金投入。包括社会医疗保障支出、商业健康保险费、社会办医支出、社会捐赠援助、行政事业性收费收入等。

个人现金卫生支出　指城乡居民在接受各类医疗卫生服务时的现金支付，包括享受各种医疗保险制度的居民就医时自付的费用。可分为城镇居民、农村居民个人现金卫生支出，反映城乡居民医疗卫生费用的负担程度。

当年价格　即报告期当年的实际价格，是指用"当年价格"计算的一些以货币表现的物量指标，如国内生产总值、卫生总费用等。在计算增长速度时，一般都使用"可比价格"来消除价格变动的因素，真实地反映经济发展动态。"不变价格"（也叫固定价格）是用某一时期同类产品的平均价格作为固定价格来计算各个时期的产品价值，目的是为了消除各时期价格变动的影响，保证前后时期之间指标的可比性。

人均卫生费用　即某年卫生总费用与同期平均人口数之比。

卫生总费用占GDP%　指某年卫生总费用与同期国内生产总值（GDP）之比，是用来反映一定时期国家对卫生事业的资金投入力度，以及政府和全社会对卫生对居民健康的重视程度。

总资产　包括流动资产、非流动资产。

负债　包括流动负债、非流动负债。

平均每床固定资产　即固定资产/床位数。

总收入　指单位为开展业务及其他活动依法取得的非偿还性资金。总收入包括医疗收入、财政补助收入、科教项目收入/上级补助收入、其他收入。

财政补助收入　指单位从主管部门或主办单位取得的财政性事业经费（包括定额和定项补助）。

业务收入　包括医疗收入和其他收入。

医疗收入 指医疗卫生机构在开展医疗服务活动中取得的收入。包括挂号收入、床位收入、诊察收入、检查收入、化验收入、治疗收入、手术收入、卫生材料收入、药品收入、药事服务费收入、护理收入和其他收入。

总费用/支出 指单位在开展业务及其他活动中发生的资金耗费和损失。包括医疗业务成本/医疗卫生支出、财政项目补助支出/财政基建设备补助支出、科教项目支出、管理费用和其他支出。

业务支出 医院"业务支出"包括医疗业务成本、管理费用和其他支出。基层医疗卫生机构"业务支出"包括医疗卫生支出和其他支出。

医疗业务成本/医疗卫生支出 指医疗卫生机构开展医疗服务及其辅助活动发生的各项费用,包括人员经费、耗用的药品及卫生材料费、固定资产折旧费、无形资产摊销费、提取医疗风险基金和其他费用。

人员经费支出 包括人员的基本工资、绩效工资、津贴、社会保险缴费等,但不包括对个人家庭的补助支出。基本工资指事业单位工作人员的岗位工资和薪级工资。

门诊病人次均医药费用 又称每诊疗人次医药费用、次均门诊费用。即医疗门诊收入/总诊疗人次数。

住院病人人均医药费用 又称出院者人均医药费用、人均住院费用。即医疗住院收入/出院人数。

住院病人日均医药费 即医疗住院收入/出院者占用总床日数。

每一职工年业务收入 即年业务收入/年平均职工数。

每一医师年业务收入 即年业务收入/年平均医师数。

4-1-1　卫生总费用

年份	卫生总费用（亿元）				卫生总费用构成（%）			城乡卫生费用（亿元）		人均卫生费用（元）			卫生总费用占GDP%
	合计	政府卫生支出	社会卫生支出	个人卫生支出	政府卫生支出	社会卫生支出	个人卫生支出	城市	农村	合计	城市	农村	
1980	143.23	51.91	60.97	30.35	36.24	42.57	21.19			14.5			3.15
1985	279.00	107.65	91.96	79.39	38.58	32.96	28.46			26.4			3.09
1986	315.90	122.23	110.35	83.32	38.69	34.93	26.38			29.4			3.06
1987	379.58	127.28	137.25	115.05	33.53	36.16	30.31			34.7			3.14
1988	488.04	145.39	189.99	152.66	29.79	38.93	31.28			44.0			3.23
1989	615.50	167.83	237.84	209.83	27.27	38.64	34.09			54.6			3.60
1990	747.39	187.28	293.10	267.01	25.06	39.22	35.73	396.00	351.39	65.4	158.8	38.8	3.98
1991	893.49	204.05	354.41	335.03	22.84	39.67	37.50	482.60	410.89	77.1	187.6	45.1	4.08
1992	1096.86	228.61	431.55	436.70	20.84	39.34	39.81	597.30	499.56	93.6	222.0	54.7	4.05
1993	1377.78	272.06	524.75	580.97	19.75	38.09	42.17	760.30	617.48	116.3	268.6	67.6	3.88
1994	1761.24	342.28	644.91	774.05	19.43	36.62	43.95	991.50	769.74	146.9	332.6	86.3	3.63
1995	2155.13	387.34	767.81	999.98	17.97	35.63	46.40	1239.50	915.63	177.9	401.3	112.9	3.53
1996	2709.42	461.61	875.66	1372.15	17.04	32.32	50.64	1494.90	1214.52	221.4	467.4	150.7	3.79
1997	3196.71	523.56	984.06	1689.09	16.38	30.78	52.84	1771.40	1425.31	258.6	537.8	177.9	4.02
1998	3678.72	590.06	1071.03	2017.63	16.04	29.11	54.85	1906.92	1771.8	294.9	625.9	194.6	4.33
1999	4047.50	640.96	1145.99	2260.55	15.84	28.31	55.85	2193.12	1854.38	321.8	702.0	203.2	4.49
2000	4586.63	709.52	1171.94	2705.17	15.47	25.55	58.98	2624.24	1962.39	361.9	813.7	214.7	4.60
2001	5025.93	800.61	1211.43	3013.89	15.93	24.10	59.97	2792.95	2232.98	393.8	841.2	244.8	4.56
2002	5790.03	908.51	1539.38	3342.14	15.69	26.59	57.72	3448.24	2341.79	450.7	987.1	259.3	4.79
2003	6584.10	1116.94	1788.50	3678.66	16.96	27.16	55.87	4150.32	2433.78	509.5	1108.9	274.7	4.82
2004	7590.29	1293.58	2225.35	4071.35	17.04	29.32	53.64	4939.21	2651.08	583.9	1261.9	301.6	4.72
2005	8659.91	1552.53	2586.41	4520.98	17.93	29.87	52.21	6305.57	2354.34	662.3	1126.4	315.8	4.66
2006	9843.34	1778.86	3210.92	4853.56	18.07	32.62	49.31	7174.73	2668.61	748.8	1248.3	361.9	4.52
2007	11573.97	2581.58	3893.72	5098.66	22.31	33.64	44.05	8968.70	2605.27	876.0	1516.3	358.1	4.32
2008	14535.40	3593.94	5065.60	5875.86	24.73	34.85	40.42	11251.90	3283.50	1094.5	1861.8	455.2	4.59
2009	17541.92	4816.26	6154.49	6571.16	27.46	35.08	37.46	13535.61	4006.31	1314.3	2176.6	562.0	5.08
2010	19980.39	5732.49	7196.61	7051.29	28.69	36.02	35.29	15508.62	4471.77	1490.1	2315.5	666.3	4.89
2011	24345.91	7464.18	8416.45	8465.28	30.66	34.57	34.80	18571.87	5774.04	1807.0	2697.5	879.4	5.03
2012	28119.00	8431.98	10030.70	9656.32	29.99	35.67	34.34	21280.46	6838.54	2076.7	2999.3	1064.8	5.26
2013	31668.95	9545.81	11393.79	10729.34	30.10	36.00	33.90	23644.95	8024	2327.4	3234.1	1274.4	5.39
2014	35312.40	10579.23	13437.75	11295.41	29.96	38.05	31.99	26575.60	8736.80	2581.7	2581.7	3558.3	5.55
2015	40974.64	12475.28	16506.71	11992.65	30.45	40.29	29.27	–	–	2980.8	–	–	6.05
2016	46344.88	13910.31	19096.68	13337.90	30.01	41.21	28.78	–	–	3351.7	–	–	6.22

注：①本表系核算数，2016年为初步测算数；②按当年价格计算；③2001年起卫生总费用不含高等医学教育经费，2006年起包括城乡医疗救助经费

4-1-2 2015年各地区卫生总费用

地区	卫生总费用（亿元）				卫生总费用构成（%）			卫生总费用占GDP%	人均卫生总费用（元）
	合计	政府卫生支出	社会卫生支出	个人卫生支出	政府卫生支出	社会卫生支出	个人卫生支出		
全　国	40974.64	12475.28	16506.71	11992.65	30.45	40.29	29.27	5.95	2980.80
北　京	1834.75	445.81	1069.88	319.07	24.30	58.31	17.39	7.99	8453.14
天　津	752.79	202.24	317.37	233.19	26.86	42.16	30.98	4.55	4866.32
河　北	1861.50	552.58	622.13	686.78	29.68	33.42	36.89	6.25	2507.10
山　西	922.93	298.09	319.43	305.40	32.30	34.61	33.09	7.23	2518.82
内　蒙	829.33	271.46	255.60	302.27	32.73	30.82	36.45	4.65	3302.78
辽　宁	1411.95	292.79	610.70	508.46	20.74	43.25	36.01	4.92	3221.86
吉　林	833.05	252.11	274.95	305.99	30.26	33.01	36.73	5.92	3025.98
黑龙江	1043.18	284.34	383.51	375.32	27.26	36.76	35.98	6.92	2736.56
上　海	1536.60	319.94	882.39	334.27	20.82	57.43	21.75	6.12	6362.02
江　苏	2974.42	674.73	1496.00	803.69	22.68	50.30	27.02	4.24	3729.07
浙　江	2250.21	500.08	1086.54	663.60	22.22	48.29	29.49	5.25	4062.49
安　徽	1460.42	497.29	527.68	435.46	34.05	36.13	29.82	6.64	2376.98
福　建	1130.61	357.42	478.01	295.19	31.61	42.28	26.11	4.35	2945.07
江　西	978.66	421.78	287.37	269.51	43.10	29.36	27.54	5.85	2143.54
山　东	2843.96	722.22	1212.98	908.75	25.40	42.65	31.95	4.51	2888.09
河　南	2258.50	729.70	734.65	794.14	32.31	32.53	35.16	6.10	2382.38
湖　北	1649.24	530.67	565.72	552.85	32.18	34.30	33.52	5.58	2818.49
湖　南	1629.32	506.82	573.11	549.39	31.11	35.17	33.72	5.61	2402.06
广　东	3301.67	956.00	1485.88	859.78	28.96	45.00	26.04	4.53	3043.29
广　西	1008.94	386.97	353.17	268.80	38.35	35.00	26.64	6.00	2103.71
海　南	262.61	102.70	93.61	66.31	39.11	35.64	25.25	7.09	2883.25
重　庆	1000.23	323.69	393.80	282.74	32.36	39.37	28.27	6.36	3315.82
四　川	2164.33	696.24	825.99	642.10	32.17	38.16	29.67	7.20	2638.14
贵　州	754.18	371.70	206.10	176.37	49.29	27.33	23.39	7.18	2136.78
云　南	1095.19	425.76	338.20	331.22	38.88	30.88	30.24	8.04	2309.65
西　藏	103.95	72.39	25.62	5.94	69.64	24.65	5.71	10.13	3208.66
陕　西	1254.37	377.76	465.24	411.37	30.12	37.09	32.80	6.96	3307.08
甘　肃	654.07	259.10	199.60	195.37	39.61	30.52	29.87	9.63	2516.10
青　海	215.82	107.08	57.17	51.58	49.61	26.49	23.90	8.93	3667.80
宁　夏	227.86	77.14	75.90	74.82	33.85	33.31	32.83	7.83	3411.75
新　疆	870.98	262.92	390.81	217.25	30.19	44.87	24.94	9.34	3691.00

4-1-3 政府卫生支出

年份	政府卫生支出(亿元)				
	合计	医疗卫生服务支出	医疗保障支出	行政管理事务支出	人口与计划生育事务支出
1990	187.28	122.86	44.34	4.55	15.53
1991	204.05	132.38	50.41	5.15	16.11
1992	228.61	144.77	58.10	6.37	19.37
1993	272.06	164.81	76.33	8.04	22.89
1994	342.28	212.85	92.02	10.94	26.47
1995	387.34	230.05	112.29	13.09	31.91
1996	461.61	272.18	135.99	15.61	37.83
1997	523.56	302.51	159.77	17.06	44.23
1998	590.06	343.03	176.75	19.90	50.38
1999	640.96	368.44	191.27	22.89	58.36
2000	709.52	407.21	211.00	26.81	64.50
2001	800.61	450.11	235.75	32.96	81.79
2002	908.51	497.41	251.66	44.69	114.75
2003	1116.94	603.02	320.54	51.57	141.82
2004	1293.58	679.72	371.60	60.90	181.36
2005	1552.53	805.52	453.31	72.53	221.18
2006	1778.86	834.82	602.53	84.59	256.92
2007	2581.58	1153.30	957.02	123.95	347.32
2008	3593.94	1397.23	1577.10	194.32	425.29
2009	4816.26	2081.09	2001.51	217.88	515.78
2010	5732.49	2565.60	2331.12	247.83	587.94
2011	7464.18	3125.16	3360.78	283.86	694.38
2012	8431.98	3506.70	3789.14	323.29	812.85
2013	9545.81	3838.93	4428.82	373.15	904.92
2014	10579.23	4288.70	4958.53	436.95	895.05
2015	12475.28	5191.25	5822.99	625.94	835.10
2016	13910.31	5867.38	6497.20	804.31	741.42

注：①本表按当年价格计算；②2016年为初步测算数；③政府卫生支出是指各级政府用于医疗卫生服务、医疗保障补助、卫生和医疗保险行政管理事务、人口与计划生育事务支出等各项事业的经费

4-1-4 政府卫生支出所占比重

年份	政府卫生支出 （亿元）	占财政支出比重 （%）	占卫生总费用比重 （%）	占国内生产总值比重 （%）
1990	187.28	6.07	25.06	1.00
1991	204.05	6.03	22.84	0.93
1992	228.61	6.11	20.84	0.84
1993	272.06	5.86	19.75	0.76
1994	342.28	5.91	19.43	0.70
1995	387.34	5.68	17.97	0.63
1996	461.61	5.82	17.04	0.64
1997	523.56	5.67	16.38	0.66
1998	590.06	5.46	16.04	0.69
1999	640.96	4.86	15.84	0.71
2000	709.52	4.47	15.47	0.71
2001	800.61	4.24	15.93	0.72
2002	908.51	4.12	15.69	0.75
2003	1116.94	4.53	16.96	0.81
2004	1293.58	4.54	17.04	0.80
2005	1552.53	4.58	17.93	0.83
2006	1778.86	4.40	18.07	0.81
2007	2581.58	5.19	22.31	0.96
2008	3593.94	5.74	24.73	1.12
2009	4816.26	6.31	27.46	1.38
2010	5732.49	6.38	28.69	1.39
2011	7464.18	6.83	30.66	1.53
2012	8431.98	6.69	29.99	1.56
2013	9545.81	6.83	30.14	1.60
2014	10579.23	6.97	29.96	1.64
2015	12475.28	7.09	30.45	1.81
2016	13910.31	7.41	30.01	1.87

注：①本表按当年价格计算；②2016年为初步测算数

4-1-5　城乡居民医疗保健支出

年份地区	城镇居民			农村居民		
	人均年现金消费支出（元）	人均医疗保健支出（元）	医疗保健支出占消费性支出%	人均年消费支出（元）	人均医疗保健支出（元）	医疗保健支出占消费性支出%
2000	4998.0	318.1	6.4	1670.1	87.6	5.2
2005	7942.9	600.9	7.6	2555.4	168.1	6.6
2010	13471.5	871.8	6.5	4381.8	326.0	7.4
2011	15160.9	969.0	6.4	5221.1	436.8	8.4
2012	16674.3	1063.7	6.4	5908.0	513.8	8.7
2013	18487.5	1136.1	6.1	7485.1	668.2	8.9
2014	19968.1	1305.6	6.5	8382.6	753.9	9.0
2015	21392.4	1443.4	6.7	9222.6	846.0	9.2
2016	23078.9	1630.8	7.1	10129.8	929.2	9.2
北　京	36642.0	2369.5	6.5	15811.2	1336.0	8.4
天　津	26229.5	1888.1	7.2	14739.4	1159.9	7.9
河　北	17586.6	1500.6	8.5	9022.8	920.5	10.2
山　西	15818.6	1394.1	8.8	7421.2	794.3	10.7
内蒙古	21876.5	1575.7	7.2	10637.4	1117.7	10.5
辽　宁	21556.7	1761.9	8.2	8872.8	1064.5	12.0
吉　林	17972.6	1924.2	10.7	8783.3	1058.1	12.0
黑龙江	17152.1	1924.3	11.2	8391.5	1112.8	13.3
上　海	36946.1	2361.7	6.4	16152.3	1464.3	9.1
江　苏	24966.0	1594.3	6.4	12882.5	1088.2	8.4
浙　江	28661.3	1539.0	5.4	16107.7	1246.3	7.7
安　徽	17233.5	1073.3	6.2	8975.2	808.2	9.0
福　建	23520.2	1165.3	5.0	11960.8	826.9	6.9
江　西	16731.8	841.4	5.0	8485.6	569.7	6.7
山　东	19853.8	1416.1	7.1	8747.6	919.2	10.5
河　南	17154.3	1365.5	8.0	7887.4	769.0	9.7
湖　北	18192.3	1482.0	8.1	9803.1	985.1	10.0
湖　南	19501.4	1174.6	6.0	9690.6	844.1	8.7
广　东	25673.1	1096.4	4.3	11103.0	723.1	6.5
广　西	16321.2	866.2	5.3	7582.0	709.7	9.4
海　南	18448.4	1307.1	7.1	8210.3	634.5	7.7
重　庆	19742.3	1394.1	7.1	8937.7	745.9	8.3
四　川	19276.8	1369.3	7.1	9250.6	839.8	9.1
贵　州	16914.2	872.2	5.2	6644.9	449.5	6.8
云　南	17675.0	1351.9	7.6	6830.1	577.6	8.5
西　藏	17022.0	534.4	3.1	5579.7	136.4	2.4
陕　西	18463.9	1783.6	9.7	7900.7	958.2	12.1
甘　肃	17450.9	1390.8	8.0	6829.8	669.8	9.8
青　海	19200.6	1459.3	7.6	8566.5	1190.9	13.9
宁　夏	18983.9	2016.0	10.6	8414.9	926.0	11.0
新　疆	19414.7	1517.1	7.8	7697.9	731.8	9.5

注：①本表按当年价格计算；②分地区系2015年数字

4-2-1 2016年各类医疗卫生机构资产与负债

机构分类	总资产(万元)			负债(万元)	净资产(万元)
	合计	流动资产	非流动资产		
总　计	373549721	160641041	212908680	163303053	210246668
一、医院	303620852	133322129	170298723	145217399	158403453
综合医院	222939442	96505074	126434368	109255048	113684394
中医医院	35573384	15915983	19657401	18148865	17424519
中西医结合医院	4611914	2186590	2425324	2137354	2474561
民族医院	1142741	409105	733635	344960	797780
专科医院	39013976	18168605	20845371	15098592	23915384
口腔医院	2102781	1122051	980730	536367	1566415
眼科医院	2237649	1216083	1021566	805267	1432381
耳鼻喉科医院	315862	159919	155942	122717	193145
肿瘤医院	7156857	3745291	3411567	2907770	4249087
心血管病医院	1576383	754606	821777	845215	731167
胸科医院	606239	286907	319332	300924	305315
血液病医院	119501	70637	48864	45203	74299
妇产(科)医院	3663257	1465314	2197943	1647728	2015529
儿童医院	3698631	1598374	2100257	1239399	2459233
精神病医院	6101132	2675286	3425846	1553549	4547583
传染病医院	2517368	955914	1561453	1022969	1494399
皮肤病医院	351102	145156	205946	143378	207724
结核病医院	612719	286200	326519	201601	411118
麻风病医院	30810	10155	20655	6279	24531
职业病医院	154487	77339	77148	56487	98000
骨科医院	1514845	735532	779313	728749	786096
康复医院	1711133	671804	1039329	715256	995877
整形外科医院	127722	58265	69456	55960	71762
美容医院	579331	285836	293496	313553	265778
其他专科医院	3836169	1847936	1988234	1850221	1985948
护理院	339396	136771	202624	232579	106817
二、基层医疗卫生机构	36586019	14659966	21926053	9768074	26817944
社区卫生服务中心(站)	9767229	4698772	5068457	2959046	6808183
社区卫生服务中心	8822851	4298221	4524630	2674241	6148610
社区卫生服务站	944378	400552	543826	284805	659573
卫生院	26816391	9959958	16856433	6808864	20007527
街道卫生院	180462	83535	96928	52133	128329
乡镇卫生院	26635929	9876423	16759505	6756730	19879198
中心卫生院	12101600	4365826	7735774	3026499	9075101
乡卫生院	14534329	5510598	9023731	3730231	10804097
护理站	2399	1236	1163	164	2235
三、专业公共卫生机构	28651562	10568478	18083084	6927390	21724172
疾病预防控制中心	7312891	2757531	4555360	1532236	5780655
省属	1400243	702530	697713	387985	1012258
地级市(地区)属	2360424	774224	1586201	418597	1941827
县级市(区)属	1696675	606290	1090385	369961	1326714
县属	1461339	541703	919636	311921	1149418
其他	394210	132785	261425	43772	350438

注：①本表不含门诊部、诊所(医务室)和村卫生室数字；②统计范围：医疗卫生机构34.4万个

机构分类	总资产(万元)			负债 (万元)	净资产 (万元)
	合计	流动资产	非流动资产		
专科疾病防治院(所、站)	1384064	598276	785789	418102	965963
专科疾病防治院	709860	304842	405018	253826	456034
传染病防治院	32446	15661	16785	23313	9133
结核病防治院	151563	52815	98748	54784	96779
职业病防治院	233137	106316	126821	98096	135042
其他	292715	130051	162664	77634	215081
专科疾病防治所(站、中心)	674204	293434	380770	164275	509929
口腔病防治所(站、中心)	79390	46632	32758	13171	66219
精神病防治所(站、中心)	39112	15073	24040	9666	29446
皮肤病与性病防治所(中心)	159027	76051	82976	37917	121110
结核病防治所(站、中心)	140316	58649	81667	37306	103010
职业病防治所(站、中心)	89417	31738	57679	27800	61617
地方病防治所(站、中心)	8577	3805	4772	1350	7226
血吸虫病防治所(站、中心)	80025	34237	45787	18292	61732
药物戒毒所(中心)	12454	748	11706	573	11881
其他	65887	26501	39386	18200	47687
健康教育所(站、中心)	34208	14145	20064	6188	28021
妇幼保健院(所、站)	14712421	5861978	8850444	4347311	10365111
省属	1745515	878780	866736	388181	1357335
地级市(地区)属	5165741	1997969	3167772	1719583	3446159
县级市(区)属	3827058	1525956	2301101	1205563	2621494
县属	3510485	1308526	2201959	883739	2626747
其他	463622	150747	312875	150246	313376
妇幼保健院	13110121	5433590	7676532	3922595	9187527
妇幼保健所	839828	248291	591537	138918	700911
妇幼保健站	748796	173818	574978	282466	466330
生殖保健中心	13675	6278	7397	3332	10343
急救中心(站)	531611	86714	444898	59952	471660
采供血机构	2435265	774063	1661202	328746	2106520
卫生监督所(中心)	910715	202586	708129	95078	815637
省属	99006	27769	71236	5161	93845
地级市(地区)属	241005	54621	186384	19737	221268
县级市(区)属	264648	64507	200141	32747	231901
县属	300912	54396	246516	36920	263992
其他	5144	1292	3852	513	4631
计划生育技术服务机构	1330385	273187	1057198	139778	1190607
四、其他医疗卫生机构	4691289	2090469	2600820	1390191	3301098
疗养院	870622	300275	570347	207491	663131
卫生监督检验(监测)机构	21407	8939	12468	7306	14101
医学科学研究机构	1187840	531194	656646	319870	867970
医学在职培训机构	680322	188026	492296	84584	595738
临床检验中心(所、站)	963861	633231	330630	505600	458261
卫生统计信息中心	129391	54323	75068	33166	96225
其他	837846	374481	463364	232175	605671

4-2-2 2016年医疗卫生机构资产与负债(按登记注册类型/主办单位/地区分)

	总资产(万元)			负债(万元)	净资产(万元)
	合计	流动资产	非流动资产		
总　　计	373549721	160641041	212908680	163303053	210246668
按登记注册类型分					
公立	333492639	143788666	189703973	139691109	193801531
其中：国有	320433927	138261188	182172740	135685024	184748904
非公立	40057082	16852375	23204706	23611945	16445137
其中：私营	21325206	8484219	12840987	11410640	9914566
按主办单位分					
政府办	317465756	136926682	180539074	131902252	185563505
其中：卫生计生部门	306726446	132767056	173959390	128134058	178592388
社会办	34044206	14912660	19131546	19432360	14611846
个人办	22039759	8801699	13238060	11968442	10071317
按地区分					
东　部	180186616	79538344	100648273	76436181	103750435
中　部	99850922	42473998	57376924	48220241	51630681
西　部	93512183	38628700	54883483	38646631	54865552
北　京	16891140	8575645	8315495	6516620	10374520
天　津	6503235	3395737	3107498	2812480	3690755
河　北	15795630	6309463	9486166	7567702	8227927
山　西	7657835	2800180	4857655	3116950	4540885
内蒙古	7008952	2570955	4437997	3247430	3761522
辽　宁	11086990	4902443	6184547	5920115	5166874
吉　林	7044398	2964867	4079532	3113292	3931106
黑龙江	9238256	3520492	5717765	4785675	4452582
上　海	12857141	5672541	7184600	3589690	9267451
江　苏	27568856	11888707	15680149	12747527	14821329
浙　江	21798312	9533926	12264386	8445271	13353041
安　徽	13218566	6005506	7213060	6192425	7026141
福　建	9691109	4279115	5411994	3394488	6296621
江　西	8901673	4111847	4789826	4032880	4868793
山　东	26052750	11390273	14662477	12681267	13371483
河　南	21068369	9061297	12007072	11114137	9954232
湖　北	16886583	7442121	9444462	7499344	9387239
湖　南	15835241	6567689	9267553	8365539	7469702
广　东	29318495	12692507	16625988	11478584	17839911
广　西	10248762	3914568	6334194	4252138	5996624
海　南	2622961	897989	1724972	1282436	1340524
重　庆	9065952	3717613	5348339	3826237	5239714
四　川	21239034	10229560	11009474	8027756	13211278
贵　州	7669040	3543427	4125614	3975604	3693437
云　南	11090112	4466513	6623599	4555369	6534743
西　藏	693343	229040	464303	148530	544813
陕　西	9849354	3871584	5977771	4157016	5692339
甘　肃	5355901	1947993	3407908	1994612	3361289
青　海	1896283	575454	1320830	623928	1272356
宁　夏	2114857	738689	1376168	1150846	964011
新　疆	7280593	2823305	4457288	2687167	4593427

注：本表不含门诊部、诊所（医务室）和村卫生室数字

4-2-3　2016年政府办医疗卫生机构资产与负债

机构分类	总资产(万元)			负债 (万元)	净资产 (万元)	平均每床 固定资产 (万元)
	合计	流动资产	非流动资产			
总　　计	317465756	136926682	180539074	131902252	185563505	20.54
医院	252370771	111802829	140567943	115630823	136739948	23.15
综合医院	187114426	81888346	105226080	88487194	98627232	25.14
中医医院	33029648	14798019	18231630	16756341	16273307	17.43
中西医结合医院	3715559	1748704	1966855	1574968	2140591	21.02
民族医院	1017266	348439	668827	287820	729446	19.64
专科医院	27441083	13002170	14438913	8513420	18927663	20.23
护理院	52789	17152	35638	11080	41710	8.78
基层医疗卫生机构	34423017	13687737	20735281	9029215	25393803	12.39
其中：社区卫生服务中心(站)	7838765	3801697	4037068	2284429	5554336	18.68
社区卫生服务中心	7671903	3720478	3951425	2229465	5442438	19.04
社区卫生服务站	166862	81219	85643	54964	111899	5.38
卫生院	26584252	9886039	16698213	6744786	19839466	11.65
街道卫生院	175777	82049	93728	51421	124356	8.66
乡镇卫生院	26408475	9803990	16604485	6693365	19715110	11.67
专业公共卫生机构	27682333	10285601	17396732	6658041	21024293	23.32
其中：疾病预防控制中心	7187021	2707060	4479962	1514158	5672863	
专科疾病防治院(所、站)	1249810	552845	696966	360354	889456	11.38
专科疾病防治院	618132	275699	342433	216851	401281	11.97
专科疾病防治所(中心)	631678	277146	354533	143503	488176	10.79
妇幼保健院(所、站)	14334465	5751996	8582469	4219452	10115013	25.34
内：妇幼保健院	12912472	5330985	7581488	3804371	9108101	25.37
妇幼保健所(站)	1411726	416094	995632	412885	998841	25.16
急救中心(站)	513427	83985	429442	57579	455848	30.61
其他医疗卫生机构	2989634	1150515	1839119	584173	2405461	10.92
其中：疗养院	533838	195316	338522	93030	440808	10.92
临床检验中心(所、站)	46698	20549	26148	11298	35400	

注：本表不含门诊部、诊所（医务室）和村卫生室数字

4-3-1　2016年各类医疗卫生机构收入与支出

机构分类	总收入（万元）	财政补助收入	医疗收入/事业收入	总费用/总支出（万元）	医疗业务成本/医疗卫生支出/事业支出	财政项目补助支出	总支出中：人员经费（万元）
总　　计	331661168	48485663	270998597	319242339	252527015	17736034	105690436
一、医院	257843221	21384621	230236088	249678204	205545074	9259537	78185509
综合医院	190396512	14396396	171580025	184950300	154409789	6125199	57023210
中医医院	30821200	3173275	26910403	30038362	24581706	1368959	9672661
中西医结合医院	4276631	406689	3788879	4182933	3383937	213932	1326428
民族医院	739931	273544	445272	672413	447366	101598	230229
专科医院	31382302	3123031	27308374	29606877	22584410	1444892	9852955
口腔医院	1610786	118496	1443813	1408726	1007796	58443	713650
眼科医院	1681628	33095	1582075	1433813	1023872	19797	402800
耳鼻喉科医院	277144	19175	245860	281923	204322	10926	103906
肿瘤医院	6028657	297568	5565968	5643450	4908953	151369	1409000
心血管病医院	1136182	47214	1041898	1110051	898966	18442	271386
胸科医院	709558	83866	613754	700449	585557	27307	213686
血液病医院	127921	9313	104631	124650	90912	2145	34744
妇产(科)医院	2865707	184344	2622186	2685414	1959578	90887	1003754
儿童医院	3342470	347972	2886215	3275750	2714341	176798	1195445
精神病医院	4295422	987180	3168031	3987278	2728170	392478	1739348
传染病医院	2398804	511273	1831353	2440293	1839058	262195	778799
皮肤病医院	288038	27952	250747	268431	184620	10882	81725
结核病医院	567702	90777	465138	550772	431619	39423	177246
麻风病医院	26182	10383	14632	25157	15674	3097	10626
职业病医院	143114	28279	108463	136738	96108	10874	52062
骨科医院	1208951	34342	1155942	1150691	901245	10651	328228
康复医院	892093	136125	709693	849850	536618	75340	291782
整形外科医院	151018	3327	143503	133995	85427	1929	57005
美容医院	613617	10	608722	558401	283722	237	128684
其他专科医院	3017309	152337	2745751	2841047	2087852	81675	859080
护理院	226645	11686	203136	227321	137866	4958	80026
二、基层医疗卫生机构	48293753	15768012	28886213	45801570	35658896	752387	18460256
社区卫生服务中心(站)	13105656	4662291	7931390	12673887	12264344	205902	4628633
社区卫生服务中心	11825198	4449164	6929050	11380279	11013033	202319	4199418
社区卫生服务站	1280459	213127	1002340	1293608	1251311	3583	429215
卫生院	25001539	11105682	13032438	24275070	23394237	546468	9921196
街道卫生院	202917	91799	105151	195776	188747	2931	80598
乡镇卫生院	24798622	11013883	12927288	24079294	23205490	543537	9840598
中心卫生院	11118669	4571846	6173589	10774677	10422559	211560	4421707
乡卫生院	13679953	6442037	6753698	13304617	12782931	331977	5418891
村卫生室	4554428		3105331	4085394			1676718
门诊部	2695804		2344578	2297782			951364
综合门诊部	1234502		1031297	1084963			455657
中医门诊部	553726		525943	482402			139014
中西医结合门诊部	37034		30981	32269			12617
民族医门诊部	661		616	554			185
专科门诊部	869881		755741	697594			343892
诊所、卫生所、医务室、护理站	2936325	39	2472476	2469437	315	18	1282345
诊所	2516186		2160144	2053624			1075242
卫生所、医务室	414858		307751	411246			205980
护理站	5282	39	4581	4568	315	18	1124

统计范围：医疗卫生机构98.2万个，其中：社区卫生服务站2.5万个，诊所(医务室)20.1万个，村卫生室63.8万个

机构分类	总收入（万元）	财政补助收入	医疗收入/事业收入	总费用/总支出（万元）	医疗业务成本/医疗卫生支出/事业支出	财政项目补助支出	总支出中：人员经费（万元）
三、专业公共卫生机构	22827362	10198399	11135698	21325996	10519612	6925652	8238509
疾病预防控制中心	5881458	4159218	1151150	5522893	1446505	3371678	1966666
省属	980885	625468	168293	882090	189720	531509	163060
地级市（地区）属	1704821	1350281	280474	1640578	371739	1164218	563349
县级市（区）属	1567088	1186307	303191	1525397	420306	942162	609013
县属	1340967	906660	352335	1280082	401272	671325	543908
其他	287698	90503	46857	194747	63468	62465	87337
专科疾病防治院(所、站)	1316032	486212	771119	1262762	686186	186296	499209
专科疾病防治院	619746	172948	409755	608886	362769	77881	231531
传染病防治院	48529	6278	42062	48965	39130	1178	16228
结核病防治院	115931	21358	92460	115926	84608	13019	37404
职业病防治院	191770	59075	106822	189621	85305	21894	77443
其他	263517	86236	168412	254373	153725	41790	100456
专科疾病防治所(站、中心)	696286	313264	361364	653876	323417	108415	267677
口腔病防治所(站、中心)	75163	11037	62910	66293	49765	2896	37082
精神病防治所(站、中心)	26771	8117	17974	23395	16901	3782	10414
皮肤病与性病防治所(中心)	170449	64747	101908	155851	82793	25192	56858
结核病防治所(站、中心)	178618	102205	73916	172106	79034	29365	69201
职业病防治所(站、中心)	50405	16683	25537	50426	24433	2388	20103
地方病防治所(站、中心)	14419	11620	2769	12448	1420	1718	6196
血吸虫病防治所(站、中心)	103283	69089	31018	98963	29122	29958	38159
药物戒毒所(中心)	2045	1810	230	2150	70	1715	984
其他	75133	27958	45101	72244	39880	11401	28681
健康教育所(站、中心)	51814	42660	4510	50117	9606	36651	22127
妇幼保健院(所、站)	11483000	2675327	8561912	10504383	7348047	1301317	4130628
省属	1196003	111671	1056558	1017322	799750	85183	367268
地级市（地区）属	4185442	638258	3464106	3843172	2899277	280397	1501793
县级市（区）属	3221889	888401	2266828	3013887	2046622	410291	1242654
县属	2644472	974081	1606645	2411414	1463347	483018	946758
其他	235193	62916	167775	218589	139051	42427	72155
妇幼保健院	10621197	2136646	8265429	9724436	7051379	1067235	3817234
妇幼保健所	519444	324647	176907	473826	184427	131188	191276
妇幼保健站	328795	203794	116502	294912	109323	97938	117202
生殖保健中心	13563	10240	3074	11209	2919	4956	4916
急救中心(站)	348170	271458	59551	345062	92547	215972	167126
采供血机构	1354554	681303	452960	1316455	480163	624547	350099
卫生监督所(中心)	1058360	940120	25551	1062584	167450	687143	436710
省属	72246	68814	1022	69605	4755	53671	16891
地级市（地区）属	322020	308614	1508	323121	51028	234796	116655
县级市（区）属	376700	325335	9955	376662	60601	238336	161326
县属	280625	231875	13033	286839	50108	155825	138693
其他	6769	5481	33	6357	959	4516	3145
计划生育技术服务机构	1333973	942101	108947	1261739	289107	502048	665945
四、其他医疗卫生机构	2696833	1134632	740599	2436569	803434	798458	806161
疗养院	376032	113210	196415	357668	146735	42790	145598
卫生监督检验(监测)机构	10717	2463	285	10072	405	1734	3089
医学科学研究机构	344465	189770	83767	313775	87723	152170	117795
医学在职培训机构	256494	181717	65744	238665	73778	136083	119505
临床检验中心(所、站)	824057	8689	241841	676557	285575	4403	157724
卫生统计信息中心	78479	71943	4983	71630	10738	59442	13566
其他	806588	566840	147563	768201	198479	401837	248884

4-3-2 2016年医疗卫生机构收入与支出(按登记注册类型/主办单位/地区分)

	总收入(万元)	财政补助收入	医疗收入/事业收入	总费用/总支出(万元)	医疗业务成本/医疗卫生支出/事业支出	财政项目补助支出	总支出中:人员经费(万元)
总　　计	331661168	48485663	270998597	319242339	252527015	17736034	105690436
按登记注册类型分							
公立	298076540	48163056	240016516	288492123	234131602	17670880	96260829
其中:国有	282209412	43830360	229944874	273351870	222825853	17338974	90400284
非公立	33584628	322607	30982081	30750215	18395413	65153	9429606
其中:私营	18556797	170078	17061177	16723033	9036218	28285	5401572
按主办单位分							
政府办	280224520	46877471	225294070	271136570	222830896	17263132	90773964
内:卫生计生部门	271187755	45009000	218591514	262448209	216599730	16429786	87941972
社会办	32296849	1416372	27889824	30751858	20040103	442404	9348427
个人办	19139798	191820	17814703	17353911	9656016	30498	5568045
按地区分							
东　部	174682892	23084736	144983375	169394758	135648099	9487835	55506033
中　部	80531960	11370193	66336437	76951516	60769923	3653660	24588890
西　部	76446315	14030734	59678785	72896065	56108993	4594539	25595512
北　京	18835142	2668862	15242500	18449371	14864287	955081	5664833
天　津	6330319	876568	5247850	5938199	4784596	352214	1805332
河　北	12788758	1359082	11115659	12134822	9770135	465415	3493818
山　西	6147970	1253458	4677157	5862781	4404542	443219	1802599
内蒙古	5167533	1227738	3812981	5091997	3866811	396836	1795865
辽　宁	9894859	922702	8732614	9635649	7875556	393501	3019631
吉　林	5966320	1222231	4586670	5679880	4325214	347904	1794513
黑龙江	7691608	1297711	6156745	7622111	5854909	416987	2216062
上　海	15904589	2224095	12946730	15594694	12735609	963024	4985213
江　苏	24629558	3019955	20519359	24230547	19484593	1318140	7672617
浙　江	21723703	2824490	18010999	21203888	17188366	1108474	7436278
安　徽	10192705	1436009	8122253	9483975	7559342	433753	3198871
福　建	8398771	1383981	6767712	7924110	6279384	646155	2766667
江　西	7695870	1312929	6194636	7244062	5750429	395589	2363130
山　东	22600706	2575881	19391761	21790708	17624393	847967	7244730
河　南	16157339	1623417	14048298	15355057	12471958	611816	4486834
湖　北	13580328	1703352	11433584	13009091	10254012	535323	4376689
湖　南	13099820	1521086	11117095	12694558	10149517	469070	4350192
广　东	31572106	4779370	25503505	30527179	23577495	2203099	10785010
广　西	9018836	1445463	7273934	8684302	6744458	655742	3139920
海　南	2004381	449751	1504685	1965591	1463687	234767	631904
重　庆	7358065	1053049	6073919	7042443	5435206	429341	2359736
四　川	17879768	2566683	14723527	16995846	13568261	807627	5968810
贵　州	6243387	1196084	4790116	5951205	4504389	307879	2182587
云　南	8912498	1732250	6847840	8425606	6373412	575090	2912794
西　藏	569039	203308	300817	446050	291220	44357	154305
陕　西	7902419	1358883	6281250	7480478	5753297	377837	2484239
甘　肃	4270701	1067636	2973478	3994398	2895335	318075	1432546
青　海	1365947	360028	930764	1307018	966057	116745	439935
宁　夏	1678403	373183	1250459	1631306	1263815	146324	514218
新　疆	6079720	1446428	4419699	5845416	4446733	418686	2210559

4-4-1 公立医院收入与支出

指标名称	2010	2012	2013	2014	2015	2016
机构数(个)	13510	12979	12971	12897	12633	12302
平均每所医院总收入(万元)	7179.3	10950.5	12666.8	14610.2	16498.5	18915.7
其中：医疗收入	6440.1	9795.7	11361.5	13149.0	14612.4	16721.5
门诊收入	2318.7	3410.5	3934.1	4548.3	5048.3	5703.5
内：药品收入	1212.1	1750.4	1975.7	2242.3	2441.1	2664.1
住院收入	4121.4	6385.2	7427.4	8600.7	9564.1	11017.9
内：药品收入	1788.6	2638.4	2945.2	3306.4	3529.3	3814.7
财政补助收入	586.9	892.8	1006.3	1125.9	1480.1	1727.0
平均每所医院总费用(万元)	6872.0	10438.5	12085.4	13939.8	15996.5	18386.1
其中：医疗业务成本	6536.5	8408.2	9931.3	11596.6	13263.2	15333.8
内：药品费	2488.1	3715.1	4241.5	4861.0	5322.1	5916.2
平均每所医院人员经费(万元)	1650.0	2815.3	3376.1	3094.5	4900.6	5829.8
职工人均年业务收入(万元)	23.5	30.3	32.7	35.5	37.0	39.5
医师人均年业务收入(万元)	78.3	106.0	115.9	127.5	132.7	141.1
门诊病人次均医药费(元)	167.3	193.4	207.9	221.6	235.2	246.5
其中：药费	87.4	99.3	104.4	109.3	113.7	115.1
检查费	30.8	36.2	38.7	41.8	44.3	46.9
住院病人人均医药费(元)	6415.9	7325.1	7858.9	8290.5	8833.0	9229.7
其中：药费	2784.3	3026.7	3116.3	3187.1	3259.6	3195.6
检查费	460.8	565.4	629.8	685.2	753.4	805.2
住院病人日均医药费(元)	600.6	716.8	782.7	843.8	903.1	965.3

注：①本表按当年价格计算；②2010年医疗业务成本为医疗支出和药品支出之和

4-4-2 2016年三级公立医院收入与支出

指标名称	公立医院	三级医院	二级医院	一级医院	公立医院中：政府办医院
机构数(个)	12302	2036	6001	2843	9357
平均每所医院总收入(万元)	18915.7	77310.6	11517.4	1261.6	23581.7
医疗收入	16721.5	69829.5	9802.2	996.9	20802.2
门诊收入	5703.5	22957.7	3527.5	515.6	7059.2
内：挂号收入	48.8	216.3	24.0	3.4	61.4
检查收入	1086.0	4195.6	751.5	69.2	1358.3
治疗收入	588.1	2298.5	373.2	65.7	718.7
手术收入	116.2	492.1	61.3	13.1	142.1
卫生材料收入	191.2	801.0	110.3	12.4	239.3
药品收入	2664.1	10885.9	1583.2	263.2	3286.2
西药收入	1879.6	7695.1	1105.8	187.8	2316.0
中药收入	784.4	3190.8	477.3	75.4	970.2
住院收入	11017.9	46871.8	6274.7	481.3	13743.0
内：床位收入	416.2	1578.6	291.6	29.0	518.0
检查收入	961.3	4092.4	549.1	40.0	1196.5
治疗收入	1446.3	5715.9	951.7	82.4	1788.4
手术收入	672.2	2850.1	387.5	29.4	849.0
护理收入	278.7	949.6	231.2	20.9	351.6
卫生材料收入	1886.0	9307.7	681.8	24.6	2388.7
药品收入	3814.7	16267.5	2155.7	179.1	4727.2
西药收入	3469.4	14920.3	1924.3	152.4	4301.4
中药收入	345.3	1347.2	231.5	26.7	425.8
财政补助收入	1727.0	5463.7	1475.6	222.5	2215.1
科教项目收入	76.8	439.8	7.5	0.9	99.3
其他收入	390.4	1577.6	232.1	41.3	465.1
平均每所医院总费用(万元)	18386.1	75016.0	11231.0	1246.8	22891.7
医疗业务成本	15333.8	63817.9	9069.1	891.9	19139.0
内：药品费	5916.2	24696.2	3474.5	362.1	7356.0
财政项目补助支出	748.5	2726.3	520.9	85.6	963.0
科教项目支出	61.4	341.1	8.9	1.8	79.0
管理费用	2000.5	7433.8	1454.1	145.2	2491.1
其他支出	241.8	696.9	178.0	122.2	219.5
平均每所医院人员经费(万元)	5829.8	22912.9	3817.9	438.5	7298.9
离退休费	277.4	1030.5	202.1	19.8	351.2
职工人均年业务收入(元)	39.5	52.1	26.8	16.0	40.4
医师人均年业务收入(元)	141.1	186.5	96.6	50.9	144.8
门诊病人次均医药费(元)	246.5	294.9	190.6	144.5	247.0
内：挂号费	2.1	2.8	1.3	1.0	2.1
检查费	46.9	53.9	40.6	19.4	47.5
治疗费	25.4	29.5	20.2	18.4	25.1
药费	115.1	139.8	85.5	73.8	115.0
住院病人人均医药费(元)	9229.7	12847.8	5569.9	4312.2	9264.3
内：床位费	348.7	432.7	258.9	259.7	349.2
检查费	805.2	1121.8	487.4	358.2	806.6
治疗费	1211.6	1566.8	844.8	738.0	1205.6
手术费	563.1	781.2	344.0	263.7	572.4
护理费	233.4	260.3	205.2	187.2	237.0
卫生材料费	1579.9	2551.3	605.2	220.5	1610.2
药费	3195.6	4459.0	1913.6	1604.3	3186.7
住院病人日均医药费(元)	965.3	1272.9	636.4	374.3	980.6

4-4-3 综合医院收入与支出

指标名称	2010	2012	2013	2014	2015	2016
机构数(个)	4748	4678	4681	4676	4519	4510
平均每所医院总收入(万元)	13906.1	20566.3	23765.1	27341.1	31210.1	35007.1
其中：医疗收入	12693.0	18633.1	21586.4	24860.6	27962.6	31305.6
门诊收入	4309.7	6117.3	7040.8	8123.9	9132.1	10098.4
内：药品收入	2183.6	3011.7	3372.7	3816.9	4200.3	4475.8
住院收入	8383.3	12515.8	14545.6	16736.7	18830.4	21207.1
内：药品收入	3641.3	5127.6	5704.0	6371.0	6870.2	7256.6
财政补助收入	997.8	1527.7	1691.4	1911.0	2555.3	2911.1
平均每所医院总费用(万元)	13317.3	19556.0	22652.5	26065.6	30317.5	34035.7
其中：医疗业务成本	12831.9	16106.7	18943.9	22034.3	25542.2	28823.2
内：药品费	4878.5	6952.6	7926.4	9052.2	10038.2	10871.5
平均每所医院人员经费(万元)	3082.4	5185.7	6240.7	7351.5	9170.8	10640.2
职工人均年业务收入(万元)	26.2	33.1	35.4	38.3	40.0	42.5
医师人均年业务收入(万元)	88.1	117.3	127.6	139.6	145.0	153.7
门诊病人次均医药费(元)	173.8	198.4	211.5	224.9	237.5	247.8
其中：药费	88.1	97.7	101.3	105.6	109.3	109.8
检查费	35.9	41.5	44.3	47.6	50.1	52.7
住院病人人均医药费(元)	6525.6	7403.5	7968.3	8397.3	8953.3	9339.1
其中：药费	2834.4	3033.1	3124.7	3196.5	3266.6	3195.6
检查费	473.1	578.0	647.8	704.8	775.6	826.4
住院病人日均医药费(元)	674.8	793.5	870.2	937.3	1009.7	1079.1

注：①本表系卫生计生部门综合医院数字；②本表按当年价格计算；③2010年医疗业务成本为医疗支出和药品支出之和

4-4-4　2016年各级综合医院收入与支出

指标名称	合计	中央属	省属	地级市属	县级市属	县属
机构数(个)	4510	25	230	969	1492	1794
平均每所医院总收入(万元)	35007.1	429531.8	159904.4	57162.9	19698.6	14261.2
医疗收入	31305.6	389817.0	145197.0	51593.3	17224.4	12460.7
门诊收入	10098.4	137450.2	44666.1	16182.2	6181.9	3863.2
内：挂号费	67.9	1666.2	363.3	85.1	34.4	26.4
检查收入	2145.6	22396.9	8234.5	3421.0	1379.3	1031.1
治疗收入	949.0	11280.2	4066.4	1519.5	608.2	380.7
手术收入	207.3	3231.4	1166.4	307.1	113.0	66.7
卫生材料收入	359.9	4844.0	1619.5	578.7	226.4	128.9
药品收入	4475.8	70477.4	20863.3	7319.2	2567.0	1506.6
西药收入	3509.9	57506.9	16499.4	5592.4	2052.1	1179.6
中药收入	965.9	12970.4	4363.9	1726.8	514.9	327.0
住院收入	21207.1	252366.8	100530.9	35411.1	11042.5	8597.5
内：床位收入	748.5	6877.5	2764.1	1180.6	481.0	393.6
检查收入	1876.6	18019.9	8216.6	3338.5	1005.6	773.5
治疗收入	2502.3	22134.9	9583.3	4317.9	1427.2	1234.2
手术收入	1358.3	17736.7	6527.7	2090.2	752.5	576.0
护理收入	526.8	2756.3	1631.6	782.5	352.2	361.1
卫生材料收入	3994.2	72981.7	25496.0	6500.4	1532.4	969.9
药品收入	7256.6	86400.8	34677.2	12339.4	3725.4	2829.5
西药收入	6786.1	81871.1	32772.6	11448.7	3470.2	2647.4
中药收入	470.5	4529.7	1904.6	890.6	255.2	182.2
财政补助收入	2911.1	16438.3	10487.0	4571.9	2061.7	1560.6
科教项目收入	129.2	9371.0	966.2	104.1	13.9	2.6
其他收入	661.3	13905.5	3254.2	893.6	398.5	237.3
平均每所医院总费用(万元)	34035.7	415879.8	155671.6	55604.5	19294.1	13730.3
医疗业务成本	28823.2	364168.8	134907.0	46974.0	16115.7	11314.1
内：药品费(万元)	10871.5	141107.0	50747.4	17900.5	6002.2	4197.4
财政项目补助支出	1246.2	6508.3	5384.5	2239.6	795.9	480.2
科教项目支出	102.4	6647.3	784.4	94.2	11.4	3.8
管理费用	3601.9	35097.6	13242.2	5952.8	2220.2	1806.2
其他支出	262.1	3457.7	1353.5	343.9	150.9	126.0
平均每所医院人员支出(万元)	10640.2	121774.3	45475.4	17214.3	6504.2	4514.4
离退休费	503.0	6403.5	2161.0	787.1	279.7	240.5
职工人均年业务收入(元)	42.5	92.6	68.2	44.8	32.6	27.2
医师人均年业务收入(元)	153.7	346.1	245.6	159.9	115.4	101.7
门诊病人次均医药费(元)	247.8	451.7	347.8	258.5	197.9	176.0
内：挂号费	1.7	5.5	2.8	1.4	1.1	1.2
检查费	52.7	73.6	64.1	54.6	44.2	47.0
治疗费	23.3	37.1	31.7	24.3	19.5	17.4
药费	109.8	231.6	162.5	116.9	82.2	68.7
住院病人人均医药费(元)	9339.1	22327.3	17183.7	11324.4	6856.0	4850.4
内：床位费	329.6	608.5	472.5	377.6	298.7	222.0
检查费	826.4	1594.3	1404.5	1067.7	624.3	436.4
治疗费	1101.9	1958.3	1638.1	1380.9	886.1	696.3
手术费	598.2	1569.2	1115.8	668.4	467.2	324.9
护理费	232.0	243.9	278.9	250.3	218.7	203.7
卫生材料费	1759.0	6456.8	4358.0	2078.8	951.4	547.2
药费	3195.6	7644.0	5927.4	3946.1	2313.0	1596.3
住院病人日均医药费(元)	1079.1	2547.6	1809.0	1162.8	823.5	646.6

注：①本表系卫生计生部门综合医院数字；②地级市属含地区和省辖市区属，县级市属包括地级市辖区属

4-5-1 医院门诊病人次均医药费用

	门诊病人次均医药费（元）	药费	检查费	占门诊医药费% 药费	检查费
医院合计					
2010	166.8	85.6	30.0	51.3	18.0
2012	192.5	96.9	35.0	50.3	18.2
2013	206.4	101.7	37.4	49.3	18.1
2014	220.0	106.3	40.3	48.3	18.3
2015	233.9	110.5	42.7	47.3	18.3
2016	245.5	111.7	45.2	45.5	18.4
其中：公立医院					
2010	167.3	87.4	30.8	52.3	18.4
2012	193.4	99.3	36.2	51.3	18.7
2013	207.9	104.4	38.7	50.2	18.6
2014	221.6	109.3	41.8	49.3	18.9
2015	235.2	113.7	44.3	48.4	18.8
2016	246.5	115.1	46.9	46.7	19.0
内：三级医院					
2010	220.2	117.6	37.9	53.4	17.2
2012	242.1	126.7	42.7	52.3	17.6
2013	256.7	132.1	45.2	51.5	17.6
2014	269.8	136.0	48.4	50.4	17.9
2015	283.7	139.8	51.1	49.3	18.0
2016	294.9	139.8	53.9	47.4	18.3
二级医院					
2010	139.3	70.5	28.9	50.6	20.8
2012	157.4	77.9	33.3	49.5	21.1
2013	166.2	79.6	35.2	47.9	21.2
2014	176.0	82.8	37.7	47.1	21.4
2015	184.1	85.0	39.2	46.2	21.3
2016	190.6	85.5	40.6	44.9	21.3
一级医院					
2010	93.1	51.6	11.5	55.4	12.4
2012	112.0	59.9	14.7	53.5	13.1
2013	119.8	64.2	15.6	53.6	13.1
2014	125.3	66.4	17.1	53.0	13.7
2015	132.9	70.6	17.6	53.1	13.3
2016	144.5	73.8	19.4	51.0	13.4

注：本表按当年价格计算

4-5-2 医院住院病人人均医药费用

	住院病人人均医药费(元)	药费	检查费	占住院医药费%	
				药费	检查费
医院合计					
2010	6193.9	2670.2	441.6	43.1	7.1
2012	6980.4	2867.4	533.9	41.1	7.6
2013	7442.3	2939.1	590.2	39.5	7.9
2014	7832.3	2998.5	640.6	38.3	8.2
2015	8268.1	3042.0	697.2	36.8	8.4
2016	8604.7	2977.5	740.7	34.6	8.6
其中：公立医院					
2010	6415.9	2784.3	460.8	43.4	7.2
2012	7325.1	3026.7	565.4	41.3	7.7
2013	7858.9	3116.3	629.8	39.7	8.0
2014	8290.5	3187.1	685.2	38.4	8.3
2015	8833.0	3259.6	753.4	36.9	8.5
2016	9229.7	3195.6	805.2	34.6	8.7
内：三级医院					
2010	10442.4	4440.9	765.5	42.5	7.3
2012	11186.8	4521.0	881.1	40.4	7.9
2013	11722.4	4578.3	952.1	39.1	8.1
2014	12100.2	4610.1	1007.0	38.1	8.3
2015	12599.3	4641.6	1078.1	36.8	8.6
2016	12847.8	4459.0	1121.8	34.7	8.7
二级医院					
2010	4338.6	1944.8	303.4	44.8	7.0
2012	4729.4	2033.3	352.4	43.0	7.5
2013	4968.3	2028.4	389.0	40.8	7.8
2014	5114.6	2003.9	417.4	39.2	8.2
2015	5358.2	1981.2	456.2	37.0	8.5
2016	5569.9	1913.6	487.4	34.4	8.8
一级医院					
2010	2844.3	1243.7	185.9	43.7	6.5
2012	3285.0	1411.3	236.1	43.0	7.2
2013	3561.9	1471.2	277.7	41.3	7.8
2014	3737.1	1519.8	311.5	40.7	8.3
2015	3844.5	1525.3	304.4	39.7	7.9
2016	4312.2	1604.3	358.2	37.2	8.3

注：本表按当年价格计算

4-5-3 综合医院门诊病人次均医药费用

级别 年份		门诊病人 次均医药费(元)	药费	检查费	占门诊医药费% 药费	检查费
医院合计	2010	173.8	88.1	35.9	50.7	20.7
	2012	198.4	97.7	41.5	49.2	20.9
	2013	211.5	101.3	44.3	47.9	20.9
	2014	224.9	105.6	47.6	47.0	21.2
	2015	237.5	109.3	50.1	46.0	21.1
	2016	247.8	109.8	52.7	44.3	21.2
中央属	2010	324.1	181.9	49.5	56.1	15.3
	2012	360.1	196.6	56.2	54.6	15.6
	2013	384.1	204.5	61.0	53.2	15.9
	2014	413.4	219.6	67.3	53.1	16.3
	2015	441.1	234.6	69.9	53.2	15.8
	2016	451.7	231.6	73.6	51.3	16.3
省属	2010	254.4	135.6	45.3	53.3	17.8
	2012	287.7	149.2	51.3	51.9	17.8
	2013	302.2	152.8	54.5	50.6	18.0
	2014	316.6	156.8	57.5	49.5	18.2
	2015	332.6	161.2	59.6	48.5	17.9
	2016	347.8	162.5	64.1	46.7	18.4
地级市属	2010	179.7	93.1	36.0	51.8	20.0
	2012	204.3	102.8	41.7	50.3	20.4
	2013	221.1	109.0	45.4	49.3	20.5
	2014	233.9	113.1	48.8	48.4	20.9
	2015	246.7	116.3	51.8	47.1	21.0
	2016	258.5	116.9	54.6	45.2	21.1
县级市属	2010	139.8	67.4	30.7	48.2	22.0
	2012	161.4	76.0	35.5	47.1	22.0
	2013	170.7	77.1	37.4	45.2	21.9
	2014	183.3	80.9	40.6	44.2	22.1
	2015	191.0	82.3	42.2	43.1	22.1
	2016	197.9	82.2	44.2	41.5	22.3
县属	2010	121.4	54.5	32.9	44.9	27.1
	2012	142.6	62.3	38.8	43.7	27.2
	2013	151.6	64.2	40.5	42.4	26.7
	2014	162.1	67.3	43.6	41.5	26.9
	2015	170.5	68.7	46.0	40.3	27.0
	2016	176.0	68.7	47.0	39.0	26.7

注：①本表系卫生计生部门办综合医院数字；②按当年价格计算

4-5-4　综合医院住院病人人均医药费用

		住院病人人均医药费（元）	药费	检查费	占住院医药费%	
					药费	检查费
医院合计	2010	6525.6	2834.4	473.1	43.4	7.2
	2012	7403.5	3033.1	578.0	41.0	7.8
	2013	7968.3	3124.7	647.8	39.2	8.1
	2014	8397.3	3196.5	704.8	38.1	8.4
	2015	8953.3	3266.6	775.6	36.5	8.7
	2016	9339.1	3195.6	826.4	34.2	8.8
中央属	2010	16383.6	6620.1	1032.0	40.4	6.3
	2012	18818.7	7250.2	1241.3	38.5	6.6
	2013	19539.3	7236.9	1302.7	37.0	6.7
	2014	20762.9	7696.2	1409.8	37.1	6.8
	2015	21544.8	7705.0	1518.8	35.8	7.0
	2016	22327.3	7644.0	1594.3	34.2	7.1
省属	2010	12938.7	5549.5	940.1	42.9	7.3
	2012	14369.8	5716.4	1079.7	39.8	7.5
	2013	15246.3	5878.2	1197.1	38.6	7.9
	2014	15925.6	5983.0	1269.9	37.6	8.0
	2015	16709.4	6055.7	1350.8	36.2	8.1
	2016	17183.7	5927.4	1404.5	34.5	8.2
地级市属	2010	8100.0	3433.0	646.1	42.4	8.0
	2012	9251.1	3726.6	783.1	40.3	8.5
	2013	9924.8	3895.6	869.3	39.3	8.8
	2014	10409.5	3989.5	939.9	38.3	9.0
	2015	10972.9	4085.7	1018.4	37.2	9.3
	2016	11324.4	3946.1	1067.7	34.8	9.4
县级市属	2010	4891.5	2190.7	346.5	44.8	7.1
	2012	5618.4	2386.6	436.6	42.5	7.8
	2013	6054.9	2397.9	491.8	39.6	8.1
	2014	6359.9	2426.7	540.1	38.2	8.5
	2015	6641.1	2401.2	587.5	36.2	8.8
	2016	6856.0	2313.0	624.3	33.7	9.1
县属	2010	3261.8	1506.0	216.4	46.2	6.6
	2012	3877.5	1673.4	286.0	43.2	7.4
	2013	4191.8	1693.0	326.6	40.4	7.8
	2014	4401.3	1694.7	360.6	38.5	8.2
	2015	4656.3	1670.3	401.2	35.9	8.6
	2016	4850.4	1596.3	436.4	32.9	9.0

注：①本表系卫生计生部门综合医院数字；②按当年价格计算

4-5-5　2016年各地区医院门诊和住院病人人均医药费用

地区	门诊病人次均医药费(元)	药费	检查费	住院病人人均医药费(元)	药费	检查费	手术费
总　计	245.5	111.7	45.2	8604.7	2977.5	740.7	567.8
北　京	460.2	267.3	49.2	20648.2	6455.2	1378.3	1045.8
天　津	299.3	176.7	22.5	15684.9	5297.6	800.6	666.9
河　北	214.9	92.5	50.5	7793.8	3134.3	722.1	352.7
山　西	237.7	102.0	52.2	8065.7	2972.8	764.4	431.2
内蒙古	223.4	87.7	53.3	8460.2	3222.9	755.9	380.3
辽　宁	272.8	119.7	58.7	8866.9	3321.8	884.0	545.0
吉　林	253.5	99.0	55.6	8730.2	3449.6	723.0	475.7
黑龙江	244.5	90.2	65.7	8617.1	3939.8	685.7	293.5
上　海	340.4	172.6	39.3	17111.7	5520.7	1035.3	1482.6
江　苏	249.9	110.0	40.7	10364.1	3828.4	737.2	652.7
浙　江	238.0	111.3	30.3	10952.6	3545.2	649.0	935.1
安　徽	216.2	92.5	48.3	6935.2	2236.7	561.6	473.9
福　建	220.6	90.9	46.2	8413.7	2423.5	866.8	745.3
江　西	227.6	109.7	48.2	7417.0	2852.6	561.8	513.3
山　东	241.0	106.3	54.2	8943.5	3075.4	729.2	694.3
河　南	172.2	73.3	42.0	7085.4	2644.0	653.9	471.0
湖　北	221.4	104.5	41.6	8207.3	2803.1	736.0	600.5
湖　南	266.7	112.5	60.0	7303.2	2437.5	606.3	489.1
广　东	231.8	100.7	42.7	10537.5	3210.4	1010.5	829.1
广　西	181.0	76.3	39.4	7544.2	2425.8	747.7	399.6
海　南	231.9	104.2	46.9	9472.8	3506.1	717.3	509.5
重　庆	279.4	123.7	46.0	7714.4	2684.6	750.4	459.6
四　川	229.4	92.7	50.1	7380.8	2285.7	744.9	448.4
贵　州	229.6	80.0	53.6	5704.3	1767.2	612.5	401.7
云　南	193.0	80.5	40.0	6072.5	2079.0	634.5	366.2
西　藏	154.4	73.0	22.2	7311.4	2672.5	597.9	571.2
陕　西	218.5	89.9	49.4	6803.5	2498.9	663.1	503.4
甘　肃	177.4	82.0	41.8	5587.5	2060.5	552.2	378.1
青　海	192.0	77.8	37.3	8151.6	3036.7	788.8	326.8
宁　夏	215.0	108.6	39.4	7708.9	2799.6	594.8	457.0
新　疆	212.6	102.5	46.0	6775.2	2259.5	831.7	382.4

4-5-6　2016年各地区公立医院门诊和住院病人人均医药费用

地区	门诊病人次均医药费（元）	药费	检查费	住院病人人均医药费（元）	药费	检查费	手术费
总　计	246.5	115.1	46.9	9229.7	3195.6	805.2	563.1
北　京	450.7	266.4	49.0	20996.9	6637.2	1424.5	784.8
天　津	297.1	168.6	25.1	16611.8	5528.0	838.7	651.3
河　北	221.6	97.0	53.9	8340.6	3314.4	792.7	369.9
山　西	241.3	107.4	55.6	8785.7	3244.1	847.1	416.5
内蒙古	227.3	88.5	56.1	8885.5	3384.0	799.7	382.7
辽　宁	273.8	123.2	60.6	9508.5	3578.9	950.9	552.1
吉　林	260.4	104.8	57.9	9534.3	3794.1	790.8	470.0
黑龙江	245.9	92.0	68.1	9069.3	4174.3	725.4	284.2
上　海	330.2	173.0	39.0	16942.5	5584.0	1033.1	1330.0
江　苏	259.5	117.6	43.2	11591.5	4232.5	835.4	684.6
浙　江	232.0	112.7	30.3	10995.8	3531.5	669.5	909.9
安　徽	221.7	98.2	51.2	7534.5	2420.8	616.7	472.0
福　建	217.1	93.0	45.8	8905.4	2615.6	939.0	713.5
江　西	232.8	114.3	49.4	7890.9	3055.7	598.1	504.3
山　东	247.8	111.5	57.8	9518.5	3260.0	782.2	698.1
河　南	175.9	77.0	43.9	7641.8	2848.0	708.5	479.4
湖　北	221.2	107.0	42.5	8662.2	3014.9	788.6	589.2
湖　南	268.3	116.6	62.9	7994.3	2641.3	674.2	495.1
广　东	227.6	103.4	42.9	10915.0	3371.7	1053.7	800.5
广　西	182.9	77.8	40.5	7750.3	2495.2	774.5	396.4
海　南	231.5	108.1	47.9	9715.4	3652.6	743.7	475.5
重　庆	279.5	128.8	48.5	8743.9	3002.6	871.6	418.1
四　川	230.8	97.4	53.2	8295.4	2504.1	848.8	458.9
贵　州	250.3	89.1	63.4	6704.9	2037.1	747.5	425.2
云　南	194.6	83.0	43.5	6720.7	2308.1	726.2	356.0
西　藏	136.1	65.3	24.5	7503.0	2846.9	620.6	471.6
陕　西	219.3	93.5	51.0	7254.0	2671.6	715.8	513.4
甘　肃	178.2	83.7	42.4	5783.7	2141.0	573.4	381.2
青　海	192.2	77.7	38.4	8813.7	3252.9	865.1	329.0
宁　夏	224.7	115.0	42.3	8311.2	3035.8	655.3	442.1
新　疆	215.0	105.9	48.1	7293.7	2446.5	907.8	400.9

4-6-1　2016年30种疾病平均住院医药费用

疾病名称 (ICD-10)	出院 人数 (人)	平　均 住院日	人均 医药费 (元)	药费	检查费	治疗费	手术费	卫生材料费
病毒性肝炎	251631	12.9	7893.7	4080.1	584.4	442.5	254.1	312.5
浸润性肺结核	310424	13.1	8428.6	3505.9	974.3	842.7	512.4	632.9
急性心肌梗塞	343416	8.9	26056.9	5242.4	1680.0	2353.4	3126.5	11558.8
充血性心力衰竭	24633	9.9	8423.8	3377.2	925.7	1089.2	711.2	698.2
细菌性肺炎	419713	8.8	6970.8	2935.8	745.8	749.2	215.6	366.0
慢性肺源性心脏病	105169	10.2	7591.4	3216.2	857.6	1077.9	217.4	353.6
急性上消化道出血	143834	7.8	8655.2	3794.6	814.2	858.9	377.2	558.1
原发性肾病综合征	134055	10.4	7957.3	3481.4	740.9	532.4	195.2	399.7
甲状腺功能亢进	105824	8.1	5748.8	1804.1	931.6	495.6	2106.1	364.7
脑出血	525267	14.6	17787.0	7218.7	1950.8	2928.2	1712.9	1879.0
脑梗塞	3008581	10.9	9387.0	4492.0	1422.0	1049.8	404.5	451.0
再生障碍性贫血	92202	7.3	8695.9	3404.8	584.8	524.8	226.5	324.5
急性白血病	82302	12.8	17414.5	8393.2	838.5	1107.0	162.4	811.4
结节性甲状腺肿	187158	7.7	12000.8	2579.6	850.5	681.9	3354.6	2236.4
急性阑尾炎	731643	6.7	7819.8	2518.4	490.7	580.9	1880.3	1274.6
急性胆囊炎	111818	8.0	8227.7	3416.5	916.5	582.3	2020.4	962.2
腹股沟疝	552730	6.6	7733.5	1344.4	432.0	469.7	1820.9	2534.6
胃恶性肿瘤	258206	12.8	20470.2	7571.6	1610.0	1520.0	3343.0	5138.3
肺恶性肿瘤	222581	12.7	18289.5	6332.3	1938.9	1596.3	2328.2	4421.7
食管恶性肿瘤	148979	14.5	17955.8	6408.4	1952.6	2879.4	2664.4	3389.5
心肌梗塞冠状动脉搭桥	4054	16.9	57265.3	11192.4	3305.9	3986.6	9026.4	22851.8
膀胱恶性肿瘤	67200	12.5	17726.5	6458.5	1541.6	1223.6	3059.6	2925.3
前列腺增生	277675	11.1	11656.2	3644.6	1066.1	881.6	2736.5	1752.2
颅内损伤	715242	12.0	12000.2	5046.5	1585.3	1354.5	1380.0	1359.3
腰椎间盘突出症	452832	10.4	9205.3	2073.2	976.4	1467.6	2795.2	2785.7
儿童支气管肺炎	1828645	6.6	3071.5	1173.9	162.4	420.6	82.8	225.8
儿童感染性腹泻	8353	4.8	2264.0	824.5	263.9	237.8	172.4	122.8
子宫平滑肌瘤	346736	8.8	12146.4	2594.6	729.8	912.5	3231.5	2195.9
剖宫产	2286649	6.3	7345.5	1534.2	368.9	720.6	1723.3	1204.0
老年性白内障	632270	4.0	6536.4	409.5	424.4	272.2	2029.6	2689.4

注：本表系卫生计生部门综合医院数字

4-6-2　2016年各级医院30种疾病平均住院医药费用

疾病名称 （ICD-10）	住院病人人均医药费（元）					平均住院日（日）				
	中央属	省属	地级 市属	县级 市属	县属	中央属	省属	地级 市属	县级 市属	县属
病毒性肝炎	9787.0	9932.9	8800.3	7102.7	5854.9	8.3	11.2	14.0	13.1	13.2
浸润性肺结核	15907.8	14577.2	10074.9	7963.6	5459.6	11.7	14.3	14.2	13.8	11.4
急性心肌梗塞	35419.9	34786.2	28694.4	19336.1	11709.5	8.0	8.6	9.7	8.6	7.9
充血性心力衰竭	18114.2	11583.0	9897.4	6678.0	5595.6	10.7	11.1	10.2	9.1	9.0
细菌性肺炎	13619.3	11137.5	8197.8	5381.6	4007.9	10.1	9.5	9.4	8.3	7.8
慢性肺源性心脏病	17203.6	14045.5	11431.1	7462.8	5658.6	10.2	10.8	11.5	10.1	9.7
急性上消化道出血	17599.6	14842.1	11167.0	7448.5	6167.1	8.5	9.0	8.8	7.5	7.2
原发性肾病综合征	11078.2	9204.6	8051.6	6103.0	4565.3	10.4	9.6	11.8	10.0	9.3
甲状腺功能亢进	8725.1	6591.6	5792.9	5352.6	4227.6	7.8	7.9	8.3	7.9	7.9
脑出血	25424.0	24843.9	21359.7	16245.2	13217.8	12.3	14.4	15.6	14.6	14.0
脑梗塞	17867.7	14806.1	11967.6	7823.3	5990.3	11.5	11.5	12.1	10.6	9.9
再生障碍性贫血	14379.4	12666.4	8992.4	6688.8	4591.3	7.5	8.3	7.9	7.0	5.3
急性白血病	28803.1	19343.6	17708.6	13697.0	7831.5	15.4	12.5	13.6	12.7	9.6
结节性甲状腺肿	16244.4	14226.0	12087.2	10234.1	8157.9	6.7	7.1	8.0	7.9	7.9
急性阑尾炎	14131.8	12660.7	9754.3	7185.2	5712.1	5.7	6.8	6.8	6.4	6.8
急性胆囊炎	18984.3	16021.1	10818.6	7048.6	4979.7	8.5	9.1	8.9	7.6	7.4
腹股沟疝	10460.9	11387.4	8987.7	7253.7	5499.0	4.5	5.9	6.6	6.8	6.7
胃恶性肿瘤	35951.3	29756.4	23158.1	15509.2	9627.6	12.4	12.8	13.8	12.9	11.4
肺恶性肿瘤	31677.7	28407.0	18877.3	12079.0	7328.6	12.1	12.6	13.6	12.4	11.7
食管恶性肿瘤	26649.1	25533.3	21953.4	14820.1	9966.3	12.4	14.4	16.1	14.1	12.9
心肌梗塞冠状动脉搭桥	59878.8	61834.5	56433.4	49843.0	38229.1	16.5	16.0	18.6	14.6	10.6
膀胱恶性肿瘤	21776.9	21641.8	18501.4	13930.0	9630.3	9.7	11.5	14.0	13.2	11.5
前列腺增生	16767.5	16018.2	13230.3	10039.7	8060.2	9.8	10.7	12.0	11.0	10.3
颅内损伤	26210.2	21194.4	15751.2	10840.0	8426.8	10.9	12.8	13.4	11.7	10.9
腰椎间盘突出症	28081.7	19444.7	11040.9	6708.0	4620.1	9.2	10.6	11.4	10.3	9.4
儿童支气管肺炎	6236.8	5396.7	3919.3	2848.0	2312.6	7.3	7.4	7.0	6.6	6.3
儿童感染性腹泻	7362.5	7050.1	3172.0	2523.0	1956.9	9.7	6.7	6.0	5.0	4.5
子宫平滑肌瘤	16150.5	15851.2	12883.9	10626.3	7920.8	7.1	8.5	9.1	8.9	9.0
剖宫产	11369.1	10789.9	8547.3	6749.3	5535.8	5.9	6.2	6.4	6.3	6.2
老年性白内障	7293.8	8542.1	7268.6	6062.0	4592.1	2.8	3.4	4.2	3.8	4.3

注：本表系卫生计生部门综合医院数字

五、医疗服务

简要说明

一、本章主要介绍全国及 31 个省、自治区、直辖市医疗卫生机构门诊、住院和床位利用情况，包括诊疗人次、住院人数、病床使用率、平均住院日、医师担负工作量、住院病人疾病构成、居民两周就诊率、居民住院率等。

二、诊疗人次、住院人数、病床使用率、平均住院日、医生人均工作量、住院病人疾病转归情况数据来源于医疗服务统计年报。居民就诊率、住院率、经常就诊单位和医疗保障方式等数据来源于 2003、2008、2013 年国家卫生服务调查。

三、本章涉及的口径变动和指标解释与"医疗卫生机构"章一致。

四、统计口径调整：村卫生室诊疗人次计入总诊疗人次数中，按此口径调整了各年数据。

五、住院病人疾病转归情况系各级卫生计生部门所属医院汇总数，采用 ICD-10 国际疾病分类标准。

六、2003、2008、2013 年国家卫生服务调查采取多阶段分层整群随机抽样法。2003 年抽取了 95 个样本县/市（28 个城市、67 个县）的 5.7 万户共 21 万人；2008 年抽取了 94 个样本县/市（28 个城市、66 个县）的 5.6 万户共 18 万人；2013 年抽取了 156 个样本县/市（78 个城市、78 个县）约 9.36 万户共 27.37 万人。

主要指标解释

总诊疗人次数　指所有诊疗工作的总人次数，统计界定原则为：①按挂号数统计，包括门诊、急诊、出诊、预约诊疗、单项健康检查、健康咨询指导（不含健康讲座）人次。患者一次就诊多次挂号按实际诊疗次数统计，不包括根据医嘱进行的各项检查、治疗、处置工作量以及免疫接种、健康管理服务人次。②未挂号就诊、本单位职工就诊及外出诊（不含外出会诊）不收取挂号费的，按实际诊疗人次统计。

急诊病死率　即急诊室死亡人数/急诊人次数×100%。

观察室病死率　即观察室死亡人数/观察室留观人次数×100%。

出院人数　指报告期内所有住院后出院的人数。包括医嘱离院、医嘱转其他医疗机构、非医嘱离院、死亡及其他人数，不含家庭病床撤床人数。统计界定原则为：①"死亡"：包括已办住院手续后死亡、未办理住院手续而实际上已收容入院的死亡者。②"其他"：指正常分娩和未产出院、未治和住院经检查无病出院、无并发症的人工流产或绝育手术出院者。

每百门急诊入院人数　即入院人数/门急诊人次×100%。

住院病死率　即出院人数中的死亡人数/出院人数×100%。其死亡人数包括：①已办住院手续后死亡人数；②虽未办理住院手续但实际已收容入院后的死亡者，不包括门、急诊室及观察室内的死亡人数。

住院病人手术人次数　指有正规手术单和麻醉单施行手术的住院病人总数（包括产科手术病人数）。同一病人本次在院就诊期间患有同一疾病或不同疾病施行多次手术者，按实际施行的手术次数统计。

实际开放总床日数　指年内医院各科每日夜晚 12 点开放病床数总和，不论该床是否被病人占用，都应计算在内。包括消毒和小修理等暂停使用的病床，超过半年的加床。不包括因病房扩建或大修而停用的病床及临时增设病床。

实际占用总床日数　指医院各科每日夜晚 12 点实际占用病床数（即每日夜晚 12 点住院人

数）总和。包括实际占用的临时加床在内。病人入院后于当晚 12 点前死亡或因故出院的病人，作为实际占用床位 1 天进行统计，同时亦应统计"出院者占用总床日数" 1 天，入院及出院人数各 1 人。

出院者占用总床日数　指所有出院人数的住院床日之总和。包括正常分娩、未产出院、住院经检查无病出院、未治出院及健康人进行人工流产或绝育手术后正常出院者的住院床日数。

平均开放病床数　即实际开放总床日数/本年日历日数（365）。

出院者占用总床日数　指出院者（包括正常分娩、未产出院、住院经检查无病出院、未治出院及健康人进行人工流产或绝育手术后正常出院者）住院日数的总和。

平均就诊次数　即总诊疗人次数/人口数。人口数系国家统计局常住人口。

年住院率　即入院人数/人口数。人口数系国家统计局常住人口。

病床使用率　即实际占用总床日数/实际开放总床日数×100%。

病床周转次数　即出院人数/平均开放床位数。

病床工作日　即实际占用总床日数/平均开放病床数。

出院者平均住院日　即出院者占用总床日数/出院人数。

医生人均每日担负诊疗人次　即诊疗人次数/平均医师人数/251。

医生人均每日担负住院床日　即实际占用总床日数/平均医师人数/365。

居民两周就诊率　是指调查前两周内居民因病或身体不适到医疗机构就诊的人次数与调查人口数之比。

居民两周未就诊率　是指调查前两周内居民患病而未就诊的人次数与两周患病人次数之比。

居民住院率　是指调查前一年内居民因病住院人次数与调查人口数之比。

医疗保险　指为公民提供因疾病所需医疗服务费用补偿的一种保险制度。包括社会医疗保险（为主）和商业医疗保险。社会医疗保险可分为基本医疗保险和补充医疗保险。基本医疗是指基本用药、基本医疗技术、基本医疗服务，即医疗保险允许报销的范围。基本医疗保险由政府承办，带有强制性。补充医疗保险自愿参保，其基金主要用于支付由参保人个人自理的医疗费用。商业医疗保险一般由商业保险公司承办，自愿参加，以营利为目的。

5-1-1 医疗卫生机构诊疗人次数

机构分类	2010	2012	2013	2014	2015	2016
总诊疗人次数(万人次)	583761.6	688832.9	731401.0	760186.6	769342.5	793170.0
医院	203963.3	254161.6	274177.7	297207.0	308364.1	326955.9
综合医院	151058.2	187353.0	201576.5	218193.0	225675.2	238512.9
中医医院	32770.2	40705.2	43726.3	47164.2	48502.6	50774.5
中西医结合医院	2702.6	3769.1	4466.1	5101.3	5401.4	5927.3
民族医院	553.8	645.9	760.1	792.6	966.8	968.7
专科医院	16821.5	21633.7	23575.5	25867.4	27702.5	30627.1
护理院	57.1	54.7	73.3	88.6	115.4	145.5
基层医疗卫生机构	361155.6	410920.6	432431.0	436394.9	434192.7	436663.3
社区卫生服务中心(站)	48451.6	59868.7	65709.8	68530.8	70645.0	71888.9
内：社区卫生服务中心	34740.4	45475.1	50788.6	53618.8	55902.6	56327.0
卫生院	90118.7	97766.9	101712.5	103758.6	106256.4	109114.5
街道卫生院	2698.7	1009.1	999.7	892.7	792.1	881.4
乡镇卫生院	87420.1	96757.8	100712.7	102865.9	105464.3	108233.0
村卫生室	165702.3	192707.6	201218.4	198628.7	189406.9	185263.6
门诊部	6561.3	7539.5	8378.6	8786.1	9394.2	10288.7
诊所(医务室)	50321.7	53037.8	55411.8	56690.8	58490.1	60107.6
专业公共卫生机构	18244.7	22736.4	24206.5	26046.1	26391.6	29300.1
专科疾病防治院(所、站)	1896.6	2124.8	2187.2	2225.3	2256.8	2246.6
内：专科疾病防治院	649.6	762.5	767.1	778.1	805.7	791.7
妇幼保健院(所、站)	15967.3	20148.1	21508.1	23229.2	23529.1	26400.6
内：妇幼保健院	14224.8	18150.7	19432.0	21105.5	21472.4	24280.4
急救中心(站)	380.9	463.6	511.2	591.7	605.6	652.9
其他医疗卫生机构	397.9	1014.4	585.7	538.6	394.2	250.7
疗养院	234.8	244.6	223.5	235.8	224.5	250.7
临床检验中心	163.1	769.7	362.3	302.8	169.7	
居民平均就诊次数(次)	4.4	5.1	5.4	5.6	5.6	5.7

5-1-2　2016年各类医疗卫生机构门诊服务情况

机构分类	诊疗人次数	门急诊	观察室留观病例数	健康检查人数	急诊病死率(%)	观察室病死率(%)	医师日均担负诊疗人次
总　　计	7931700496	7600341010	50770028	452901318	0.07	0.09	8.3
一、医院	3269558934	3197103337	28953095	168023645	0.08	0.13	7.3
综合医院	2385128807	2334554668	22432106	132554679	0.09	0.14	7.4
中医医院	507744582	495475743	3647367	20981158	0.07	0.18	7.7
中西医结合医院	59272579	57400323	438915	3054119	0.08	0.04	7.5
民族医院	9686676	9085942	46598	516311	0.08	0.03	4.7
专科医院	306270874	299299000	2387621	10871293	0.03	0.04	6.2
口腔医院	32127409	31929853	27162	729317	0.04	0.14	7.2
眼科医院	23242569	22833699	15958	655814	0.01	0.19	9.4
耳鼻喉科医院	3515607	3462644	4208	58049	0.00	0.02	7.5
肿瘤医院	16932097	16443942	37001	965747	0.16	0.14	3.3
心血管病医院	5149045	4898101	45486	274815	0.14	0.06	4.2
胸科医院	2548997	2464154	51946	116799	0.22	0.40	3.8
血液病医院	226123	220960		2860	0.03		3.2
妇产(科)医院	42143273	41171083	185678	1284037	0.00		7.2
儿童医院	55730972	55513425	1602696	796457	0.01	0.01	14.1
精神病医院	35009208	34057112	75705	1113475	0.03	0.11	4.7
传染病医院	16808673	16353933	69708	1201541	0.04	0.02	5.0
皮肤病医院	7483496	7463052	18032	39678	0.00		12.1
结核病医院	2552173	2537112	839	107219	0.14	5.01	4.0
麻风病医院	862633	862033	15	35748	0.06		16.2
职业病医院	1490570	1109389	5728	784922	0.03		4.7
骨科医院	13373807	12813787	7735	395159	0.02	0.13	4.3
康复医院	8543815	8052699	25750	1100360	0.05	0.02	3.6
整形外科医院	635221	624205	7482	15456			2.6
美容医院	3415375	3126252	12003	97228	0.06		4.0
其他专科医院	34479811	33361565	194489	1096612	0.05	0.16	5.4
护理院	1455416	1287661	488	46085	0.16		2.8
二、基层医疗卫生机构	4366633038	4118696979	19774733	250007039	0.04	0.04	10.1
社区卫生服务中心(站)	718889170	687719394	8995126	54183169	0.08	0.00	15.6
社区卫生服务中心	563270221	537909189	5753994	41153981	0.09	0.00	15.9
社区卫生服务站	155618949	149810205	3241132	13029188	0.03	0.00	14.5
卫生院	1091144751	1061210294	10779347	187981817	0.02	0.07	9.5
街道卫生院	8814498	8619116	143791	725192	0.03	0.05	9.5
乡镇卫生院	1082330253	1052591178	10635556	187256625	0.02	0.07	9.5
中心卫生院	450752378	438486272	4206170	49005899	0.02	0.01	9.3
乡卫生院	631577875	614104906	6429386	138250726	0.01	0.11	9.7
村卫生室	1852635622	1686737840					
门诊部	102887017	94268069		7821056			5.6
诊所、医务室、护理站	601076478	588761382	260	20997	0.27		8.7
三、专业公共卫生机构	293001213	282277223	2037008	30924633	0.00	0.00	8.6
专科疾病防治院(所、站)	22465645	21347275	47045	2593412	0.02	0.01	5.6
妇幼保健院(所、站)	264006149	254400529	1989963	28331221	0.01	0.00	9.1
内:妇幼保健院	242803969	234504014	1945883	22181615	0.01	0.00	9.7
急救中心	6529419	6529419					7.1
四、其他医疗卫生机构	2507311	2263471	5192	3946001	0.02		3.2
疗养院	2507311	2263471	5192	850099	0.02		3.4
临床检验中心				3095902			

5-1-3 2016年各地区医疗卫生机构门诊服务情况

地区	诊疗人次数	门急诊	观察室留观病例数	健康检查人数	急诊病死率（%）	观察室病死率（%）	居民平均就诊次数
总　计	7931700496	7600341010	50770028	452901318	0.07	0.09	5.75
东　部	4048011221	3904304707	21113813	240706251	0.06	0.10	7.06
中　部	2029222504	1912840340	14070188	105669256	0.10	0.08	4.69
西　部	1854466771	1783195963	15586027	106525811	0.07	0.09	4.96
北　京	232049739	230341187	2231032	8285398	0.09	0.14	10.68
天　津	120035010	115975956	1380817	4332466	0.08	0.06	7.68
河　北	434942997	398540236	1779112	14832028	0.16	0.09	5.82
山　西	129423922	119048079	490409	8032048	0.14	0.14	3.52
内蒙古	103404189	96475841	451403	5314621	0.13	0.22	4.10
辽　宁	192941947	178598447	2528364	9330822	0.12	0.06	4.41
吉　林	107607593	95463389	505068	4476355	0.10	0.09	3.94
黑龙江	118908161	109746506	521731	5755900	0.17	0.32	3.13
上　海	259319129	255488722	185585	8805021	0.12	2.54	10.72
江　苏	551949189	536538852	1695626	27864253	0.04	0.03	6.90
浙　江	555212876	544525149	1084734	84909506	0.04	0.15	9.93
安　徽	263001944	251672653	1598351	13905370	0.08	0.02	4.25
福　建	219266573	213139309	664021	9215055	0.02	0.04	5.66
江　西	213411742	203778881	1703886	12836018	0.03	0.02	4.65
山　东	621629641	589695170	3743792	28545873	0.16	0.12	6.25
河　南	577769911	547689924	1612656	26358304	0.18	0.10	6.06
湖　北	354790816	339929293	3492084	17782884	0.07	0.05	6.03
湖　南	264308415	245511615	4146003	16522377	0.07	0.10	3.87
广　东	812006651	793446531	5614045	42397359	0.03	0.04	7.38
广　西	254233641	246765180	1745660	14028087	0.03	0.04	5.25
海　南	48657469	48015148	206685	2188470	0.03	0.02	5.31
重　庆	149056718	143627905	2395851	7518300	0.08	0.02	4.89
四　川	464246426	446918151	2802962	28236515	0.07	0.04	5.62
贵　州	138444990	132360465	1401887	7840359	0.05	0.03	3.89
云　南	244601498	238511658	3651970	9808110	0.03	0.06	5.13
西　藏	13941952	13269918	91398	1422031	0.04	0.02	4.22
陕　西	184998227	180194257	204179	8888388	0.09	0.18	4.85
甘　肃	130420565	122073254	1280303	9352515	0.10	0.56	5.00
青　海	23566318	21976031	416389	1476100	0.24	0.01	3.97
宁　夏	38321962	36888941	482745	1889830	0.11	0.02	5.68
新　疆	109230285	104134362	661280	10750955	0.14	0.18	4.55

5-1-4　2016年医疗卫生机构分科门急诊人次及构成

科室分类	门急诊人次数（人次）	医院	构成（%）	医院
总　计	5231220413	3197103337	100.00	100.00
预防保健科	76931580	16018116	1.47	0.50
全科医疗科	674270834	48043746	12.89	1.50
内科	1211632669	673716760	23.16	21.07
外科	421699951	303082327	8.06	9.48
儿科	497659133	287640573	9.51	9.00
妇产科	537149644	316081580	10.27	9.89
眼科	104860623	96500887	2.00	3.02
耳鼻咽喉科	95446290	87584489	1.82	2.74
口腔科	131548837	97434632	2.51	3.05
皮肤科	103923652	94871852	1.99	2.97
医疗美容科	7202507	6255860	0.14	0.20
精神科	44694329	43304537	0.85	1.35
传染科	43204025	41267858	0.83	1.29
结核病科	8455065	4891015	0.16	0.15
肿瘤科	31831540	31800788	0.61	0.99
急诊医学科	164630135	150430396	3.15	4.71
康复医学科	42946441	28482961	0.82	0.89
职业病科	3916656	1913944	0.07	0.06
中医科	728736346	588789149	13.93	18.42
民族医学科	8731579	8702732	0.17	0.27
中西医结合科	69733660	67698269	1.33	2.12
其他	222014917	202590866	4.24	6.34

注：本表不包括门诊部、诊所(医务室)、村卫生室数字

5-2-1 医院诊疗人次数

年份	诊疗人次（亿次）	卫生计生部门	综合医院	中医医院	诊疗人次中：门急诊（亿次）	卫生计生部门	综合医院	中医医院
1985	12.55	7.21	5.08	0.87	11.37	7.00	4.93	0.83
1986	13.02	7.76	5.36	1.04	12.18	7.54	5.22	0.99
1987	14.80	8.50	5.61	1.38	14.00	8.30	5.49	1.33
1988	14.63	8.38	5.48	1.44	13.76	8.18	5.36	1.41
1989	14.43	8.16	5.25	1.46	13.52	7.96	5.13	1.43
1990	14.94	8.58	5.47	1.60	14.05	8.32	5.30	1.55
1991	15.33	8.88	5.54	1.78	14.40	8.64	5.42	1.70
1992	15.35	8.84	5.50	1.78	14.31	8.60	5.35	1.74
1993	13.07	7.98	4.95	1.61	12.19	7.70	4.77	1.55
1994	12.69	7.75	4.81	1.58	11.86	7.47	4.62	1.53
1995	12.52	7.76	4.78	1.58	11.65	7.49	4.59	1.53
1996	12.81	8.08	4.78	1.70	11.61	7.55	4.54	1.58
1997	12.27	7.95	4.76	1.65	11.38	7.61	4.57	1.56
1998	12.39	8.17	4.88	1.62	11.51	7.84	4.69	1.57
1999	12.31	8.19	4.93	1.56	11.51	7.90	4.73	1.51
2000	12.86	8.76	5.27	1.64	11.83	8.32	5.00	1.54
2001	12.50	8.74	5.18	1.64	11.74	8.39	4.96	1.57
2002	12.43	9.27	6.69	1.79	11.58	8.78	6.35	1.70
2003	12.13	9.05	6.69	1.85	11.50	8.72	6.44	1.78
2004	13.05	9.73	7.44	1.97	12.45	9.44	7.18	1.90
2005	13.87	10.34	8.12	2.06	13.36	10.13	7.86	1.99
2006	14.71	10.97	8.60	2.19	14.24	10.80	8.35	2.14
2007	16.38	13.00	9.55	2.29	15.82	12.63	9.30	2.21
2008	17.82	14.45	10.54	2.64	17.37	14.12	10.30	2.57
2009	19.22	15.53	11.27	2.87	18.75	15.19	11.02	2.81
2010	20.40	16.60	11.98	3.12	19.92	16.23	11.73	3.03
2011	22.59	18.34	13.28	3.43	22.11	17.99	13.03	3.36
2012	25.42	20.49	14.74	3.85	24.83	20.07	14.45	3.76
2013	27.42	22.12	15.87	4.15	26.79	21.66	15.56	4.04
2014	29.72	23.80	17.17	4.31	29.03	23.32	16.83	4.21
2015	30.84	24.52	17.64	4.42	30.17	24.04	17.30	4.31
2016	32.70	25.88	18.62	4.60	31.97	25.36	18.27	4.49

注：①1993年以前诊疗人次系推算数字；②2002年前医院数字包括妇幼保健院、专科疾病防治院数字；③2002年以前综合医院不含高等院校附属医院

5-2-2　各类医院诊疗人次数(按登记注册类型/主办单位/管理类别/等级/机构类别分)

单位：万人次

医院分类	2010	2012	2013	2014	2015	2016
总　　计	203963.3	254161.6	274177.7	297207.0	308364.1	326955.9
按登记注册类型分						
公立医院	187381.1	228866.3	245510.6	264741.6	271243.6	284771.6
民营医院	16582.2	25295.3	28667.1	32465.4	37120.5	42184.3
按主办单位分						
政府办	170421.9	211670.3	227709.9	246725.5	253498.0	267516.9
社会办	23613.1	27439.4	28811.2	30462.3	32173.2	34027.1
个人办	9928.3	15051.9	17656.6	20019.1	22692.8	25411.9
按管理类别分						
非营利性	194544.1	241335.0	259373.4	280616.3	290055.6	305891.9
营利性	9419.2	12826.6	14804.3	16590.7	18308.5	21064.0
按医院等级分						
三级医院	76046.3	108670.6	123821.9	139804.4	149764.6	162784.8
二级医院	93120.4	105476.7	109169.1	114708.6	117233.1	121666.5
一级医院	14573.6	16766.5	17617.9	18478.1	20567.9	21790.9
未定级医院	20223.0	23247.9	23568.8	24215.8	20798.5	20713.7
按机构类别分						
综合医院	151058.2	187353.0	201576.5	218193.0	225675.2	238512.9
中医医院	32770.2	40705.2	43726.3	47164.2	48502.6	50774.5
中西医结合医院	2702.6	3769.1	4466.1	5101.3	5401.4	5927.3
民族医院	553.8	645.9	760.1	792.6	966.8	968.7
专科医院	16821.5	21633.7	23575.5	25867.4	27702.5	30627.1
护理院	57.1	54.7	73.3	88.6	115.4	145.5

5-2-3 2016年各地区医院门诊服务情况

地区	诊疗人次数			健康检查人数		
	合计	公立	民营	合计	公立	民营
总　计	3269558934	2847716094	421842840	168023645	143079387	24944258
东　部	1794040725	1569586424	224454301	87317607	72991687	14325920
中　部	734140849	635898482	98242367	37942025	32870331	5071694
西　部	741377360	642231188	99146172	42764013	37217369	5546644
北　京	155261018	137583270	17677748	3426422	3031726	394696
天　津	73848482	57889901	15958581	2033010	1662263	370747
河　北	131812056	112777238	19034818	6022810	5201335	821475
山　西	53807069	47547549	6259520	3516083	3142273	373810
内蒙古	47614428	42642837	4971591	2201690	1809924	391766
辽　宁	95512057	84966279	10545778	4425386	3848442	576944
吉　林	50706766	44631131	6075635	2474429	2028933	445496
黑龙江	64552357	58617828	5934529	3318663	3149777	168886
上　海	149020321	138182252	10838069	5737489	4845559	891930
江　苏	247529630	197806030	49723600	13867956	9766180	4101776
浙　江	253516560	224886517	28630043	10966788	9273129	1693659
安　徽	98290990	80018124	18272866	5383355	4343874	1039481
福　建	96384304	87381690	9002614	4348107	3716027	632080
江　西	62947414	56929595	6017819	3008157	2734111	274046
山　东	203075456	174376156	28699300	11706708	10064839	1641869
河　南	181457916	149523550	31934366	8160654	6540708	1619946
湖　北	126660279	114848333	11811946	6978871	6410832	568039
湖　南	95718058	83782372	11935686	5101813	4519823	581990
广　东	370428821	337419989	33008832	23930321	20822762	3107559
广　西	92831006	87795424	5035582	5059251	4916437	142814
海　南	17652020	16317102	1334918	852610	759425	93185
重　庆	63899695	54716131	9183564	3804708	3162007	642701
四　川	172193021	143365317	28827704	9523114	7876451	1646663
贵　州	56265131	43145056	13120075	3458565	2959467	499098
云　南	95716619	79785642	15930977	4079082	3554997	524085
西　藏	5802386	4561410	1240976	792496	633033	159463
陕　西	79171200	68629957	10541243	4600535	3629529	971006
甘　肃	43496190	40711284	2784906	2498431	2316823	181608
青　海	12066703	11134057	932646	473892	426877	47015
宁　夏	18645213	16330238	2314975	837285	758613	78672
新　疆	53675768	49413835	4261933	5434964	5173211	261753

5-2-4 2016年各地区医院分科门急诊人次数(万人次)

地区	合计	预防保健科	全科医疗科	内科	外科	儿科	妇产科	眼科	耳鼻咽喉科	口腔科
总 计	319710.3	1601.8	4804.4	67371.7	30308.2	28764.1	31608.2	9650.1	8758.5	9743.5
东 部	176886.5	928.3	2344.0	38050.6	16551.7	15904.4	17262.9	5249.7	4790.1	5638.9
中 部	71098.7	349.9	994.1	15175.2	7327.1	6341.1	6808.0	2367.8	2055.3	1940.1
西 部	71725.1	323.6	1466.3	14145.9	6429.5	6518.6	7537.3	2032.6	1913.1	2164.5
北 京	15512.3	7.8	198.5	3444.3	1456.5	1198.9	1021.6	434.0	321.4	605.2
天 津	7356.6	23.4	125.2	2336.5	583.6	386.8	445.5	270.7	113.3	241.2
河 北	12727.1	52.9	164.3	2775.1	1352.5	1223.1	1540.2	528.4	339.0	335.3
山 西	5052.6	15.5	104.2	1167.6	557.5	362.7	523.4	201.8	132.5	147.7
内 蒙 古	4613.6	11.0	65.3	883.9	424.2	315.4	426.3	173.1	114.2	132.7
辽 宁	9429.9	4.1	40.1	2170.4	1052.5	802.1	977.0	396.9	265.6	339.8
吉 林	4944.4	6.1	84.7	1219.9	567.2	385.8	428.6	167.9	133.0	128.8
黑 龙 江	6319.9	10.0	33.8	1554.4	699.8	444.8	535.6	230.1	191.5	190.2
上 海	14835.7	31.0	71.7	4275.9	1647.0	1227.8	1115.7	393.8	508.7	482.1
江 苏	24266.4	50.5	112.6	5097.4	2449.8	2322.2	2300.5	625.1	610.5	751.0
浙 江	25171.4	108.2	517.2	5102.9	2547.9	2009.7	2118.6	762.6	788.8	901.1
安 徽	9527.4	47.4	123.2	1982.7	1062.7	828.4	1029.4	313.2	274.8	281.7
福 建	9551.8	33.1	41.9	2102.3	744.8	981.5	1008.4	273.3	270.8	220.7
江 西	6107.2	30.8	70.7	1400.1	549.1	567.0	549.8	176.6	171.3	121.7
山 东	19756.7	122.8	404.1	3804.9	1951.4	1927.0	2255.7	653.0	475.7	641.0
河 南	17485.2	98.7	200.1	3916.0	1756.9	1692.4	1616.5	624.8	482.0	429.0
湖 北	12381.7	101.9	205.8	2161.2	1139.3	1085.8	1108.8	399.2	383.8	401.5
湖 南	9280.3	39.6	171.7	1773.3	994.6	974.2	1015.9	254.3	286.3	239.5
广 东	36539.7	490.2	598.9	6586.9	2618.4	3664.3	4256.8	862.5	1040.0	1074.8
广 西	9014.7	63.3	132.1	1659.7	654.0	779.1	1025.9	234.7	273.1	231.8
海 南	1738.8	4.5	69.5	354.0	147.3	161.0	222.9	49.2	56.4	46.7
重 庆	6221.4	33.8	44.0	1387.5	569.6	608.3	565.9	145.9	158.6	238.2
四 川	16692.3	32.2	188.7	3400.7	1419.8	1407.7	1531.7	450.2	515.3	553.9
贵 州	5376.0	10.7	229.5	1073.8	589.2	475.1	651.0	113.4	145.9	135.2
云 南	9266.9	42.0	271.5	1809.6	796.3	913.9	1029.6	272.2	205.3	258.1
西 藏	552.9	3.0	68.2	92.6	65.1	37.3	54.6	8.2	8.6	7.1
陕 西	7784.1	18.7	114.5	1374.9	751.3	939.6	1024.5	288.2	190.0	245.6
甘 肃	4094.6	18.9	69.4	739.6	411.1	365.0	430.3	126.5	94.8	94.0
青 海	1149.8	2.2	27.1	149.1	84.3	85.8	105.8	31.7	16.3	46.8
宁 夏	1776.5	14.5	16.0	399.5	162.3	131.7	186.5	64.2	42.3	74.3
新 疆	5182.4	73.2	239.9	1175.0	502.3	460.4	505.4	124.5	148.7	146.8

皮肤科	医疗美容科	精神科	传染科	结核病科	肿瘤科	急诊医学科	康复医学科	职业病科	中医科	民族医学科	中西医结合科	其他
9487.2	625.6	4330.5	4126.8	489.1	3180.1	15043.0	2848.3	191.4	58878.9	870.3	6769.8	20259.1
5549.2	355.7	2468.3	2301.8	314.4	1889.7	7729.5	1517.7	105.3	32988.4	145.3	4402.2	10398.6
2130.1	126.3	903.6	934.2	104.2	751.5	3003.1	722.9	40.6	12888.5	35.9	953.7	5145.6
1807.9	143.7	958.5	890.8	70.5	538.9	4310.4	607.7	45.5	13002.0	689.1	1413.9	4715.0
419.3	27.2	157.1	225.5	22.9	182.7	223.9	93.6	4.6	3981.2	10.4	802.4	673.5
128.8	12.6	89.4	68.5	8.2	138.3	116.3	38.9	0.0	1728.8	13.6	134.7	352.3
354.3	11.6	121.4	120.4	5.2	95.8	516.1	102.2	2.0	2008.8	1.2	320.1	757.5
157.5	5.6	54.3	45.7	7.6	49.5	188.4	46.6	10.0	763.7	0.2	68.0	442.8
119.7	3.8	56.7	51.6	7.1	47.0	252.0	46.5	2.6	678.8	279.6	32.3	489.8
385.1	31.7	141.2	107.3	15.9	122.7	483.9	108.4	4.9	1161.6	11.9	61.8	745.2
152.4	7.0	79.5	54.7	5.3	71.0	236.8	27.6	0.4	812.4	9.3	120.3	245.9
182.0	10.5	82.7	63.6	9.8	87.2	338.6	38.6	12.2	1104.0	5.5	56.2	438.7
626.0	16.6	200.1	176.5	103.3	198.3	185.5	92.5	9.3	2240.9	0.0	777.4	455.8
795.3	56.0	371.0	396.1	25.1	348.1	928.3	227.0	60.8	4562.4	0.0	544.0	1632.8
872.0	58.7	506.3	435.1	31.8	275.9	777.5	187.2	0.6	5370.7	20.3	750.3	1028.0
315.7	13.5	118.0	215.4	16.1	112.2	347.9	120.1	3.6	1609.4	0.0	70.5	641.5
223.4	21.4	162.5	125.9	41.9	82.6	503.8	115.5	0.0	1872.7	6.5	241.9	477.2
167.5	10.7	67.5	100.9	18.4	58.7	252.4	49.2	1.5	1362.0	0.0	89.8	291.9
554.5	38.8	262.3	173.5	23.8	168.8	829.9	125.4	13.3	3155.3	11.4	173.1	1991.1
537.0	31.5	200.4	188.9	6.5	186.0	648.7	176.4	9.0	3559.0	0.5	135.4	989.7
365.0	26.7	162.3	147.0	23.5	108.5	518.7	176.5	1.3	1994.4	16.6	329.2	1524.8
253.2	20.8	139.1	118.0	17.2	78.5	471.6	87.9	2.7	1683.6	3.9	84.3	570.3
1153.6	79.5	440.5	462.3	35.7	270.3	3030.7	407.4	9.9	6650.3	70.0	564.3	2172.6
205.8	9.9	113.2	143.1	22.5	74.6	800.8	52.3	2.0	1725.3	40.4	282.9	488.5
37.1	1.7	16.6	10.8	0.9	6.2	133.8	19.7	0.0	255.8	0.0	32.3	112.5
135.8	20.0	133.6	72.5	1.3	61.5	265.3	77.4	4.1	1280.8	0.0	114.4	303.1
516.9	61.7	330.9	190.3	7.2	99.5	832.9	191.1	19.6	3354.1	54.5	532.9	1000.4
119.6	16.1	35.0	86.3	7.3	24.8	402.3	29.0	2.0	778.6	18.5	113.9	319.0
189.5	11.6	106.4	88.7	0.1	56.9	688.9	40.6	1.3	1696.0	14.4	100.1	674.6
5.3	0.4	0.7	6.9	0.0	0.7	16.3	2.6	0.0	4.7	81.2	2.9	86.5
246.7	13.2	76.9	73.8	13.1	42.5	394.5	69.9	2.4	1360.9	0.2	85.2	457.4
77.6	2.6	37.6	40.7	0.1	45.4	194.7	29.5	6.8	1012.4	20.5	92.5	184.8
18.1	0.6	4.5	26.4	0.2	7.2	63.3	9.6	0.3	139.1	33.5	3.6	294.5
48.2	0.5	7.5	23.8	0.0	19.1	108.2	19.2	2.3	353.8	8.1	9.5	85.1
124.7	3.3	55.6	86.9	11.6	59.7	291.3	40.2	2.0	617.5	138.3	43.8	331.3

5-2-5 综合医院分科门诊人次及构成

年份	合计	内科	外科	妇产科	儿科	中医科
门诊人次(万人次)						
2000	79544.5	24546.5	9764.3	6649.4	5475.8	6603.2
2001	77487.7	24059.2	9538.5	6589.2	5561.4	6323.6
2002	82588.0	26396.3	10860.4	7553.9	6239.9	6065.3
2003	80794.9	25866.6	10665.3	7529.2	6012.5	5635.9
2004	87032.2	26738.9	11675.6	8861.3	6556.8	5764.3
2005	93248.9	28608.4	12582.6	9655.5	7553.0	5850.7
2006	98373.8	30041.4	13612.4	10627.4	8191.1	5921.3
2007	119227.3	33531.2	14661.3	12294.2	9797.7	4886.0
2008	130677.3	36075.8	15356.1	13484.5	11589.5	5247.1
2009	140012.5	38910.3	15977.7	14320.3	13009.5	5769.5
2010	147730.4	40660.9	16754.0	15456.2	13811.9	6185.4
2011	163983.3	44772.6	18394.3	17422.2	15235.0	6822.1
2012	183339.6	51344.9	22691.4	20196.9	17607.4	8031.6
2013	197235.6	55338.5	24576.2	21514.0	19234.3	8577.6
2014	213359.2	60136.7	26618.6	23960.6	20709.9	9152.9
2015	220867.6	62965.9	27847.3	23870.9	20969.2	9109.8
2016	233455.5	65887.6	29052.2	27347.6	22134.3	9210.3
构成(%)						
2000	100.00	31.05	12.31	8.50	7.18	8.16
2001	100.00	31.96	13.15	9.15	7.56	7.34
2002	100.00	31.96	13.15	9.15	7.56	7.34
2003	100.00	32.02	13.20	9.32	7.44	6.98
2004	100.00	30.72	13.42	10.18	7.53	6.62
2005	100.00	30.68	13.49	10.35	8.10	6.27
2006	100.00	30.54	13.84	10.80	8.33	6.02
2007	100.00	28.12	12.30	10.31	8.22	4.10
2008	100.00	27.61	11.75	10.32	8.87	4.02
2009	100.00	27.79	11.41	10.23	9.29	4.12
2010	100.00	27.52	11.34	10.46	9.35	4.19
2011	100.00	27.30	11.22	10.62	9.29	4.16
2012	100.00	28.01	12.38	11.02	9.60	4.38
2013	100.00	28.06	12.46	10.91	9.75	4.35
2014	100.00	28.19	12.48	11.23	9.71	4.29
2015	100.00	28.51	12.61	10.81	9.49	4.12
2016	100.00	28.22	12.44	11.71	9.48	3.95

注：本表2007年起系分科门急诊人次及构成

5-3-1 医疗卫生机构入院人数

机构分类	2010	2012	2013	2014	2015	2016
入院人数(万人)	14174	17857	19215	20441	21053	22728
医院	9524	12727	14007	15375	16087	17528
综合医院	7505	9915	10848	11844	12335	13402
中医医院	1168	1642	1827	2011	2102	2279
中西医结合医院	91	130	156	178	203	229
民族医院	24	34	41	49	56	60
专科医院	733	1004	1132	1287	1380	1546
护理院	2	3	4	6	10	13
基层医疗卫生机构	3950	4254	4300	4094	4036	4165
社区卫生服务中心(站)	262	309	322	321	322	329
内：社区卫生服务中心	218	269	292	298	306	314
卫生院	3677	3931	3958	3752	3694	3819
街道卫生院	47	24	21	20	18	19
乡镇卫生院	3630	3908	3937	3733	3676	3800
门诊部	11	14	20	21	20	17
专业公共卫生机构	655	825	860	929	887	991
妇幼保健院(所、站)	622	782	806	873	836	936
内：妇幼保健院	585	740	767	832	802	905
专科疾病防治院(所、站)	33	43	54	55	51	54
内：专科疾病防治院	16	21	25	26	27	28
其他医疗卫生机构	45	51	47	43	43	45
疗养院	45	51	47	43	43	45
居民年住院率(%)	10.59	13.21	14.12	14.97	15.32	16.46

注：①诊所、卫生所、医务室和村卫生室无住院数字；②2007年以前社区卫生服务站无住院数字

5-3-2 2016年医疗卫生机构住院服务情况

机构分类	入院 人数	出院 人数	住院病人 手术人次	病死率 (%)	每床 出院人数	每百门急诊 入院人数	医师日均担负 住院床日
总　　计	227278325	226036388	50821967	0.4	30.5	4.4	1.9
一、医院	175276927	174326418	47907538	0.5	30.7	5.5	2.6
综合医院	134023018	133312009	37214126	0.5	34.0	5.7	2.5
中医医院	22785871	22703628	4783583	0.4	29.8	4.6	2.3
中西医结合医院	2289628	2275409	663192	0.7	25.6	4.0	2.1
民族医院	595956	588305	49434	0.2	22.2	6.6	2.1
专科医院	15455973	15327824	5196799	0.3	18.2	5.2	3.3
口腔医院	141859	139754	81508	0.3	11.5	0.4	0.2
眼科医院	1488799	1482058	1245960	0.0	44.7	6.5	1.8
耳鼻喉科医院	180847	179471	125585	0.1	30.6	5.2	1.6
肿瘤医院	2446974	2435122	610811	0.5	32.9	14.9	3.6
心血管病医院	399049	395120	146691	0.4	26.9	8.1	2.2
胸科医院	231878	231703	57736	0.8	27.8	9.4	2.9
血液病医院	27134	26962	33425	0.2	19.6	12.3	3.5
妇产(科)医院	1851278	1840143	855394	0.0	32.3	4.5	1.3
儿童医院	1788496	1780412	538798	0.1	46.8	3.2	2.3
精神病医院	1751178	1723337	71016	0.4	5.5	5.1	9.6
传染病医院	990788	986699	121858	0.8	18.9	6.1	3.3
皮肤病医院	88551	87228	3879	0.0	11.5	1.2	1.2
结核病医院	286917	285621	53277	0.6	21.5	11.3	4.6
麻风病医院	1853	1775		0.2	1.4	0.2	1.5
职业病医院	57826	57510	10983	0.8	14.7	5.2	2.5
骨科医院	1094365	1078260	478292	0.0	21.0	8.5	2.6
康复医院	617746	610271	70460	0.3	10.7	7.7	3.7
整形外科医院	37851	35560	35642		17.3	6.1	0.7
美容医院	81177	78962	59398		13.4	2.6	0.3
其他专科医院	1891407	1871856	596086	0.3	20.5	5.7	2.0
护理院	126481	119243	404	4.1	3.2	9.8	11.7
二、基层医疗卫生机构	41647841	41416937		0.1	28.7	2.4	0.8
社区卫生服务中心(站)	3287035	3250635		0.3	16.1	0.5	0.5
社区卫生服务中心	3137143	3101671		0.4	17.1	0.6	0.6
社区卫生服务站	149892	148964		0.1	7.3	0.1	0.2
卫生院	38191507	37997186		0.0	30.8	3.6	1.6
街道卫生院	192092	190529		0.1	22.1	2.2	1.1
乡镇卫生院	37999415	37806657		0.0	30.9	3.6	1.6
中心卫生院	17805510	17713407		0.1	32.9	4.1	1.7
乡卫生院	20193905	20093250		0.0	29.3	3.3	1.5
门诊部	166772	166772			25.8		
护理站	2527	2344			17.5	0.4	
三、专业公共卫生机构	9906385	9848101	2909665	0.0	40.0	3.6	1.2
专科疾病防治院(所、站)	543233	531190	34941	0.3	13.4	2.5	1.7
妇幼保健院(所、站)	9363152	9316911	2874724	0.0	45.1	3.7	1.2
内：妇幼保健院	9054897	9010422	2801223	0.0	46.5	3.9	1.4
四、其他医疗卫生机构	447172	444932	4764	0.1	14.4	19.8	4.5
疗养院	447172	444932	4764	0.1	14.4	19.8	4.7
临床检验中心							

5-3-3 2016年各地区医疗卫生机构住院服务情况

地区	入院人数	出院人数	住院病人手术人次	病死率（%）	每床出院人数	每百门急诊入院人数	居民年住院率（%）
总　计	227278325	226036388	50821967	0.4	30.5	4.4	16.5
东　部	87148862	86791381	23815996	0.4	29.9	3.1	15.2
中　部	72061550	71613221	14057266	0.3	30.4	6.0	16.7
西　部	68067913	67631786	12948705	0.3	31.6	5.7	18.2
北　京	3118881	3109106	1291653	1.1	26.6	1.5	14.4
天　津	1620968	1623907	642346	0.6	24.7	1.6	10.4
河　北	11177230	11071235	1942252	0.3	30.7	5.6	15.0
山　西	4300809	4250371	962881	0.2	22.6	5.5	11.7
内蒙古	3294839	3279938	610639	0.6	23.6	4.8	13.1
辽　宁	6925691	6875342	1360957	0.9	24.2	5.4	15.8
吉　林	3688295	3658655	699047	1.0	24.2	5.6	13.5
黑龙江	5641399	5612284	1202127	1.0	25.5	6.8	14.8
上　海	3666108	3661626	1990579	1.4	28.4	1.5	15.2
江　苏	13089607	13027468	3300700	0.2	29.5	3.2	16.4
浙　江	8712905	8694165	2680317	0.3	30.0	1.9	15.6
安　徽	8973150	8913610	1801024	0.3	31.7	5.4	14.5
福　建	5350435	5338778	1323388	0.1	30.6	3.6	13.8
江　西	7454683	7420483	1304691	0.2	35.5	6.8	16.2
山　东	16917849	16842011	3518739	0.4	31.2	5.2	17.0
河　南	16018202	15938947	3147635	0.2	30.7	5.0	16.8
湖　北	11975693	11908419	2717043	0.4	33.0	5.5	20.3
湖　南	14009319	13910452	2222818	0.1	32.7	9.1	20.5
广　东	15468824	15448632	5564568	0.5	33.3	2.6	14.1
广　西	8603641	8584441	1431667	0.4	38.2	5.1	17.8
海　南	1100364	1099111	200497	0.3	27.3	3.2	12.0
重　庆	6313679	6280342	1131716	0.3	32.9	6.6	20.7
四　川	16559605	16472683	3234578	0.4	31.7	5.6	20.0
贵　州	6619276	6546079	1260351	0.2	31.2	7.4	18.6
云　南	8194449	8168550	1880660	0.3	32.3	5.1	17.2
西　藏	343803	287103	49821	0.2	19.9	3.4	10.4
陕　西	6806543	6755281	1430247	0.3	30.0	6.1	17.9
甘　肃	4001955	3968855	609333	0.2	29.6	5.7	15.3
青　海	911845	907275	155391	0.2	26.1	5.6	15.4
宁　夏	1067163	1055863	245153	0.2	29.1	3.8	15.8
新　疆	5351115	5325376	909149	0.4	34.0	6.4	22.3

5-3-4 2016年医疗卫生机构分科出院人数及构成

科室分类	出院人数（人）	医院	构成（%）	医院
总　　计	226036388	174326418	100.00	100.00
预防保健科	269714	113890	0.12	0.07
全科医疗科	10467231	1477878	4.63	0.85
内科	66265308	47942895	29.32	27.50
外科	38124204	32955797	16.87	18.90
儿科	21958485	15544454	9.71	8.92
妇产科	28786594	19887934	12.74	11.41
眼科	4695526	4484297	2.08	2.57
耳鼻咽喉科	3026310	2931827	1.34	1.68
口腔科	663895	595179	0.29	0.34
皮肤科	567085	503566	0.25	0.29
医疗美容科	152214	150311	0.07	0.09
精神科	2216052	2180122	0.98	1.25
传染科	3211479	3054713	1.42	1.75
结核病科	564222	454389	0.25	0.26
肿瘤科	6991592	6987905	3.09	4.01
急诊医学科	1537817	1438771	0.68	0.83
康复医学科	2897450	2187834	1.28	1.26
职业病科	200343	125464	0.09	0.07
中医科	25929248	24420426	11.47	14.01
民族医学科	536915	536315	0.24	0.31
中西医结合科	2805829	2798928	1.24	1.61
其他	4168875	3553523	1.84	2.04

5-4-1 医院入院人数

年份	入院人数 (万人)	卫生计生部门	综合医院	中医医院	每百门急诊入院人数 (人)
1980	2247	1667	1383	41	2.4
1985	2560	1862	1485	79	2.3
1986	2685	1960	1547	96	2.2
1987	2926	2155	1670	133	2.1
1988	3128	2292	1752	157	2.3
1989	3157	2304	1750	174	2.3
1990	3182	2341	1769	195	2.3
1991	3276	2433	1825	223	2.3
1992	3262	2428	1799	232	2.3
1993	3066	2325	1723	231	2.5
1994	3079	2344	1728	241	2.6
1995	3073	2358	1710	251	2.6
1996	3100	2379	1704	267	2.7
1997	3121	2425	1725	274	2.7
1998	3238	2538	1794	287	2.8
1999	3379	2676	1884	298	2.9
2000	3584	2862	1996	321	3.0
2001	3759	3030	2100	349	3.2
2002	3997	3209	2577	394	3.5
2003	4159	3339	2727	438	3.6
2004	4673	3752	3108	498	3.8
2005	5108	4101	3394	544	3.8
2006	5562	4465	3656	610	3.9
2007	6487	5336	4257	693	4.1
2008	7392	6193	4874	847	4.3
2009	8488	7048	5525	986	4.5
2010	9524	7890	6172	1113	4.8
2011	10755	8849	6896	1285	4.9
2012	12727	10324	7978	1564	5.1
2013	14007	11251	8639	1736	5.2
2014	16234	13116	9398	1889	5.2
2015	16916	13400	9595	1946	5.2
2016	18461	14508	10351	2101	5.4

注：①1993年以前入院人数系推算数；②2002年之前医院数字包括妇幼保健院、专科疾病防治院；③2002年以前综合医院不含高校附属医院

5-4-2 各类医院入院人数(按登记注册类型/主办单位/管理类别/等级/机构类别分)

医院分类	2010	2012	2013	2014	2015	2016
总入院人数(万人)	9523.8	12727.4	14007.4	15375.1	16086.8	17527.7
按登记注册类型分						
公立医院	8724.2	11331.2	12315.2	13414.8	13721.4	14750.5
民营医院	799.5	1396.3	1692.3	1960.3	2365.4	2777.2
按主办单位分						
政府办	8065.1	10590.4	11534.9	12586.5	12905.2	13937.8
社会办	939.8	1220.4	1309.8	1450.2	1595.5	1765.2
个人办	518.9	916.7	1162.8	1338.4	1586.1	1824.7
按管理类别分						
非营利性	9082.4	11997.1	13095.6	14332.5	14894.9	16144.7
营利性	441.4	730.3	911.8	1042.7	1192.0	1383.0
按医院等级分						
三级医院	3096.8	4726.4	5450.1	6291.0	6828.9	7686.2
二级医院	5115.7	6241.6	6620.9	7005.7	7121.2	7570.3
一级医院	463.7	648.9	729.2	798.0	965.2	1039.3
未评级医院	847.5	1110.6	1207.2	1280.3	1171.7	1231.9
按机构类别分						
综合医院	7505.5	9914.9	10848.0	11844.1	12335.4	13402.3
中医医院	1167.7	1641.7	1826.7	2010.6	2101.8	2278.6
中西医结合医院	91.3	129.7	155.6	177.9	203.3	229.0
民族医院	24.3	34.1	40.7	49.3	56.2	59.6
专科医院	732.8	1004.1	1132.4	1286.8	1380.5	1545.6
护理院	2.1	3.0	4.1	6.5	9.6	12.6

5-4-3　2016年各地区医院住院服务情况

地区	入院人数			出院人数			住院病人手术人次数		
	合计	公立	民营	合计	公立	民营	合计	公立	民营
总　　计	175276927	147504804	27772123	174326418	146869526	27456892	47907538	41068508	6839030
东　部	71919773	61763244	10156529	71632398	61570946	10061452	22434783	19691809	2742974
中　部	53261272	44599934	8661338	52947917	44404664	8543253	13149598	11053104	2096494
西　部	50095882	41141626	8954256	49746103	40893916	8852187	12323157	10323595	1999562
北　京	2975245	2598531	376714	2965602	2592087	373515	1235322	1106623	128699
天　津	1517666	1356920	160746	1520822	1354803	166019	633634	615719	17915
河　北	8915570	7595018	1320552	8830453	7517487	1312966	1848901	1631496	217405
山　西	3679084	3122291	556793	3633943	3089897	544046	937451	807893	129558
内蒙古	2753171	2494963	258208	2739018	2483543	255475	581353	518522	62831
辽　宁	6197652	5348573	849079	6153637	5317916	835721	1342778	1191544	151234
吉　林	3373478	2832628	540850	3344690	2812804	531886	684939	560511	124428
黑龙江	4743172	4273756	469416	4718480	4253052	465428	1160462	1064516	95946
上　海	3427403	3226130	201273	3423374	3225119	198255	1909588	1806758	102830
江　苏	10775437	8327543	2447894	10734363	8307576	2426787	3188666	2491491	697175
浙　江	7835458	6918745	916713	7819616	6913634	905982	2520606	2233573	287033
安　徽	7077333	5580409	1496924	7038225	5561368	1476857	1747010	1352925	394085
福　建	4251648	3682229	569419	4243445	3676492	566953	1246309	1061862	184447
江　西	4799385	4143275	656110	4779057	4136544	642513	1156309	967576	188733
山　东	12975384	11109969	1865415	12924743	11086584	1838159	3300858	2841544	459314
河　南	12003728	9653056	2350672	11946588	9619790	2326798	2868462	2297330	571132
湖　北	8416750	7382071	1034679	8375054	7350518	1024536	2569987	2276221	293766
湖　南	9168342	7612448	1555894	9111880	7580691	1531189	2024978	1726132	298846
广　东	12137654	10750745	1386909	12109127	10732419	1376708	5018903	4552069	466834
广　西	5302164	4951223	350941	5294234	4945685	348549	1320324	1228241	92083
海　南	910656	848841	61815	907216	846829	60387	189218	159130	30088
重　庆	4246667	3106025	1140642	4224240	3096546	1127694	1070975	776193	294782
四　川	11278309	8609348	2668961	11214137	8571126	2643011	3049925	2468249	581676
贵　州	5077202	3721369	1355833	5017683	3678254	1339429	1183426	911153	272273
云　南	6396990	5114663	1282327	6376278	5105465	1270813	1832477	1527017	305460
西　藏	292532	232767	59765	236570	178167	58403	49090	31778	17312
陕　西	5723765	4798746	925019	5685023	4775857	909166	1384579	1166253	218326
甘　肃	3093150	2867914	225236	3063754	2837781	225973	576640	528982	47658
青　海	779228	680559	98669	776567	682391	94176	153280	140728	12552
宁　夏	967056	835720	131336	957129	827730	129399	230536	203021	27515
新　疆	4185648	3728329	457319	4161470	3711371	450099	890552	823458	67094

5-4-4 2016年各地区医院分科出院人数

地区	合计	预防保健科	全科医疗科	内科	外科	儿科	妇产科	眼科	耳鼻咽喉科	口腔科	皮肤科
总　计	174326418	113890	1477878	47942895	32955797	15544454	19887934	4484297	2931827	595179	503566
东　部	71632398	45595	430334	19188969	14222781	6183995	8996808	2030111	1108259	254697	159953
中　部	52947917	47862	397610	15174810	9632785	4816463	5204252	1296424	937857	203423	167249
西　部	49746103	20433	649934	13579116	9100231	4543996	5686874	1157762	885711	137059	176364
北　京	2965602	18	4557	716557	597917	196641	401206	110970	45942	12296	9056
天　津	1520822	91	10827	429772	287106	91428	161761	51207	22832	4814	2954
河　北	8830453	6889	60932	2739597	1593342	917660	1126775	203065	94697	24725	10945
山　西	3633943	571	30406	1194113	672405	304097	467758	93907	46103	10608	13924
内蒙古	2739018	2644	6405	878257	485754	195510	267096	70375	32772	9964	6609
辽　宁	6153637	112	20688	2310954	1135238	349699	503509	159422	91974	23034	29924
吉　林	3344690	5252	26647	1216012	650769	188106	276813	85997	54803	6720	7713
黑龙江	4718480	1	6979	1917927	798342	306326	285480	94212	69031	20284	13568
上　海	3423374	1461	21938	795334	804064	199409	412099	143593	79711	13889	10480
江　苏	10734363	2966	33070	2829130	2179088	819985	1166986	238574	166113	44226	15701
浙　江	7819616	1394	72719	1808385	1821262	548311	959185	217977	130606	24703	14221
安　徽	7038225	1197	37612	1731840	1336320	623763	762935	173965	123109	23222	14219
福　建	4243445	39	16951	897925	842670	491487	664240	160850	65049	9315	2498
江　西	4779057	558	60874	1190217	884381	499687	475120	102128	78286	8835	12408
山　东	12924743	25560	57980	3499846	2400060	1238753	1589463	398605	193626	60568	33587
河　南	11946588	28133	54215	3327587	2095023	1273074	1318484	313672	204374	62329	24762
湖　北	8375054	8379	74533	2155111	1547049	728818	737484	247510	187150	33809	62028
湖　南	9111880	3771	106344	2442003	1648496	892592	880178	185033	175001	37616	18627
广　东	12109127	7065	101846	2924109	2413038	1252602	1880796	317470	202344	34995	29993
广　西	5294234	24	28163	1263239	900579	601890	706612	130339	113913	13001	10591
海　南	907216		28826	237360	148996	78020	130788	28378	15365	2132	594
重　庆	4224240	611	31186	1217957	774693	320788	386965	111624	99283	11769	14377
四　川	11214137	2495	100655	3247755	2163530	867315	993278	263792	236128	22288	52045
贵　州	5017683	594	157970	1187665	999774	492909	673717	81644	84246	19864	20229
云　南	6376278	473	63928	1671180	1256670	629835	864509	174284	106065	15810	20214
西　藏	236570	2337	20904	56220	40711	13810	48729	1496	1742	818	52
陕　西	5685023	6181	38941	1737094	971234	632779	669422	155389	79532	12319	11397
甘　肃	3063754	927	18702	704739	518835	269500	357127	58520	40399	8860	6223
青　海	776567	13	20236	188797	129075	62594	115317	12633	11004	4050	6323
宁　夏	957129		6500	278141	167800	84088	121901	26727	15536	5493	3094
新　疆	4161470	4134	156344	1148072	691576	372978	482201	70939	65091	12823	25210

医疗美容科	精神科	传染科	结核病科	肿瘤科	急诊医学科	康复医学科	职业病科	中医科	民族医学科	中西医结合科	其他
150311	2180122	3054713	454389	6987905	1438771	2187834	125464	24420426	536315	2798928	3553523
77954	850363	1150675	215714	3506196	545938	840164	50798	8999141	26911	1318570	1428472
38947	704354	994536	169025	2233794	469382	730491	22703	7868056	29536	609366	1198992
33410	625405	909502	69650	1247915	423451	617179	51963	7553229	479868	870992	926059
9451	24438	53676	5371	185337	3544	25630	5327	305425	1264	129550	121429
451	25642	25745	4620	142342	478	9291		180014		33993	35454
4057	57633	94797	7508	242563	115841	38965	1216	1099983	472	245144	143647
1658	27826	50632	12067	154624	16186	40833	7438	368918	296	59595	59978
54	20425	41652	8394	100344	33915	27899	2615	305006	140252	24606	78470
3819	106213	120334	35003	408206	15449	67463	9426	593823	7030	46558	115759
2557	63003	60084	12145	175487	18189	30277	26	334329	4050	61312	64399
1054	65938	80401	17367	239025	47441	43037	8731	575092	4005	36332	87907
3718	13135	45411	79163	196876	41159	34774	158	265281		141528	120193
12670	142724	213323	19680	656482	73388	190239	23673	1512907		194183	199255
13028	149601	153703	5831	379845	50364	103431	625	1017711	8251	189535	148928
4082	87781	193865	26451	338262	121308	133393	2841	1040420		74977	186663
9741	40422	59240	18088	167671	38505	47194	146	542090	2289	95005	72030
1117	61480	93174	25903	192718	60228	37731	280	881749		34477	77706
12582	145004	191920	22993	584822	154885	132117	9607	1836182	2909	89812	243862
11218	115362	203008	7660	514670	136561	139427	1167	1742648		93330	279884
7655	129969	149341	33021	346346	15853	174011	62	1290541	15706	137242	293436
9606	152995	164031	34411	272662	53616	131782	2158	1634359	5479	112101	149019
7048	123270	176208	17449	508495	39308	180038	620	1531482	4696	136746	219509
1876	77464	119811	21364	177779	8522	34534	4559	868074	21473	131017	59410
1389	22281	16318	8	33557	13017	11022		114243		16516	8406
11019	62397	61337	19	103838	25192	98043	9942	735372		93086	54742
5365	222017	146608	2046	300228	37891	202102	11233	1793531	23846	290163	229826
5262	43756	117578	7543	59712	74932	54019	863	729603	13715	97542	94546
2405	68885	141253	5	140239	70540	76182	1121	919808	8699	55657	88516
140	851	6510		1350	1464	1447		1140	21592	1863	13394
4246	56732	71486	15037	122530	45353	56080	10867	848189		59659	80556
1318	28901	54324	146	82888	37156	17591	4638	694060	17076	80261	61563
	1172	16119		18603	28825	3213	1347	90388	22039	1290	43529
353	3264	17900		22779	11010	14536	1958	150053		11449	14547
1372	39541	114924	15096	117625	48651	31533	2820	418005	211176	24399	106960

5-5 2016年医疗卫生机构床位利用情况

机构分类	实际开放总床日数（日）	平均开放病床（张）	实际占用总床日数（日）	出院者占用总床日数（日）	病床周转次数	病床工作日（日）	病床使用率（%）	平均住院日
总　计	2579030278	7065836	2057968370	1978739734	32.0	291.3	79.8	8.8
一、医院	1986184210	5441601	1694087028	1639944609	32.0	311.3	85.3	9.4
综合医院	1380484814	3782150	1190039853	1163611986	35.2	314.6	86.2	8.7
中医医院	267556110	733030	227287787	222496721	31.0	310.1	84.9	9.8
中西医结合医院	30480546	83508	24545866	23843058	27.2	293.9	80.5	10.5
民族医院	8746252	23962	6181197	6098159	24.6	258.0	70.7	10.4
专科医院	287269233	787039	237146540	217778572	19.5	301.3	82.6	14.2
口腔医院	3429713	9396	1209922	1199855	14.9	128.8	35.3	8.6
眼科医院	10870902	29783	6344390	6155338	49.8	213.0	58.4	4.2
耳鼻喉科医院	1941659	5320	1076594	994146	33.7	202.4	55.4	5.5
肿瘤医院	26057009	71389	27091493	27304338	34.1	379.5	104.0	11.2
心血管病医院	5062072	13869	3973281	3808593	28.5	286.5	78.5	9.6
胸科医院	3042297	8335	2804066	2793696	27.8	336.4	92.2	12.1
血液病医院	494298	1354	360961	346446	19.9	266.5	73.0	12.8
妇产(科)医院	18720077	51288	11050925	10823675	35.9	215.5	59.0	5.9
儿童医院	13400141	36713	12980339	12749178	48.5	353.6	96.9	7.2
精神病医院	108637357	297637	103730723	89159327	5.8	348.5	95.5	51.7
传染病医院	18339108	50244	16157270	15942120	19.6	321.6	88.1	16.2
皮肤病医院	2319639	6355	1063524	954033	13.7	167.3	45.8	10.9
结核病医院	4707218	12896	4313777	4247014	22.1	334.5	91.6	14.9
麻风病医院	501753	1375	114437	29274	1.3	83.2	22.8	16.5
职业病医院	1372580	3760	1142402	1101856	15.3	303.8	83.2	19.2
骨科医院	17423504	47736	11961598	11362651	22.6	250.6	68.7	10.5
康复医院	18866108	51688	12838786	10901819	11.8	248.4	68.1	17.9
整形外科医院	616496	1689	242207	232053	21.1	143.4	39.3	6.5
美容医院	1634180	4477	387842	321106	17.6	86.6	23.7	4.1
其他专科医院	29833122	81735	18302003	17352054	22.9	223.9	61.3	9.3
护理院	11647255	31910	8885785	6116113	3.7	278.5	76.3	51.3
二、基层医疗卫生机构	497325644	1362536	296981687	275925799	30.4	218.0	59.7	6.7
社区卫生服务中心(站)	66221637	181429	35817787	31196052	17.9	197.4	54.1	9.6
社区卫生服务中心	61215866	167715	33437208	30098904	18.5	199.4	54.6	9.7
社区卫生服务站	5005771	13714	2380579	1097148	10.9	173.6	47.6	7.4
卫生院	431056461	1180977	261121184	244722761	32.2	221.1	60.6	6.4
街道卫生院	3002169	8225	1526897	1363457	23.2	185.6	50.9	7.2
乡镇卫生院	428054292	1172751	259594287	243359304	32.2	221.4	60.6	6.4
中心卫生院	189202341	518363	120513495	113998590	34.2	232.5	63.7	6.4
乡卫生院	238851951	654389	139080792	129360714	30.7	212.5	58.2	6.4
门诊部								
护理站	47546	130	42716	6986	18.0	327.9	89.8	3.0
三、专业公共卫生机构	85491157	234222	61768114	59112878	42.0	263.7	72.3	6.0
专科疾病防治院(所、站)	13753170	37680	9751332	8700562	14.1	258.8	70.9	16.4
妇幼保健院(所、站)	71737987	196542	52016782	50412316	47.4	264.7	72.5	5.4
内：妇幼保健院	67579260	185149	50360939	48880865	48.7	272.0	74.5	5.4
四、其他医疗卫生机构	10029267	27477	5131541	3756448	16.2	186.8	51.2	8.4
疗养院	10029267	27477	5131541	3756448	16.2	186.8	51.2	8.4
临床检验中心								

5-6-1 医院病床使用情况

年份	病床使用率(%)	卫生计生部门	综合医院	中医医院	平均住院日(日)	卫生计生部门	综合医院	中医医院
1980	82.5	85.7	84.2	86.9	14.0	13.7	11.7	23.7
1985	82.7	87.9	87.0	83.9	15.8	15.4	13.3	23.3
1986	82.7	87.8	87.3	82.3	15.9	15.6	13.4	23.3
1987	84.3	89.8	89.5	81.9	16.0	15.6	13.4	21.9
1988	84.4	89.9	89.7	79.6	15.8	15.6	13.5	20.2
1989	81.5	86.2	86.1	73.7	15.8	15.4	13.4	19.0
1990	80.7	85.6	85.7	73.6	15.9	15.5	13.5	18.0
1991	81.2	85.8	86.2	74.0	16.0	15.5	13.4	17.4
1992	78.4	83.1	83.7	69.2	16.2	15.8	13.7	17.5
1993	70.9	75.7	76.3	62.5	15.6	15.2	13.3	15.4
1994	68.8	72.1	72.6	58.9	15.0	14.5	12.9	14.4
1995	66.9	70.2	70.8	57.4	14.8	14.2	12.6	13.9
1996	64.4	67.9	69.1	54.5	14.3	13.7	12.3	13.4
1997	61.5	65.0	65.4	52.1	13.8	13.3	11.9	13.1
1998	60.0	63.1	63.3	49.8	13.1	12.6	11.3	12.4
1999	59.6	63.1	63.2	50.5	12.7	12.1	11.0	12.0
2000	60.6	64.5	65.0	50.7	12.2	11.6	10.5	11.4
2001	61.1	65.3	65.6	51.5	11.8	11.3	10.3	10.9
2002	64.6	68.6	70.5	57.7	10.9	10.6	9.6	10.8
2003	65.3	69.3	70.6	59.4	11.0	10.8	10.0	10.9
2004	68.4	73.2	74.4	63.0	10.8	10.5	9.8	10.4
2005	70.3	75.3	76.6	65.7	10.9	10.6	9.8	10.8
2006	72.4	77.9	79.2	67.7	10.9	10.5	9.8	10.4
2007	78.2	84.3	85.6	73.2	10.8	10.5	9.8	10.4
2008	81.5	88.1	89.6	78.6	10.7	10.6	9.9	10.5
2009	84.7	91.5	93.0	83.1	10.5	10.4	9.7	10.4
2010	86.7	93.4	94.9	85.7	10.5	10.4	9.7	10.7
2011	88.5	95.2	96.6	88.1	10.3	10.2	9.6	10.5
2012	90.1	96.9	98.2	90.4	10.0	10.0	9.3	10.1
2013	89.0	95.9	96.9	90.5	9.8	9.8	9.1	10.1
2014	88.0	94.9	95.8	89.1	9.6	9.6	8.9	9.9
2015	85.4	92.2	93.1	86.6	9.6	9.5	8.9	9.9
2016	85.3	92.8	93.7	87.1	9.4	9.3	8.6	9.8

注：2002年以前医院数字包括妇幼保健院、专科疾病防治院数字，综合医院不含高校附属医院

5-6-2 医院病床使用率(%)

医院分类	2010	2012	2013	2014	2015	2016
总　　计	86.7	90.1	89.0	88.0	85.4	85.3
按登记注册类型分						
公立医院	90.0	94.2	93.5	92.8	90.4	91.0
民营医院	59.0	63.2	63.4	63.1	62.8	62.8
按主办单位分						
政府办	92.8	96.4	95.4	94.5	91.9	92.4
社会办	69.1	73.7	73.4	73.6	72.6	72.1
个人办	55.2	59.9	60.5	60.1	59.9	60.0
按管理类别分						
其中：非营利性	88.9	92.6	91.7	90.9	88.3	88.6
营利性	52.9	57.9	58.3	57.3	56.9	57.2
按医院等级分						
其中：三级医院	102.9	104.5	102.9	101.8	98.8	98.8
二级医院	87.3	90.7	89.5	87.9	84.1	84.1
一级医院	56.6	60.4	60.9	60.1	58.8	58.0
按机构类别分						
综合医院	87.5	91.0	89.8	88.8	86.1	86.2
中医医院	84.1	88.6	88.6	87.3	84.7	84.9
中西医结合医院	82.8	85.9	85.7	84.2	81.5	80.5
民族医院	70.6	74.6	72.1	71.3	71.4	70.7
专科医院	85.7	87.6	86.4	86.2	83.2	82.6
护理院	85.3	78.8	78.1	78.5	76.5	76.3

5-6-3 医院平均住院日

医院分类	2010	2012	2013	2014	2015	2016
总　　计	10.5	10.0	9.8	9.6	9.6	9.4
按登记注册类型分						
公立医院	10.7	10.2	10.0	9.8	9.8	9.6
民营医院	8.4	8.3	8.4	8.4	8.5	8.6
按主办单位分						
政府办	10.5	10.1	9.9	9.7	9.6	9.4
社会办	11.7	11.1	10.8	10.6	10.5	10.1
个人办	8.0	7.9	8.0	8.2	8.3	8.4
按管理类别分						
其中：非营利性	10.6	10.1	10.0	9.8	9.7	9.5
营利性	8.0	7.7	7.7	7.7	7.9	8.1
按医院等级分						
其中：三级医院	12.5	11.4	11.0	10.7	10.4	10.1
二级医院	9.4	9.1	9.0	8.8	8.9	8.8
一级医院	9.1	8.9	9.0	9.1	9.0	9.0
按机构类别分						
综合医院	9.8	9.4	9.2	9.0	8.9	8.7
中医医院	10.6	10.2	10.1	10.0	9.9	9.8
中西医结合医院	10.8	10.8	10.9	10.6	10.4	10.5
民族医院	11.6	11.2	10.9	10.8	10.4	10.4
专科医院	17.3	15.5	14.9	14.4	14.5	14.2
护理院	59.6	72.6	76.6	77.8	56.8	51.3

5-6-4 2016年各地区医院床位利用情况

地区	病床工作日			病床使用率(%)			平均住院日		
	合计	公立	民营	合计	公立	民营	合计	公立	民营
总 计	311.3	332.2	229.2	85.3	91.0	62.8	9.4	9.6	8.6
东 部	313.0	334.1	227.5	85.7	91.5	62.3	9.4	9.5	9.1
中 部	312.8	329.2	240.3	85.7	90.2	65.8	9.6	9.9	8.3
西 部	307.4	332.9	221.6	84.2	91.2	60.7	9.2	9.4	8.3
北 京	300.1	328.0	196.1	82.2	89.8	53.7	10.5	10.5	10.5
天 津	299.6	323.3	190.4	82.1	88.6	52.2	10.3	10.4	9.1
河 北	315.0	333.8	228.2	86.3	91.4	62.5	8.8	9.0	7.4
山 西	277.1	293.8	202.3	75.9	80.5	55.4	10.5	10.7	9.3
内蒙古	272.7	293.2	156.1	74.7	80.3	42.8	9.9	10.0	9.0
辽 宁	305.9	329.8	200.7	83.8	90.4	55.0	10.8	11.1	9.4
吉 林	285.9	304.9	202.2	78.3	83.5	55.4	9.6	9.9	7.9
黑龙江	301.9	317.0	201.6	82.7	86.9	55.2	10.7	10.9	9.5
上 海	349.6	362.1	273.6	95.8	99.2	75.0	10.1	9.7	16.5
江 苏	318.7	345.6	252.9	87.3	94.7	69.3	9.6	9.7	9.3
浙 江	326.3	350.4	238.9	89.4	96.0	65.5	9.9	9.6	12.7
安 徽	309.7	331.0	243.0	84.8	90.7	66.6	8.8	9.1	7.9
福 建	299.1	315.1	213.6	81.9	86.3	58.5	8.7	9.0	7.2
江 西	326.3	335.3	275.0	89.4	91.9	75.3	9.1	9.3	7.9
山 东	310.4	330.9	222.4	85.0	90.7	60.9	8.9	9.1	8.2
河 南	320.7	332.6	274.4	87.9	91.1	75.2	9.7	10.0	8.5
湖 北	335.7	353.1	237.8	92.0	96.7	65.2	9.7	9.9	8.4
湖 南	313.9	335.4	228.9	86.0	91.9	62.7	9.5	9.9	7.8
广 东	306.5	325.8	212.6	84.0	89.3	58.2	8.8	8.8	8.5
广 西	321.1	329.6	241.2	88.0	90.3	66.1	8.6	8.6	9.1
海 南	285.4	294.3	199.2	78.2	80.6	54.6	9.0	9.1	7.6
重 庆	308.0	336.8	240.0	84.4	92.3	65.8	9.2	9.6	7.9
四 川	329.1	360.7	252.0	90.2	98.8	69.0	10.1	10.4	9.1
贵 州	285.4	329.0	205.1	78.2	90.1	56.2	8.5	8.7	8.1
云 南	303.0	341.6	201.6	83.0	93.6	55.2	8.6	8.8	7.6
西 藏	271.8	285.7	217.3	74.5	78.3	59.5	9.2	10.5	5.2
陕 西	300.1	324.8	208.2	82.2	89.0	57.0	9.2	9.3	8.2
甘 肃	301.6	309.9	217.3	82.6	84.9	59.5	9.1	9.2	7.3
青 海	271.5	287.1	171.9	74.4	78.7	47.1	9.3	9.5	7.9
宁 夏	308.1	328.2	216.2	84.4	89.9	59.2	9.3	9.5	8.2
新 疆	315.8	335.7	192.2	86.5	92.0	52.7	8.7	8.9	6.6

5-7-1 2016年各地区医院医师担负工作量

地区	医师日均担负诊疗人次			医师日均担负住院床日		
	合计	公立	民营	合计	公立	民营
总　计	7.3	7.6	5.5	2.6	2.6	2.2
东　部	8.7	9.1	6.5	2.3	2.4	2.0
中　部	5.6	5.8	4.4	2.7	2.8	2.3
西　部	6.6	7.0	4.9	2.9	3.0	2.6
北　京	10.4	11.5	6.0	1.5	1.6	1.0
天　津	11.5	11.3	12.3	1.7	1.9	1.0
河　北	5.2	5.4	4.4	2.2	2.3	1.7
山　西	4.0	4.2	3.1	2.0	2.0	1.8
内蒙古	5.2	5.3	4.9	2.1	2.2	1.7
辽　宁	5.4	5.7	3.8	2.7	2.8	2.1
吉　林	5.0	5.3	3.6	2.3	2.4	1.8
黑龙江	4.8	4.9	4.1	2.7	2.7	2.2
上　海	14.8	15.4	9.8	2.6	2.6	2.6
江　苏	8.9	9.2	7.6	2.6	2.6	2.6
浙　江	11.1	11.8	7.8	2.4	2.4	2.3
安　徽	6.2	6.6	4.9	2.7	2.9	2.2
福　建	9.0	9.7	5.4	2.4	2.5	1.7
江　西	5.9	6.2	4.3	2.9	2.9	2.8
山　东	5.8	6.0	4.9	2.3	2.4	1.9
河　南	6.3	6.4	5.7	2.8	2.9	2.5
湖　北	6.8	7.1	4.5	3.0	3.1	2.3
湖　南	4.7	5.1	3.1	3.0	3.2	2.3
广　东	11.2	11.6	7.9	2.3	2.3	2.1
广　西	7.8	8.0	5.3	2.7	2.7	2.4
海　南	6.3	6.3	5.6	2.1	2.1	1.6
重　庆	7.4	8.3	4.4	3.2	3.2	3.0
四　川	7.0	7.6	4.9	3.3	3.4	3.1
贵　州	5.6	5.9	4.7	3.0	3.1	2.8
云　南	7.6	8.3	5.5	3.1	3.3	2.4
西　藏	6.1	6.0	6.9	1.7	1.8	1.5
陕　西	6.0	6.4	4.5	2.8	2.9	2.3
甘　肃	6.2	6.3	4.7	2.8	2.9	2.2
青　海	5.6	5.7	4.1	2.4	2.4	1.9
宁　夏	6.9	7.0	6.4	2.3	2.4	2.2
新　疆	5.8	6.0	3.9	2.7	2.8	2.0

5-7-2 2016年各地区综合医院医师担负工作量

地区	医师日均担负诊疗人次						医师日均担负住院床日					
	合计	中央属	省属	地级市属	县级市属	县属	合计	中央属	省属	地级市属	县级市属	县属
总　计	7.8	10.4	8.5	7.6	8.2	7.0	2.6	2.3	2.5	2.6	2.4	3.0
东　部	9.2	11.7	10.1	9.1	9.5	7.4	2.3	1.9	2.3	2.4	2.2	2.5
中　部	6.1	9.8	6.8	5.8	5.8	6.0	2.8	3.1	3.0	2.7	2.7	3.0
西　部	7.3	8.1	7.3	6.9	7.0	7.9	2.9	2.2	2.5	2.8	2.8	3.4
北　京	11.5	12.3	10.4	11.9			1.4	1.6	1.4	1.3		
天　津	11.5		12.3	11.3		6.3	2.0		2.5	1.6		1.6
河　北	5.4		4.0	5.2	5.4	5.7	2.3		2.0	2.4	2.1	2.5
山　西	4.3		5.6	4.5	3.7	3.8	2.0		2.1	2.1	2.0	2.0
内蒙古	5.6		6.8	5.5	4.9	6.1	2.3		2.5	2.3	2.0	2.3
辽　宁	5.8		7.0	5.6	5.7	4.7	2.7		2.7	2.9	2.6	2.4
吉　林	5.5	7.6	6.3	5.0	5.1	4.0	2.4	2.9	2.5	2.7	2.1	1.9
黑龙江	5.2		5.9	5.7	4.9	4.3	2.9		3.7	3.1	2.4	2.2
上　海	15.3	12.4	15.8	15.5			2.1	1.7	2.2	2.2		
江　苏	9.3		12.4	9.1	9.2	7.8	2.7		3.4	2.6	2.6	3.2
浙　江	11.9		10.6	10.4	13.0	12.1	2.3		2.3	2.5	2.2	2.4
安　徽	6.7		7.8	6.1	5.7	7.2	2.8		2.6	2.5	2.7	3.1
福　建	9.6		8.8	9.1	9.6	11.0	2.5		2.4	2.4	2.2	2.9
江　西	6.4		7.1	5.0	5.8	7.6	2.9		3.0	2.5	2.8	3.2
山　东	6.2	6.2	7.3	6.5	6.0	5.6	2.4	2.4	2.3	2.4	2.3	2.6
河　南	6.5		6.4	6.1	6.6	6.9	3.0		3.4	2.7	2.8	3.2
湖　北	7.3	12.3	9.2	7.0	6.5	6.3	3.1	3.3	2.9	3.0	3.1	3.5
湖　南	5.6	9.6	6.2	5.4	5.3	5.0	3.0	3.0	3.1	3.0	3.0	3.1
广　东	11.3	13.8	9.0	10.6	12.4	9.2	2.2	2.2	2.4	2.4	2.0	2.3
广　西	8.6		8.6	8.3	8.3	9.2	2.7		2.4	2.5	2.7	3.1
海　南	6.5		7.2	5.1	6.0	8.1	2.0		2.0	1.7	2.2	2.1
重　庆	8.5		7.7	8.9		8.3	3.0		2.6	3.1		3.3
四　川	7.8	7.2	8.3	7.4	7.9	8.2	3.2	1.9	2.9	3.3	3.0	3.5
贵　州	6.3		6.4	5.0	5.4	7.6	3.1		2.8	2.6	2.7	3.8
云　南	8.3		9.2	7.0	7.5	9.6	3.3		2.2	3.0	3.1	4.1
西　藏	5.9		6.0	5.4	3.6	6.4	1.9		2.2	2.8	1.3	1.4
陕　西	6.5	9.5	6.5	6.0	5.9	6.7	3.0	2.7	2.8	2.8	2.9	3.4
甘　肃	6.6		5.2	5.9	7.0	7.9	2.9		2.1	2.7	2.9	3.6
青　海	6.1		7.0	4.6	4.8	6.8	2.3		2.2	2.2	2.0	2.8
宁　夏	6.6		5.8	6.8	7.7	7.9	2.3		2.2	2.2	2.8	2.9
新　疆	6.4		6.7	6.0	7.0	6.2	2.8		2.4	2.5	2.5	3.6

注：本表系卫生计生部门医院数字

5-7-3 综合医院工作效率

医院级别	年份	医师日均担负		医师人均 年业务收入 （万元）	病　床 使用率 （%）	平　均 住院日 （日）
		诊疗人次	住院床日			
医院合计	2010	6.8	2.4	88.1	95.0	9.7
	2012	7.6	2.7	117.3	98.4	9.3
	2013	7.7	2.7	127.6	97.0	9.2
	2014	8.0	2.7	139.6	95.9	9.0
	2015	7.8	2.6	145.1	93.2	8.9
	2016	7.8	2.6	153.7	93.7	8.7
中央属	2010	9.8	2.5	219.7	105.5	10.9
	2012	10.5	2.5	272.0	106.1	10.1
	2013	10.8	2.6	296.3	106.0	9.6
	2014	11.0	2.5	326.5	104.6	9.3
	2015	10.2	2.3	322.1	102.1	9.1
	2016	10.4	2.3	346.1	103.9	8.8
省属	2010	7.4	2.5	148.0	103.5	11.9
	2012	8.5	2.7	195.0	104.5	10.8
	2013	8.6	2.7	209.6	103.2	10.5
	2014	8.8	2.7	226.1	102.5	10.1
	2015	8.6	2.6	235.2	101.1	9.8
	2016	8.5	2.5	245.6	100.8	9.5
地级市(地区)属	2010	7.0	2.5	95.2	99.3	11.6
	2012	7.7	2.7	124.4	103.2	10.9
	2013	7.7	2.7	134.8	101.2	10.6
	2014	7.9	2.7	145.9	100.2	10.3
	2015	7.7	2.6	151.3	97.0	10.1
	2016	7.6	2.6	159.9	97.1	9.7
县级市(区)属	2010	6.9	2.1	66.7	89.9	8.9
	2012	7.8	2.5	90.2	93.0	8.8
	2013	7.9	2.5	97.6	92.6	8.7
	2014	8.2	2.5	107.1	91.9	8.6
	2015	8.1	2.4	109.5	89.0	8.5
	2016	8.2	2.4	115.4	89.4	8.3
县属	2010	5.6	2.4	54.3	89.4	7.6
	2012	6.6	2.9	77.0	94.4	7.9
	2013	6.7	3.0	84.7	92.8	7.7
	2014	7.1	3.1	93.5	91.0	7.6
	2015	6.9	3.0	96.4	88.2	7.6
	2016	7.0	3.0	101.7	89.4	7.5

注：本表系卫生计生部门医院数字

5-8-1　2016年医院出院病人疾病转归情况

疾病名称 (ICD-10)	出院 人数 (人)	疾病 构成 (%)	病死率 (%)	平　均 住院日 (日)	人均 医药费用 (元)
总　　计	74838515	100.00	0.48	8.44	8305.19
1.传染病和寄生虫病小计	2406268	3.22	0.29	8.59	5522.75
其中：肠道传染病	240974	0.32	0.09	5.42	3202.36
内：霍乱					
伤寒和副伤寒	13008	0.02	0.11	8.10	6403.15
细菌性痢疾	11684	0.02	0.06	5.37	2545.81
结核病	434374	0.58	0.28	13.22	8961.06
内：肺结核	316822	0.42	0.31	13.05	8256.94
白喉					
百日咳	1651	0.00	0.06	8.64	4843.36
猩红热	9320	0.01	0.00	6.40	2328.72
性传播模式疾病	18450	0.02	0.07	7.99	4974.96
内：梅毒	8202	0.01	0.11	9.61	6045.70
淋球菌感染	1500	0.00	0.20	7.37	3189.61
乙型脑炎	418	0.00	2.63	12.08	16685.37
斑疹伤寒	21487	0.03	0.32	6.87	5157.29
病毒性肝炎	251631	0.34	0.18	12.90	7718.99
人类免疫缺陷病毒病（HIV）	37845	0.05	2.17	14.60	9174.81
血吸虫病	6263	0.01	0.14	12.62	5506.43
丝虫病	83	0.00	0.00	10.08	8283.92
钩虫病	1070	0.00	0.19	8.17	7047.10
2.肿瘤小计	4630568	6.19	1.86	11.14	15429.78
恶性肿瘤计	3007130	4.02	2.78	12.72	17566.68
其中：鼻咽恶性肿瘤	37869	0.05	2.56	13.99	14435.38
食管恶性肿瘤	148979	0.20	2.61	14.46	17640.17
胃恶性肿瘤	258206	0.35	2.68	12.84	20056.41
小肠恶性肿瘤	11357	0.02	3.43	14.52	23058.29
结肠恶性肿瘤	146534	0.20	2.97	14.28	25047.28
直肠乙状结肠连接处、直肠、肛门 和肛管恶性肿瘤	151173	0.20	1.95	14.30	23703.34
肝和肝内胆管恶性肿瘤	233561	0.31	4.81	11.68	16372.90
喉恶性肿瘤	20127	0.03	1.61	16.27	19839.15
气管、支气管、肺恶性肿瘤	555889	0.74	4.21	12.61	15896.64
骨、关节软骨恶性肿瘤	12786	0.02	2.39	13.68	17801.73
乳房恶性肿瘤	249830	0.33	1.00	11.95	14787.78
女性生殖器官恶性肿瘤	193192	0.26	1.47	13.48	17237.00
男性生殖器官恶性肿瘤	77269	0.10	1.58	11.50	14950.89
泌尿道恶性肿瘤	117691	0.16	1.57	13.29	20776.76
脑恶性肿瘤	25439	0.03	3.79	15.99	29366.91
白血病	130361	0.17	2.79	12.38	15670.22
原位癌计	76124	0.10	0.55	9.45	12351.38
其中：子宫颈原位癌	42276	0.06	0.04	7.76	10280.79
良性肿瘤计	1308159	1.75	0.02	7.83	11258.97
其中：皮肤良性肿瘤	44251	0.06	0.01	5.43	4609.71

注：本表系卫生计生部门综合医院数字

疾病名称 (ICD-10)	出院 人数 (人)	疾病 构成 (%)	病死率 (%)	平 均 住院日 (日)	人均 医药费用 (元)
乳房良性肿瘤	227326	0.30	0.00	4.64	6502.72
子宫平滑肌瘤	346736	0.46	0.01	8.82	11953.59
卵巢良性肿瘤	83059	0.11	0.01	8.34	12902.48
前列腺良性肿瘤	283	0.00	0.00	10.04	10537.25
甲状腺良性肿瘤	52536	0.07	0.01	7.76	10925.51
交界恶性和动态未知的肿瘤	234527	0.31	0.89	9.94	12513.82
3.血液、造血器官及免疫疾病小计	612197	0.82	0.31	7.38	6749.78
其中：贫血	354461	0.47	0.30	6.69	6282.46
4.内分泌、营养和代谢疾病小计	2283872	3.05	0.22	9.59	8011.76
其中：甲状腺功能亢进	105824	0.14	0.13	8.07	5685.86
糖尿病	1631555	2.18	0.19	10.42	7965.09
5.精神和行为障碍小计	451828	0.60	0.13	17.08	6972.43
其中：依赖性物质引起的精神和行为障碍	47348	0.06	0.18	4.89	2702.94
酒精引起的精神和行为障碍	45111	0.06	0.16	4.52	2526.23
精神分裂症、分裂型和妄想性障碍	64704	0.09	0.04	52.04	10474.22
情感障碍	44578	0.06	0.03	20.68	8810.12
6.神经系统疾病小计	2290297	3.06	0.28	9.11	7468.72
其中：中枢神经系统炎性疾病	91644	0.12	0.73	10.09	10038.12
帕金森病	63675	0.09	0.15	11.12	9210.35
癫痫	188793	0.25	0.32	6.46	6118.04
7.眼和附器疾病小计	1673281	2.24	0.00	5.34	5949.80
其中：晶状体疾患	861434	1.15	0.00	4.11	6563.75
内：老年性白内障	632270	0.84	0.00	3.97	6455.96
视网膜脱离和断裂	52193	0.07	0.00	7.40	11669.22
青光眼	117499	0.16	0.00	7.83	5718.40
8.耳和乳突疾病小计	649438	0.87	0.01	7.75	5707.09
其中：中耳和乳突疾病	132417	0.18	0.00	7.83	7103.10
9.循环系统疾病小计	11632157	15.54	0.88	9.74	10221.93
其中：急性风湿热	9351	0.01	0.11	9.31	4916.69
慢性风湿性心脏病	111326	0.15	0.92	9.49	8580.22
高血压	1130993	1.51	0.13	8.83	6516.60
内：高血压性心脏、肾脏病	115050	0.15	0.63	9.93	8232.76
缺血性心脏病	3468773	4.64	0.91	8.72	11845.09
内：心绞痛	808150	1.08	0.12	8.29	13846.42
急性心肌梗死	344154	0.46	4.54	8.89	25360.95
肺栓塞	31288	0.04	5.13	12.17	16486.59
心律失常	440206	0.59	0.29	7.16	12405.22
心力衰竭	319946	0.43	2.03	9.52	8637.99
脑血管病	4696647	6.28	0.90	11.30	10045.07
内：颅内出血	671481	0.90	3.43	13.82	17002.62
脑梗死	3008581	4.02	0.53	10.95	9099.57
大脑动脉闭塞和狭窄	71234	0.10	0.87	10.62	8673.83

疾病名称 (ICD-10)	出院 人数 （人）	疾病 构成 （%）	病死率 （%）	平　均 住院日 （日）	人均 医药费用 （元）
静脉炎和血栓形成	88593	0.12	0.14	11.30	14783.48
下肢静脉曲张	160339	0.21	0.01	8.69	9109.86
10.呼吸系统疾病小计	10536190	14.08	0.51	7.77	5666.32
其中：急性上呼吸道感染	1641387	2.19	0.01	4.87	2138.09
流行性感冒	14136	0.02	0.23	4.98	3478.05
内：人禽流感	155	0.00	10.32	7.79	14070.81
肺炎	3262788	4.36	0.49	7.64	4785.62
慢性鼻窦炎	165337	0.22	0.00	7.65	8074.81
慢性扁桃体和腺样体疾病	166123	0.22	0.00	6.76	7351.74
慢性下呼吸道疾病	2381429	3.18	0.54	9.54	7987.47
内：哮喘	209871	0.28	0.14	7.87	6245.52
外部物质引起的肺病	67940	0.09	1.84	18.28	10930.20
11.消化系统疾病小计	7655511	10.23	0.28	7.75	8180.63
其中：口腔疾病	230921	0.31	0.02	6.86	5938.30
胃及十二指肠溃疡	434324	0.58	0.27	8.34	8321.13
阑尾疾病	789164	1.05	0.02	6.68	7619.64
疝	601415	0.80	0.03	6.80	8104.86
内：腹股沟疝	552730	0.74	0.02	6.56	7610.21
肠梗阻	381398	0.51	0.37	7.12	7684.54
酒精性肝病	48678	0.07	1.03	10.71	9179.30
肝硬化	333960	0.45	1.16	11.51	11083.67
胆石病和胆囊炎	1084864	1.45	0.08	8.59	11808.66
急性胰腺炎	290309	0.39	0.31	9.59	12528.77
12.皮肤和皮下组织疾病小计	611311	0.82	0.10	9.30	5926.53
其中：皮炎及湿疹	98677	0.13	0.02	8.40	4536.33
牛皮癣	25643	0.03	0.02	13.02	7822.68
荨麻疹	64487	0.09	0.01	5.57	2748.31
13.肌肉骨骼系统和结缔组织疾病小计	2573560	3.44	0.06	10.06	10469.26
其中：炎性多关节炎	320157	0.43	0.05	9.96	8486.73
内：类风湿性关节炎	143766	0.19	0.07	10.39	8378.66
痛风	109067	0.15	0.03	9.12	5930.22
其他关节病	174694	0.23	0.01	11.20	18271.16
系统性结缔组织病	203494	0.27	0.34	9.81	9051.68
内：系统性红斑狼疮	94509	0.13	0.37	9.40	8584.66
脊椎关节强硬	311183	0.42	0.01	9.79	8018.33
椎间盘疾病	645853	0.86	0.01	10.34	8928.37
骨密度和骨结构疾病	163584	0.22	0.10	10.23	12618.42
内：骨质疏松	130160	0.17	0.10	9.81	11728.80
骨髓炎	16073	0.02	0.07	18.14	13762.06
14.泌尿生殖系统疾病小计	4532674	6.06	0.17	8.56	8163.76
其中：肾小球疾病	265644	0.35	0.13	10.05	7606.28
肾盂肾炎	65339	0.09	0.09	9.45	6248.30
肾衰竭	675515	0.90	0.99	14.32	10475.44
尿石病	623341	0.83	0.01	6.82	8215.03
膀胱炎	41315	0.06	0.06	8.40	6654.23
尿道狭窄	17379	0.02	0.01	9.68	9260.35

疾病名称 (ICD-10)	出院 人数 (人)	疾病 构成 (%)	病死率 (%)	平 均 住院日 (日)	人均 医药费用 (元)
男性生殖器官疾病	639931	0.86	0.02	8.07	7318.85
内：前列腺增生	277675	0.37	0.03	11.11	11477.36
乳房疾患	199292	0.27	0.05	5.98	5906.04
女性盆腔器官炎性疾病	277859	0.37	0.01	6.94	5437.30
子宫内膜异位	136264	0.18	0.01	8.35	12109.09
女性生殖器脱垂	55609	0.07	0.01	10.05	11211.13
15.妊娠、分娩和产褥期小计	7657173	10.23	0.01	4.71	4380.22
其中：异位妊娠	314206	0.42	0.01	6.80	7791.14
医疗性流产	422818	0.56	0.01	3.48	1968.50
妊娠高血压	125040	0.17	0.04	6.41	7654.64
前置胎盘、胎盘早剥和产前出血	89046	0.12	0.02	7.03	7913.73
梗阻性分娩	176512	0.24	0.02	6.08	6383.58
分娩时会阴、阴道裂伤	269138	0.36	0.00	3.32	3342.43
产后出血	79537	0.11	0.09	5.17	6605.35
顺产	1796676	2.40	0.00	3.47	2784.18
16.起源于围生期疾病小计	1354770	1.81	0.19	6.45	6307.49
其中：产伤	7896	0.01	0.13	5.84	5293.40
出生窒息	86799	0.12	0.59	7.39	7510.78
新生儿吸入综合征	73964	0.10	0.14	6.13	6173.96
围生期的感染	59198	0.08	0.33	7.15	7324.24
胎儿和新生儿的溶血性疾病	27707	0.04	0.03	5.75	5726.27
新生儿硬化病	764	0.00	0.65	5.52	4643.77
17.先天性畸形、变形和染色体异常小计	387405	0.52	0.23	8.41	12559.82
神经系统其他先天性畸形	14982	0.02	0.03	13.38	11305.79
循环系统先天性畸形	125016	0.17	0.58	8.58	18419.50
内：先天性心脏病	101239	0.14	0.59	8.66	18016.85
唇裂和腭裂	12615	0.02	0.01	7.40	6272.15
消化系统先天性畸形	24841	0.03	0.21	8.97	12048.79
生殖泌尿系统先天性畸形	79717	0.11	0.04	8.07	8437.21
肌肉骨骼系统先天性畸形	40299	0.05	0.08	7.99	13713.93
18.症状、体征和检验异常小计	1335570	1.78	1.40	6.55	5978.92
19.损伤、中毒小计	6083036	8.13	0.52	11.06	10967.61
其中：骨折	666946	0.89	0.61	12.58	13070.37
内：颅骨和面骨骨折	170636	0.23	0.11	9.88	8753.06
股骨骨折	348283	0.47	0.24	15.81	25831.88
多部位骨折	15351	0.02	1.02	18.57	22378.02
颅内损伤	715242	0.96	2.48	11.98	11735.80
烧伤和腐蚀伤	149173	0.20	0.34	11.14	8424.15
药物、药剂和生物制品中毒	71241	0.10	0.76	3.38	4242.32
非药用物质的毒性效应	243734	0.33	1.14	5.03	5358.53
医疗并发症计	129578	0.17	0.15	11.11	9557.12
内：手术和操作并发症	56282	0.08	0.12	13.76	9030.59
假体装置、植入物和 移植物并发症	53247	0.07	0.13	9.28	10861.88
20.其他接受医疗服务小计	5481409	7.32	0.14	7.60	9123.29

5-8-2 2016年城市和县级医院出院病人疾病转归情况

疾病名称 (ICD-10)	城市医院			县级医院		
	出院 人数 (人)	疾病 构成 (%)	平　均 住院日 (日)	出院 人数 (人)	疾病 构成 (%)	平　均 住院日 (日)
总　　计	36650526	100.00	9.1	38187989	100.00	7.8
1.传染病和寄生虫病小计	1026939	2.80	9.8	1379329	3.61	7.7
其中：肠道传染病	81225	0.22	6.0	159749	0.42	5.1
内：霍乱						
伤寒和副伤寒	5781	0.02	8.1	7227	0.02	8.1
细菌性痢疾	3087	0.01	5.9	8597	0.02	5.2
结核病	217997	0.59	14.2	216377	0.57	12.2
内：肺结核	144604	0.39	14.1	172218	0.45	12.1
白喉						
百日咳	973	0.00	8.8	678	0.00	8.4
猩红热	3532	0.01	6.4	5788	0.02	6.4
性传播模式疾病	10890	0.03	8.4	7560	0.02	7.4
内：梅毒	6254	0.02	9.6	1948	0.01	9.7
淋球菌感染	457	0.00	7.8	1043	0.00	7.2
乙型脑炎	329	0.00	12.3	89	0.00	11.1
斑疹伤寒	6206	0.02	7.5	15281	0.04	6.6
病毒性肝炎	128303	0.35	12.6	123328	0.32	13.2
人类免疫缺陷病毒病（HIV）	15191	0.04	14.3	22654	0.06	14.8
血吸虫病	3323	0.01	12.9	2940	0.01	12.3
丝虫病	35	0.00	12.8	48	0.00	8.1
钩虫病	492	0.00	8.3	578	0.00	8.0
2.肿瘤小计	3095972	8.45	11.4	1534596	4.02	10.7
恶性肿瘤计	2012941	5.49	13.0	994189	2.60	12.2
其中：鼻咽恶性肿瘤	25598	0.07	14.9	12271	0.03	12.2
食管恶性肿瘤	76813	0.21	15.4	72166	0.19	13.5
胃恶性肿瘤	149377	0.41	13.4	108829	0.28	12.1
小肠恶性肿瘤	7871	0.02	14.9	3486	0.01	13.7
结肠恶性肿瘤	98725	0.27	14.6	47809	0.13	13.6
直肠乙状结肠连接处、直肠、肛门 和肛管恶性肿瘤	97177	0.27	15.0	53996	0.14	13.1
肝和肝内胆管恶性肿瘤	146584	0.40	11.7	86977	0.23	11.7
喉恶性肿瘤	16183	0.04	16.8	3944	0.01	14.1
气管、支气管、肺恶性肿瘤	340733	0.93	12.9	215156	0.56	12.2
骨、关节软骨恶性肿瘤	9296	0.03	13.9	3490	0.01	13.0
乳房恶性肿瘤	178405	0.49	12.4	71425	0.19	10.9
女性生殖器官恶性肿瘤	135755	0.37	14.1	57437	0.15	11.9
男性生殖器官恶性肿瘤	56194	0.15	11.4	21075	0.06	11.7
泌尿道恶性肿瘤	87859	0.24	13.4	29832	0.08	13.0
脑恶性肿瘤	19202	0.05	16.2	6237	0.02	15.3
白血病	99187	0.27	13.0	31174	0.08	10.5
原位癌计	51942	0.14	9.1	24182	0.06	10.2
其中：子宫颈原位癌	33764	0.09	7.6	8512	0.02	8.5
良性肿瘤计	886017	2.42	8.0	422142	1.11	7.5
其中：皮肤良性肿瘤	27303	0.07	5.5	16948	0.04	5.3

注：①本表系卫生计生部门综合医院数字；②县级医院包括县和县级市医院

疾病名称 (ICD-10)	城市医院			县级医院		
	出院 人数 (人)	疾病 构成 (%)	平　均 住院日 (日)	出院 人数 (人)	疾病 构成 (%)	平　均 住院日 (日)
乳房良性肿瘤	174874	0.48	4.6	52452	0.14	4.7
子宫平滑肌瘤	207919	0.57	8.7	138817	0.36	8.9
卵巢良性肿瘤	57657	0.16	8.4	25402	0.07	8.3
前列腺良性肿瘤	135	0.00	10.5	148	0.00	9.7
甲状腺良性肿瘤	31197	0.09	7.7	21339	0.06	7.8
交界恶性和动态未知的肿瘤	144825	0.40	10.5	89702	0.23	9.1
3.血液、造血器官及免疫疾病小计	356444	0.97	8.1	255753	0.67	6.4
其中：贫血	182832	0.50	7.5	171629	0.45	5.8
4.内分泌、营养和代谢疾病小计	1336898	3.65	10.1	946974	2.48	8.9
其中：甲状腺功能亢进	70830	0.19	8.2	34994	0.09	7.9
糖尿病	927895	2.53	11.1	703660	1.84	9.6
5.精神和行为障碍小计	251176	0.69	18.6	200652	0.53	15.2
其中:依赖性物质引起的精神和行为障碍	11623	0.03	10.3	35725	0.09	3.1
酒精引起的精神和行为障碍	10500	0.03	9.7	34611	0.09	2.9
精神分裂症、分裂型和妄想性障碍	41590	0.11	44.6	23114	0.06	65.4
情感障碍	34588	0.09	19.7	9990	0.03	24.0
6.神经系统疾病小计	1211276	3.30	10.0	1079021	2.83	8.1
其中：中枢神经系统炎性疾病	51649	0.14	11.9	39995	0.10	7.8
帕金森病	40967	0.11	11.6	22708	0.06	10.3
癫痫	111618	0.30	6.6	77175	0.20	6.3
7.眼和附器疾病小计	974922	2.66	5.5	698359	1.83	5.1
其中：晶状体疾患	470532	1.28	4.1	390902	1.02	4.1
内：老年性白内障	332490	0.91	3.9	299780	0.79	4.0
视网膜脱离和断裂	49362	0.13	7.4	2831	0.01	7.6
青光眼	78873	0.22	7.9	38626	0.10	7.7
8.耳和乳突疾病小计	326736	0.89	8.6	322702	0.85	6.9
其中：中耳和乳突疾病	77551	0.21	8.4	54866	0.14	7.0
9.循环系统疾病小计	5701889	15.56	10.3	5930268	15.53	9.2
其中：急性风湿热	2245	0.01	11.0	7106	0.02	8.8
慢性风湿性心脏病	50798	0.14	10.4	60528	0.16	8.7
高血压	559889	1.53	9.7	571104	1.50	8.0
内：高血压性心脏、肾脏病	58183	0.16	10.8	56867	0.15	9.0
缺血性心脏病	1874802	5.12	9.1	1593971	4.17	8.3
内：心绞痛	614541	1.68	8.4	193609	0.51	7.9
急性心肌梗死	232932	0.64	9.2	111222	0.29	8.2
肺栓塞	23051	0.06	12.6	8237	0.02	11.0
心律失常	270251	0.74	7.5	169955	0.45	6.7
心力衰竭	139600	0.38	10.4	180346	0.47	8.9
脑血管病	2054592	5.61	12.3	2642055	6.92	10.5
内：颅内出血	297207	0.81	14.3	374274	0.98	13.4
脑梗死	1284739	3.51	12.0	1723842	4.51	10.2
大脑动脉闭塞和狭窄	34258	0.09	11.0	36976	0.10	10.2

疾病名称 (ICD-10)	城市医院			县级医院		
	出院 人数 （人）	疾病 构成 （%）	平　均 住院日 （日）	出院 人数 （人）	疾病 构成 （%）	平　均 住院日 （日）
静脉炎和血栓形成	62555	0.17	11.5	26038	0.07	10.7
下肢静脉曲张	85975	0.23	8.5	74364	0.19	8.9
10.呼吸系统疾病小计	3977969	10.85	8.7	6558221	17.17	7.2
其中：急性上呼吸道感染	438257	1.20	5.2	1203130	3.15	4.7
流行性感冒	5316	0.01	5.7	8820	0.02	4.6
内：人禽流感	106	0.00	8.2	49	0.00	6.9
肺炎	1290924	3.52	8.5	1971864	5.16	7.1
慢性鼻窦炎	84084	0.23	7.9	81253	0.21	7.4
慢性扁桃体和腺样体疾病	108804	0.30	6.8	57319	0.15	6.6
慢性下呼吸道疾病	900231	2.46	10.5	1481198	3.88	8.9
内：哮喘	98864	0.27	8.5	111007	0.29	7.3
外部物质引起的肺病	37919	0.10	20.9	30021	0.08	15.0
11.消化系统疾病小计	3594024	9.81	8.4	4061487	10.64	7.2
其中：口腔疾病	125081	0.34	7.5	105840	0.28	6.2
胃及十二指肠溃疡	193379	0.53	8.8	240945	0.63	8.0
阑尾疾病	283708	0.77	6.8	505456	1.32	6.6
疝	264132	0.72	6.7	337283	0.88	6.8
内：腹股沟疝	238301	0.65	6.4	314429	0.82	6.7
肠梗阻	176663	0.48	8.1	204735	0.54	6.3
酒精性肝病	23848	0.07	11.4	24830	0.07	10.1
肝硬化	188327	0.51	11.9	145633	0.38	11.0
胆石病和胆囊炎	551036	1.50	9.0	533828	1.40	8.1
急性胰腺炎	144966	0.40	10.4	145343	0.38	8.8
12.皮肤和皮下组织疾病小计	338980	0.92	10.2	272331	0.71	8.2
其中：皮炎及湿疹	63446	0.17	9.2	35231	0.09	6.9
牛皮癣	22285	0.06	13.2	3358	0.01	12.0
荨麻疹	33607	0.09	6.2	30880	0.08	4.9
13.肌肉骨骼系统和结缔组织疾病小计	1411113	3.85	10.6	1162447	3.04	9.4
其中：炎性多关节炎	196028	0.53	10.5	124129	0.33	9.1
内：类风湿性关节炎	103264	0.28	10.6	40502	0.11	9.9
痛风	55677	0.15	10.0	53390	0.14	8.2
其他关节病	110385	0.30	11.5	64309	0.17	10.7
系统性结缔组织病	171610	0.47	10.0	31884	0.08	8.9
内：系统性红斑狼疮	79367	0.22	9.6	15142	0.04	8.5
脊椎关节强硬	138630	0.38	10.7	172553	0.45	9.0
椎间盘疾病	276626	0.75	11.1	369227	0.97	9.8
骨密度和骨结构疾病	95182	0.26	10.2	68402	0.18	10.2
内：骨质疏松	76366	0.21	9.6	53794	0.14	10.0
骨髓炎	9130	0.02	19.9	6943	0.02	15.9
14.泌尿生殖系统疾病小计	2376165	6.48	9.1	2156509	5.65	8.0
其中：肾小球疾病	192504	0.53	10.2	73140	0.19	9.7
肾盂肾炎	34438	0.09	10.4	30901	0.08	8.4
肾衰竭	386619	1.05	14.3	288896	0.76	14.4
尿石病	256443	0.70	7.9	366898	0.96	6.1
膀胱炎	20510	0.06	9.1	20805	0.05	7.7
尿道狭窄	11652	0.03	10.2	5727	0.01	8.7

5-8-2 续表3

疾病名称 (ICD-10)	城市医院			县级医院		
	出院 人数 （人）	疾病 构成 （%）	平　均 住院日 （日）	出院 人数 （人）	疾病 构成 （%）	平　均 住院日 （日）
男性生殖器官疾病	300475	0.82	8.5	339456	0.89	7.7
内：前列腺增生	143255	0.39	11.6	134420	0.35	10.6
乳房疾患	127149	0.35	5.9	72143	0.19	6.1
女性盆腔器官炎性疾病	118727	0.32	7.4	159132	0.42	6.6
子宫内膜异位	87138	0.24	8.3	49126	0.13	8.5
女性生殖器脱垂	29424	0.08	10.4	26185	0.07	9.6
15.妊娠、分娩和产褥期小计	2907440	7.93	5.1	4749733	12.44	4.5
其中：异位妊娠	155520	0.42	6.9	158686	0.42	6.7
医疗性流产	183360	0.50	3.6	239458	0.63	3.4
妊娠高血压	72254	0.20	6.8	52786	0.14	5.8
前置胎盘、胎盘早剥和产前出血	55169	0.15	7.4	33877	0.09	6.4
梗阻性分娩	56838	0.16	5.9	119674	0.31	6.2
分娩时会阴、阴道裂伤	113200	0.31	3.4	155938	0.41	3.3
产后出血	40407	0.11	5.5	39130	0.10	4.8
顺产	419572	1.14	3.9	1377104	3.61	3.3
16.起源于围生期疾病小计	577958	1.58	7.8	776812	2.03	5.4
其中：产伤	2362	0.01	7.3	5534	0.01	5.2
出生窒息	28916	0.08	9.3	57883	0.15	6.4
新生儿吸入综合征	22775	0.06	7.5	51189	0.13	5.5
围生期的感染	30617	0.08	8.5	28581	0.07	5.7
胎儿和新生儿的溶血性疾病	17310	0.05	6.0	10397	0.03	5.3
新生儿硬化病	209	0.00	7.4	555	0.00	4.8
17.先天性畸形、变形和染色体异常小计	293712	0.80	8.5	93693	0.25	8.0
神经系统其他先天性畸形	9377	0.03	12.4	5605	0.01	15.1
循环系统先天性畸形	102215	0.28	8.7	22801	0.06	8.0
内：先天性心脏病	80839	0.22	8.9	20400	0.05	7.8
唇裂和腭裂	11933	0.03	7.5	682	0.00	6.2
消化系统先天性畸形	19986	0.05	9.7	4855	0.01	5.9
生殖泌尿系统先天性畸形	58340	0.16	8.0	21377	0.06	8.2
肌肉骨骼系统先天性畸形	30787	0.08	8.2	9512	0.02	7.2
18.症状、体征和检验异常小计	643433	1.76	7.3	692137	1.81	5.9
19.损伤、中毒小计	2257987	6.16	12.1	3825049	10.02	10.5
其中：骨折	253087	0.69	13.5	413859	1.08	12.0
内：颅骨和面骨骨折	71314	0.19	10.5	99322	0.26	9.5
股骨骨折	150381	0.41	16.0	197902	0.52	15.7
多部位骨折	7556	0.02	18.9	7795	0.02	18.3
颅内损伤	241352	0.66	13.3	473890	1.24	11.3
烧伤和腐蚀伤	73573	0.20	13.0	75600	0.20	9.4
药物、药剂和生物制品中毒	24980	0.07	3.8	46261	0.12	3.1
非药用物质的毒性效应	77274	0.21	6.7	166460	0.44	4.2
医疗并发症计	78794	0.21	12.1	50784	0.13	9.5
内：手术和操作并发症	33269	0.09	14.7	23013	0.06	12.4
假体装置、植入物和 移植物并发症	35302	0.10	9.9	17945	0.05	8.1
20.其他接受医疗服务小计	3989493	10.89	7.5	1491916	3.91	7.9

5-9-1 2016年医院出院病人年龄别疾病构成(%)(合计)

疾病名称 (ICD-10)	5岁以下	5～14岁	15～44岁	45～59岁	60岁及以上
总　　计	10.4	3.7	27.2	21.9	36.8
1.传染病和寄生虫病小计	36.9	8.0	20.2	15.2	19.7
其中：肠道传染病	46.1	6.8	14.3	12.0	20.7
内：霍乱					
伤寒和副伤寒	6.2	5.0	33.3	21.3	34.3
细菌性痢疾	37.1	14.1	17.2	12.2	19.5
结核病	0.5	1.2	36.2	25.1	37.0
内：肺结核	0.3	0.8	32.2	25.9	40.7
白喉					
百日咳	90.0	7.1	0.4	0.4	2.1
猩红热	30.5	66.5	2.6	0.2	0.1
性传播模式疾病	7.8	0.6	50.3	24.4	16.9
内：梅毒	15.8	0.3	39.5	26.7	17.8
淋球菌感染	5.8	1.5	56.1	16.9	19.7
乙型脑炎	15.8	40.0	19.9	12.2	12.2
斑疹伤寒	5.6	5.2	20.5	33.1	35.6
病毒性肝炎	0.3	0.7	51.8	32.5	14.7
人类免疫缺陷病毒病（HIV）	0.3	1.1	44.3	31.5	22.8
血吸虫病	0.1	0.3	14.6	30.1	54.8
丝虫病	6.0	2.4	20.5	25.3	45.8
钩虫病	0.6	0.4	5.7	18.4	75.0
2.肿瘤小计	0.8	1.0	21.6	33.5	43.0
恶性肿瘤计	0.4	0.7	11.9	31.7	55.3
其中：鼻咽恶性肿瘤	0.1	0.2	23.8	45.3	30.6
食管恶性肿瘤	0.1	0.0	1.0	22.1	76.8
胃恶性肿瘤	0.1	0.0	5.3	25.7	68.9
小肠恶性肿瘤	0.1	0.0	8.6	31.2	60.1
结肠恶性肿瘤	0.1	0.0	8.1	27.7	64.1
直肠乙状结肠连接处、直肠、肛门 　　　　　和肛管恶性肿瘤	0.1	0.0	6.9	29.5	63.6
肝和肝内胆管恶性肿瘤	0.2	0.1	11.7	37.7	50.4
喉恶性肿瘤	0.1	0.0	2.3	31.4	66.3
气管、支气管、肺恶性肿瘤	0.1	0.0	4.0	27.5	68.4
骨、关节软骨恶性肿瘤	0.7	7.9	27.4	25.3	38.7
乳房恶性肿瘤	0.1	0.0	22.9	50.2	26.9
女性生殖器官恶性肿瘤	0.1	0.1	18.4	49.6	31.8
男性生殖器官恶性肿瘤	0.2	0.1	2.8	7.7	89.3
泌尿道恶性肿瘤	0.5	0.2	6.4	24.9	68.0
脑恶性肿瘤	2.0	6.1	28.9	33.0	30.0
白血病	5.0	10.1	28.6	24.7	31.5
原位癌计	0.1	0.2	35.0	37.4	27.3
其中：子宫颈原位癌			51.8	39.7	8.5
良性肿瘤计	1.7	1.8	43.2	38.6	14.7
其中：皮肤良性肿瘤	7.2	9.8	39.0	23.9	20.1

注：本表系卫生计生部门综合医院数字

疾病名称 (ICD-10)	5岁以下	5～14岁	15～44岁	45～59岁	60岁及以上
乳房良性肿瘤		0.6	72.5	23.6	3.2
子宫平滑肌瘤			42.6	55.0	2.4
卵巢良性肿瘤	0.1	1.3	65.0	22.7	11.0
前列腺良性肿瘤			3.2	11.0	85.9
甲状腺良性肿瘤	0.2	0.6	32.3	43.0	23.9
交界恶性和动态未知的肿瘤	0.7	1.5	21.2	27.8	48.9
3.血液、造血器官及免疫疾病小计	10.1	20.4	22.1	17.6	29.8
其中：贫血	9.1	12.9	22.6	18.6	36.8
4.内分泌、营养和代谢疾病小计	1.3	1.6	16.9	35.1	45.2
其中：甲状腺功能亢进	0.2	1.1	42.9	35.1	20.7
糖尿病	0.2	0.4	12.7	35.7	51.0
5.精神和行为障碍小计	3.5	2.8	37.1	30.7	26.0
其中：依赖性物质引起的精神和行为障碍	1.1	1.7	57.5	28.8	10.9
酒精引起的精神和行为障碍	0.8	1.7	57.5	29.3	10.6
精神分裂症、分裂型和妄想性障碍	0.1	1.1	59.1	28.4	11.2
情感障碍	0.1	1.6	42.3	30.5	25.5
6.神经系统疾病小计	4.6	3.6	13.7	26.4	51.7
其中：中枢神经系统炎性疾病	25.2	29.7	19.1	13.2	12.8
帕金森病			1.4	13.5	85.0
癫痫	13.8	14.4	25.2	18.4	28.2
7.眼和附器疾病小计	1.5	2.3	9.9	20.8	65.4
其中：晶状体疾患	0.3	0.3	2.5	12.8	84.1
内：老年性白内障			0.5	9.6	89.9
视网膜脱离和断裂	0.5	1.7	26.5	37.6	33.7
青光眼	0.3	0.9	9.4	23.1	66.3
8.耳和乳突疾病小计	2.9	4.5	24.8	31.6	36.2
其中：中耳和乳突疾病	9.9	14.0	34.5	25.6	16.0
9.循环系统疾病小计	0.6	0.6	7.1	23.1	68.7
其中：急性风湿热	0.6	6.3	21.4	26.5	45.3
慢性风湿性心脏病	0.3	0.1	6.8	31.3	61.5
高血压	0.2	0.0	8.2	26.3	65.2
内：高血压性心脏、肾脏病	0.1	0.0	5.4	17.5	77.0
缺血性心脏病	0.2	0.0	3.0	20.9	75.9
内：心绞痛	0.0	0.0	3.1	25.5	71.3
急性心肌梗死	0.1	0.0	6.0	25.7	68.2
肺栓塞	0.1	0.0	8.9	20.5	70.4
心律失常	0.5	1.2	13.7	26.5	58.1
心力衰竭	1.2	0.4	3.2	12.1	83.1
脑血管病	0.5	0.1	4.3	23.2	71.9
内：颅内出血	1.0	0.5	9.1	30.7	58.7
脑梗死	0.2	0.0	2.7	21.0	76.0
大脑动脉闭塞和狭窄	0.1	0.0	3.6	24.0	72.2

疾病名称 (ICD-10)	5岁以下	5～14岁	15～44岁	45～59岁	60岁及以上
静脉炎和血栓形成	0.1	0.1	13.9	28.3	57.6
下肢静脉曲张	0.1	0.0	12.3	43.7	43.9
10.呼吸系统疾病小计	37.2	10.4	9.3	10.6	32.6
其中：急性上呼吸道感染	58.0	22.7	8.9	5.0	5.4
流行性感冒	48.1	26.5	13.0	5.3	7.2
内：人禽流感	16.1	9.0	23.2	20.0	31.6
肺炎	61.3	11.2	5.4	5.8	16.3
慢性鼻窦炎	1.5	10.8	41.1	29.9	16.7
慢性扁桃体和腺样体疾病	15.1	46.5	28.9	7.4	2.0
慢性下呼吸道疾病	6.1	2.0	4.2	13.0	74.8
内：哮喘	11.3	5.8	17.2	30.1	35.7
外部物质引起的肺病	7.3	0.6	5.8	21.0	65.3
11.消化系统疾病小计	6.5	3.7	23.5	27.7	38.6
其中：口腔疾病	19.8	12.1	28.8	18.8	20.6
胃及十二指肠溃疡	0.2	0.6	24.0	31.2	43.9
阑尾疾病	1.0	11.5	47.4	21.9	18.2
疝	19.4	9.7	11.7	18.3	40.9
内：腹股沟疝	20.8	10.4	11.7	17.9	39.2
肠梗阻	8.8	2.7	15.8	22.9	49.8
酒精性肝病	0.1	0.0	20.0	48.8	31.2
肝硬化	0.1	0.1	15.4	41.0	43.4
胆石病和胆囊炎	0.1	0.2	21.9	32.4	45.4
急性胰腺炎	0.2	0.7	35.2	31.3	32.6
12.皮肤和皮下组织疾病小计	9.0	8.9	31.3	22.0	28.8
其中：皮炎及湿疹	7.2	5.9	26.3	23.9	36.7
牛皮癣	1.1	4.7	40.8	31.5	21.9
荨麻疹	18.5	29.2	30.4	13.5	8.6
13.肌肉骨骼系统和结缔组织疾病小计	1.1	1.5	21.4	32.2	43.8
其中：炎性多关节炎	0.4	1.0	16.2	32.3	50.1
内：类风湿性关节炎	0.3	0.2	14.9	37.4	47.2
痛风	0.2	0.1	19.7	28.7	51.4
其他关节病	0.4	0.3	6.2	27.5	65.5
系统性结缔组织病	6.2	3.3	40.4	28.7	21.3
内：系统性红斑狼疮	0.2	4.2	61.1	25.5	9.0
脊椎关节强硬	0.1	0.1	19.3	40.1	40.4
椎间盘疾病	0.2	0.1	21.5	36.1	42.1
骨密度和骨结构疾病	0.3	1.1	6.2	12.1	80.4
内：骨质疏松	0.1	0.1	1.3	9.0	89.5
骨髓炎	2.3	6.9	28.0	31.9	30.8
14.泌尿生殖系统疾病小计	1.7	3.3	36.8	29.0	29.2
其中：肾小球疾病	2.9	7.6	34.8	27.6	27.2
肾盂肾炎	0.3	1.1	37.3	26.7	34.6
肾衰竭	0.2	0.2	20.6	33.5	45.5
尿石病	0.4	0.3	33.4	37.1	28.7
膀胱炎	0.5	0.9	22.6	30.3	45.6
尿道狭窄	1.0	3.9	19.8	26.0	49.3

疾病名称 (ICD-10)	5岁以下	5～14岁	15～44岁	45～59岁	60岁及以上
男性生殖器官疾病	7.1	16.5	17.9	10.1	48.3
内：前列腺增生			0.3	7.0	92.8
乳房疾患	0.2	0.4	63.6	29.5	6.2
女性盆腔器官炎性疾病	0.2	0.3	65.3	27.5	6.7
子宫内膜异位			63.4	36.2	0.4
女性生殖器脱垂			10.5	28.5	60.9
15.妊娠、分娩和产褥期小计			99.6	0.3	0.0
其中：异位妊娠			99.1	0.9	0.0
医疗性流产			99.1	0.8	0.0
妊娠高血压			99.5	0.6	0.0
前置胎盘、胎盘早剥和产前出血			99.7	0.3	0.0
梗阻性分娩			99.8	0.2	0.0
分娩时会阴、阴道裂伤			99.8	0.1	0.0
产后出血			99.8	0.2	0.0
顺产			99.9	0.1	0.0
16.起源于围生期疾病小计	100.0				
其中：产伤	100.0				
出生窒息	100.0				
新生儿吸入综合征	100.0				
围生期的感染	100.0				
胎儿和新生儿的溶血性疾病	100.0				
新生儿硬化病	100.0				
17.先天性畸形、变形和染色体异常小计	30.6	17.0	26.2	15.1	11.3
神经系统其他先天性畸形	67.6	5.4	13.2	10.4	3.3
循环系统先天性畸形	18.9	8.4	25.4	25.1	22.3
内：先天性心脏病	18.8	7.2	22.2	27.0	24.9
唇裂和腭裂	79.0	12.1	8.0	0.6	0.2
消化系统先天性畸形	65.2	11.0	9.6	7.8	6.3
生殖泌尿系统先天性畸形	30.5	28.3	25.5	9.2	6.5
肌肉骨骼系统先天性畸形	50.4	19.4	16.6	7.4	6.2
18.症状、体征和检验异常小计	9.8	4.5	20.0	24.1	41.6
19.损伤、中毒小计	3.7	5.2	36.7	28.6	25.8
其中：骨折	3.2	6.7	36.0	28.6	25.6
内：颅骨和面骨骨折	5.9	8.6	49.9	24.3	11.4
股骨骨折	1.7	2.5	11.8	13.9	70.1
多部位骨折	0.6	2.7	35.2	32.5	29.0
颅内损伤	3.4	5.3	34.8	28.7	27.8
烧伤和腐蚀伤	30.3	7.5	29.3	20.3	12.6
药物、药剂和生物制品中毒	16.4	3.8	38.3	18.7	22.8
非药用物质的毒性效应	6.4	7.1	34.4	25.2	26.9
医疗并发症计	1.9	3.2	34.2	29.6	31.1
内：手术和操作并发症	1.7	4.3	36.2	28.3	29.3
假体装置、植入物和移植物并发症	0.6	1.8	31.8	31.2	34.5
20.其他接受医疗服务小计	2.3	1.6	24.2	35.1	36.8

5-9-2　2016年医院出院病人年龄别疾病构成(%)(男)

疾病名称 (ICD-10)	5岁以下	5～14岁	15～44岁	45～59岁	60岁及以上
总　　计	13.2	4.9	18.1	22.9	40.8
1.传染病和寄生虫病小计	36.9	8.1	21.0	15.2	18.9
其中：肠道传染病	52.0	7.6	12.6	10.2	17.5
内：霍乱					
伤寒和副伤寒	6.9	6.1	27.0	23.3	36.7
细菌性痢疾	42.7	15.8	15.5	9.6	16.4
结核病	0.5	1.0	33.8	26.3	38.4
内：肺结核	0.3	0.6	29.9	27.5	41.7
白喉					
百日咳	89.5	7.1	0.5	0.6	2.4
猩红热	32.4	65.2	2.1	0.2	0.1
性传播模式疾病	8.3	0.6	45.1	24.6	21.4
内：梅毒	15.7	0.4	30.6	30.2	23.1
淋球菌感染	4.8	1.4	65.1	13.0	15.7
乙型脑炎	22.0	48.5	19.0	5.5	5.0
斑疹伤寒	7.3	6.7	24.0	30.5	31.5
病毒性肝炎	0.3	0.7	55.3	31.0	12.8
人类免疫缺陷病毒病（HIV）	0.3	0.9	46.4	29.5	22.9
血吸虫病	0.1	0.3	14.9	30.3	54.4
丝虫病	7.3	2.4	19.5	26.8	43.9
钩虫病	0.8	0.4	4.9	14.9	79.0
2.肿瘤小计	0.9	1.2	11.5	28.6	57.7
恶性肿瘤计	0.4	0.7	8.3	27.8	62.7
其中：鼻咽恶性肿瘤	0.1	0.3	22.9	46.1	30.7
食管恶性肿瘤	0.1	0.0	1.1	24.9	73.9
胃恶性肿瘤	0.1	0.0	3.6	24.8	71.5
小肠恶性肿瘤	0.2	0.0	8.7	30.8	60.3
结肠恶性肿瘤	0.1	0.0	7.8	27.7	64.3
直肠乙状结肠连接处、直肠、肛门 　　　　和肛管恶性肿瘤	0.1	0.0	6.0	28.5	65.4
肝和肝内胆管恶性肿瘤	0.2	0.1	12.6	40.0	47.2
喉恶性肿瘤	0.1	0.0	2.2	31.8	65.9
气管、支气管、肺恶性肿瘤	0.1	0.0	3.0	26.5	70.4
骨、关节软骨恶性肿瘤	0.7	7.6	28.9	23.4	39.4
乳房恶性肿瘤	0.1	0.1	8.9	28.9	62.0
女性生殖器官恶性肿瘤					
男性生殖器官恶性肿瘤	0.2	0.1	2.8	7.7	89.3
泌尿道恶性肿瘤	0.4	0.1	6.1	25.0	68.4
脑恶性肿瘤	2.1	6.3	28.5	32.5	30.6
白血病	5.2	10.8	28.3	23.3	32.4
原位癌计	0.3	0.5	6.4	26.7	66.1
其中：子宫颈原位癌					
良性肿瘤计	3.4	4.1	29.4	34.7	28.3
其中：皮肤良性肿瘤	7.3	10.3	36.8	23.1	22.4

注：本表系卫生计生部门综合医院数字

疾病名称 (ICD-10)	5岁以下	5～14岁	15～44岁	45～59岁	60岁及以上
乳房良性肿瘤	0.3	1.3	38.9	31.2	28.4
子宫平滑肌瘤					
卵巢良性肿瘤					
前列腺良性肿瘤			3.2	11.0	85.8
甲状腺良性肿瘤	0.4	0.9	26.5	42.7	29.4
交界恶性和动态未知的肿瘤	0.8	1.6	13.4	25.3	58.8
3.血液、造血器官及免疫疾病小计	13.0	24.8	18.5	14.1	29.5
其中：贫血	12.6	17.0	17.0	14.8	38.7
4.内分泌、营养和代谢疾病小计	1.5	1.4	18.6	36.7	41.9
其中：甲状腺功能亢进	0.2	1.0	46.1	33.0	19.8
糖尿病	0.2	0.4	16.3	38.7	44.4
5.精神和行为障碍小计	4.8	3.5	41.2	26.8	23.7
其中：依赖性物质引起的精神和行为障碍	1.0	1.6	55.7	30.5	11.3
酒精引起的精神和行为障碍	0.8	1.6	55.4	31.0	11.2
精神分裂症、分裂型和妄想性障碍	0.1	0.9	61.8	26.9	10.3
情感障碍	0.1	2.0	47.4	27.9	22.6
6.神经系统疾病小计	5.6	4.6	15.3	24.8	49.7
其中：中枢神经系统炎性疾病	25.4	31.5	18.5	12.6	12.1
帕金森病	0.1	0.0	1.5	12.6	85.8
癫痫	12.5	14.0	24.7	20.0	28.7
7.眼和附器疾病小计	1.8	3.1	12.2	21.5	61.4
其中：晶状体疾患	0.4	0.4	3.6	14.6	81.0
内：老年性白内障			0.6	10.7	88.6
视网膜脱离和断裂	0.5	2.2	30.6	36.5	30.1
青光眼	0.4	1.4	14.3	24.9	59.0
8.耳和乳突疾病小计	3.8	6.4	26.6	29.0	34.2
其中：中耳和乳突疾病	11.2	17.6	34.8	21.9	14.6
9.循环系统疾病小计	0.6	0.6	8.5	24.6	65.7
其中：急性风湿热	0.7	9.2	21.4	23.3	45.4
慢性风湿性心脏病	0.5	0.1	7.7	31.8	60.0
高血压	0.2	0.1	11.7	27.2	60.8
内：高血压性心脏、肾脏病	0.1	0.0	7.7	19.7	72.5
缺血性心脏病	0.2	0.0	4.4	24.0	71.4
内：心绞痛	0.1	0.0	4.5	29.0	66.3
急性心肌梗死	0.1	0.0	8.1	31.4	60.4
肺栓塞	0.1	0.1	11.1	21.8	66.9
心律失常	0.6	1.5	14.7	25.8	57.4
心力衰竭	1.3	0.5	3.9	14.5	79.9
脑血管病	0.5	0.1	5.1	24.6	69.6
内：颅内出血	1.0	0.6	10.8	31.2	56.5
脑梗死	0.2	0.0	3.4	23.3	73.0
大脑动脉闭塞和狭窄	0.1	0.0	4.5	27.1	68.3

疾病名称 (ICD-10)	5岁以下	5～14岁	15～44岁	45～59岁	60岁及以上
静脉炎和血栓形成	0.1	0.2	13.8	29.4	56.6
下肢静脉曲张	0.1	0.0	12.5	41.6	45.7
10.呼吸系统疾病小计	38.3	10.5	8.6	9.4	33.1
其中：急性上呼吸道感染	60.0	24.2	7.5	3.9	4.4
流行性感冒	50.8	28.0	10.7	4.2	6.2
内：人禽流感	8.6	9.7	23.7	17.2	40.9
肺炎	64.4	10.8	4.7	5.0	15.1
慢性鼻窦炎	1.5	12.0	45.2	26.7	14.5
慢性扁桃体和腺样体疾病	16.8	52.6	25.1	4.2	1.2
慢性下呼吸道疾病	6.1	2.0	3.3	11.3	77.4
内：哮喘	17.2	8.5	15.5	26.4	32.4
外部物质引起的肺病	5.5	0.5	5.6	22.2	66.3
11.消化系统疾病小计	7.8	4.2	24.7	27.0	36.4
其中：口腔疾病	21.2	13.8	27.4	18.1	19.5
胃及十二指肠溃疡	0.2	0.7	27.2	31.1	40.8
阑尾疾病	1.2	13.6	47.4	21.1	16.8
疝	20.1	8.4	11.4	18.6	41.5
内：腹股沟疝	20.7	8.6	11.2	18.4	41.1
肠梗阻	9.5	3.0	15.2	22.0	50.3
酒精性肝病	0.1	0.0	20.0	49.2	30.8
肝硬化	0.1	0.0	19.4	45.1	35.3
胆石病和胆囊炎	0.1	0.3	21.5	31.8	46.3
急性胰腺炎	0.2	0.6	42.4	31.5	25.2
12.皮肤和皮下组织疾病小计	9.3	9.5	30.1	21.3	29.8
其中：皮炎及湿疹	8.3	6.7	20.2	20.9	43.9
牛皮癣	1.0	3.7	40.4	31.5	23.4
荨麻疹	24.1	37.7	21.9	9.2	7.1
13.肌肉骨骼系统和结缔组织疾病小计	1.5	2.1	24.3	30.6	41.5
其中：炎性多关节炎	0.4	1.1	18.5	29.6	50.4
内：类风湿性关节炎	0.4	0.4	11.0	31.6	56.6
痛风	0.2	0.1	21.2	30.0	48.6
其他关节病	0.4	0.7	10.2	24.9	63.9
系统性结缔组织病	18.4	5.3	26.5	21.8	28.0
内：系统性红斑狼疮	0.5	7.3	55.7	22.5	14.0
脊椎关节强硬	0.1	0.1	19.1	37.1	43.6
椎间盘疾病	0.2	0.1	25.3	34.4	40.1
骨密度和骨结构疾病	0.5	2.8	14.1	15.7	66.9
内：骨质疏松	0.1	0.2	2.4	9.9	87.3
骨髓炎	2.0	6.5	29.9	33.0	28.6
14.泌尿生殖系统疾病小计	3.1	6.3	26.1	25.8	38.8
其中：肾小球疾病	3.6	9.2	34.8	25.5	26.9
肾盂肾炎	0.7	2.4	23.3	29.1	44.5
肾衰竭	0.2	0.2	21.9	34.6	43.1
尿石病	0.4	0.3	36.1	35.9	27.3
膀胱炎	1.0	1.5	20.9	27.4	49.2
尿道狭窄	1.1	4.0	19.9	25.4	49.6

疾病名称 (ICD-10)	5岁以下	5～14岁	15～44岁	45～59岁	60岁及以上
男性生殖器官疾病	7.1	16.6	18.0	10.1	48.2
内：前列腺增生	0.2	0.0	0.3	7.0	92.6
乳房疾患	1.2	2.8	47.8	21.7	26.5
15.妊娠、分娩和产褥期小计					
16.起源于围生期疾病小计	100.0				
其中：产伤	100.0				
出生窒息	100.0				
新生儿吸入综合征	100.0				
围生期的感染	100.0				
胎儿和新生儿的溶血性疾病	100.0				
新生儿硬化病	100.0				
17.先天性畸形、变形和染色体异常小计	37.4	21.8	20.7	11.3	8.9
神经系统其他先天性畸形	76.9	6.0	9.8	5.3	2.0
循环系统先天性畸形	21.3	8.8	25.5	24.2	20.1
内：先天性心脏病	22.2	7.7	21.9	25.8	22.4
唇裂和腭裂	79.4	12.3	7.7	0.4	0.2
消化系统先天性畸形	70.6	12.7	7.3	5.0	4.4
生殖泌尿系统先天性畸形	38.9	35.0	15.9	5.8	4.3
肌肉骨骼系统先天性畸形	52.7	22.0	17.3	4.1	4.0
18.症状、体征和检验异常小计	10.9	5.1	18.5	22.8	42.7
19.损伤、中毒小计	3.6	5.8	41.2	29.0	20.5
其中：骨折	3.1	7.4	40.7	28.9	20.0
内：颅骨和面骨骨折	5.0	8.1	52.0	24.5	10.5
股骨骨折	2.3	3.8	20.9	18.7	54.2
多部位骨折	0.6	3.0	41.4	34.2	20.9
颅内损伤	3.1	5.3	37.2	28.5	25.9
烧伤和腐蚀伤	29.1	7.5	32.5	20.7	10.2
药物、药剂和生物制品中毒	23.5	5.1	31.0	17.5	22.9
非药用物质的毒性效应	7.7	8.1	33.1	24.8	26.3
医疗并发症计	2.3	4.2	32.8	28.9	31.9
内：手术和操作并发症	1.9	5.1	34.8	27.3	30.8
假体装置、植入物和移植物并发症	0.9	3.0	29.1	30.7	36.3
20.其他接受医疗服务小计	2.7	2.2	16.6	32.2	46.4

5-9-3 2016年医院出院病人年龄别疾病构成(%)(女)

疾病名称 (ICD-10)	5岁以下	5～14岁	15～44岁	45～59岁	60岁及以上
总　　计	7.9	2.6	35.5	20.9	33.0
1.传染病和寄生虫病小计	37.1	7.8	19.0	15.2	20.9
其中：肠道传染病	39.3	5.9	16.3	14.1	24.4
内：霍乱					
伤寒和副伤寒	5.5	3.9	39.0	19.4	32.3
细菌性痢疾	31.6	12.3	18.7	14.6	22.7
结核病	0.5	1.7	41.1	22.6	34.0
内：肺结核	0.3	1.3	37.3	22.5	38.5
白喉					
百日咳	90.5	7.2	0.4	0.3	1.7
猩红热	29.2	67.7	2.8	0.2	0.1
性传播模式疾病	7.4	0.5	55.6	24.1	12.4
内：梅毒	15.9	0.2	49.4	22.7	11.8
淋球菌感染	8.0	1.8	40.7	23.7	25.9
乙型脑炎	11.4	36.3	22.3	17.6	12.4
斑疹伤寒	4.3	4.0	17.7	35.2	38.8
病毒性肝炎	0.4	0.8	44.2	35.6	19.0
人类免疫缺陷病毒病（HIV）	0.6	1.6	38.8	36.5	22.6
血吸虫病	0.1	0.2	14.1	29.9	55.6
丝虫病	4.8	2.4	21.4	23.8	47.6
钩虫病	0.3	0.3	6.4	21.4	71.6
2.肿瘤小计	0.7	0.9	30.1	37.6	30.7
恶性肿瘤计	0.4	0.6	16.5	36.8	45.8
其中：鼻咽恶性肿瘤	0.0	0.2	26.3	43.6	29.8
食管恶性肿瘤	0.1	0.0	0.7	12.8	86.4
胃恶性肿瘤	0.1	0.0	9.8	28.3	61.8
小肠恶性肿瘤	0.1	0.0	8.4	31.8	59.8
结肠恶性肿瘤	0.1	0.0	8.5	27.8	63.7
直肠乙状结肠连接处、直肠、肛门 　　　　和肛管恶性肿瘤	0.1	0.0	8.3	30.9	60.6
肝和肝内胆管恶性肿瘤	0.3	0.2	8.3	28.9	62.2
喉恶性肿瘤	0.0	0.0	4.5	23.3	72.3
气管、支气管、肺恶性肿瘤	0.1	0.0	6.0	29.9	64.0
骨、关节软骨恶性肿瘤	0.7	8.4	25.3	27.9	37.8
乳房恶性肿瘤	0.1	0.0	23.0	50.3	26.6
女性生殖器官恶性肿瘤	0.1	0.1	18.5	49.6	31.8
男性生殖器官恶性肿瘤					
泌尿道恶性肿瘤	0.9	0.4	7.4	24.5	66.9
脑恶性肿瘤	1.9	5.9	29.4	33.7	29.2
白血病	4.9	9.4	29.0	26.4	30.3
原位癌计	0.1	0.1	42.4	40.1	17.4
其中：子宫颈原位癌			52.0	39.5	8.4
良性肿瘤计	1.3	1.2	47.1	39.7	10.7
其中：皮肤良性肿瘤	7.1	9.4	41.4	24.6	17.6

注：本表系卫生计生部门综合医院数字

疾病名称 (ICD-10)	5岁以下	5～14岁	15～44岁	45～59岁	60岁及以上
乳房良性肿瘤	0.0	0.6	72.7	23.6	3.1
子宫平滑肌瘤	0.0	0.0	42.6	55.0	2.3
卵巢良性肿瘤	0.1	1.3	65.1	22.6	10.9
甲状腺良性肿瘤	0.1	0.5	33.9	43.0	22.4
交界恶性和动态未知的肿瘤	0.5	1.3	28.3	30.1	39.8
3.血液、造血器官及免疫疾病小计	7.7	16.6	25.3	20.7	29.7
其中：贫血	6.5	10.0	27.0	21.6	34.8
4.内分泌、营养和代谢疾病小计	1.0	1.8	15.4	33.6	48.1
其中：甲状腺功能亢进	0.2	1.2	41.5	36.1	21.0
糖尿病	0.2	0.5	8.7	32.3	58.4
5.精神和行为障碍小计	2.4	2.1	33.4	34.1	28.0
其中：依赖性物质引起的精神和行为障碍	1.3	2.3	64.2	22.6	9.6
酒精引起的精神和行为障碍	0.9	2.3	65.5	22.8	8.5
精神分裂症、分裂型和妄想性障碍	0.1	1.4	55.8	30.4	12.3
情感障碍	0.0	1.4	39.2	32.0	27.3
6.神经系统疾病小计	3.7	2.8	12.2	27.8	53.5
其中：中枢神经系统炎性疾病	25.3	27.4	19.7	13.9	13.6
帕金森病	0.1	0.0	1.3	14.8	83.8
癫痫	16.2	15.3	26.1	15.6	26.9
7.眼和附器疾病小计	1.3	1.7	8.2	20.3	68.5
其中：晶状体疾患	0.3	0.2	1.7	11.4	86.5
内：老年性白内障			0.4	8.7	90.9
视网膜脱离和断裂	0.5	1.0	21.1	39.1	38.4
青光眼	0.3	0.5	6.2	21.9	71.1
8.耳和乳突疾病小计	2.3	3.0	23.5	33.5	37.6
其中：中耳和乳突疾病	8.5	10.5	34.4	29.3	17.4
9.循环系统疾病小计	0.5	0.5	5.5	21.2	72.2
其中：急性风湿热	0.5	4.2	21.5	28.6	45.2
慢性风湿性心脏病	0.2	0.1	6.5	31.2	62.0
高血压	0.2	0.0	5.1	25.4	69.2
内：高血压性心脏、肾脏病	0.1	0.0	2.9	15.1	81.9
缺血性心脏病	0.2	0.0	1.5	17.2	81.1
内：心绞痛	0.0	0.0	1.5	21.4	77.0
急性心肌梗死	0.1	0.0	1.3	12.6	86.0
肺栓塞	0.1	0.0	6.9	19.4	73.6
心律失常	0.4	1.0	12.9	27.0	58.6
心力衰竭	1.0	0.4	2.5	9.7	86.4
脑血管病	0.4	0.1	3.3	21.3	74.8
内：颅内出血	1.0	0.5	6.4	29.7	62.3
脑梗死	0.3	0.0	1.8	17.9	80.1
大脑动脉闭塞和狭窄	0.1	0.1	2.6	20.2	77.0

疾病名称 (ICD-10)	5岁以下	5～14岁	15～44岁	45～59岁	60岁及以上
静脉炎和血栓形成	0.1	0.1	13.9	27.0	58.8
下肢静脉曲张	0.1	0.0	12.1	46.3	41.5
10.呼吸系统疾病小计	35.5	10.0	10.3	12.3	31.9
其中：急性上呼吸道感染	55.3	20.5	11.0	6.5	6.8
流行性感冒	44.3	24.3	16.1	6.8	8.5
内：人禽流感	27.4	8.1	22.6	24.2	17.7
肺炎	57.3	11.6	6.3	6.8	18.0
慢性鼻窦炎	1.3	9.1	35.2	34.4	19.9
慢性扁桃体和腺样体疾病	12.7	37.6	34.3	12.2	3.2
慢性下呼吸道疾病	6.1	2.0	5.6	15.6	70.8
内：哮喘	6.5	3.5	18.3	33.0	38.6
外部物质引起的肺病	17.3	1.2	6.7	14.4	60.4
11.消化系统疾病小计	4.9	3.0	22.1	28.6	41.3
其中：口腔疾病	18.3	10.1	30.5	19.5	21.7
胃及十二指肠溃疡	0.3	0.4	16.5	31.5	51.2
阑尾疾病	0.8	9.2	47.4	22.8	19.7
疝	15.9	17.8	12.9	16.3	37.1
内：腹股沟疝	23.7	26.9	15.0	12.9	21.5
肠梗阻	8.0	2.3	16.7	24.1	48.8
酒精性肝病	0.0	0.0	19.9	36.8	43.4
肝硬化	0.1	0.1	7.7	33.2	58.9
胆石病和胆囊炎	0.1	0.2	22.3	32.7	44.7
急性胰腺炎	0.3	0.7	24.5	31.0	43.5
12.皮肤和皮下组织疾病小计	8.6	8.1	32.9	22.8	27.6
其中：皮炎及湿疹	6.0	5.1	33.6	27.2	28.0
牛皮癣	1.4	6.7	40.0	31.9	20.0
荨麻疹	13.4	21.4	37.9	17.2	9.9
13.肌肉骨骼系统和结缔组织疾病小计	0.8	1.1	19.3	33.2	45.6
其中：炎性多关节炎	0.4	0.9	13.9	34.9	49.9
内：类风湿性关节炎	0.3	0.2	16.2	39.3	44.1
痛风	0.2	0.1	5.0	15.4	79.3
其他关节病	0.4	0.2	4.6	28.5	66.3
系统性结缔组织病	3.0	2.8	44.3	30.5	19.4
内：系统性红斑狼疮	0.1	3.8	61.8	25.9	8.3
脊椎关节强硬	0.1	0.0	19.4	42.1	38.3
椎间盘疾病	0.2	0.0	18.3	37.5	44.0
骨密度和骨结构疾病	0.2	0.5	3.4	10.8	85.1
内：骨质疏松	0.1	0.0	1.1	8.8	90.1
骨髓炎	3.3	7.9	23.9	29.3	35.7
14.泌尿生殖系统疾病小计	0.5	0.8	45.9	31.8	20.9
其中：肾小球疾病	2.1	5.6	34.7	30.2	27.5
肾盂肾炎	0.2	0.7	41.4	25.9	31.7
肾衰竭	0.2	0.2	18.6	32.1	48.9
尿石病	0.3	0.3	28.0	39.6	31.7
膀胱炎	0.3	0.7	23.6	31.9	43.5
尿道狭窄	0.4	1.4	17.6	34.3	46.2

疾病名称 (ICD-10)	5岁以下	5～14岁	15～44岁	45～59岁	60岁及以上
乳房疾患	0.2	0.3	64.5	30.0	5.0
女性盆腔器官炎性疾病	0.2	0.3	65.4	27.4	6.6
子宫内膜异位			63.5	36.1	0.4
女性生殖器脱垂			10.6	28.5	60.9
15.妊娠、分娩和产褥期小计			99.7	0.3	0.0
其中：异位妊娠			99.1	0.9	0.0
医疗性流产			99.1	0.8	0.0
妊娠高血压			99.4	0.6	0.0
前置胎盘、胎盘早剥和产前出血			99.7	0.3	0.0
梗阻性分娩			99.8	0.2	0.0
分娩时会阴、阴道裂伤			99.9	0.1	0.0
产后出血			99.8	0.2	0.0
顺产			99.8	0.1	0.0
16.起源于围生期疾病小计	100.0				
其中：产伤	100.0				
出生窒息	100.0				
新生儿吸入综合征	100.0				
围生期的感染	100.0				
胎儿和新生儿的溶血性疾病	100.0				
新生儿硬化病	100.0				
17.先天性畸形、变形和染色体异常小计	23.2	11.6	32.2	19.1	13.9
神经系统其他先天性畸形	56.3	4.8	17.3	16.8	4.9
循环系统先天性畸形	17.3	8.1	25.2	25.6	23.9
内：先天性心脏病	16.4	6.8	22.4	27.7	26.7
唇裂和腭裂	78.5	12.1	8.4	0.8	0.2
消化系统先天性畸形	57.0	8.4	13.2	12.2	9.3
生殖泌尿系统先天性畸形	4.8	7.4	55.0	19.6	13.1
肌肉骨骼系统先天性畸形	48.0	16.8	15.8	10.9	8.5
18.症状、体征和检验异常小计	8.5	3.8	21.8	25.8	40.2
19.损伤、中毒小计	3.8	4.3	28.7	27.9	35.2
其中：骨折	3.4	5.5	27.1	27.9	36.1
内：颅骨和面骨骨折	8.9	10.5	42.8	23.4	14.5
股骨骨折	1.2	1.4	4.2	9.7	83.5
多部位骨折	0.6	2.0	22.8	28.7	45.8
颅内损伤	4.0	5.3	30.0	28.9	31.8
烧伤和腐蚀伤	32.8	7.4	23.5	19.6	16.7
药物、药剂和生物制品中毒	11.6	3.0	43.3	19.4	22.6
非药用物质的毒性效应	5.2	6.3	35.9	25.5	27.1
医疗并发症计	1.5	2.1	35.8	30.4	30.2
内：手术和操作并发症	1.5	3.2	38.5	29.8	27.0
假体装置、植入物和移植物并发症	0.4	1.0	33.8	31.6	33.1
20.其他接受医疗服务小计	1.9	1.1	31.0	37.7	28.3

5-10-1 调查地区居民两周就诊率

	合计			城市			农村		
	2003	2008	2013	2003	2008	2013	2003	2008	2013
调查人数	193689	177501	273688	49698	46510	133393	143991	130991	140295
就诊人次数	25906	25813	35681	5869	5914	17728	20037	19899	17953
两周就诊率(%)	13.4	14.5	13.0	11.8	12.7	13.3	13.9	15.2	12.8
分性别两周就诊率(%)									
男性	12.2	13.1	11.9	10.3	11.3	12.2	12.8	13.8	11.7
女性	14.6	16.0	14.1	13.3	14.0	14.3	15.1	16.7	13.9
年龄别两周就诊率 (%)									
0～4岁	20.2	24.8	14.6	15.6	19.1	15.3	21.3	26.0	14.1
5～14岁	7.7	9.1	6.2	5.5	6.8	6.3	8.2	9.6	6.1
15～24岁	4.7	4.7	3.4	3.2	3.2	3.3	5.1	5.1	3.5
25～34岁	7.8	6.1	4.8	4.8	4.5	4.9	8.9	6.7	4.5
35～44岁	11.3	11.4	8.5	7.5	7.0	8.0	12.7	12.8	8.9
45～54岁	17.6	16.0	13.7	12.5	10.9	13.2	19.6	18.1	14.1
55～64岁	22.8	21.6	19.7	19.1	18.4	19.1	24.4	22.9	20.4
65岁及以上	28.1	30.3	26.4	28.8	30.3	27.8	27.6	30.3	24.8
文化程度别两周就诊率(%)									
文盲半文盲	23.8	25.6	22.8	27.6	25.3	25.8	23.2	25.6	21.4
小学	16.6	18.4	18.6	19.8	22.2	21.5	16.1	17.8	16.9
初中	10.0	10.7	11.5	10.6	12.0	13.2	9.8	10.3	10.1
高中、技校	8.7	9.2	9.8	8.3	9.1	10.3	9.1	9.3	8.6
中专	9.4	10.7	10.7	9.9	12.6	11.9	8.2	7.0	7.5
大专	8.7	8.0	7.9	9.3	8.8	8.2	5.7	5.0	6.5
大学及以上	7.9	8.2	5.9	7.7	8.4	6.3	9.4	6.8	2.7
医疗保障形式别两周就诊率 (%)									
城镇职工医疗保险	13.5	14.6	13.4	13.4	14.5	13.4	14.6	15.1	13.6
城镇居民医疗保险		10.5	12.4		10.4	12.4		11.1	12.5
新型农村合作医疗	14.8	15.5	13.3	21.4	20.2	15.4	13.2	15.3	12.5
其他社会医疗保险	10.2	8.1	14.8	10.0	7.3	16.6	10.4	10.3	12.3
无社会医疗保险	13.5	10.8	8.4	8.6	8.2	6.7	14.4	14.2	12.5
就业状况别两周就诊率 (%)									
在岗	13.7	13.3	11.5	7.8	6.9	10.2	14.9	14.6	12.4
离退休	25.6	24.3	21.4	24.6	23.9	21.6	33.5	26.6	20.3
学生	4.3	4.9	3.1	3.0	3.0	3.2	4.9	5.6	3.0
无业、失业、半失业	14.1	19.3	19.9	11.0	12.9	18.1	21.5	23.7	21.8

5-10-2　2013年调查地区居民两周就诊率

	合计	城市				农村			
		小计	东	中	西	小计	东	中	西
调查人数	273688	133393	44499	44774	44120	140295	45875	44883	49537
就诊人次数	35681	17728	6835	3944	6949	17953	7389	5108	5456
两周就诊率 (%)	13.0	13.3	15.4	8.8	15.8	12.8	16.1	11.4	11.0
分性别两周就诊率(%)									
男性	11.9	12.2	14.4	8.1	14.2	11.7	15.3	10.5	9.4
女性	14.1	14.3	16.2	9.5	17.2	13.9	16.9	12.3	12.7
年龄别两周就诊率 (%)									
0～4岁	14.6	15.3	14.4	11.4	19.7	14.1	21.3	12.9	9.3
5～14岁	6.2	6.3	7.6	3.8	7.6	6.1	10.3	5.6	3.5
15～24岁	3.4	3.3	4.6	1.8	3.6	3.5	4.0	3.1	3.4
25～34岁	4.8	4.9	4.9	3.6	6.4	4.5	4.7	5.1	3.9
35～44岁	8.5	8.0	7.7	5.4	10.8	8.9	9.5	8.4	8.9
45～54岁	13.7	13.2	13.2	10.1	16.4	14.1	15.8	13.1	13.2
55～64岁	19.7	19.1	21.9	12.5	22.6	20.4	23.7	16.7	20.5
65岁及以上	26.4	27.8	32.8	17.4	32.8	24.8	30.9	20.3	22.4
文化程度别两周就诊率 (%)									
文盲半文盲	22.8	25.8	27.4	15.8	31.6	21.4	28.8	19.2	18.1
小学	18.6	21.5	26.4	14.3	23.4	16.9	22.1	14.4	14.8
初中	11.5	13.2	16.4	8.7	14.7	10.1	11.7	9.3	9.2
高中、技校	9.8	10.3	13.3	7.2	10.5	8.6	11.1	8.4	5.8
中专	10.7	11.9	12.6	8.4	15.3	7.5	8.1	6.8	7.4
大专	7.9	8.2	9.3	6.4	9.1	6.5	6.7	6.0	6.6
大学及以上	5.9	6.3	7.7	4.3	6.6	2.7	2.3	2.8	3.2
医疗保障形式别两周就诊率 (%)									
城镇职工医疗保险	13.4	13.4	16.2	9.7	13.3	13.6	15.0	10.5	13.2
城镇居民医疗保险	12.4	12.4	16.7	8.6	10.2	12.5	14.4	9.0	12.7
新型农村合作医疗	13.3	15.4	15.0	9.1	20.6	12.5	15.8	11.9	10.9
城乡居民合作医疗	13.9	12.9	6.4	8.0	17.3	14.3	17.2	8.8	12.2
其他社会医疗保险	14.8	16.6	20.0	7.3	18.9	12.3	13.7	11.8	11.1
无社保	8.4	6.7	8.1	4.5	8.3	12.5	20.1	8.3	8.4
就业状况别两周就诊率 (%)									
在岗	11.5	10.2	9.3	6.0	14.6	12.4	14.2	11.3	11.6
离退休	21.4	21.6	27.0	14.3	22.4	20.3	29.1	14.1	14.9
学生	3.1	3.2	4.4	1.2	4.0	3.0	4.3	2.8	2.3
失业	15.5	15.3	15.0	10.7	21.2	15.9	11.2	9.8	24.4
无业	20.4	18.5	22.7	13.4	21.5	22.2	26.9	18.1	21.0

5-11-1 调查地区居民疾病别两周就诊率(‰)

	合计			城市			农村		
	2003	2008	2013	2003	2008	2013	2003	2008	2013
传染病计	2.9	1.9	0.4	1.8	1.2	0.5	3.3	2.1	0.4
寄生虫病计	0.2	0.0	0.0		0.0	0.0	0.2	0.0	0.0
恶性肿瘤计	1.3	1.7	0.8	1.6	1.9	0.9	1.2	1.6	0.6
良性肿瘤计	0.4	0.7	0.3	0.4	0.9	0.3	0.4	0.7	0.3
内分泌、营养和代谢疾病计	2.2	3.9	6.3	4.6	8.7	8.8	1.3	2.1	3.9
其中：糖尿病	1.4	2.9	5.6	3.3	7.6	7.8	0.7	1.3	3.4
血液、造血器官疾病	1.4	1.3	0.4	1.1	0.8	0.3	1.5	1.5	0.5
精神病小计	0.5	0.8	0.4	0.5	0.9	0.4	0.5	0.8	0.5
神经系病计	2.9	2.2	1.0	1.8	1.8	1.1	3.2	2.4	1.0
眼及附器疾病	1.4	1.3	0.7	1.6	1.2	0.7	1.3	1.3	0.6
耳和乳突疾病	0.6	0.5	0.3	0.7	0.5	0.3	0.6	0.5	0.3
循环系统疾病	18.3	26.4	27.5	28.0	36.4	30.1	14.9	22.8	24.9
其中：心脏病	5.8	7.9	3.1	10.2	11.9	3.4	4.3	6.5	2.8
高血压	8.0	12.3	21.4	12.9	19.3	23.8	6.4	9.9	19.2
脑血管病	2.9	4.3	2.2	3.6	3.6	2.3	2.7	4.6	2.2
呼吸系统病	51.4	46.9	27.0	34.0	29.1	25.4	57.4	53.2	28.5
其中：急上呼感染	41.9	37.2	23.1	26.5	21.7	21.5	47.2	42.7	24.6
肺炎	1.8	2.0	0.6	1.0	1.0	0.5	2.1	2.4	0.6
老慢支	3.6	3.3	1.3	3.2	2.4	1.3	3.8	3.6	1.4
消化系统疾病	21.7	22.1	8.6	16.2	14.3	7.6	23.6	24.9	9.6
其中：急性胃炎	10.7	11.9	4.3	7.5	6.3	3.8	11.8	13.9	4.9
肝硬化	0.3	0.4	0.1	0.3	0.4	0.2	0.3	0.5	0.1
胆囊疾病	2.9	1.8	0.8	2.6	1.5	0.7	3.0	1.9	0.9
泌尿生殖系病	6.2	6.4	3.2	4.4	5.9	3.3	6.9	6.6	3.1
妊娠、分娩病及产褥期并发症	0.1	0.1	0.1	0.2	0.1	0.1	0.1	0.1	0.1
皮肤皮下组织	2.6	3.4	1.5	2.5	2.8	1.5	2.6	3.7	1.5
肌肉、骨骼结缔组织	11.1	17.1	7.2	12.2	13.7	6.5	10.7	18.2	7.8
其中：类风湿性关节炎	3.8	5.3	1.7	2.9	2.2	1.4	4.1	6.4	2.0
先天异常	0.1	0.0	0.0	0.1		0.0	0.1	0.1	0.0
围生期疾病	0.0	0.0	0.0		0.0	0.0	0.0	0.0	0.0
损伤和中毒	6.9	6.2	2.9	4.6	4.9	2.5	7.7	6.6	3.4
其他	0.6	0.5	0.4	0.4	0.5	0.4	0.6	0.6	0.3
不详	1.1	1.8	0.7	1.4	1.5	0.8	1.1	2.0	0.6

5-11-2   2013年调查地区居民疾病别两周就诊率(‰)

	合计	城市				农村			
		小计	东	中	西	小计	东	中	西
传染病计	0.4	0.5	0.4	0.6	0.3	0.4	0.3	0.5	0.5
寄生虫病计	0.0	0.0		0.0		0.0			0.0
恶性肿瘤计	0.8	0.9	1.5	0.6	0.7	0.6	0.7	0.6	0.5
良性肿瘤计	0.3	0.3	0.4	0.3	0.3	0.3	0.4	0.2	0.2
内分泌、营养和代谢疾病计	6.3	8.8	14.6	5.8	6.1	3.9	5.8	3.9	2.3
其中：糖尿病	5.6	7.8	12.8	5.1	5.6	3.4	5.0	3.4	1.9
血液、造血器官疾病	0.4	0.3	0.2	0.3	0.5	0.5	0.4	0.5	0.5
精神病小计	0.4	0.4	0.7	0.3	0.2	0.5	0.7	0.4	0.3
神经系病计	1.0	1.1	1.4	1.0	0.8	1.0	1.3	0.7	0.9
眼及附器疾病	0.7	0.7	1.0	0.5	0.7	0.6	0.9	0.4	0.6
耳和乳突疾病	0.3	0.3	0.4	0.2	0.5	0.3	0.4	0.3	0.3
循环系统疾病	27.5	30.1	45.7	22.3	22.4	24.9	30.8	24.3	20.0
其中：心脏病	3.1	3.4	4.0	3.0	3.1	2.8	3.8	2.7	2.1
高血压	21.4	23.8	38.2	16.6	16.4	19.2	23.6	18.9	15.4
脑血管病	2.2	2.3	2.5	2.2	2.0	2.2	2.5	2.3	1.8
呼吸系统疾病	27.0	25.4	21.0	17.1	38.2	28.5	34.4	26.7	24.6
其中：急上呼感染	23.1	21.5	17.1	14.7	32.9	24.6	30.2	23.6	20.4
肺炎	0.6	0.5	0.6	0.4	0.5	0.6	0.8	0.5	0.6
老慢支	1.3	1.3	1.0	0.5	2.2	1.4	1.4	1.0	1.8
消化系统疾病	8.6	7.6	7.3	5.5	10.2	9.6	9.5	8.4	10.7
其中：急性胃炎	4.3	3.8	3.3	2.3	5.9	4.9	5.0	4.0	5.5
肝病硬化	0.1	0.2	0.1	0.2	0.2	0.1	0.2	0.1	0.1
胆囊疾病	0.8	0.7	0.6	0.8	0.7	0.9	0.5	0.8	1.4
泌尿生殖系病	3.2	3.3	3.3	2.9	3.6	3.1	2.9	3.2	3.3
妊娠、分娩病及产褥期并发症	0.1	0.1	0.1	0.1	0.1	0.1	0.1	0.0	0.1
皮肤皮下组织	1.5	1.5	1.5	1.2	1.8	1.5	1.4	1.4	1.7
肌肉、骨骼结缔组织	7.2	6.5	6.4	4.6	8.5	7.8	8.3	6.6	8.5
其中：类风湿性关节炎	1.7	1.4	1.0	0.9	2.4	2.0	1.6	1.6	2.7
先天异常	0.0	0.0	0.1		0.0	0.0	0.0	0.1	
围生期疾病	0.0	0.0			0.0	0.0	0.0	0.0	
损伤和中毒	2.9	2.5	2.7	1.8	3.0	3.4	3.9	3.7	2.6
其他	0.4	0.4	0.4	0.5	0.4	0.3	0.4	0.3	0.2
不详	0.7	0.8	0.5	0.4	1.6	0.6	0.7	0.6	0.5

5-12-1 调查地区居民住院率(‰)

	合计			城市			农村		
	2003	2008	2013	2003	2008	2013	2003	2008	2013
住院人次数	6981	12139	24740	2107	3293	12110	4874	8846	12630
住院率	3.6	6.8	9.0	4.2	7.1	9.1	3.4	6.8	9.0
分性别住院									
男性	3.2	6.0	8.0	4.1	6.6	8.2	2.9	5.9	7.8
女性	4.0	7.6	10.1	4.4	7.6	9.9	3.9	7.7	10.2
年龄别住院率									
0～4岁	3.3	8.1	8.6	2.6	3.3	7.4	3.5	9.1	9.5
5～14岁	1.2	2.1	2.2	0.9	1.2	1.9	1.2	2.3	2.4
15～24岁	2.8	4.6	5.0	1.6	2.0	4.1	3.1	5.3	5.7
25～34岁	3.9	6.9	7.3	3.5	5.6	6.9	4.1	7.4	7.8
35～44岁	2.6	4.7	5.5	2.1	3.3	4.8	2.8	5.2	6.1
45～54岁	3.7	6.2	7.3	3.2	5.2	6.9	3.9	6.6	7.6
55～64岁	5.3	9.3	12.4	6.0	9.7	11.8	5.1	9.2	13.1
65岁及以上	8.4	15.3	19.9	12.7	19.4	21.5	5.8	12.9	18.0
文化程度别住院率									
文盲半文盲	5.0	10.0	14.7	8.0	14.5	16.3	4.5	9.4	14.0
小学	4.6	8.8	12.8	6.8	12.3	14.4	4.2	8.1	11.8
初中	3.5	6.5	8.7	4.2	7.1	9.6	3.3	6.4	7.9
高中、技校	3.3	4.9	6.8	3.4	5.2	6.9	3.1	4.6	6.5
中专	5.0	7.6	9.2	4.9	7.8	9.4	5.2	7.1	8.7
大专	3.4	6.8	6.8	3.4	6.9	6.8	3.2	6.4	6.5
大学及以上	4.5	5.5	6.2	4.6	5.8	6.4	3.5	3.3	4.8
医疗保障形式别住院率									
城镇职工基本医保		9.2	11.2		9.2	11.3		8.8	10.5
城镇居民基本医保		5.1	7.1		4.9	7.1		6.3	6.9
新型农村合作医疗	3.4	6.9	9.0	3.7	7.8	8.6	3.3	6.9	9.1
其他社会医疗保险	2.7	5.1	8.0	2.3	4.4	8.0	2.9	7.1	7.9
无社保	3.4	4.3	5.1	3.0	4.0	4.5	3.4	4.8	6.6
就业状况别住院率									
在岗	3.7	6.5	7.7	2.9	3.9	6.3	3.9	7.0	8.7
离退休	10.1	14.8	17.7	10.0	14.8	17.6	10.7	15.2	18.0
学生	1.1	1.4	1.3	0.5	0.6	1.3	1.3	1.7	1.2
无业、失业、半失业	4.5	9.9	15.0	3.7	7.8	13.4	6.3	11.4	16.8

5-12-2　2013年调查地区居民住院率(%)

	合计	城市				农村			
		小计	东	中	西	小计	东	中	西
住院人次数	24740	12110	3495	3892	4723	12630	3501	4493	4636
住院率	9.0	9.1	7.9	8.7	10.7	9.0	7.6	10.0	9.4
分性别住院									
男性	8.0	8.2	6.9	8.0	9.7	7.8	6.9	9.1	7.6
女性	10.1	9.9	8.8	9.3	11.7	10.2	8.4	10.9	11.2
年龄别住院率									
0~4岁	8.6	7.4	5.6	7.1	9.1	9.5	6.9	11.5	9.7
5~14岁	2.2	1.9	1.9	1.4	2.3	2.4	1.6	3.1	2.5
15~24岁	5.0	4.1	3.5	3.3	5.5	5.7	4.9	6.4	5.7
25~34岁	7.3	6.9	6.0	6.5	8.5	7.8	7.3	7.5	8.6
35~44岁	5.5	4.8	3.4	3.9	6.8	6.1	4.3	6.8	7.0
45~54岁	7.3	6.9	5.2	7.1	8.3	7.6	5.6	8.5	9.0
55~64岁	12.4	11.8	10.2	11.8	13.8	13.1	10.8	14.6	13.9
65岁及以上	19.9	21.5	17.6	21.6	26.0	18.0	15.7	19.6	19.0
文化程度别住院率									
文盲半文盲	14.7	16.3	15.6	14.7	17.8	14.0	13.3	14.6	14.1
小学	12.8	14.4	13.6	13.3	15.9	11.8	10.3	13.2	11.9
初中	8.7	9.6	8.5	9.2	11.4	7.9	6.5	8.7	8.5
高中、技校	6.8	6.9	6.0	7.3	7.7	6.5	5.6	8.0	6.1
中专	9.2	9.4	6.6	9.7	12.9	8.7	8.4	8.5	9.3
大专	6.8	6.8	5.6	7.3	7.7	6.5	6.0	8.6	5.2
大学及以上	6.2	6.4	5.5	7.2	6.8	4.8	4.9	6.0	3.5
医疗保障形式别住院率									
城镇职工基本医保	11.2	11.3	9.2	12.8	13.1	10.5	9.3	13.0	10.7
城镇居民基本医保	7.1	7.1	6.9	6.9	7.7	6.9	4.7	10.6	7.6
新型农村合作医疗	9.0	8.6	7.4	6.6	10.5	9.1	7.8	10.3	8.9
城乡居民合作医疗	9.3	9.4	4.6	7.1	12.2	9.2	7.9	6.2	13.5
其他社会医疗保险	8.0	8.0	7.4	5.4	10.5	7.9	6.9	9.4	7.4
无社保	5.1	4.5	4.1	4.0	5.4	6.6	6.2	5.9	8.0
就业状况别住院率									
在岗	7.7	6.3	4.5	5.3	8.6	8.7	6.8	9.7	9.6
离退休	17.7	17.6	14.1	19.2	21.7	18.0	16.6	19.3	18.0
学生	1.3	1.3	0.7	0.8	2.4	1.2	0.9	1.4	1.3
失业	13.6	11.3	10.9	8.4	15.4	18.8	12.1	18.4	23.5
无业	15.2	13.7	13.9	11.1	17.1	16.6	15.2	16.7	18.5

5-13-1 调查地区居民疾病别住院率(‰)

	合计			城市			农村		
	2003	2008	2013	2003	2008	2013	2003	2008	2013
传染病计	1.1	1.1	1.0	0.7	0.6	0.8	1.2	1.3	1.2
寄生虫病计	0.1	0.1	0.1	0.1	0.0	0.1	0.0	0.1	0.0
恶性肿瘤计	1.1	2.9	3.9	2.3	4.4	4.9	0.7	2.3	3.0
良性肿瘤计	1.0	1.7	2.0	1.2	1.8	2.0	0.9	1.7	2.0
内分泌、营养和代谢疾病计	0.9	2.0	3.5	2.1	4.5	4.7	0.5	1.1	2.3
其中：糖尿病	0.6	1.6	2.6	1.6	3.9	3.6	0.2	0.7	1.6
血液、造血器官疾病	0.3	0.5	0.6	0.2	0.3	0.5	0.3	0.6	0.7
精神病小计	0.3	0.5	0.5	0.3	0.5	0.5	0.3	0.5	0.4
神经系病计	0.6	1.1	1.6	0.5	1.2	1.7	0.6	1.0	1.5
眼及附器疾病	0.6	1.2	1.9	0.7	1.5	2.0	0.6	1.0	1.7
耳和乳突疾病	0.1	0.1	0.3	0.1	0.1	0.3	0.0	0.1	0.2
循环系统疾病	6.2	13.7	20.4	11.9	21.7	21.9	4.3	10.8	18.9
其中：心脏病	2.8	5.5	6.9	5.8	9.6	8.1	1.8	4.0	5.8
高血压	1.2	3.2	4.9	2.0	4.6	5.1	1.0	2.7	4.7
脑血管病	1.8	4.1	6.9	3.3	5.9	7.1	1.3	3.4	6.7
呼吸系统疾病	4.2	10.2	13.3	4.5	6.1	11.5	4.1	11.7	15.1
其中：急上呼感染	1.5	3.8	5.4	1.2	1.4	3.9	1.6	4.7	6.9
肺炎	1.0	2.6	2.9	0.9	1.4	2.8	1.0	3.0	3.1
老慢支	0.6	1.6	1.9	0.9	1.5	1.8	0.5	1.6	2.0
消化系统疾病	5.7	9.1	10.2	5.6	8.1	9.8	5.8	9.5	10.5
其中：急性胃炎	0.9	1.9	2.3	0.6	1.1	1.9	1.1	2.2	2.8
肝硬化	0.2	0.4	0.5	0.3	0.2	0.6	0.2	0.5	0.3
胆囊疾病	1.2	1.9	1.9	1.8	2.4	2.0	1.1	1.8	1.9
泌尿生殖系病	2.3	3.9	5.4	2.4	3.5	5.2	2.3	4.0	5.6
妊娠、分娩病及产褥期并发症	5.6	9.0	9.8	4.7	6.3	9.5	5.9	9.9	10.0
皮肤皮下组织	0.4	0.6	1.2	0.4	0.6	1.2	0.3	0.6	1.1
肌肉、骨骼结缔组织	1.1	2.7	6.0	1.4	3.0	6.1	1.0	2.6	5.8
其中：类风湿性关节炎	0.2	0.6	1.0	0.2	0.5	0.8	0.3	0.6	1.2
先天异常	0.0	0.1	0.2	0.0	0.0	0.1	0.0	0.1	0.2
围生期疾病	0.0	0.2	0.3	0.0	0.1	0.3	0.0	0.2	0.3
损伤和中毒	3.8	6.2	6.9	2.5	4.4	5.8	4.2	6.8	7.9
其他	0.3	0.6	0.9	0.4	0.5	1.0	0.3	0.6	0.7
不详	0.3	1.2	0.6	0.3	1.5	0.7	0.3	1.1	0.6

5-13-2 2013年调查地区居民疾病别住院率(‰)

	合计	城市				农村			
		小计	东	中	西	小计	东	中	西
传染病计	1.0	0.8	0.4	1.3	0.7	1.2	1.2	1.5	1.0
寄生虫病计	0.1	0.1	0.0	0.1	0.0	0.0	0.1	0.0	0.0
恶性肿瘤计	3.9	4.9	6.8	4.7	3.2	3.0	3.4	3.8	1.9
良性肿瘤计	2.0	2.0	1.9	1.7	2.4	2.0	2.4	2.0	1.8
内分泌、营养和代谢疾病计	3.5	4.7	4.3	5.4	4.5	2.3	2.4	2.5	2.1
其中：糖尿病	2.6	3.6	3.2	4.1	3.4	1.6	1.7	1.7	1.6
血液、造血器官疾病	0.6	0.5	0.4	0.4	0.8	0.7	0.4	1.0	0.7
精神病小计	0.5	0.5	0.5	0.5	0.5	0.4	0.4	0.5	0.4
神经系病计	1.6	1.7	1.5	1.6	2.0	1.5	1.3	1.3	1.8
眼及附器疾病	1.9	2.0	1.8	2.0	2.2	1.7	1.6	2.0	1.6
耳和乳突疾病	0.3	0.3	0.2	0.2	0.5	0.2	0.2	0.3	0.2
循环系统疾病	20.4	21.9	20.0	23.5	22.3	18.9	16.9	23.2	16.8
其中：心脏病	6.9	8.1	7.5	8.6	8.1	5.8	4.9	7.9	4.7
高血压	4.9	5.1	4.0	5.5	5.9	4.7	3.7	4.9	5.5
脑血管病	6.9	7.1	6.7	8.0	6.5	6.7	6.6	8.8	4.9
呼吸系统疾病	13.3	11.5	8.8	8.9	16.9	15.1	10.8	16.7	17.5
其中：急上呼感染	5.4	3.9	2.4	2.7	6.6	6.9	4.1	9.1	7.7
肺炎	2.9	2.8	2.9	2.2	3.2	3.1	3.0	2.8	3.5
老慢支	1.9	1.8	1.6	1.3	2.4	2.0	1.4	1.8	2.7
消化系统疾病	10.2	9.8	7.6	8.3	13.5	10.5	8.1	10.8	12.6
其中：急性胃炎	2.3	1.9	0.9	1.3	3.5	2.8	1.8	2.8	3.6
肝病硬化	0.5	0.6	0.3	1.0	0.6	0.3	0.4	0.2	0.3
胆囊疾病	1.9	2.0	1.5	1.8	2.8	1.9	1.2	2.0	2.3
泌尿生殖系病	5.4	5.2	3.9	4.9	7.0	5.6	3.9	6.2	6.6
妊娠、分娩病及产褥期并发症	9.8	9.5	8.9	9.2	10.4	10.0	9.9	9.3	10.8
皮肤皮下组织	1.2	1.2	0.9	1.0	1.7	1.1	0.9	1.1	1.4
肌肉、骨骼结缔组织	6.0	6.1	3.5	6.3	8.6	5.8	3.6	6.2	7.6
其中：类风湿性关节炎	1.0	0.8	0.3	0.8	1.3	1.2	0.5	1.3	1.9
先天异常	0.2	0.1	0.1	0.2	0.1	0.2	0.1	0.4	0.2
围生期疾病	0.3	0.3	0.2	0.2	0.4	0.3	0.1	0.3	0.4
损伤和中毒	6.9	5.8	5.2	5.1	7.1	7.9	7.5	9.4	7.0
其他	0.9	1.0	1.1	0.9	1.1	0.7	0.9	0.8	0.6
不详	0.6	0.7	0.5	0.4	1.2	0.6	0.5	0.8	0.4

5-14-1 调查地区居民经常就诊单位构成(%)

	合计	城市	农村
2003年			
患者两周就诊单位			
门诊部、卫生室	47.1	25.7	53.5
卫生院、社区中心	22.4	10.9	25.8
县市区医院	11.3	13.3	10.7
地市医院	8.1	28.4	2.0
省医院	3.8	13.4	0.9
其他医院	7.3	8.2	7.0
2008年			
患者两周首诊单位			
私人诊所	16.5	12.5	17.8
卫生室（站）	33.0	12.3	39.5
卫生院、社区中心	24.2	23.5	24.4
县市区医院	17.3	23.7	15.3
地市医院	4.7	15.4	1.3
省医院	3.2	11.2	0.7
其他医院	1.0	1.4	0.9
2013年			
患者一般性疾病就诊单位			
卫生室	47.4	30.4	64.4
卫生服务站	11.2	18.5	3.8
卫生院	13.9	5.4	22.4
社区中心	8.6	14.6	2.6
综合医院	15.6	25.8	5.3
中医院	1.6	2.2	1.0
其他	1.8	3.0	0.7

5-14-2 2013年调查地区居民一般性疾病就诊单位构成(%)

	合计	城市				农村			
		小计	东	中	西	小计	东	中	西
卫生室	47.4	30.4	17.9	36.9	36.4	64.4	59.2	72.6	61.2
卫生服务站	11.2	18.5	27.1	15.9	12.6	3.8	8.4	1.3	1.6
卫生院	13.9	5.4	3.1	5.2	7.9	22.4	20.1	18.6	28.4
社区中心	8.6	14.6	20.2	10.3	13.4	2.6	5.6	1.1	1.1
综合医院	15.6	25.8	26.6	27.5	23.4	5.3	4.9	4.6	6.3
中医院	1.6	2.2	2.7	1.3	2.5	1.0	1.4	0.9	0.6
其他	1.8	3.0	2.4	2.9	3.8	0.7	0.4	0.8	0.7

5-15-1　调查地区住户距最近医疗单位距离和时间构成(%)

	合计	城市	农村
2003年			
到最近医疗点距离			
不足1公里	67.2	81.8	61.1
1-公里	15.9	10.4	18.2
2-公里	7.7	4.2	9.2
3-公里	3.7	2.4	4.2
4-公里	2.0	0.7	2.5
5公里及以上	3.5	0.4	4.8
到最近医疗点所需时间			
10分钟以内	71.2	81.6	66.9
10-分钟	17.4	14.8	18.5
20-分钟	6.3	2.6	7.8
30分钟以上	5.1	1.0	6.8
2008年			
到最近医疗点距离			
不足1公里	65.6	83.5	58.0
1-公里	15.5	10.0	17.9
2-公里	8.4	4.3	10.1
3-公里	3.9	1.3	5.0
4-公里	2.0	0.5	2.6
5公里及以上	4.5	0.5	6.3
到最近医疗点所需时间			
10分钟以内	69.9	80.2	65.6
10-分钟	19.0	16.9	19.8
20-分钟	6.9	2.3	8.8
30分钟以上	4.2	0.7	5.7
2013年			
到最近医疗点距离			
不足1公里	63.9	71.0	56.7
1-公里	16.7	15.1	18.3
2-公里	9.7	7.7	11.6
3-公里	4.2	3.1	5.3
4-公里	2.1	1.3	3.0
5公里及以上	3.4	1.8	5.0
到最近医疗点所需时间			
15分钟及以内	84.0	87.8	80.2
16～20分钟	7.9	6.9	8.9
20分钟以上	8.1	5.3	10.9

5-15-2　2013年调查地区住户距最近医疗单位距离和时间构成(%)

	合计	城市				农村			
		小计	东	中	西	小计	东	中	西
到最近医疗点距离									
不足1公里	63.9	71.0	72.1	74.6	66.3	56.7	63.2	60.0	47.0
1-公里	16.7	15.1	15.2	13.4	16.8	18.3	18.4	18.0	18.6
2-公里	9.7	7.7	8.4	5.7	9.2	11.6	10.3	11.8	12.8
3-公里	4.2	3.1	2.7	3.2	3.5	5.3	3.8	4.4	7.8
4-公里	2.1	1.3	0.7	1.4	1.6	3.0	1.9	2.3	4.9
5公里及以上	3.4	1.8	0.9	1.7	2.7	5.0	2.5	3.4	9.0
到最近医疗点所需时间									
15分钟及以内	84.0	87.8	93.0	88.8	81.6	80.2	90.4	81.1	69.1
16～20分钟	7.9	6.9	4.8	7.0	8.9	8.9	6.1	9.2	11.5
20分钟以上	8.1	5.3	2.2	4.2	9.5	10.9	3.5	9.7	19.4

5-16-1 调查地区居民医疗保障制度构成(%)

	合计	城市	农村
2003年			
城镇基本医疗保险	8.9	30.4	1.5
大病医疗保险	0.6	1.8	0.1
公费医疗	1.2	4.0	0.2
劳保医疗	1.3	4.6	0.1
合作医疗	8.8	6.6	9.5
其他社会医疗保险	1.4	2.2	1.2
商业医疗保险	7.6	5.6	8.3
无医疗保险	70.3	44.8	79.0
2008年			
城镇职工基本医保	12.7	44.2	1.5
公费医疗	1.0	3.0	0.3
城镇居民基本医保	3.8	12.5	0.7
新型农村合作医疗	68.7	9.5	89.7
其他社会医疗保险	1.0	2.8	0.4
无社会医疗保险	12.9	28.1	7.5
2013年			
城镇职工医疗保险	21.0	38.1	4.6
城镇居民医疗保险	13.2	22.0	4.7
新型农村合作医疗	51.1	26.9	74.1
城乡居民合作医疗	9.9	5.7	13.8
其他社保	0.5	0.9	0.1
无社保	4.4	6.4	2.6

5-16-2 2013年调查地区居民社会医疗保障制度构成(%)

	合计	城市				农村			
		小计	东	中	西	小计	东	中	西
城镇职工医疗保险	21.0	38.1	48.8	36.7	28.8	4.6	8.2	3.8	2.1
城镇居民医疗保险	13.2	22.0	27.2	21.7	17.2	4.7	8.0	4.2	2.2
新型农村合作医疗	51.1	26.9	13.4	29.6	37.8	74.1	57.9	81.7	82.2
城乡居民合作医疗	9.9	5.7	4.3	3.2	9.8	13.8	22.9	7.3	11.3
其他社保	0.5	0.9	1.0	0.9	0.7	0.1	0.2	0.1	0.1
无社保	4.4	6.4	5.4	8.0	5.7	2.6	2.8	2.8	2.2

六、基层医疗卫生服务

简要说明

一、本章主要介绍全国及 31 个省、自治区、直辖市基层医疗卫生机构门诊、住院和床位利用情况，包括诊疗人次、入院人数、病床使用率、平均住院日、医师人均工作量、医药费用等。

二、本章数据来源于卫生资源与医疗服务统计年报。

三、本章及其他有关社区卫生服务中心（站）数据系登记注册机构数，均不包括医疗机构下设的未注册的社区卫生服务站数。

主要指标解释

家庭卫生服务人次数　是指医生赴病人家中提供医疗、预防和保健服务的人次数。

6-1-1 基层医疗卫生机构医疗服务量

机构分类	诊疗人次数（万人次）				入院人数（万人）			
	2013	2014	2015	2016	2013	2014	2015	2016
总　计	432431.0	436394.9	434192.7	436663.3	4300.7	4094.2	4036.6	4164.8
按主办单位分								
政府办	171467.8	173616.9	176140.4	179037.5	4171.4	3966.1	3910.7	4047.3
非政府办	260963.2	262777.9	258052.3	257625.8	129.3	128.0	125.9	117.5
按机构类别分								
社区卫生服务中心	50788.6	53618.8	55902.6	56327.0	292.1	298.1	305.5	313.7
其中：政府办	42221.5	44252.3	46441.8	46703.4	233.4	237.0	242.0	251.5
社区卫生服务站	14921.2	14912.0	14742.5	15561.9	30.1	23.0	16.5	15.0
其中：政府办	3997.8	3524.6	3265.9	3795.7	5.5	4.5	4.1	4.0
街道卫生院	999.7	892.7	792.1	881.4	20.9	19.5	17.8	19.2
乡镇卫生院	100712.7	102865.9	105464.3	108233.0	3937.2	3732.6	3676.1	3799.9
其中：政府办	99985.7	102099.0	104610.6	107467.5	3911.6	3705.3	3647.0	3772.7
村卫生室	201218.4	198628.7	189406.9	185263.6				
门诊部	8378.6	8786.1	9394.2	10288.7	20.3	20.8	20.4	16.7
诊所（医务室）	55411.8	56690.8	58490.1	60107.6	0.2	0.2	0.3	0.3
构成（%）	100.0	100.0	100.0	100.0	100.0	100.0	100.0	100.0
按主办单位分								
政府办	39.7	39.8	40.6	41.0	97.0	96.9	96.9	97.2
非政府办	60.3	60.2	59.4	59.0	3.0	3.1	3.1	2.8
按机构类别分								
社区卫生服务中心	11.7	12.3	12.9	12.9	6.8	7.3	7.6	7.5
社区卫生服务站	3.5	3.4	3.4	3.6	0.7	0.6	0.4	0.4
街道卫生院	0.2	0.2	0.2	0.2	0.5	0.5	0.4	0.5
乡镇卫生院	23.3	23.6	24.3	24.8	91.5	91.2	91.1	91.2
村卫生室	46.5	45.5	43.6	42.4				
门诊部	1.9	2.0	2.2	2.4	0.5	0.5	0.5	0.4
诊所（医务室）	12.8	13.0	13.5	13.8				

6-1-2 2016年各地区基层医疗卫生机构工作情况

地区	机构数 （个）	床位数 （张）	人员数 （人）	诊疗人次 （万人次）	入院人数 （万人）
总　计	926518	1441940	3682561	436663	4165
东　部	336998	463935	1503701	210749	1110
中　部	297310	506248	1141886	122295	1536
西　部	292210	471757	1036974	103620	1519
北　京	8908	4443	65110	6982	3
天　津	4844	7101	28174	4358	9
河　北	76003	76853	200306	29186	179
山　西	40288	37042	103629	7208	51
内蒙古	22606	24802	68878	5170	42
辽　宁	33931	36720	97227	9408	62
吉　林	19589	20896	70307	5427	20
黑龙江	18256	30039	79287	5085	77
上　海	4470	16690	54512	10463	7
江　苏	29099	77546	212776	29114	198
浙　江	29811	24605	156816	28119	37
安　徽	22271	58613	133189	15851	171
福　建	26190	32833	104548	11181	88
江　西	36784	52240	115061	13996	208
山　东	72904	115017	321582	39437	302
河　南	67174	111968	284804	37930	305
湖　北	34703	87662	175178	21209	296
湖　南	58245	107788	180431	15588	407
广　东	46033	65634	239498	39678	213
广　西	32020	62207	144195	14209	256
海　南	4805	6493	23152	2824	11
重　庆	19044	50288	85124	7868	187
四　川	76619	132023	242034	27481	471
贵　州	26172	43758	99401	7795	130
云　南	22395	51206	105220	13885	151
西　藏	6546	3345	16046	777	4
陕　西	34017	36346	111383	10078	81
甘　肃	25791	28631	71033	8250	74
青　海	5908	5193	15669	1116	12
宁　夏	3968	3218	14097	1778	5
新　疆	17124	30740	63894	5212	107

6-2 社区卫生服务机构、床位、人员数

	2010	2012	2013	2014	2015	2016
机构数合计(个)	32739	33562	33965	34238	34321	34327
社区卫生服务中心	6903	8182	8488	8669	8806	8918
社区卫生服务站	25836	25380	25477	25569	25515	25409
按主办单位分						
政府办	18390	19579	18638	18306	18246	18031
非政府办	14349	13983	15327	8835	16075	16296
按床位分						
无床	25285	25805	26628	26973	27357	27334
1~9张	3211	2769	2438	2301	2053	2053
10~49张	3210	3764	3656	3701	3573	3575
50~99张	797	959	973	998	1057	1086
100张及以上	236	265	270	265	281	279
床位数合计(张)	168814	203210	194241	195913	200979	202689
社区卫生服务中心	137628	163556	167998	171754	178410	182191
社区卫生服务站	31186	39654	26243	24159	22569	20498
人员数合计(人)	389516	454160	476073	488771	504817	521974
卫生技术人员	331322	386952	406218	417503	431158	446176
#执业(助理)医师	144225	167414	173838	176998	181670	187699
注册护士	106528	128652	139104	145672	153393	162132
其他技术人员	14879	17589	18929	18963	20305	21569
管理人员	18652	19802	20020	20380	20790	21350
工勤技能人员	24663	29817	30906	31925	32564	32879

6-3 2016年社区卫生服务中心分科床位、门急诊人次、出院人数及构成

科室分类	床位		门急诊		出院	
	数(张)	构成(%)	人次数(万)	构成(%)	人数(万)	构成(%)
总　　计	182191	100.0	53790.9	100.0	310.2	100.0
预防保健科	1796	1.0	3176.4	5.9	1.7	0.6
全科医疗科	58067	31.9	26881.4	50.0	83.4	26.9
内科	57898	31.8	9003.1	16.7	123.6	39.9
外科	18489	10.1	1964.9	3.7	30.9	10.0
儿科	4843	2.7	1377.0	2.6	9.1	2.9
妇产科	10957	6.0	1657.2	3.1	20.3	6.5
中医科	7346	4.0	5174.8	9.6	11.8	3.8
其他	22795	12.5	4556.1	8.5	29.3	9.4

6-4　社区卫生服务中心收入、支出及病人医药费用

指标名称	2010	2012	2013	2014	2015	2016
机构数(个)	5903	7315	7553	7746	7932	8112
平均每个中心总收入(万元)	805.4	999.4	1101.0	1195.2	1337.1	1457.7
其中：医疗收入	574.8	615.1	677.9	739.6	794.0	854.2
内：药品收入	388.1	404.7	443.3	483.6	519.8	564.0
财政补助收入	185.2	340.2	374.7	409.2	487.8	548.5
上级补助收入	24.0	21.4	21.8	21.5	23.0	21.5
平均每个中心总支出(万元)	783.8	963.2	1062.8	1149.5	1276.4	1402.9
其中：医疗卫生支出	717.2	924.5	1028.4	1115.6	1015.5	1114.6
内：药品支出	290.4	364.8	410.1	449.2	474.3	513.1
平均每个中心人员经费(万元)	229.5	329.1	376.1	416.5	489.8	544.0
职工人均年业务收入(万元)	12.6	13.5	14.5	15.6	16.6	17.6
医师人均年业务收入(万元)	34.6	37.7	41.0	44.4	47.6	50.6
门诊病人次均医药费(元)	82.8	84.6	86.5	92.3	97.7	107.2
其中：药费	58.7	58.5	59.4	63.5	67.3	74.6
药费所占比重(%)	70.8	69.1	68.7	68.7	68.9	69.6
住院病人人均医药费(元)	2357.6	2417.9	2482.7	2635.2	2760.6	2872.4
其中：药费	1162.4	1125.0	1130.6	1161.5	1189.7	1201.4
药费所占比重(%)	49.3	46.5	45.5	44.1	43.1	41.8

注：2010年医疗卫生支出为医疗支出,药品支出为药品费

6-5 各地区社区卫生服务中心(站)医疗服务情况

地 区	社区卫生服务中心						社区卫生服务站	
	诊疗人次	入院人数	病床使用率 (%)	平均住院日 (日)	医师日均 担负 诊疗人次	医师日均 担负 住院床日	诊疗人次	医师日均 担负 诊疗人次
2010	347404131	2180577	56.1	10.4	13.6	0.7	137111392	13.6
2012	454751077	2686554	55.5	10.1	14.8	0.7	143935953	14.0
2013	507885866	2920630	57.0	9.8	15.7	0.7	149211933	14.3
2014	536187933	2980571	55.6	9.9	16.1	0.7	149119766	14.4
2015	559025520	3055499	54.7	9.8	16.3	0.7	147424820	14.1
2016	563270221	3137143	54.6	9.7	15.9	0.6	155618949	14.5
东 部	442167544	1131554	54.2	12.9	20.0	0.5	84470083	17.8
中 部	63273926	1088955	52.2	8.2	8.2	0.9	41323118	12.5
西 部	57828751	916634	58.9	7.6	10.4	1.0	29825748	11.0
北 京	46681738	25480	31.7	18.1	17.1	0.1	5993398	21.2
天 津	15441163	12977	21.7	12.1	22.9	0.2	2685347	31.1
河 北	6895241	60561	44.2	9.2	8.7	0.6	9975584	10.9
山 西	3793301	40363	41.9	10.9	6.7	0.5	4052933	6.9
内蒙古	4155017	55386	50.5	9.1	6.6	0.7	3684881	7.7
辽 宁	9966429	64929	37.1	9.9	9.9	0.5	5567997	12.6
吉 林	3817026	23690	30.0	9.9	6.1	0.3	708477	9.2
黑龙江	6335315	73599	39.2	9.9	6.1	0.5	1113469	7.2
上 海	85802333	74638	88.6	62.9	27.8	1.2		
江 苏	63735422	345414	51.7	9.0	19.1	0.7	14204424	21.0
浙 江	88243821	62032	40.1	15.3	24.2	0.2	3858577	24.1
安 徽	10604947	127432	43.8	7.6	11.0	0.8	10773076	13.4
福 建	13613062	59750	35.5	6.5	16.1	0.3	3317343	13.8
江 西	3523832	44610	50.9	7.8	8.5	0.8	3525512	12.5
山 东	18195310	240313	51.8	8.5	9.8	0.8	14917388	13.9
河 南	11818678	155168	48.0	9.3	9.3	0.9	9392157	14.6
湖 北	14978080	331316	62.0	8.0	9.3	1.2	9343703	21.9
湖 南	8402747	292777	66.7	7.2	6.6	1.2	2413791	7.2
广 东	92630944	162040	50.8	8.7	22.7	0.3	21895331	29.2
广 西	7195669	31586	50.8	7.2	14.2	0.3	1772739	13.5
海 南	962081	23420	60.4	5.7	10.5	1.2	2054694	15.1
重 庆	6851133	281928	73.5	7.7	8.5	1.9	1162443	12.5
四 川	18982791	230501	62.7	8.0	13.8	1.0	4608993	12.7
贵 州	2458598	79761	50.1	5.3	7.3	1.0	2869103	9.1
云 南	4527000	92036	55.7	7.0	11.8	1.4	2632256	11.3
西 藏	66510		14.3		3.8	0.0	14100	6.3
陕 西	4481252	50162	41.6	8.7	8.3	0.6	2939811	11.5
甘 肃	3272253	40554	57.1	5.8	8.1	0.7	3252177	10.9
青 海	689455	8975	47.8	7.8	7.4	0.5	1767696	18.8
宁 夏	377544	1029	60.0	10.3	14.0	0.7	1660520	19.9
新 疆	4771529	44716	50.6	8.8	10.7	0.7	3461029	9.7

6-6 2016年各地区家庭卫生服务人次数

地　　区	合计	医院	社区卫生服务中心(站)	街道卫生院	其他医疗卫生机构
总　　计	25290752	4597335	14824434	85030	5783953
东　部	13967168	2626467	8588695	74672	2677334
中　部	6493330	1313061	3872593	8432	1299244
西　部	4830254	657807	2363146	1926	1807375
北　京	666067	137838	523901		4328
天　津	206909	8822	161475		36612
河　北	746013	182721	445100		118192
山　西	613462	115333	409117	219	88793
内蒙古	527533	129365	299419		98749
辽　宁	659902	153570	477345	510	28477
吉　林	294340	162384	74583		57373
黑龙江	447369	39119	346489		61761
上　海	1083302	37588	1045714		
江　苏	2754726	348303	1976507	6013	423903
浙　江	1241555	487605	457573		296377
安　徽	747547	100253	485729		161565
福　建	423033	56282	271374		95377
江　西	350164	170682	95848	50	83584
山　东	2250533	653798	1091008		505727
河　南	1289569	329773	677701	20	282075
湖　北	2077005	272662	1377927	8143	418273
湖　南	673874	122855	405199		145820
广　东	3894722	552259	2107876	68149	1166438
广　西	535771	74302	245536		215933
海　南	40406	7681	30822		1903
重　庆	264813	20296	159346	34	85137
四　川	1749417	62503	924242		762672
贵　州	189558	26434	57506	1892	103726
云　南	46347	17510	22962		5875
西　藏	103205	20478	1163		81564
陕　西	207911	45433	102850		59628
甘　肃	301236	50231	166116		84889
青　海	254668	3610	160581		90477
宁　夏	169211	26504	78403		64304
新　疆	480584	181141	145022		154421

6-7 乡镇卫生院机构、床位、人员数

	2010	2012	2013	2014	2015	2016
机构数合计(个)	37836	37097	37015	36902	36817	36795
中心卫生院	10373	10590	10538	10540	10579	10568
乡镇卫生院	27463	26507	26477	26362	26238	26227
按主办单位分						
政府办	37217	36667	36593	36445	36344	36348
非政府办	619	430	422	457	473	447
按床位分						
无床	1482	1474	1463	1427	1519	1592
1～9张	7075	5965	5848	5515	5358	5240
10～49张	23701	22805	22261	22162	21785	21453
50～99张	4637	5530	5990	6214	6486	6780
100张及以上	941	1323	1453	1584	1669	1730
床位数合计(张)	994329	1099262	1136492	1167245	1196122	1223891
中心卫生院	421441	477898	497944	511732	528268	539026
乡镇卫生院	572888	621364	638548	655513	667854	684865
人员数合计(人)	1151349	1204996	1233858	1247299	1277697	1320841
卫生技术人员	973059	1017096	1043441	1053348	1078532	1115921
内：执业（助理）医师	422648	423350	434025	432831	440889	454995
注册护士	217693	247355	270210	281864	298881	318609
其他技术人员	53508	52520	54401	55774	57654	60371
管理人员	43983	42669	41709	41677	42202	42553
工勤技能人员	80799	92711	94307	96500	99309	101996

6-8 2016年乡镇卫生院分科床位、门急诊人次、出院人数及构成

科室分类	床位		门急诊		出院	
	数(张)	构成(%)	人次数(万)	构成(%)	人数(万)	构成(%)
总　　计	1223891	100.0	105259.1	100.0	3780.7	100.0
预防保健科	7611	0.6	2327.2	2.2	10.8	0.3
全科医疗科	260107	21.3	25105.5	23.9	796.7	21.1
内科	443153	36.2	42076.4	40.0	1679.9	44.4
外科	190360	15.6	9701.6	9.2	479.0	12.7
儿科	92015	7.5	8194.9	7.8	296.4	7.8
妇产科	118731	9.7	5979.0	5.7	268.2	7.1
中医科	48775	4.0	6148.5	5.8	136.0	3.6
其他	63139	5.2	5726.0	5.4	113.5	3.0

6-9 乡镇卫生院收入、支出及病人医药费用

指标名称	2010	2012	2013	2014	2015	2016
机构数	37386	36554	36421	36314	36178	36118
平均每院总收入(万元)	301.3	444.5	504.1	540.0	619.3	686.6
其中：医疗收入	208.7	252.2	282.1	302.5	325.5	357.9
内：药品收入	118.7	130.2	143.1	152.3	163.2	177.9
财政补助收入	76.0	174.0	202.7	217.9	272.3	304.9
上级补助收入	5.2	6.5	7.0	7.8	8.4	9.5
平均每个中心总支出(万元)	290.4	426.5	492.0	521.2	594.1	666.7
其中：医疗卫生支出	266.0	409.1	468.2	500.4	480.5	539.4
内：药品支出	77.1	118.3	134.4	140.9	150.8	165.0
平均每院人员经费(万元)	94.5	148.4	183.4	209.8	253.7	291.7
职工人均年业务收入(万元)	7.2	8.0	8.7	9.2	9.6	10.2
医师人均年业务收入(万元)	19.5	22.8	24.7	26.4	27.8	29.6
门诊病人次均医药费(元)	47.5	49.2	52.7	56.9	60.1	63.0
其中：药费	28.7	27.0	28.7	30.9	32.6	34.5
药费所占比重(%)	60.4	54.8	54.4	54.3	54.2	54.8
住院病人人均医药费(元)	1004.6	1140.7	1267.0	1382.9	1487.4	1616.8
其中：药费	531.1	550.0	592.9	632.7	675.4	711.3
药费所占比重(%)	52.9	48.2	46.8	45.8	45.4	44.0

注：2010年医疗卫生支出为医疗支出，药品支出为药品费

6-10-1 乡镇卫生院医疗服务情况

年份	诊疗人次数 （亿次）	入院人数 （万人）	病床周 转次数 （次）	病 床 使用率 （%）	平 均 住院日 （日）
1984	12.65	1893	27.9	49.1	6.0
1985	11.00	1771	26.4	46.0	5.9
1986	11.18	1782	26.9	46.0	5.9
1987	11.30	1959	28.5	47.4	5.6
1988	11.36	2031	29.2	47.3	5.6
1989	10.60	1935	28.3	44.6	5.4
1990	10.65	1958	28.6	43.4	5.2
1991	10.82	2016	29.1	43.5	5.1
1992	10.34	1960	28.7	42.9	5.1
1993	8.98	1855	27.9	38.4	4.6
1994	9.73	1913	29.4	40.5	4.6
1995	9.38	1960	29.9	40.2	4.6
1996	9.44	1916	28.6	37.0	4.4
1997	9.16	1918	26.0	34.5	4.5
1998	8.74	1751	24.4	33.3	4.6
1999	8.38	1688	24.2	32.8	4.6
2000	8.24	1708	24.8	33.2	4.6
2001	8.24	1700	23.7	31.3	4.5
2002	7.10	1625	28.0	34.7	4.0
2003	6.91	1608	28.1	36.2	4.2
2004	6.81	1599	27.0	37.1	4.4
2005	6.79	1622	25.8	37.7	4.6
2006	7.01	1836	28.8	39.4	4.6
2007	7.59	2662	36.7	48.4	4.8
2008	8.27	3313	42.0	55.8	4.4
2009	8.77	3808	42.9	60.7	4.8
2010	8.74	3630	38.4	59.0	5.2
2011	8.66	3449	35.2	58.1	5.6
2012	9.68	3908	37.4	62.1	5.7
2013	10.07	3937	36.1	62.8	5.9
2014	10.29	3733	33.2	60.5	6.3
2015	10.55	3676	32.0	59.9	6.4
2016	10.82	3800	32.2	60.6	6.4
中心卫生院	4.51	1781	34.2	63.7	6.4
乡卫生院	6.32	2019	30.7	58.2	6.4

注：1993年以前的诊疗人次及入院人数系推算数字

6-10-2 2016年各地区乡镇卫生院医疗服务情况

地区	诊疗人次数	门急诊人次	入院人数	出院人数	病床使用率(%)	平均住院日(日)	医师日均担负	
							诊疗人次	住院床日
总　计	1082330253	1052591178	37999415	37806657	60.6	6.4	9.5	1.6
东　部	426564914	416969141	9830706	9800780	56.5	6.9	10.0	1.2
中　部	323798516	312988425	14057271	13959048	63.4	6.5	8.0	1.6
西　部	331966823	322633612	14111438	14046829	61.3	6.0	10.8	2.0
北　京								
天　津	6459378	6395023	72247	72033	44.0	7.5	11.7	0.8
河　北	47771875	46081880	1686678	1677474	58.5	7.2	7.4	1.4
山　西	16036845	15447655	426453	423434	35.1	8.5	6.7	1.1
内蒙古	12170068	11682961	362848	362399	42.2	6.5	5.5	0.9
辽　宁	17181622	16846422	552480	546919	44.3	7.6	8.0	1.5
吉　林	9672381	9492558	176646	176710	28.8	7.5	4.7	0.6
黑龙江	9832813	9415811	665580	664167	56.6	6.3	4.8	1.5
上　海								
江　苏	82885508	81351269	1633807	1621925	63.6	7.6	10.9	1.1
浙　江	93518494	91221827	306854	305850	49.7	9.1	18.0	0.4
安　徽	45766171	44313295	1579512	1562692	60.6	6.6	8.8	1.4
福　建	27029663	26451740	821400	819433	49.5	6.1	11.0	1.4
江　西	32286995	30894030	2018833	2016508	68.7	5.4	8.9	2.2
山　东	73318651	71968211	2735308	2722133	60.7	7.3	7.5	1.5
河　南	112184736	109289456	2873277	2854722	62.2	7.2	12.5	1.7
湖　北	57558456	55703111	2586697	2565877	76.7	7.0	8.1	1.8
湖　南	40460119	38432509	3730273	3694938	70.5	6.0	4.6	1.8
广　东	66902500	65185036	1944772	1955562	55.2	5.3	8.7	1.0
广　西	51320466	50091757	2523238	2512932	63.3	5.2	12.0	2.2
海　南	11497223	11467733	77160	79451	33.3	6.5	16.5	0.6
重　庆	20026938	19468962	1537416	1529103	74.1	6.7	7.6	2.8
四　川	93720611	90691956	4432819	4416508	70.7	6.3	11.5	2.5
贵　州	26619679	25780427	1196341	1185600	44.9	4.9	8.7	1.4
云　南	50879175	50165648	1409572	1405505	53.4	5.8	17.8	2.1
西　藏	4136256	4001713	36975	36643	28.3	5.0	13.4	0.6
陕　西	22025752	21687376	754251	746957	46.6	7.3	9.0	1.6
甘　肃	20064789	19382459	677580	674914	60.0	6.4	8.9	1.5
青　海	2587580	2334484	114898	114067	55.1	5.5	6.1	1.2
宁　夏	6705863	6503252	48759	47716	49.1	6.6	13.7	0.6
新　疆	21709646	20842617	1016741	1014485	74.0	6.1	12.9	2.8

6-11　2016年各地区村卫生室基本情况

地区	机构数（个）	人员总数（人）	执业（助理）医师	注册护士	乡村医生和卫生员	诊疗人次数（人次）	门急诊人次
总　计	638763	1435766	319797	115645	1000324	1852635622	1686737840
东　部	215845	497948	125244	42408	330296	798531440	723936764
中　部	222158	543598	127872	46794	368932	653645005	589181772
西　部	200760	394220	66681	26443	301096	400459177	373619304
北　京	2729	4808	991	453	3364	3824757	3546517
天　津	2528	6957	1392	425	5140	10020940	8261026
河　北	60371	117602	30162	5159	82281	189594604	161914025
山　西	29027	51564	9821	3150	38593	33129466	28023385
内蒙古	13632	27407	6717	2746	17944	19245189	15420349
辽　宁	20120	33395	5607	2693	25095	40934741	30728659
吉　林	10172	23277	4512	1517	17248	26357225	16838196
黑龙江	11384	32372	7193	1715	23464	24986700	19011360
上　海	1218	5272	3810	656	806	7852749	7808631
江　苏	15475	67098	26684	7894	32520	91449306	88000705
浙　江	11677	25260	12680	4580	8000	40563962	39770498
安　徽	15276	67921	18602	6029	43290	78211963	73575360
福　建	18945	36054	7035	2517	26502	44326049	41108002
江　西	30394	61976	11847	5050	45079	88733405	83178516
山　东	53226	150393	21278	10835	118280	234580328	212762471
河　南	56774	164907	37391	13712	113804	222010414	204005257
湖　北	24792	66668	17020	9252	40396	101919327	95793292
湖　南	44339	74913	21486	6369	47058	78296505	68756406
广　东	26886	44550	13916	5638	24996	127379482	122170488
广　西	21011	41773	5753	1039	34981	49113407	46840313
海　南	2670	6559	1689	1558	3312	8004522	7865742
重　庆	11240	30372	6653	2075	21644	30263299	27727899
四　川	55958	83530	16649	1431	65450	101211426	95281711
贵　州	20652	43841	5647	3504	34690	33089841	30936842
云　南	13432	42216	3815	2363	36038	57562190	55812504
西　藏	5360	11412	360	147	10905	1232027	1032592
陕　西	25412	42838	6933	3199	32706	51972336	49185966
甘　肃	16748	32434	6632	4681	21121	37927286	34352443
青　海	4518	9181	1971	682	6528	4371868	3936352
宁　夏	2365	5213	1090	564	3559	4900114	4789120
新　疆	10432	24003	4461	4012	15530	9570194	8303213

注：本表包括乡镇卫生院在村卫生室工作的执业（助理）医师和注册护士数

6-12 各地区县及县级市医院工作情况

地区	县医院					县级市医院				
	机构数（个）	床位数（张）	人员数（人）	诊疗人次	入院人数	机构数（个）	床位数（张）	人员数（人）	诊疗人次	入院人数
2010	6400	845737	976030	421371135	29450186	3221	483284	590804	263983433	14513846
2012	7399	1099856	1163260	534068582	40700554	3541	608219	695163	332881273	19227813
2013	7907	1238500	1271389	573877563	44565675	3815	667200	755546	356280041	20970004
2014	8411	1364075	1375768	626004112	48654626	3954	705269	789132	383333619	22487152
2015	8919	1462234	1455619	644862576	49989782	4155	741710	816226	386039266	22953907
2016	9298	1546867	1541409	678180999	53880686	4342	786509	858497	406285731	24613476
东 部	2426	408293	438062	221304606	14063806	1842	361113	407169	233842903	11539790
中 部	2867	548878	542732	210283774	19085900	1276	235252	248855	92651113	7376534
西 部	4005	589696	560615	246592619	20730980	1224	190144	202473	79791715	5697152
北 京										
天 津	9	1118	2252	1465784	47930					
河 北	647	97359	99027	44437536	3651341	310	39582	47150	22305856	1445032
山 西	526	45761	50699	15349317	1285936	188	13969	17228	4372624	367257
内蒙古	265	34096	37929	15726018	985965	78	11033	14635	4876806	260541
辽 宁	144	23877	23064	8043053	700262	180	36334	32327	10444931	934949
吉 林	101	18518	21306	6275527	528977	194	30688	34487	11793086	853724
黑龙江	216	31632	35686	10703980	889895	186	23792	27809	8885937	597582
上 海	8	2162	2463	1819448	69911					
江 苏	414	59978	58057	30681694	1908665	369	74926	84173	59789436	2499190
浙 江	253	47121	56504	44452379	1405340	275	59017	75842	62172593	1804029
安 徽	405	77997	78347	35143296	3005980	57	12530	12266	5686373	389588
福 建	180	36410	37655	21767783	1219033	125	21630	24773	14546369	659635
江 西	275	59894	58854	26843658	2208709	55	11685	13339	5066710	442408
山 东	518	99671	111033	44148484	3723874	379	79938	90613	37789568	2557629
河 南	635	144856	145141	64462514	5165540	222	50882	54387	22569168	1642440
湖 北	165	51112	48698	19810123	1926554	215	53638	53290	23092004	1864464
湖 南	544	119108	104001	31695359	4074309	159	38068	36049	11185211	1219071
广 东	164	32955	38306	20114303	1112061	165	44500	45862	24184466	1465902
广 西	224	53504	63754	30831709	2229819	36	10626	12932	5875873	408574
海 南	89	7642	9701	4374142	225389	39	5186	6429	2609684	173424
重 庆	169	35203	33056	13577284	1252977					
四 川	798	125909	112345	52162045	4230724	273	44817	44688	20181738	1295169
贵 州	664	78494	69908	25297185	2768298	130	19127	21807	7200626	596990
云 南	577	85416	74888	40010168	3165717	260	44547	41914	18329338	1272298
西 藏	91	4200	3888	2376211	133242					
陕 西	453	69330	78822	26712491	2356731	45	4955	6005	1501726	118680
甘 肃	206	41483	29237	17545094	1452330	18	4170	3170	1887992	117856
青 海	115	12134	9303	4069970	295112	18	2062	1900	574660	37855
宁 夏	51	7392	6717	3976104	273379	10	1676	2183	1191313	54860
新 疆	392	42535	40768	14308340	1586686	356	47131	53239	18171643	1534329

6-13 各地区县及县级市妇幼保健院(所、站)工作情况

地区	县妇幼保健院(所、站)					县级市妇幼保健院(所、站)				
	机构数(个)	床位数(张)	人员数(人)	诊疗人次	入院人数	机构数(个)	床位数(张)	人员数(人)	诊疗人次	入院人数
2010	1586	53826	86307	44757476	2319121	397	22506	40406	25101250	1037614
2012	1590	63218	98147	55746904	2862884	396	27066	48007	33278691	1324521
2013	1641	68651	106147	59320167	2930867	407	28901	51164	35542574	1371034
2014	1602	71740	110719	63349768	3058970	400	30549	53641	38327877	1477394
2015	1566	74303	115909	63136415	2810760	392	31381	56337	37832079	1371778
2016	1528	77150	128355	69362045	2958448	390	32094	61353	41787625	1517549
东　部	332	17070	31535	20251301	660072	145	14130	28630	22898678	744450
中　部	471	30672	47379	21258486	1153097	139	12029	20817	10801919	491586
西　部	725	29408	49441	27852258	1145279	106	5935	11906	8087028	281513
北　京										
天　津	1		50							
河　北	109	5137	7767	3743349	178653	21	1085	2517	1709813	49299
山　西	85	1661	4036	912828	22810	11	362	868	396395	15449
内蒙古	70	1816	3291	1254192	33072	12	170	609	518541	3078
辽　宁	26	488	1439	439393	10590	16	356	1124	486467	12295
吉　林	19	492	1414	187513	7397	23	1113	2699	1016342	26847
黑龙江	48	1412	2699	642575	21410	25	967	1938	575379	19779
上　海	1		49	2177						
江　苏	20	337	1247	1081415	13402	22	552	2112	2355265	23999
浙　江	32	1239	3722	4194571	70450	20	2828	6463	6841098	173115
安　徽	54	1243	2953	1815858	33330	6	256	436	454452	4545
福　建	43	1847	3025	2204492	36800	13	1347	2312	2285594	51046
江　西	68	4097	6211	3608034	190779	10	718	1394	636404	32581
山　东	54	4525	7373	4461093	190902	29	4420	7194	4408489	207312
河　南	85	10217	13443	6623641	461162	20	2966	4110	2665158	128506
湖　北	41	5103	6770	3293172	177647	26	3468	5537	3285864	138360
湖　南	71	6447	9853	4174865	238562	18	2179	3835	1771925	125519
广　东	36	3363	6413	3791004	158186	19	3281	6463	4496700	214006
广　西	64	6270	11032	7121501	364957	8	855	1757	1293979	59723
海　南	10	134	450	333807	1089	5	261	445	315252	13378
重　庆	19	1161	2222	1616744	57745					
四　川	116	4939	9077	5541013	222809	19	1376	2873	2066019	68653
贵　州	68	3539	4451	1507110	84912	10	533	844	286668	19899
云　南	99	3620	6109	4829261	131883	22	1515	2820	2329026	75894
西　藏	47	442	262	170125	8438					
陕　西	76	3835	7390	2280566	138958	3	326	829	184670	11376
甘　肃	65	1959	2346	1477104	50949	6	141	241	114221	4597
青　海	23	212	512	147455	3831	3	64	84	20641	824
宁　夏	11	316	702	377128	10210	2	44	148	54791	1722
新　疆	67	1299	2047	1530059	37515	21	911	1701	1218472	35747

6-14 各地区县及县级市专科疾病防治院(所、站)工作情况

地区	县专科疾病防治院(所、站)					县级市专科疾病防治院(所、站)				
	机构数(个)	床位数(张)	人员数(人)	诊疗人次	入院人数	机构数(个)	床位数(张)	人员数(人)	诊疗人次	入院人数
2010	517	8081	13061	4169366	89564	263	4468	8347	3511977	59013
2012	520	8238	13262	4362778	122234	278	5957	8796	3789951	79749
2013	509	8550	13153	4314765	137977	279	6545	9564	3900226	95354
2014	503	8832	12985	4565764	146162	269	6276	8806	3825238	92693
2015	497	10443	12802	4415846	144283	264	6163	8634	3727678	95425
2016	483	10074	12536	4290131	169968	252	6259	8328	3675461	95531
东　部	154	2950	4186	1923139	22376	111	3264	4052	2571829	29406
中　部	226	5865	6257	1482986	133877	122	2660	3739	897435	55571
西　部	103	1259	2093	884006	13715	19	335	537	206197	10554
北　京										
天　津	1	100	62	62414	506					
河　北	3	59	26	21305	184					
山　西	3		23	7474						
内蒙古	29	147	372	62991	508	6	20	103	50478	
辽　宁	31	503	660	55121	2738	18	258	540	69206	4547
吉　林	18	129	397	92677	910	20	212	531	101174	1764
黑龙江	37	90	566	80301	37	27	67	545	147520	1672
上　海										
江　苏	5	12	96	80981		14	190	457	544582	2028
浙　江	3		14	14687		6	394	341	506892	991
安　徽	24	797	892	67856	5074	5	170	92	5613	115
福　建	9	217	213	180396	2027	4	100	61	65668	
江　西	77	1922	1777	617894	66996	13	487	494	138424	7013
山　东	53	936	1462	599433	8801	40	1160	1303	502691	9059
河　南	5	121	162	51186	4371	4	374	381	102475	7908
湖　北	14	464	412	71779	4776	36	755	1176	319810	18119
湖　南	48	2342	2028	493819	51713	17	595	520	82419	18980
广　东	43	1123	1565	853224	8120	25	1162	1228	816051	12781
广　西	24	218	488	340314	923	2	27	54	48385	1261
海　南	6		88	55578		4		122	66739	
重　庆	6	213	141	55742	306					
四　川	11	192	325	109004	3109	5	16	59	27402	4
贵　州	5	162	93	15796	1366	1	60	29	4000	60
云　南	23	279	567	292075	7503	5	212	292	75932	9229
西　藏										
陕　西	1		36							
甘　肃	3	8	33	8084						
青　海	1	40	38							
宁　夏										
新　疆										

七、中医药服务

简要说明

一、本章主要介绍全国及 31 个省、自治区、直辖市中医类医疗卫生机构门诊、住院和床位利用情况，包括诊疗人次、出院人数、病床使用率、平均住院日、医师人均工作量、医药费用等。

二、本章数据来源于卫生资源与医疗服务统计年报。

三、本章涉及的相关指标解释与"医疗卫生机构""医疗服务"章一致。

主要指标解释

中医类医疗卫生机构　包括中医类医院、中医类门诊部、中医类诊所和中医类研究机构。

中医类医疗机构　包括中医类医院、中医类门诊部、中医类诊所。

中医类医院　包括中医医院、中西医结合医院、民族医医院。

中医类门诊部　包括中医门诊部、中西医结合门诊部、民族医门诊部。

中医类诊所　包括中医诊所、中西医结合诊所、民族医诊所。

中医类临床科室　包括中医科各专业、中西医结合科、民族医学科。

7-1-1　中医类医疗机构诊疗人次

机构分类	2010	2012	2013	2014	2015	2016
中医类总诊疗量（万人次）	61264.1	74695.2	81409.4	87430.9	90912.4	96225.1
中医类医院	36026.5	45120.2	48952.5	53058.1	54870.9	57670.4
中医医院	32770.2	40705.2	43726.3	47164.2	48502.6	50774.5
中西医结合医院	2702.6	3769.1	4466.1	5101.3	5401.4	5927.3
民族医医院	553.8	645.9	760.1	792.6	966.8	968.7
中医类门诊部	975.9	1290.8	1433.6	1525.5	1761.9	1978.3
中医门诊部	808.9	1069.5	1221.6	1304.8	1567.4	1757.4
中西医结合门诊部	164.6	217.8	207.9	218.5	192.1	217.9
民族医门诊部	2.4	3.5	4.1	2.2	2.4	3.0
中医类诊所	9178.3	10250.2	11059.3	11342.0	11781.4	12517.9
中医诊所	6796.1	7857.7	8616.7	8870.1	9215.8	9886.0
中西医结合诊所	2283.8	2291.0	2341.5	2362.0	2446.7	2517.9
民族医诊所	98.3	101.5	101.1	110.0	118.8	114.1
其他机构中医类临床科室	15083.4	18033.9	19964.0	21505.3	22498.3	24058.5
中医类诊疗量占总诊疗量%	14.7	15.1	15.4	15.6	15.7	15.8

7-1-2　其他机构中医类临床科室诊疗人次

机构分类	2010	2012	2013	2014	2015	2016
门急诊量（万人次）	15083.4	18033.9	19574.1	21505.3	22498.3	24058.5
综合医院	8089.2	8826.9	9429.7	10114.9	10069.2	10286.8
专科医院	390.2	496.5	527.8	570.6	563.5	635.7
社区卫生服务中心（站）	2512.9	3846.0	4503.5	5094.5	5571.7	6178.5
乡镇卫生院	3419.5	4185.6	4756.8	5195.4	5662.9	6148.5
其他机构	671.6	679.0	746.2	534.0	631.1	809.0
占同类机构诊疗量的%						
综合医院	5.4	4.7	4.7	4.6	4.5	4.3
专科医院	2.3	2.3	2.2	2.2	2.0	2.1
社区卫生服务中心（站）	5.2	6.4	6.9	7.4	7.9	8.6
乡镇卫生院	3.9	4.3	4.7	5.1	5.4	5.7
其他机构	1.0	0.3	0.4	0.6	0.7	0.8

7-1-3　村卫生室中医诊疗人次

	2010	2012	2013	2014	2015	2016
中医诊疗量（万人次）	50468.3	62152.4	66848.1	66716.5	76569.4	74455.3
以中医为主	4550.2	5170.7	5648.9	5648.5	6187.8	5919.9
以中西医结合为主	45918.1	56981.7	61199.1	61068.1	70381.6	68535.3
中医占村卫生室诊疗量的%	30.5	32.3	33.2	33.6	40.4	40.2

7-2-1 中医类医院诊疗人次(万人次)

机构分类	2010	2012	2013	2014	2015	2016
中医医院合计	32770.2	40705.2	43726.3	47164.2	48502.6	50774.5
按医院等级分						
其中：三级医院	10779.7	15947.0	19341.7	22171.6	23346.6	24628.1
内：三甲医院	9138.5	13200.9	16343.0	18892.0	19899.2	20859.8
二级医院	18639.7	21158.6	20807.0	21471.1	22292.9	23274.7
一级医院	833.4	1033.3	1140.4	1202.6	1319.1	1437.3
按登记注册类型分						
公立医院	31761.0	39258.2	42002.1	45135.5	46016.5	47942.6
民营医院	1009.2	1447.0	1724.2	2028.6	2486.2	2831.9
按医院类别分						
其中：中医综合医院	31410.5	39259.2	41976.0	45295.3	46764.7	48943.6
中医专科医院	1359.6	1446.0	1750.3	1868.8	1738.0	1830.8
中西医结合医院	2702.6	3769.1	4466.1	5101.3	5401.4	5927.3
民族医医院	553.8	645.9	760.1	792.6	966.8	968.7
蒙医	169.2	222.9	292.9	309.7	428.1	412.3
藏医	185.0	194.5	215.2	226.6	280.0	290.6
维医	124.3	134.7	144.2	142.5	134.3	138.9
傣医	8.5	8.6	10.3	10.6	9.8	8.9
其他	66.8	85.2	97.5	103.1	114.6	118.1

7-2-2 中医医院分科门急诊人次

科　别	门急诊人次（万人次）		构成（%）	
	2015	2016	2015	2016
总　计	47400.7	49547.6	100.0	100.0
内科	15056.3	15412.4	31.8	31.1
外科	3005.7	3005.6	6.3	6.1
妇科	4154.3	4527.7	8.8	9.1
儿科	3440.6	3584.1	7.3	7.2
骨伤科	3669.4	3779.3	7.7	7.6
肛肠科	555.3	584.5	1.2	1.2
针灸科	2290.5	2305.9	4.8	4.7
推拿科	949.7	954.8	2.0	1.9
皮肤科	1974.2	2057.0	4.2	4.2
眼科	959.1	998.9	2.0	2.0
耳鼻喉科	1155.9	1224.0	2.4	2.5
其他	10189.7	11113.4	21.5	22.4

7-2-3　2016年各地区中医类医疗机构诊疗人次(万人次)

地　区	总计	中医类医院	中医医院	中西医结合医院	民族医医院	中医类门诊部	中医类诊所	其他机构中医类临床科室
总　　计	96225.1	57670.4	50774.5	5927.3	968.7	1978.3	12517.9	24058.5
东　　部	52972.4	31650.8	27605.9	3990.3	54.5	1650.0	4928.6	14743.0
中　　部	18788.2	12539.1	11720.7	788.0	30.5	145.5	2336.8	3766.8
西　　部	24464.5	13480.5	11447.9	1149.0	883.7	182.8	5252.5	5548.7
北　京	6134.9	4008.6	3243.2	751.7	13.8	167.6	104.0	1854.7
天　津	2395.5	1461.6	1351.8	109.8		98.5	30.6	804.7
河　北	3453.7	2102.2	1800.8	301.4		17.5	619.0	715.0
山　西	1459.0	732.2	677.2	55.0		15.0	353.3	358.5
内蒙古	1865.7	1017.2	627.1	17.5	372.7	16.1	474.4	358.1
辽　宁	1717.0	1075.0	1007.8	46.9	20.4	21.1	278.8	342.0
吉　林	1305.6	894.1	762.3	126.5	5.2	20.4	228.7	162.4
黑龙江	1443.5	1037.1	1001.7	28.6	6.8	19.6	151.7	235.1
上　海	4447.2	2314.2	1573.4	740.7		130.7	39.4	1963.0
江　苏	6763.3	4667.6	4141.0	526.6		113.4	361.4	1621.0
浙　江	8858.8	5248.3	4582.5	665.8		721.1	747.5	2142.0
安　徽	2152.7	1557.8	1475.5	82.3		20.3	181.4	393.2
福　建	3069.7	1784.7	1557.8	220.5	6.5	115.1	467.4	702.5
江　西	1912.0	1321.7	1234.7	87.1		10.9	278.4	300.9
山　东	4987.3	3000.5	2825.2	161.3	13.9	18.4	688.6	1279.9
河　南	4785.4	3263.6	3193.1	70.5		9.7	386.0	1126.1
湖　北	3219.2	2050.0	1752.3	280.4	17.2	37.4	353.0	778.7
湖　南	2510.8	1682.6	1623.8	57.6	1.2	12.0	404.2	412.0
广　东	10750.8	5714.8	5280.9	433.8		243.3	1521.9	3270.9
广　西	2937.1	1900.2	1594.5	278.5	27.3	8.8	449.2	578.9
海　南	394.1	273.3	241.5	31.8		3.4	70.0	47.4
重　庆	2280.0	1201.4	1123.2	78.2		16.9	592.9	468.9
四　川	7242.1	3365.1	2858.5	447.4	59.3	54.1	1844.0	1978.9
贵　州	1300.9	811.2	696.1	101.7	13.4	12.2	249.0	228.4
云　南	2501.3	1567.3	1480.4	72.7	14.1	37.7	367.4	528.9
西　藏	217.7	148.4	0.0	3.1	145.3		40.6	28.7
陕　西	2170.8	1266.5	1205.2	61.2		23.1	428.0	453.3
甘　肃	1949.6	989.1	904.7	55.4	29.0	3.0	430.4	527.2
青　海	304.4	216.9	146.8	2.5	67.6		46.1	41.4
宁　夏	539.0	334.8	325.4	6.9	2.6	6.0	85.5	112.6
新　疆	1155.8	662.3	485.9	23.8	152.6	4.9	245.2	243.4

7-3-1 中医类医疗机构出院人数

机构分类	2010	2012	2013	2014	2015	2016
中医类医疗机构出院人数	14472356	20222218	22759860	25371372	26914631	29489766
中医类医院	12756660	17989489	20100542	22271102	23493099	25567342
中医医院	11600936	16362172	18157240	20015393	20915263	22703628
中西医结合医院	912724	1290360	1541344	1769930	2020219	2275409
民族医医院	243000	336957	401958	485779	557617	588305
中医类门诊部	2321	6195	9218	27262	19150	20869
中医门诊部	1528	2922	4279	18625	16340	14220
中西医结合门诊部	788	2993	3115	8637	2810	6049
民族医门诊部	5	280	1824			600
其他机构中医类临床科室	1713375	2226534	2631518	3073008	3402382	3901555
中医类出院人数占总出院人数的%	10.3	11.4	11.9	12.5	12.9	13.1

7-3-2 其他机构中医类临床科室出院人数

机构分类	2010	2012	2013	2014	2015	2016
出院人数	1713375	2226534	2631518	3073008	3402382	3901555
综合医院	1128717	1307732	1545953	1787055	1955243	2151774
专科医院	124738	165617	187892	228673	220710	241611
社区卫生服务中心（站）	43173	69209	79483	106272	120778	125619
乡镇卫生院	404581	669645	805973	937869	1087064	1359696
其他机构	12166	14331	12217	13139	18587	22855
占同类机构出院人数的%						
综合医院	1.5	1.3	1.4	1.5	1.8	1.6
专科医院	1.7	1.7	1.7	1.8	1.6	1.6
社区卫生服务中心（站）	1.6	2.2	2.5	3.3	3.8	3.9
乡镇卫生院	1.1	1.7	2.1	2.5	3.0	3.6
其他机构	0.2	0.1	0.1	0.1	0.2	0.2

7-4-1 中医类医院出院人数

机构分类	2010	2012	2013	2014	2015	2016
中医医院合计	11600936	16362172	18157240	20015393	20915263	22703628
按医院等级分						
其中：三级医院	2627489	4394115	5765100	7074584	7726841	8627114
内：三甲医院	2183578	3569169	4727841	5883338	6392631	7041864
二级医院	7876588	10536286	10974291	11630221	12183571	13042630
一级医院	200912	339595	363442	326820	352744	427684
按登记注册类型分						
公立医院	11156555	15717487	17369958	19070163	19670638	21246412
民营医院	444381	644685	787282	945230	1244625	1457216
按医院类别分						
中医综合医院	11149761	15845625	17519324	19296952	20099234	21813460
中医专科医院	451175	516547	637916	718441	816029	890168
中西医结合医院	912724	1290360	1541344	1769930	2020219	2275409
民族医医院	243000	336957	401958	485779	557617	588305
蒙医	50199	73552	109265	142417	175376	191340
藏医	44032	61511	70244	88786	95775	99449
维医	114028	159533	168257	189858	204896	214524
傣医	1034	1783	2770	5461	5717	5889
其他	33707	40578	51422	59257	75853	77103

7-4-2 中医医院分科出院人数

科 别	出院人数		构成（%）	
	2015	2016	2015	2016
总 计	20915263	22703628	100.0	100.0
内科	7285665	7849983	34.8	34.6
外科	2992938	3135191	14.3	13.8
妇科	2049625	2284208	9.8	10.1
儿科	1446699	1546072	6.9	6.8
骨伤科	2589389	2769196	12.4	12.2
肛肠科	628773	665091	3.0	2.9
针灸科	856888	948760	4.1	4.2
推拿科	255591	276091	1.2	1.2
皮肤科	124632	133108	0.6	0.6
眼科	326703	371114	1.6	1.6
耳鼻喉科	265638	290756	1.3	1.3
其他	2092722	2434058	10.0	10.7

7-4-3　2016年各地区中医类医疗机构出院人数

地　区	总计	中医类医院	中医医院	中西医结合医院	民族医医院	中医类门诊部	其他机构中医类临床科室
总　　计	29489766	25567342	22703628	2275409	588305	20869	3901555
东　部	10774136	9679324	8504153	1155280	19891	10703	1084109
中　部	9043888	7865182	7403640	437163	24379	3908	1174798
西　部	9671742	8022836	6795835	682966	544035	6258	1642648
北　京	442520	411251	280296	128274	2681		31269
天　津	215255	203158	173425	29733			12097
河　北	1408428	1276678	1055734	220944		8757	122993
山　西	455517	374797	329480	45317		35	80685
内蒙古	543068	466028	293494	14208	158326	2980	74060
辽　宁	666674	604174	556835	35005	12334		62500
吉　林	405637	376629	317150	56776	2703	416	28592
黑龙江	647296	566331	545793	16927	3611	657	80308
上　海	413310	350519	216538	133981			62791
江　苏	1751476	1632539	1452004	180535			118937
浙　江	1228032	1160804	1001005	159799		354	66874
安　徽	1163098	1039851	984119	55732			123247
福　建	657121	587648	499961	85398	2289		69473
江　西	958047	879350	847451	31899			78697
山　东	2126030	1808276	1736049	69640	2587	500	317254
河　南	1949396	1702542	1645342	57200			246854
湖　北	1558190	1296885	1177350	103829	15706		261305
湖　南	1906707	1628797	1556955	69483	2359	2800	275110
广　东	1734490	1532154	1430204	101950		1092	201244
广　西	1124566	938063	804933	121496	11634		186503
海　南	130800	112123	102102	10021			18677
重　庆	899321	736998	661701	75297			162323
四　川	2367495	1894787	1646066	224223	24498	146	472562
贵　州	878341	743180	649341	80954	12885		135161
云　南	1018322	839885	790193	40060	9632		178437
西　藏	34610	31007		1460	29547		3603
陕　西	932555	843580	793350	50230			88975
甘　肃	865221	693499	622481	51769	19249	132	171590
青　海	140887	127816	80303	1010	46503		13071
宁　夏	163118	133031	127583	5448			30087
新　疆	704238	574962	326390	16811	231761	3000	126276

7-5-1 中医医院病床使用及工作效率

	病床使用率（%）		平均住院日		医师日均担负诊疗人次		医师日均担负住院床日	
	2015	2016	2015	2016	2015	2016	2015	2016
中医医院合计	84.7	84.9	9.9	9.8	7.8	7.7	2.4	2.3
按医院等级分								
其中：三级医院	94.2	94.3	11.8	11.4	9.4	9.1	2.6	2.5
内：三甲医院	95.2	94.9	12.1	11.6	9.5	9.3	2.6	2.5
二级医院	81.5	81.9	8.9	8.8	6.8	6.7	2.3	2.3
一级医院	52.6	54.4	9.4	9.7	6.4	6.0	1.2	1.3
按登记注册类型分								
公立医院	86.5	87.0	10.0	9.8	8.0	7.9	2.4	2.4
民营医院	63.7	63.0	9.5	9.6	5.7	5.4	2.0	1.9
按医院类别分								
中医综合医院	85.5	85.7	9.8	9.7	7.9	7.8	2.4	2.3
中医专科医院	72.5	73.2	12.6	12.5	5.7	5.8	2.4	2.5

7-5-2 2016年各地区中医医院病床使用及工作效率

地 区	病床使用率（%）	平均住院日	医师日均担负诊疗人次	医师日均担负住院床日
总 计	84.9	9.8	7.7	2.3
北 京	74.3	12.5	13.9	1.1
天 津	74.8	11.5	12.8	1.3
河 北	81.3	8.9	5.1	1.9
山 西	65.6	10.8	4.4	1.7
内蒙古	68.2	10.1	5.3	1.8
辽 宁	78.0	11.7	5.1	2.3
吉 林	70.4	10.6	5.2	1.7
黑龙江	78.7	11.1	4.9	2.1
上 海	95.3	9.7	20.7	1.9
江 苏	89.7	9.4	9.6	2.2
浙 江	87.4	10.4	12.5	2.0
安 徽	90.5	9.6	6.6	2.8
福 建	78.2	9.2	10.1	2.1
江 西	89.5	9.3	5.9	2.7
山 东	85.1	9.4	5.3	2.1
河 南	84.6	10.3	6.3	2.4
湖 北	89.3	9.9	6.4	3.0
湖 南	87.6	9.5	4.2	2.7
广 东	86.5	9.6	11.9	2.2
广 西	85.1	8.8	7.7	2.4
海 南	72.0	9.1	6.7	1.8
重 庆	89.9	9.7	7.7	3.1
四 川	94.4	10.4	7.6	3.2
贵 州	82.4	8.7	5.7	3.2
云 南	84.5	9.4	9.1	3.2
西 藏				
陕 西	82.6	10.2	6.1	2.9
甘 肃	84.7	9.6	6.7	3.1
青 海	84.0	8.6	8.0	2.7
宁 夏	84.3	9.7	9.6	2.5
新 疆	96.0	9.9	6.4	2.9

7-6 公立中医类医院病人医药费用

	次均门诊费用（元）	药费	门诊药费占门诊费用%	人均住院费用（元）	药费	住院药费占住院费用%
中医医院						
2011	152.4	92.7	60.8	5281.0	2374.5	45.0
2012	165.5	101.1	61.1	5551.9	2463.2	44.4
2013	181.6	109.9	60.5	5990.8	2520.8	42.1
2014	195.1	116.1	59.5	6316.2	2551.0	40.4
2015	208.2	122.5	58.8	6715.9	2564.5	38.2
2016	218.4	125.9	57.6	7008.0	2505.3	35.7
其中：三级医院						
2011	204.1	133.9	65.6	9124.7	4016.2	44.0
2012	213.5	140.1	65.6	9194.4	4007.3	43.6
2013	228.2	147.9	64.8	9518.3	3938.3	41.4
2014	238.8	150.9	63.2	9628.1	3834.3	39.8
2015	254.3	158.9	62.5	10056.9	3851.0	38.3
2016	265.5	162.3	61.1	10235.1	3681.4	36.0
二级医院						
2011	126.2	71.1	56.3	4084.2	1870.0	45.8
2012	136.4	76.8	56.3	4271.2	1927.3	45.1
2013	144.3	78.9	54.7	4354.3	1868.7	42.9
2014	156.3	84.5	54.1	4464.8	1835.3	41.1
2015	163.3	86.2	52.8	4653.0	1770.5	38.1
2016	170.9	88.5	51.8	4896.0	1735.1	35.4
中西医结合医院						
2011	180.4	108.9	60.4	7811.4	3341.5	42.8
2012	195.7	116.9	59.7	8549.5	3543.3	41.4
2013	213.3	123.7	58.0	9144.3	3696.7	40.4
2014	232.7	134.5	57.8	9924.6	3938.6	39.7
2015	248.7	142.5	57.3	10688.5	4119.8	38.5
2016	260.3	145.1	55.7	11290.5	4086.7	36.2
民族医医院						
2011	93.4	62.8	67.2	2826.9	1420.7	50.3
2012	103.6	69.9	67.5	3025.5	1482.5	49.0
2013	108.4	71.3	65.8	3191.3	1506.2	47.2
2014	128	81.4	63.6	3514.8	1487.6	42.3
2015	156.6	88.5	56.5	4523.9	1741.0	38.5
2016	170.1	92.2	54.2	4806.6	1669.3	34.7

7-7-1　中医类医疗卫生机构数（个）

机构名称	2011	2012	2013	2014	2015	2016
总计	38224	39382	41966	43635	46541	49527
中医类医院	3308	3409	3590	3732	3966	4238
中医医院	2831	2889	3015	3115	3267	3462
按经济类型分						
公立医院	2318	2318	2337	2340	2335	2327
民营医院	513	571	678	775	932	1135
按医院级别分						
其中：三级医院	220	269	323	368	399	415
内：三甲医院	160	194	248	287	307	313
二级医院	1601	1608	1619	1629	1756	1795
一级医院	287	304	351	400	513	616
按医院类别分						
中医综合医院	2391	2487	2574	2649	2752	2911
中医专科医院	440	402	441	466	515	551
肛肠医院	46	49	58	57	65	77
骨伤医院	150	166	172	186	200	198
针灸医院	8	12	14	13	14	14
按摩医院	25	27	27	25	24	25
其他专科医院	211	148	170	185	212	237
中西医结合医院	277	312	358	384	446	510
民族医医院	200	208	217	233	253	266
蒙医医院	54	57	59	66	69	72
藏医医院	42	42	41	40	41	45
维医医院	73	78	79	88	96	99
傣医医院	1	1	1	1	1	1
其他民族医医院	30	30	37	38	46	49
中医类门诊部	1113	1218	1283	1468	1640	1913
中医门诊部	848	910	991	1154	1304	1539
中西医结合门诊部	253	297	279	301	320	355
民族医门诊部	12	11	13	13	16	19
中医类诊所	33756	34707	37045	38386	40888	43328
中医诊所	26115	27209	29335	30795	32968	35289
中西医结合诊所	7248	7088	7286	7116	7386	7513
民族医诊所	393	410	424	475	534	526
中医类研究机构	47	48	48	49	47	48
中医(药)研究院(所)	34	35	35	36	35	36
中西医结合研究所	3	3	3	3	3	3
民族医(药)学研究所	10	10	10	10	9	9

7-7-2 设有中医类临床科室的医疗卫生机构数

机构名称	2010	2012	2013	2014	2015	2016
设立中医类临床科室的机构数（个）						
二级及以上公立综合医院	3706	3707	3785	3896	3948	3948
社区卫生服务中心	1834	2422	2615	2790	3013	3154
乡镇卫生院	9240	9905	10511	11091	11886	12369
设有中医类临床科室的机构占同类机构总数的%						
二级及以上公立综合医院	81.8	78.6	80.4	82.2	82.3	83.4
社区卫生服务中心	45	47.1	48.1	49.3	51.1	51.9
乡镇卫生院	25.4	27.6	29.4	31.1	33.4	34.9

注：本表不含分支机构；下表同

7-7-3 提供中医服务的基层医疗卫生机构数

机构名称	2010	2012	2013	2014	2015	2016
社区卫生服务中心(个)	4075	5140	5436	5659	5899	6082
其中：提供中医服务的机构	3283	4153	4483	4709	5718	5930
所占比重(%)	80.6	80.8	82.5	83.2	96.9	97.5
社区卫生服务站(个)	8806	9129	9250	9365	9552	9806
其中：提供中医服务的机构	4080	4383	4745	4964	7734	8164
所占比重(%)	46.3	48.0	51.3	53.0	81.0	83.3
乡镇卫生院(个)	36406	35856	35738	35667	33070	35456
其中：提供中医服务的机构	20854	21940	22745	23148	33052	33444
所占比重(%)	57.3	61.2	63.6	64.9	93.0	94.3
村卫生室(个)	593359	596498	595205	590854	587472	587640
其中：提供中医服务的机构	185690	195585	199711	202980	354113	369263
所占比重(%)	31.3	32.8	33.6	34.4	60.3	62.8

注：①2014年之前按配备中医类别执业(助理)医师的社区卫生服务中心(站)、乡镇卫生院数及以中医、中西医结合、民族医为主的村卫生室统计；②2015年起按配备中医类别执业(助理)医师、有中草药收入、中医处方、开展中医医疗技术和中医药健康管理的社区卫生服务中心(站)、乡镇卫生院数及以中医、中西医结合、民族医为主、有中药柜、开展中医医疗技术和中医药健康管理的村卫生室统计；③本表不含分支机构

7-7-4 2016年各地区中医类医疗卫生机构数（个）

地　区	总计	中医类医院	中医医院	中西医结合医院	民族医医院	中医类门诊部	中医类诊所	中医类研究机构
总　计	49527	4238	3462	510	266	1913	43328	48
东　部	17645	1488	1276	204	8	1265	14869	23
中　部	12591	1305	1146	145	14	383	10896	7
西　部	19291	1445	1040	161	244	265	17563	18
北　京	921	191	154	35	2	174	548	8
天　津	307	56	53	3		95	153	3
河　北	2412	237	201	36		41	2134	
山　西	2779	236	210	26		57	2485	1
内蒙古	2519	181	110	10	61	46	2290	2
辽　宁	2073	150	139	10	1	81	1840	2
吉　林	1629	96	84	9	3	71	1462	
黑龙江	1313	151	138	8	5	54	1108	
上　海	319	27	19	8		85	205	2
江　苏	1452	138	111	27		150	1164	
浙　江	2432	183	152	31		255	1993	1
安　徽	758	119	99	20		40	597	2
福　建	1468	90	79	10	1	67	1310	1
江　西	1182	109	101	8		24	1048	1
山　东	2645	221	196	21	4	51	2370	3
河　南	1470	286	258	28		19	1163	2
湖　北	1399	136	115	18	3	89	1174	
湖　南	2061	172	141	28	3	29	1859	1
广　东	3398	172	155	17		253	2970	3
广　西	1532	115	93	17	5	19	1395	3
海　南	218	23	17	6		13	182	
重　庆	2162	101	76	25		43	2018	
四　川	5536	266	204	26	36	39	5229	2
贵　州	910	117	90	20	7	18	774	1
云　南	1437	164	131	28	5	34	1236	3
西　藏	117	31		1	30		86	
陕　西	1677	167	157	10		36	1471	3
甘　肃	1731	106	82	12	12	6	1615	4
青　海	285	49	13	2	34	2	234	
宁　夏	274	28	22	4	2	3	243	
新　疆	1111	120	62	6	52	19	972	

7-8-1　中医类医疗机构床位数

机构名称	2010	2012	2013	2014	2015	2016
总　　计	548726	705795	794160	877255	957523	1033547
中医类医院	471289	612777	686793	755050	819412	877313
中医医院	424244	547967	608843	665005	715393	761755
中西医结合医院	35234	49844	58774	67277	78611	89074
民族医医院	11811	14966	19176	22768	25408	26484
中医类门诊部	596	805	807	736	585	461
中医门诊部	407	423	490	500	370	294
中西医结合门诊部	185	363	289	218	197	141
民族医门诊部	4	19	28	18	18	26
其他医疗机构中医类临床科室	76841	92213	106560	121469	137526	155773

7-8-2　中医类医院床位数

机构名称	2010	2012	2013	2014	2015	2016
总　　计	471289	612777	686793	755050	819412	877313
中医医院	424244	547967	608843	665005	715393	761755
按登记注册类型分						
公立医院	401022	515326	569040	617750	654413	688389
民营医院	23222	32641	39803	47255	60980	73366
按医院级别分						
其中：三级医院	109257	166292	210061	249981	275734	294438
内：三甲医院	89376	134890	174484	210183	231582	244230
二级医院	261440	320828	336084	352153	385656	408810
一级医院	11287	15702	17082	18310	21278	26034
按医院类别分						
中医综合医院	397213	520620	576501	628787	672158	714936
中医专科医院	27031	27347	32342	36218	43235	46819
肛肠医院	2153	2684	3199	3621	4477	5945
骨伤医院	13794	16252	17529	20128	23935	24939
针灸医院	370	527	1220	1429	1552	1848
按摩医院	1170	1368	1438	1332	1357	1440
其他专科医院	9544	6516	8956	9708	11914	12647
中西医结合医院	35234	49844	58774	67277	78611	89074
民族医医院	11811	14966	19176	22768	25408	26484
蒙医医院	2622	3791	5671	6962	8498	8935
藏医医院	4839	3156	6813	7293	6159	6364
维医医院	2644	6169	4059	5438	7409	7984
傣医医院	49	100	174	222	214	214
其他民族医医院	1657	1750	2459	2853	3128	2987

7-8-3 其他医疗卫生机构中医类临床科室床位数

科　别	其他医疗卫生机构中医类临床科室床位数（张）			占同类机构床位数的%		
	2014	2015	2016	2014	2015	2016
总　计	121469	137526	155773			
综合医院	66889	75482	83049	1.9	2.0	2.1
专科医院	11681	11953	13723	1.7	1.6	1.6
社区卫生服务中心（站）	6753	7395	8316	3.4	3.7	4.1
乡镇卫生院	34963	41293	48775	3.0	3.5	4.0
其他医疗卫生机构	1183	1403	1910	0.3	0.1	0.5

7-8-4 中医医院分科床位及构成

科　别	床位数（张）			构成（%）		
	2014	2015	2016	2014	2015	2016
总　计	665005	715393	761755	100.0	100.0	100.0
内科	221096	237587	252012	33.3	33.2	33.1
外科	99191	104172	108140	14.9	14.6	14.2
儿科	31768	33622	35117	4.8	4.7	4.6
妇产科	53587	55204	56751	8.1	7.7	7.5
眼科	8233	9143	9802	1.2	1.3	1.3
耳鼻喉科	7401	7716	8411	1.1	1.1	1.1
皮肤科	4414	5398	5801	0.7	0.8	0.8
骨伤科	97668	104179	109483	14.7	14.6	14.4
肛肠科	22717	24551	25851	3.4	3.4	3.4
针灸科	31084	34808	37505	4.7	4.9	4.9
推拿科	9421	10863	11849	1.4	1.5	1.6
其他	78425	88150	101033	11.8	12.3	13.3

7-8-5　2016年各地区中医类医疗机构床位数

地　区	总计	中医类医院	中医医院	中西医结合医院	民族医医院	中医类门诊部	其他机构中医类临床科室
总　计	1033547	877313	761755	89074	26484	461	155773
东　部	381399	333435	287830	44833	772	169	47795
中　部	319735	274132	255195	17952	985	174	45429
西　部	332413	269746	218730	26289	24727	118	62549
北　京	24355	22772	14092	8482	198		1583
天　津	10303	9050	7803	1247			1253
河　北	47220	41438	34917	6521		79	5703
山　西	23583	18557	16201	2356		30	4996
内蒙古	25768	21877	13201	1017	7659	44	3847
辽　宁	30496	26725	24740	1685	300	40	3731
吉　林	19333	17465	14721	2607	137	21	1847
黑龙江	27343	24104	23056	766	282	106	3133
上　海	11661	9644	6047	3597			2017
江　苏	55348	50110	43781	6329			5238
浙　江	43790	40567	34003	6564		10	3213
安　徽	35830	31271	29021	2250			4559
福　建	22720	19991	17100	2831	60		2729
江　西	29472	26724	25461	1263		2	2746
山　东	72686	59516	55779	3523	214	33	13137
河　南	71850	61901	59532	2369			9949
湖　北	50767	41490	37108	3922	460		9277
湖　南	61557	52620	50095	2419	106	15	8922
广　东	57942	49466	45889	3577		7	8469
广　西	36383	29488	23529	5504	455		6895
海　南	4878	4156	3679	477			722
重　庆	29341	23938	20696	3242		17	5386
四　川	77824	60877	51905	7724	1248	40	16907
贵　州	28730	22997	19676	2803	518		5733
云　南	34116	27381	25222	1776	383		6735
西　藏	1879	1654		50	1604		225
陕　西	33065	29172	27668	1504			3893
甘　肃	29744	23063	20674	1591	798	2	6679
青　海	6402	5754	2432	60	3262		648
宁　夏	5751	4481	4185	256	40		1270
新　疆	23410	19064	9542	762	8760	15	4331

7-9-1　中医药人员数

人员类别	2010	2012	2013	2014	2015	2016
中医药人员总数（万人）	40.4	48.8	52.3	54.5	58.0	61.3
中医类别执业(助理)医师	29.4	36.8	39.8	41.9	45.2	48.2
见习中医师	1.3	1.2	1.4	1.5	1.4	1.4
中药师(士)	9.7	10.8	11.0	11.2	11.4	11.7
占同类人员总数的%						
中医类别执业(助理)医师	12.2	14.1	14.3	14.5	14.9	15.1
见习中医师	9.9	6.7	6.9	6.7	6.4	6.6
中药师(士)	27.4	28.5	27.9	27.3	26.9	26.6

7-9-2　2016年各地区中医药人员数

地　区	合计	中医类别执业 (助理)医师	见习中医师	中药师（士）
总　计	612694	481590	14482	116622
东　部	262269	204743	5006	52520
中　部	168072	129680	3148	35244
西　部	182353	147167	6328	28858
北　京	22832	17010	661	5161
天　津	9296	7341	135	1820
河　北	31466	26831	523	4112
山　西	17697	14625	204	2868
内蒙古	17774	13367	314	4093
辽　宁	17228	12906	276	4046
吉　林	12069	9671	179	2219
黑龙江	13781	10409	250	3122
上　海	9679	7822	44	1813
江　苏	30894	24122	757	6015
浙　江	32877	24687	658	7532
安　徽	16033	12479	501	3053
福　建	17964	13785	479	3700
江　西	15581	11466	347	3768
山　东	41519	32203	761	8555
河　南	39229	31685	724	6820
湖　北	23000	16896	511	5593
湖　南	30682	22449	432	7801
广　东	45974	36079	595	9300
广　西	17776	14191	1019	2566
海　南	2540	1957	117	466
重　庆	16512	13742	347	2423
四　川	54073	46594	1040	6439
贵　州	12448	9338	1264	1846
云　南	13765	11002	783	1980
西　藏	1546	1298	44	204
陕　西	17337	12593	389	4355
甘　肃	15249	12619	538	2092
青　海	3069	2499	90	480
宁　夏	2966	2176	91	699
新　疆	9838	7748	409	1681

7-9-3 中医类医疗卫生机构人员数

机构类别	2010	2012	2013	2014	2015	2016
总　计	700483	818775	894690	966786	1044242	1129167
中医类医院	618106	731415	801408	869714	940387	1015919
中医医院	558110	655925	713816	769166	824022	884394
中医综合医院	530505	628332	681462	733007	781741	839306
中医专科医院	27605	27593	32354	36159	42281	45088
中西医结合医院	47480	60831	70886	81144	93209	105358
民族医医院	12516	14659	16706	19404	23156	26167
中医类门诊部	12156	15076	16698	18597	21434	25277
中医门诊部	9822	12045	13594	15144	17848	21015
中西医结合门诊部	2260	2915	2991	3361	3482	4125
民族医门诊部	74	116	113	92	104	137
中医类诊所	67165	69199	73524	75153	79314	85006
中医诊所	47386	50838	54822	56674	60344	65409
中西医结合诊所	19142	17643	17971	17752	18185	18818
民族医诊所	637	718	731	727	785	779
中医类研究机构	3056	3085	3060	3322	3107	2965
中医(药)研究院(所)	2409	2316	2460	2639	2616	2634
中西医结合研究所	67	83	84	87	87	88
民族医(药)学研究所	580	686	591	596	404	243

7-9-4 中医类医疗机构卫生技术人员数

机构类别	中医类别执业(助理)医师(人)		中药师(士)(人)		注册护士(人)		中医类别占同类机构执业(助理)医师总数的%		中药师(士)占同类机构药师(士)总数的%	
	2015	2016	2015	2016	2015	2016	2015	2016	2015	2016
总　计	179449	195185	41435	43562	350263	387343	52.2	52.7	58.2	57.8
中医类医院	134876	146432	32636	33921	332966	367713	47.6	47.9	53.8	53.0
中医医院	121131	130880	29398	30472	292609	320769	48.8	49.3	54.5	53.8
中医综合医院	114776	123982	28147	29135	278557	305521	48.7	49.1	54.5	53.8
中医专科医院	6355	6898	1251	1337	14052	15248	52.3	54.2	53.4	53.4
中西医结合医院	9056	10504	1868	2028	34548	39864	32.5	32.9	38.9	38.7
民族医医院	4689	5048	1370	1421	5809	7080	61.4	61.1	70.7	69.7
中医类门诊部	7397	8566	1635	1870	3616	4403	75.7	76.0	77.2	77.7
中医门诊部	6808	7886	1508	1731	2632	3203	83.7	84.1	81.6	81.5
中西医结合门诊部	549	640	118	129	964	1175	34.4	34.7	45.0	47.4
民族医门诊部	40	40	9	10	20	25	85.1	66.7	100.0	100.0
中医类诊所	37176	40187	7164	7771	13681	15227	73.8	74.6	85.7	86.6
中医诊所	32143	34977	6580	7154	8433	9524	81.6	82.0	88.8	89.2
中西医结合诊所	4671	4842	525	570	5150	5594	44.7	45.1	59.9	63.5
民族医诊所	362	368	59	47	98	109	73.3	72.9	84.3	83.9

7-9-5 其他医疗卫生机构中医类人员数

机构类别	中医类别执业(助理)医师(人)		中药师(士)(人)		中医类别占同类机构执业(助理)医师总数的%		中药师(士)占同类机构药师(士)总数的%	
	2015	2016	2015	2016	2015	2016	2015	2016
总　计	247542	259394	72283	72964	9.7	9.7	20.6	20.1
综合医院	88434	88434	29638	30176	6.8	6.8	16.6	16.3
专科医院	14373	16105	4361	4735	8.0	8.1	16.1	16.0
社区卫生服务中心	25691	27082	7540	7649	18.5	18.9	26.6	26.5
社区卫生服务站	10913	11414	1559	1623	25.3	25.7	28.0	28.1
乡镇卫生院	68753	71152	21220	20748	15.6	15.6	28.4	27.2
门诊部	6905	7393	1470	1510	12.2	11.7	26.4	26.5
诊所	19855	20152	2154	2218	11.9	11.4	30.4	30.6
妇幼保健机构	4640	5207	1684	1821	4.4	4.5	13.4	13.5
专科疾病防治机构	1001	1040	466	454	6.2	6.4	17.0	16.6
其他医疗卫生机构	12214	11415	2191	2030	7.2	7.2	22.6	22.4

7-9-6 2016年各地区中医医院人员数

地 区	合计	卫生技术人员							其他技术人员	管理人员	工勤技能人员
		小计	执业(助理)医师	执业医师	注册护士	药师(士)	技师(士)	其他			
总 计	884394	745725	265257	244641	320769	56685	39556	63458	35672	36052	66945
东 部	372950	314788	117384	110015	132959	24876	15080	24489	16099	14447	27616
中 部	280956	236332	84119	75764	102725	18279	13741	17468	11523	12024	21077
西 部	230488	194605	63754	58862	85085	13530	10735	21501	8050	9581	18252
北 京	27820	22061	9301	8939	8289	2086	1092	1293	1388	1852	2519
天 津	11919	10113	4217	4084	3670	788	426	1012	175	896	735
河 北	39717	32987	14039	12000	12383	2108	1826	2631	2192	1388	3150
山 西	18888	15670	6100	5499	6098	1270	928	1274	928	804	1486
内蒙古	15608	13161	4709	4234	5222	1025	782	1423	784	659	1004
辽 宁	24699	20070	7963	7410	8074	1684	1088	1261	1289	1343	1997
吉 林	18129	14665	5831	5378	5705	1060	768	1301	669	1309	1486
黑龙江	26245	21561	8133	7459	8128	1902	1221	2177	938	1649	2097
上 海	9833	8229	3045	3026	3473	828	410	473	646	515	443
江 苏	54705	47217	17262	16857	21705	3480	1982	2788	2129	1636	3723
浙 江	47884	40401	14657	14055	17314	3395	1892	3143	1878	1533	4072
安 徽	31531	27052	8971	8398	12514	1873	1478	2216	1210	1070	2199
福 建	21305	18176	6144	5823	8093	1571	980	1388	757	659	1713
江 西	27392	23849	8349	7837	10541	1981	1570	1408	1013	781	1749
山 东	66597	57168	21483	19950	24520	3851	2838	4476	3876	1971	3582
河 南	68947	56617	20358	17327	24007	4186	3583	4483	3451	2907	5972
湖 北	37699	32619	10912	9944	15142	2622	1670	2273	1405	1448	2227
湖 南	52125	44299	15465	13922	20590	3385	2523	2336	1909	2056	3861
广 东	63354	54082	17823	16507	23473	4720	2309	5757	1594	2461	5217
广 西	32194	27052	8316	7796	12475	2015	1435	2811	783	1180	3179
海 南	5117	4284	1450	1364	1965	365	237	267	175	193	465
重 庆	21548	18043	5843	5420	8675	1186	772	1567	688	1036	1781
四 川	53369	44770	15098	14247	20494	3116	2325	3737	1723	2156	4720
贵 州	18476	15678	4911	4457	6958	901	989	1919	982	782	1034
云 南	23361	19859	6479	5929	8505	1327	1006	2542	1048	671	1783
西 藏											
陕 西	33806	28673	7856	7079	12365	1941	1960	4551	389	2092	2652
甘 肃	14626	12511	5420	4888	4444	813	665	1169	665	371	1079
青 海	2514	2268	732	689	832	208	141	355	115	44	87
宁 夏	4298	3707	1357	1270	1442	369	202	337	184	114	293
新 疆	10688	8883	3033	2853	3673	629	458	1090	689	476	640

7-9-7 2015年公立中医医院人员性别、年龄、学历及职称构成(%)

分类	卫生技术人员							其他技术人员	管理人员
	合计	执业(助理)医师	执业医师	注册护士	药师(士)	技师(士)	其他		
总　计	100.0	100.0	100.0	100.0	100.0	100.0	100.0	100.0	100.0
按性别分									
男	30.3	58.2	58.8	1.5	36.4	42.3	43.1	39.3	44.4
女	69.7	41.8	41.2	98.5	63.6	57.7	56.9	60.7	55.6
按年龄分									
25岁以下	9.0	0.1	0.0	15.7	4.0	6.3	14.8	4.9	2.3
25～34岁	41.6	28.4	27.6	48.1	32.6	39.7	61.9	36.9	24.7
35～44岁	26.5	35.7	35.0	22.1	28.6	29.5	14.0	29.9	28.3
45～54岁	17.2	24.6	25.5	12.5	26.0	18.6	6.7	22.3	33.1
55～59岁	3.3	5.7	5.9	1.3	6.2	4.1	1.5	4.1	8.1
60岁及以上	2.4	5.5	5.9	0.3	2.5	1.8	1.1	1.8	3.5
按工作年限分									
5年以下	26.5	11.6	11.5	31.9	17.1	22.5	55.4	23.5	14.1
5～9年	20.6	17.7	17.5	24.0	15.8	17.7	20.8	17.4	11.9
10～19年	21.8	27.1	26.2	20.6	19.8	24.6	11.7	21.9	18.1
20～29年	19.5	25.7	26.0	16.6	26.3	21.6	7.3	22.7	29.6
30年及以上	11.7	17.9	18.8	6.8	20.9	13.6	4.8	14.5	26.3
按学历分									
研究生	5.9	14.0	15.1	0.1	2.6	1.6	7.8	1.8	3.9
大学本科	29.8	47.9	50.9	13.7	25.4	25.9	40.4	27.0	33.0
大专	38.7	26.8	24.4	50.1	35.2	44.4	32.1	39.9	38.4
中专	23.7	10.2	8.7	35.2	28.0	25.2	17.4	21.0	15.5
高中及以下	1.9	1.2	1.0	1.0	8.8	2.9	2.3	10.2	9.1
按专业技术资格分									
正高	2.0	5.4	5.9	0.1	0.8	0.5	0.2	0.3	2.8
副高	6.4	15.3	16.6	1.9	3.8	3.4	0.7	2.1	8.6
中级	21.5	32.9	35.4	17.7	22.1	21.1	3.8	13.5	19.4
师级/助理	30.0	37.2	36.4	24.2	37.1	33.7	24.1	24.1	18.5
士级	29.6	4.7	1.5	47.4	27.7	30.6	36.9	33.7	16.4
不详	10.5	4.4	4.2	8.7	8.6	10.9	34.2	26.3	34.4
按聘任技术职务分									
正高	1.9	5.2	5.6	0.1	0.7	0.4	0.2	0.4	4.2
副高	6.3	15.3	16.6	1.8	3.6	3.3	0.8	2.0	10.9
中级	21.5	33.1	35.6	17.4	22.3	21.4	4.3	13.7	26.5
师级/助理	31.0	39.6	38.5	25.5	37.2	34.5	20.9	27.4	27.0
士级	28.6	4.8	1.8	47.2	27.6	30.1	29.9	32.5	20.9
待聘	10.7	2.1	2.0	8.1	8.5	10.3	43.9	24.1	10.5

分类	卫生技术人员							其他技术人员	管理人员
	合计	执业(助理)医师	执业医师	注册护士	药师（士）	技师（士）	其他		
总　计	100.0	100.0	100.0	100.0	100.0	100.0	100.0	100.0	100.0
按性别分									
男	29.5	57.4	57.9	1.6	35.6	41.7	43.3	38.8	43.8
女	70.5	42.6	42.1	98.4	64.4	58.3	56.7	61.2	56.2
按年龄分									
25岁以下	9.1	0.1	0.1	15.6	4.0	6.9	14.5	5.2	2.4
25～34岁	42.5	28.9	28.3	49.2	34.9	40.9	62.3	38.7	25.8
35～44岁	25.8	35.4	34.7	21.1	27.5	28.4	14.3	29.1	27.8
45～54岁	17.6	25.5	26.2	12.7	26.1	18.8	6.7	22.1	33.8
55～59岁	2.7	4.8	5.0	1.0	5.3	3.3	1.2	3.4	7.0
60岁及以上	2.3	5.4	5.7	0.3	2.2	1.6	1.0	1.6	3.2
按工作年限分									
5年以下	26.8	13.0	12.9	31.8	17.4	24.1	54.4	24.2	14.5
5～9年	22.2	18.4	18.3	26.2	18.4	19.5	22.2	20.0	13.4
10～19年	20.8	25.7	25.0	19.6	18.7	22.6	11.8	21.1	17.4
20～29年	19.2	25.9	26.0	15.9	25.8	21.2	7.1	21.5	29.2
30年及以上	11.1	17.2	17.8	6.5	19.7	12.7	4.5	13.3	25.4
按学历分									
研究生	6.3	15.4	16.6	0.1	3.0	1.8	7.7	2.0	4.3
大学本科	31.3	49.0	51.8	15.6	28.1	28.3	41.9	30.0	35.2
大专	39.0	25.5	23.0	51.2	35.6	44.8	32.4	39.7	37.8
中专	21.8	9.1	7.7	32.4	25.9	22.6	15.9	19.3	14.7
高中及以下	1.6	1.0	0.9	0.7	7.4	2.5	2.1	9.0	8.0
按专业技术资格分									
正高	2.0	5.5	6.0	0.1	0.8	0.5	0.2	0.2	2.9
副高	6.5	15.3	16.5	2.1	4.0	3.6	0.7	2.1	8.4
中级	20.9	32.4	34.7	16.8	21.4	20.2	3.6	13.0	18.5
师级/助理	30.3	37.7	37.0	24.9	36.8	33.2	23.3	23.5	17.8
士级	30.0	4.7	1.6	47.4	28.1	31.7	38.3	34.4	16.6
不详	10.3	4.4	4.2	8.6	8.8	10.9	33.9	26.7	35.8
按聘任技术职务分									
正高	1.9	5.3	5.7	0.1	0.8	0.4	0.2	0.4	4.5
副高	6.4	15.2	16.4	2.1	3.8	3.6	0.7	2.0	10.9
中级	21.0	32.7	35.0	16.5	21.7	20.5	4.0	13.0	25.6
师级/助理	31.2	39.8	38.7	26.1	37.1	34.0	21.0	26.9	27.1
士级	29.0	4.7	1.9	47.1	27.7	30.8	31.1	32.2	21.2
待聘	10.5	2.4	2.3	8.1	8.9	10.7	43.0	25.5	10.7

八、妇幼保健与计划生育

简要说明

一、本章主要介绍全国及 31 个省、自治区、直辖市孕产妇保健、儿童保健、妇科病查治、婚前医学检查、计划生育手术及质量等情况。主要包括 5 岁以下儿童死亡率、孕产妇死亡率，产前检查及产后访视率、新法接生率、住院分娩率、孕产妇和 3 岁以下儿童保健系统管理率，查出各种妇科病及治疗情况，男女婚前医学检查及查出疾病情况，已婚育龄妇女避孕率等。

二、除新生儿死亡率、婴儿死亡率、5 岁以下儿童死亡率、孕产妇死亡率系妇幼卫生监测地区数字外，其他数据来源于妇幼卫生统计年报。

三、妇幼卫生监测网：1990~1995 年，原卫生部在 30 个省、自治区、直辖市建立两个妇幼卫生监测网（孕产妇死亡监测网，247 个监测点；5 岁以下儿童死亡监测网，81 个监测点），动态监测全国孕产妇死亡和 5 岁以下儿童死亡情况。1996 年起实行孕产妇死亡监测、5 岁以下儿童死亡监测和出生缺陷监测三网合一，抽取 116 个监测点建立全国妇幼卫生监测网，2007 年起全国妇幼卫生监测点扩大到 336 个。

四、因缺个别地区数字，部分历史年份计划生育手术数字变动较大。

主要指标解释

活产数　指年内妊娠满 28 周及以上（如孕周不清楚，可参考出生体重达 1000 克及以上），娩出后有心跳、呼吸、脐带搏动、随意肌收缩 4 项生命体征之一的新生儿数。

新生儿死亡率　指年内新生儿死亡数与活产数之比，一般以‰表示。新生儿死亡指出生至 28 天以内（即 0~27 天）死亡人数。

5 岁以下儿童死亡率　指年内未满 5 岁儿童死亡人数与活产数之比，一般以‰表示。

孕产妇死亡率　指年内每 10 万名孕产妇的死亡人数。孕产妇死亡指从妊娠期至产后 42 天内，由于任何妊娠或妊娠处理有关原因导致的死亡，但不包括意外原因死亡者。按国际通用计算方法，"孕产妇总数"以"活产数"代替计算。

高危产妇比重　指高危产妇人数与活产数之比，一般用%表示。高危产妇是指在妊娠期有某种病理因素可能危害孕妇、胎儿、新生儿或导致难产的产妇人数。

孕产妇建卡率　指年内孕产妇中由保健人员建立的保健卡（册）人数与活产数之比，一般用%表示。

孕产妇系统管理率　指年内孕产妇系统管理人数与活产数之比，一般用%表示。孕产妇系统管理人数指按系统管理程序要求，妊娠至产后 28 天内接受过早孕检查、至少 5 次产前检查、新法接生和产后访视的产妇人数。

产前检查率　指年内产前接受过 1 次及以上产前检查的产妇人数与活产数之比，一般用%表示。

产后访视率　指年内产后接受过 1 次及以上产后访视的产妇人数与活产数之比，一般用%表示。

住院分娩率　指年内在取得助产技术资质乡的机构分娩的活产数与所有活产数之比，一般用%表示。

新法接生率　指年内住院分娩和非住院分娩新法接生人数之和与活产数之比，一般用%表示。新法接生指产包、接生者的手、产妇的外阴部、脐带四消毒，并由医生、助产士和受过培训并取得"家庭接生人员合格证"的初级卫生人员和接生员接生。

出生体重<2500 克婴儿比重　指年内出生体重低于 2500 克的婴儿数与活产数之比。

围产儿死亡率　指孕满 28 周或出生体重≥1000 克的胎儿（含死胎、死产）至产后 7 天内新生儿死亡数与活产数（孕产妇）之比。一般以‰表示。

新生儿破伤风发病率　指年内新生儿破伤风发病数与活产数之比。一般 1/万表示。新生儿破伤风指：①活产，生后 2 天内正常吸吮，哭叫；②出生后第 3～28 天内发病；③发病后不能吸吮，进食困难，强直，抽搐。必须符合上述三项标准者才可诊断为新生儿破伤风。

新生儿破伤风死亡率　指年内新生儿破伤风死亡数与活产数之比。一般 1/万表示。

新生儿访视率　指接受 1 次及以上访视的新生儿人数与活产数之比。一般以%表示。

3 岁以下儿童系统管理率　指年内 3 岁以下儿童系统管理人数与当地 3 岁儿童数之比，一般以%表示。3 岁以下儿童系统管理是指 3 岁以下儿童按年龄接受生长监测或 4：2：1（城市）或 3：2：1（农村）体检检查（身高和体重）的人数。新生儿访视时的体检次数不包括在内。

7 岁以下儿童保健管理率　指 7 岁以下儿童保健覆盖人数与 7 岁以下儿童数之比，一般以%表示。7 岁以下儿童保健覆盖人数指 7 岁以下儿童中当年实际接受 1 次及以上体格检查（身高和体重）的人数。

5 岁以下儿童中重度营养不良比重　包括低体重患病率和发育迟缓患病率两个指标。本资料指低体重患病率，即对照世界卫生组织各年龄段体重标准，5 岁以下儿童体重低于同龄标准人群中位数减 2 个标准差的人数占 5 岁以下体检儿童总数的百分比。

节育手术总例数　指年内放（取）宫内节育器、输卵（精）管绝育术、人工流产和放（取）皮下埋植的例数之和。

人工流产例数　包括药物流产、负压吸引术、钳刮术和中期引产例数。

节育手术并发症例数　指节育手术中因各种原因造成的术中和术后生殖器官的损伤、感染等病症的例数。两种及以上并发症，只统计一种主要的疾病，如子宫穿孔后感染，只统计为子宫穿孔。

子宫穿孔例数　计划生育手术中将子宫壁损伤、穿破，含单纯子宫壁损伤及合并内脏如肠管、网膜等损伤的例数。

节育手术感染例数　指术前无生殖器炎症，术后 2 周内出现与手术有关的生殖器（绝育术后腹壁）感染。

妇女病应查人数　指年内常住人口中 20～64 岁妇女数。

妇女病检查率　指年内实际进行妇女病普查人数与 20～64 岁妇女数之比，一般用%表示。

查出妇女病率　指年内查出进行妇科普查时查出的妇科病患病人数与实查人数之比，一般用%表示。

某种妇女病患病率　指查出某种妇女病病人数与实查人数之比。一般用%表示。

某种妇女病治疗率　指接受某种妇女病治疗人数与查出同种妇科病病人数之比，一般用%表示。

婚前检查率　指年内进行婚前医学检查人数与应查人数之比，一般用%表示。

指定传染病　是指《中华人民共和国传染病防治法》中规定的医学上认为影响结婚和生育的传染病。

严重遗传疾病　是指由于遗传因素先天形成，患者全部或部分散失自主生活能力，后代再现风险高，医学上认为不宜生育的遗传性疾病。

影响婚育疾病医学指导意见"合计"　是指检出疾病的人群中，医学上认为应暂缓结婚、不宜结婚等人数之和。

8-1　监测地区5岁以下儿童和孕产妇死亡率

年份	新生儿死亡率(‰)			婴儿死亡率(‰)			5岁以下儿童死亡率(‰)			孕产妇死亡率(1/10万)		
	合计	城市	农村	合计	城市	农村	合计	城市	农村	合计	城市	农村
2000	22.8	9.5	25.8	32.2	11.8	37.0	39.7	13.8	45.7	53.0	29.3	69.6
2001	21.4	10.6	23.9	30.0	13.6	33.8	35.9	16.3	40.4	50.2	33.1	61.9
2002	20.7	9.7	23.2	29.2	12.2	33.1	34.9	14.6	39.6	43.2	22.3	58.2
2003	18.0	8.9	20.1	25.5	11.3	28.7	29.9	14.8	33.4	51.3	27.6	65.4
2004	15.4	8.4	17.3	21.5	10.1	24.5	25.0	12.0	28.5	48.3	26.1	63.0
2005	13.2	7.5	14.7	19.0	9.1	21.6	22.5	10.7	25.7	47.7	25.0	53.8
2006	12.0	6.8	13.4	17.2	8.0	19.7	20.6	9.6	23.6	41.1	24.8	45.5
2007	10.7	5.5	12.8	15.3	7.7	18.6	18.1	9.0	21.8	36.6	25.2	41.3
2008	10.2	5.0	12.3	14.9	6.5	18.4	18.5	7.9	22.7	34.2	29.2	36.1
2009	9.0	4.5	10.8	13.8	6.2	17.0	17.2	7.6	21.1	31.9	26.6	34.0
2010	8.3	4.1	10.0	13.1	5.8	16.1	16.4	7.3	20.1	30.0	29.7	30.1
2011	7.8	4.0	9.4	12.1	5.8	14.7	15.6	7.1	19.1	26.1	25.2	26.5
2012	6.9	3.9	8.1	10.3	5.2	12.4	13.2	5.9	16.2	24.5	22.2	25.6
2013	6.3	3.7	7.3	9.5	5.2	11.3	12.0	6.0	14.5	23.2	22.4	23.6
2014	5.9	3.5	6.9	8.9	4.8	10.7	11.7	5.9	14.2	21.7	20.5	22.2
2015	5.4	3.3	6.4	8.1	4.7	9.6	10.7	5.8	12.9	20.1	19.8	20.2
2016	4.9	2.9	5.7	7.5	4.2	9.0	10.2	5.2	12.4	19.9	19.5	20.0

8-2　监测地区孕产妇主要疾病死亡率及死因构成

	主要疾病死亡率（1/10万)						占死亡总数%					
	产科出血	妊娠期高血压疾病	心脏病	羊水栓塞	产褥感染	肝病	产科出血	妊娠期高血压疾病	心脏病	羊水栓塞	产褥感染	肝病
合计												
2010	8.3	3.7	3.3	2.8	0.4	0.9	27.8	12.3	10.9	9.2	1.2	3.1
2012	6.6	2.0	2.7	3.2	0.4	0.8	27.0	8.0	10.9	12.9	1.4	3.2
2013	6.6	2.6	1.8	3.1	0.2	0.6	28.2	11.4	7.8	13.3	0.6	2.6
2014	5.7	2.0	2.5	3.2	0.2	1.0	26.3	9.1	11.4	14.9	1.1	4.6
2015	4.2	2.3	3.3	1.9	0.1	1.0	21.1	11.6	16.4	9.5	0.7	4.7
2016	4.7	1.6	2.0	2.2	0.2	0.7	23.5	7.8	10.2	10.9	1.0	3.8
城市												
2010	8.0	1.9	2.8	2.5	0.3	0.9	27.1	6.3	9.4	8.3	1.0	3.1
2012	5.7	1.5	1.5	3.9	0.3	0.8	25.6	7.0	7.0	17.4	1.2	3.5
2013	5.6	2.1	2.1	2.7	0.0	0.9	25.0	9.2	9.2	11.8	0.0	3.9
2014	4.3	1.4	2.3	2.7	0.2	0.8	21.2	7.1	11.1	13.1	1.0	4.0
2015	3.5	0.9	5.2	0.7	0.2	0.7	17.9	4.8	26.2	3.6	1.2	3.6
2016	4.0	0.5	2.4	1.6	0.3	0.3	20.3	2.7	12.2	8.1	1.4	1.4
农村												
2010	8.4	4.3	3.4	2.8	0.4	0.9	28.0	14.2	11.3	9.4	1.3	3.1
2012	7.0	2.1	3.1	2.9	0.4	0.8	27.5	8.4	12.2	11.5	1.5	3.1
2013	6.9	2.8	1.7	3.3	0.2	0.5	29.3	12.1	7.3	13.8	0.9	2.2
2014	6.3	2.2	2.6	3.4	0.3	1.1	28.3	10.0	11.6	15.5	1.2	4.8
2015	4.5	3.0	2.4	2.4	0.1	1.1	22.5	14.7	12.0	12.0	0.5	5.2
2016	4.9	1.9	1.9	2.4	0.2	0.9	24.7	9.6	9.6	11.9	0.9	4.6

8-3 儿童保健情况

年份 地区	出生体重 <2500克婴儿比重(%)	围产儿死亡率(‰)	5岁以下儿童中重度营养不良比重(%)	新生儿访视率(%)	3岁以下儿童系统管理率(%)	7岁以下儿童保健管理率(%)
2010	2.34	7.02	1.55	89.6	81.5	83.4
2012	2.38	5.89	1.44	91.8	87.0	88.9
2013	2.44	5.53	1.37	93.2	89.0	90.7
2014	2.61	5.37	1.48	93.6	89.8	91.3
2015	2.64	4.99	1.49	94.3	90.7	92.1
2016	2.73	5.05	1.44	94.6	91.1	92.4
北　京	4.23	3.69	0.17	96.3	94.5	98.9
天　津	4.28	7.53	0.33	98.2	89.0	93.8
河　北	2.78	4.06	2.14	91.7	90.3	92.9
山　西	2.22	7.48	0.88	92.8	88.7	90.9
内蒙古	2.66	5.96	0.57	94.9	92.8	93.6
辽　宁	2.52	6.86	0.80	93.7	93.2	94.3
吉　林	2.82	6.67	0.27	96.1	88.8	90.1
黑龙江	2.17	6.39	1.39	96.5	94.4	95.3
上　海	4.54	2.19	0.15	98.1	98.0	99.6
江　苏	2.66	3.53	0.62	100.0	96.2	97.9
浙　江	3.67	3.90	0.50	98.7	96.7	97.1
安　徽	1.86	4.22	0.68	92.2	87.4	91.9
福　建	3.31	4.87	0.93	94.5	92.7	94.9
江　西	2.11	2.87	2.42	94.7	87.4	87.7
山　东	1.37	4.69	0.96	92.8	92.5	92.3
河　南	2.47	3.99	1.70	89.1	87.8	87.9
湖　北	2.27	4.63	1.18	95.1	92.0	92.8
湖　南	2.72	4.59	1.31	95.8	90.0	90.8
广　东	4.05	4.61	1.72	95.6	91.9	95.5
广　西	4.87	6.60	3.86	99.2	90.8	91.7
海　南	3.31	4.40	2.84	90.4	87.4	92.7
重　庆	1.79	4.27	1.02	93.6	90.3	92.2
四　川	2.04	3.91	1.15	95.2	94.3	93.8
贵　州	2.01	5.06	1.26	93.5	88.4	89.4
云　南	3.83	7.31	1.77	97.9	91.6	92.4
西　藏	2.39	16.52	3.32	82.1	72.3	69.7
陕　西	1.71	4.28	0.94	97.5	95.4	96.0
甘　肃	2.33	7.46	1.45	96.4	93.0	92.6
青　海	2.64	7.06	2.38	89.2	87.3	85.9
宁　夏	2.96	8.79	0.85	99.0	95.0	96.5
新　疆	2.68	14.77	1.72	91.9	86.1	87.0

8-4-1 孕产妇保健情况

年份	活产数	高危产妇比重(%)	建卡率(%)	系统管理率(%)	产前检查率(%)	产后访视率(%)	住院分娩率(%)			新法接生率(%)		
							合计	市	县	合计	市	县
1980	…	…	…	…	…	…	…	…	…	91.4	98.7	90.3
1985	…	…	…	…	…	…	43.7	73.6	36.4	94.5	98.7	93.5
1990	14517207	…	…	…	…	…	50.6	74.2	45.1	94.0	98.6	93.9
1991	15293237	…	…	…	…	…	50.6	72.8	45.5	93.7	98.1	93.2
1992	11746275	…	76.6	…	69.7	69.7	52.7	71.7	41.2	84.1	91.2	82.0
1993	10170690	…	75.7	…	72.2	71.0	56.5	68.3	51.0	83.6	81.1	84.7
1994	11044607	…	79.1	…	76.3	74.5	65.6	76.4	50.4	…	…	87.4
1995	11539613	…	81.4	…	78.7	78.8	58.0	70.7	50.2	…	…	87.6
1996	11412028	7.3	82.4	65.5	83.7	80.1	60.7	76.5	51.7	…	…	95.5
1997	11286021	8.1	84.5	68.3	85.9	82.3	61.7	76.4	53.0	…	…	91.8
1998	10961516	8.6	86.2	72.3	87.1	83.9	66.2	79.0	58.1	…	…	92.6
1999	10698467	9.2	87.9	75.4	89.3	85.9	70.0	83.3	61.5	96.8	98.9	95.4
2000	10987691	10.0	88.6	77.2	89.4	86.2	72.9	84.9	65.2	96.6	98.8	95.2
2001	10690630	11.1	89.4	78.6	90.3	87.2	76.0	87.0	69.0	97.3	99.0	96.1
2002	10591949	11.9	89.2	78.2	90.1	86.7	78.7	89.4	71.6	96.7	98.6	95.4
2003	10188005	11.8	87.6	75.5	88.9	85.4	79.4	89.9	72.6	95.9	98.5	94.1
2004	10892614	12.4	88.3	76.4	89.7	85.9	82.8	91.4	77.1	97.3	98.9	96.2
2005	11415809	12.8	88.5	76.7	89.4	86.0	85.9	93.2	81.0	97.5	98.7	96.7
2006	11770056	13.0	88.2	76.5	89.7	85.7	88.4	94.1	84.6	97.8	98.7	97.2
2007	12506498	13.7	89.3	77.3	90.9	86.7	91.7	95.8	88.8	98.4	99.1	97.9
2008	13307045	15.7	89.3	78.1	91.0	87.0	94.5	97.5	92.3	99.1	99.6	98.7
2009	13825431	16.4	90.9	80.9	92.2	88.7	96.3	98.5	94.7	99.3	99.8	99.0
2010	14218657	17.1	92.9	84.1	94.1	90.8	97.8	99.2	96.7	99.6	99.9	99.4
2011	14507141	17.7	93.8	85.2	93.7	91.1	98.7	99.6	98.1	99.7	99.9	99.6
2012	15442995	18.5	94.8	87.6	95.0	92.6	99.2	99.7	98.8	99.8	99.9	99.7
2013	15108153	19.4	95.7	89.5	95.6	93.5	99.5	99.9	99.2	99.9	100.0	99.7
2014	15178881	20.7	95.8	90.0	96.2	93.9	99.6	99.9	99.4	99.9	100.0	99.8
2015	14544524	22.6	96.4	91.5	96.5	94.5	99.7	99.9	99.5	99.9	100.0	99.9
2016	18466561	24.7	96.6	91.6	96.6	94.6	99.8	100.0	99.6	99.9	100.0	99.9

注：2016年活产数源自全国住院分娩月报，包括户籍和非户籍活产数；2015年及以前年份活产数源自全国妇幼卫生年报，仅包括户籍活产数

8-4-2　2016年各地区孕产妇保健情况

地区	活产数	高危产妇比重(%)	建卡率(%)	系统管理率(%)	产前检查率(%)	产后访视率(%)	住院分娩率(%)		
							合计	市	县
总　计	18466561	24.7	96.6	91.6	96.6	94.6	99.8	100.0	99.6
北　京	279434	62.8	100.0	96.3	98.7	96.5	100.0	100.0	100.0
天　津	133703	54.0	98.1	95.2	97.2	96.4	100.0	100.0	100.0
河　北	1084347	14.9	96.1	88.9	96.0	92.3	100.0	100.0	100.0
山　西	439105	17.8	96.7	87.4	96.0	92.6	99.9	100.0	99.9
内蒙古	252151	30.2	97.6	93.8	97.2	95.4	100.0	100.0	100.0
辽　宁	358553	25.7	98.3	91.8	97.7	94.0	100.0	100.0	100.0
吉　林	198344	37.7	98.5	92.0	97.3	96.0	100.0	100.0	100.0
黑龙江	209949	18.1	98.6	94.4	97.9	96.4	100.0	100.0	100.0
上　海	230185	48.8	100.0	95.9	98.4	98.1	100.0	100.0	100.0
江　苏	881545	34.8	99.7	100.0	100.0	100.0	100.0	100.0	100.0
浙　江	729313	56.1	99.8	96.3	98.8	98.1	100.0	100.0	100.0
安　徽	809344	27.4	94.8	87.2	94.1	92.0	100.0	100.0	100.0
福　建	625495	38.9	97.1	91.7	97.2	94.2	100.0	100.0	100.0
江　西	633049	17.5	96.4	89.6	96.1	94.9	100.0	100.0	100.0
山　东	1642236	14.4	95.5	91.8	95.3	93.2	100.0	100.0	100.0
河　南	1612803	17.6	90.7	86.0	94.4	90.2	100.0	100.0	100.0
湖　北	673005	22.5	98.2	92.8	97.2	95.3	100.0	100.0	100.0
湖　南	845126	31.6	97.1	92.9	96.8	95.2	100.0	100.0	100.0
广　东	1906484	24.5	96.8	92.1	97.2	95.2	99.9	100.0	99.7
广　西	842870	25.5	99.9	97.4	99.4	98.7	100.0	100.0	100.0
海　南	131526	16.2	96.3	87.2	96.4	89.9	99.8	99.8	99.8
重　庆	337287	18.9	97.7	90.9	97.0	93.4	99.6	100.0	99.0
四　川	911007	19.2	96.0	93.8	96.1	95.2	98.7	99.9	98.0
贵　州	541625	11.6	95.2	89.5	94.8	93.4	99.0	98.9	99.0
云　南	668898	33.1	99.0	91.2	98.5	97.8	99.6	99.8	99.5
西　藏	41030	7.2	87.9	74.4	90.2	87.4	91.7	99.5	90.5
陕　西	510900	22.4	98.5	95.1	98.2	97.4	100.0	99.9	100.0
甘　肃	372701	13.3	97.3	93.6	97.2	96.2	99.5	99.7	99.5
青　海	63242	13.6	93.4	90.6	94.7	93.5	97.3	99.8	96.8
宁　夏	115053	30.4	99.7	97.2	99.2	98.5	99.9	100.0	99.9
新　疆	386251	29.4	95.2	84.7	94.5	92.5	98.8	99.6	98.4

8-4-2　续表1

新法接生率(%)			孕产妇死亡率(1/10万)			孕产妇死因构成(%)				
合计	市	县	合计	市	县	产科出血	妊娠高血压疾病	内科合并症	羊水栓塞	其他
99.9	100.0	99.9								
100.0	100.0	100.0	10.5	11.1	9.5	12.5		31.3	18.8	37.5
100.0	100.0	100.0	9.4	10.3	5.9	12.5	0.0	62.5	12.5	12.5
100.0	100.0	100.0	11.1	9.5	12.2	19.6	7.2	27.8	20.6	24.7
100.0	100.0	100.0	12.1	12.3	12.0	12.8	10.3	28.2	15.4	33.3
100.0	100.0	100.0	15.6	14.6	16.4	16.1	12.9	25.8	22.6	22.6
100.0	100.0	100.0	9.2	10.5	4.7	14.8	7.4	33.3	11.1	33.3
100.0	100.0	100.0	14.6	9.4	29.9	16.0	4.0	16.0	8.0	56.0
100.0	100.0	100.0	14.8	16.2	12.2	22.2	14.8	22.2	18.5	22.2
100.0	100.0	100.0	3.4	3.4			33.3	66.7	0.0	0.0
100.0	100.0	100.0	2.2	2.0	2.7	18.8		43.8	25.0	12.5
100.0	100.0	100.0	5.7	4.6	8.3	12.0	4.0	56.0	4.0	24.0
100.0	100.0	100.0	13.0	10.7	14.3	21.2	8.1	39.4	15.2	16.2
100.0	100.0	100.0	8.5	8.9	8.1	11.1	8.9	26.7	24.4	28.9
100.0	100.0	100.0	9.9	12.3	8.7	11.5	4.9	29.5	21.3	32.8
100.0	100.0	100.0	9.6	8.8	10.4	13.0	6.5	32.4	21.3	26.9
100.0	100.0	100.0	9.4	11.1	8.6	14.9	10.5	26.9	29.1	18.7
100.0	100.0	100.0	8.6	7.3	10.6	10.7	1.8	32.1	14.3	41.1
100.0	100.0	100.0	13.8	15.0	13.2	11.8	9.1	30.0	22.7	26.4
100.0	100.0	99.9	7.5	6.8	10.3	18.0	2.0	32.0	31.0	17.0
100.0	100.0	100.0	12.7	13.7	12.1	11.7	10.6	33.0	29.8	14.9
99.8	99.8	99.9	17.7	20.7	11.5	5.3	5.3	42.1	21.1	26.3
99.9	100.0	99.7	13.1	11.1	16.2	24.4	7.3	31.7	17.1	19.5
99.7	100.0	99.5	17.5	12.3	20.6	27.4	10.4	29.6	8.9	23.7
99.9	99.9	99.9	22.4	24.5	21.5	31.0	6.0	26.0	13.0	24.0
99.9	100.0	99.9	23.3	13.8	26.8	32.0	6.4	24.8	14.4	22.4
98.0	100.0	97.6	109.9	13.4	124.9	42.6	4.9	23.0	8.2	21.3
100.0	100.0	100.0	9.5	9.3	9.6	11.1	11.1	16.7	38.9	22.2
100.0	100.0	99.9	17.1	14.9	18.2	39.2	2.0	9.8	21.6	27.5
99.7	100.0	99.7	31.5	10.2	35.5	15.0	15.0	35.0	10.0	25.0
100.0	100.0	100.0	20.0	12.3	27.9	25.0	12.5	25.0	18.8	18.8
99.1	99.7	98.9	31.9	21.3	37.1	24.5	12.3	30.2	12.3	20.8

8-5 妇女病查治情况

年份 地区	应查 人数	实查 人数	检查率 (%)	查出妇 女病率 (%)	滴虫性阴道炎 患病率 (%)	宫颈糜烂 患病率 (%)	尖锐湿疣 患病率 (1/10万)	宫颈癌 患病率 (1/10万)	乳腺癌 患病率 (1/10万)	卵巢癌 患病率 (1/10万)
2010	138883231	84946929	61.2	28.8	13.2	12.1	33.8	15.1	10.1	3.40
2012	162109093	104152268	64.2	27.8	13.6	11.3	28.8	13.3	10.7	2.9
2013	156973213	107799764	68.7	27.4	13.6	11.3	20.7	16.4	12.2	3.1
2014	172359476	94989818	55.1	27.6	13.4	10.7	34.1	17.6	14.3	4.3
2015	165227057	101713169	61.6	26.3	12.9	10.1	28.5	15.8	13.2	3.5
2016	161277617	103940228	64.4	25.6	12.6	9.5	35.6	46.1	46.8	3.1
北　京	2329133	1480685	63.6	32.7	8.7	8.6	5.3	3.1	19.2	0.5
天　津	1139773	1002917	88.0	39.9	9.3	15.7	2.3	11.4	14.6	1.5
河　北	13462899	8687691	64.5	21.8	11.4	8.3	8.6	35.5	42.6	3.5
山　西	3175219	1348592	42.5	28.3	15.7	8.9	35.9	70.9	62.3	2.7
内蒙古	2684114	1847745	68.8	24.0	12.1	8.7	10.0	39.7	45.6	1.2
辽　宁	5329463	3465210	65.0	28.4	12.9	10.1	44.5	73.2	88.1	6.6
吉　林	2523275	1286434	51.0	19.9	8.6	7.4	14.1	56.1	78.2	1.2
黑龙江	3621913	2978599	82.2	23.5	13.6	8.0	49.6	49.6	79.3	4.5
上　海	852958	779120	91.3	33.4	1.4	2.9	2.6	7.6	25.0	1.9
江　苏	7691081	6986250	90.8	16.7	8.1	5.3	9.7	21.3	21.9	0.8
浙　江	5745318	4648558	80.9	27.4	9.4	7.2	8.2	16.4	22.2	0.7
安　徽	6649042	3368746	50.7	34.3	18.2	15.9	22.9	60.9	66.9	5.7
福　建	2539309	1892078	74.5	28.9	16.1	10.3	40.8	94.6	106.1	3.3
江　西	5164445	2933048	56.8	39.5	21.6	17.9	35.8	46.7	50.2	5.3
山　东	15585153	10993036	70.5	20.1	9.2	8.1	16.5	30.0	37.8	1.3
河　南	12879802	6752803	52.4	26.2	14.8	9.4	40.9	68.0	70.0	6.5
湖　北	6563071	5264771	80.2	31.9	16.5	12.9	49.3	77.1	53.0	3.3
湖　南	7011179	5672606	80.9	35.7	17.2	13.2	19.8	24.7	18.6	1.3
广　东	9871913	7170816	72.6	21.6	10.0	8.1	122.3	98.9	54.5	1.9
广　西	4752637	2468128	51.9	25.0	13.0	10.0	29.5	58.5	53.9	1.5
海　南	864248	374605	43.3	25.4	11.0	9.3	62.2	60.4	29.5	1.1
重　庆	3517231	2165190	61.6	19.5	10.5	7.1	31.2	69.2	64.1	2.3
四　川	12341423	8263223	67.0	20.0	11.1	7.8	39.9	105.8	142.9	6.0
贵　州	6456478	3119065	48.3	21.1	11.6	7.6	30.4	38.3	39.2	0.4
云　南	4784722	1264271	26.4	35.4	20.5	11.8	49.4	69.0	123.5	6.1
西　藏	601446	313618	52.1	16.2	10.3	4.6	346.6	45.5	30.8	0.3
陕　西	5163109	2992667	58.0	27.6	15.4	9.8	21.6	31.0	41.2	0.8
甘　肃	2815943	2000839	71.1	34.8	18.8	13.7	36.8	42.4	55.2	4.0
青　海	986301	505814	51.3	28.8	14.1	12.9	121.0	31.6	26.6	1.0
宁　夏	925361	746663	80.7	31.1	17.5	11.5	7.4	39.0	109.9	0.8
新　疆	3249658	1166440	35.9	35.5	17.0	15.3	163.1	86.7	167.6	11.9

注：①2000年妇女病查治包括艾滋病和HIV感染者、Ⅱ度以上子宫脱垂；②2008年起，滴虫性阴道炎调整为阴道炎，宫颈糜烂调整为宫颈炎；③2009～2010年妇女病检查率根据各省（区、市）妇女病筛查频率进行了调整；④妇女常见病筛查率超过100%的省（区、市）均视为100%

8-6 各地区已婚育龄妇女避孕率(%)

地 区	2010	2011	2012	2013	2014	2015	2016
总　计	89.1	88.6	87.9	87.3	86.6	86.1	83.0
北　京	84.6	83.6	82.7	79.0	78.3	76.6	73.0
天　津	90.7	91.0	91.2	91.3	90.5	90.2	88.0
河　北	90.8	91.2	90.9	90.9	90.8	90.8	89.5
山　西	90.1	91.3	91.4	92.8	91.2	91.0	88.4
内蒙古	91.5	90.7	90.6	90.1	89.8	90.0	90.0
辽　宁	88.2	88.2	85.9	87.1	86.0	85.0	79.4
吉　林	89.9	89.6	89.8	89.8	89.5	89.4	87.0
黑龙江	92.6	92.1	91.7	91.3	91.2	90.8	90.5
上　海	82.8	80.5	81.6	83.1	81.0	78.8	75.6
江　苏	90.0	89.4	88.2	88.2	88.4	88.5	87.3
浙　江	88.6	88.0	87.4	87.1	86.1	86.2	82.3
安　徽	90.4	89.8	89.3	88.6	89.7	90.1	89.2
福　建	81.6	82.8	82.3	81.4	80.3	79.3	77.8
江　西	93.9	94.6	94.6	90.4	82.2	83.6	83.9
山　东	89.6	87.9	90.3	88.7	84.9	81.7	83.7
河　南	89.6	89.8	90.0	89.8	89.8	89.7	83.3
湖　北	86.1	86.9	85.3	82.6	84.4	84.2	80.4
湖　南	92.2	86.1	87.8	88.4	89.8	89.7	85.6
广　东	89.9	87.2	80.9	80.4	81.4	81.5	81.9
广　西	87.1	87.2	87.6	87.1	86.8	86.5	85.0
海　南	79.2	81.6	81.0	80.8	80.7	81.3	81.5
重　庆	90.8	89.4	79.7	80.3	82.0	78.7	64.4
四　川	88.3	90.6	89.3	88.2	85.7	84.8	79.0
贵　州	88.2	88.1	89.0	89.0	89.1	88.7	85.4
云　南	86.2	87.9	87.2	86.4	86.0	86.8	78.2
西　藏	78.0	75.3	81.3	75.2	-	-	61.4
陕　西	91.3	91.4	91.7	91.3	91.1	91.2	77.9
甘　肃	87.9	88.1	85.0	88.3	82.3	81.2	67.6
青　海	84.9	85.1	85.9	86.3	87.7	88.1	87.1
宁　夏	90.5	91.5	93.2	91.7	92.3	93.0	92.4
新　疆	82.7	83.2	82.0	81.5	73.0	83.5	83.3

8-7-1 婚前检查保健情况(合计)

年份 地区	应查人数	实查人数	检查率 (%)	检出疾病人数	指定传染病	性病	严重遗传病	精神病	生殖系统疾病	内科系统疾病	影响婚育疾病接受医学指导意见人数
2010	20373786	6257617	31.0	629925	134015	17736	8099	1050	229697	200628	209098
2012	22318307	10671575	48.4	892722	215939	31704	5682	1398	314244	278673	322938
2013	22484981	11722101	52.9	945631	237949	36239	7511	1791	321027	306159	346086
2014	21659134	12046543	55.3	957574	232845	41479	6512	3637	324908	323620	388880
2015	20391247	11815398	58.7	937389	236365	44747	7803	2099	303178	327777	366274
2016	19454089	11621213	59.7	934512	239508	44269	5576	1951	298325	319375	347458
北　京	333672	34794	10.4	3447	214	18	384	13	1993	817	399
天　津	154568	102339	66.2	4590	670	46			3916	4	671
河　北	1032852	203792	19.7	6973	1576	149	38	29	2426	1551	1756
山　西	520676	33082	6.4	1619	253	47	4	8	757	597	274
内蒙古	302813	207117	68.4	11724	2624	504	27	12	5138	3350	1807
辽　宁	512565	176483	34.4	7790	1286	411	10	6	3816	1431	1204
吉　林	306198	133782	43.7	4588	1478	418	7	1	1113	1945	664
黑龙江	435279	140571	32.3	6928	2772	373	18	8	2020	1958	1004
上　海	227638	48629	21.4	4006	293	41	102	5	2109	1610	318
江　苏	993572	896336	90.2	71142	8162	1554	997	93	31028	30862	18136
浙　江	580750	540966	93.1	87131	7041	1801	72	97	27028	51432	16400
安　徽	1184205	1123338	94.9	124092	32283	4404	376	333	38325	39383	44019
福　建	534426	339348	63.5	40504	2733	840	251	42	15936	16092	45078
江　西	660073	315322	47.8	40830	7608	634	89	29	13405	19508	7975
山　东	1255666	825003	65.7	40209	13010	812	160	127	15878	10378	7217
河　南	1676339	1189517	71.0	59976	26340	2548	140	148	9944	18369	6710
湖　北	811105	554363	68.3	25590	10273	770	126	108	7086	7498	3910
湖　南	925431	810439	87.6	75231	28693	2601	430	318	21963	22512	27490
广　东	1487153	610314	41.0	54874	3557	1045	1267	28	21287	10949	10655
广　西	709248	697474	98.3	54775	5783	3093	181	359	24928	21664	16705
海　南	142828	64489	45.2	8466	4318	156	387	4	1525	2401	1656
重　庆	485762	82943	17.1	8407	2247	294	4	5	1409	4347	1245
四　川	1273637	940097	73.8	102227	33421	8054	247	78	22014	30661	41296
贵　州	574241	29139	5.1	1719	167	46	14		1112	405	55
云　南	759756	636940	83.8	35005	15064	4066	98	46	9991	7440	8868
西　藏	57102	6933	12.1	210	10	3	1		72	65	2
陕　西	544442	192695	35.4	2827	480	111	52	20	792	1053	1281
甘　肃	329657	161974	49.1	8321	3062	154	71	17	2910	2216	4556
青　海	68676	1637	2.4	37	14	1					
宁　夏	81555	78332	96.0	11636	2516	285	18	12	4026	5080	3523
新　疆	492204	443025	90.0	29638	21560	8990	5	5	4378	3797	72584

注: 应查人数指结婚登记人数, 实查人数指婚前医学检查人数; 以下两表同

8-7-2　婚前检查保健情况(男)

年份地区	应查人数	实查人数	检查率(%)	检出疾病人数	指定传染病	性病	严重遗传病	精神病	生殖系统疾病	内科系统疾病	影响婚育疾病接受医学指导意见人数
2010	10201759	3122118	30.9	309820	77570	8186	3967	173	94596	106967	115790
2012	11148621	5335039	48.5	438175	123035	15108	2632	221	122827	151373	175828
2013	11243952	5857781	52.9	466971	135581	17031	3640	308	124281	166800	187973
2014	11078787	6023521	55.0	474111	132293	19807	2901	2013	129334	174654	209177
2015	10200514	5910776	58.8	460614	133455	21900	3305	482	122003	171057	193322
2016	9735299	5810845	59.7	460461	133374	21061	2181	363	121591	167009	183275
北　京	166836	17939	10.8	1783	129	11	181	3	1116	368	241
天　津	77284	51134	66.2	376	374	15			1	1	374
河　北	516426	101446	19.6	3625	796	50	14	3	1436	790	838
山　西	260338	16416	6.3	437	118	17	2	1	159	157	110
内蒙古	151420	103547	68.4	5235	1365	201	11		2098	1468	817
辽　宁	256374	88556	34.5	3321	651	178	7	1	1337	671	513
吉　林	153099	67020	43.8	2510	751	148	1		660	1112	339
黑龙江	217738	70341	32.3	3708	1512	152	5	1	979	1105	483
上　海	113819	24700	21.7	2337	188	19	39	1	778	1411	194
江　苏	496784	448678	90.3	34360	4584	713	347	18	12697	16714	9387
浙　江	290373	269692	92.9	44448	4267	744	17	19	7458	31927	9580
安　徽	592091	561459	94.8	59321	17440	1922	107	37	19125	15561	23008
福　建	267431	169886	63.5	18518	1799	413	94	5	5377	8470	25946
江　西	330522	157600	47.7	22407	4333	287	31	5	6985	11014	4588
山　东	627830	411874	65.6	19760	7199	348	66	36	6287	5792	3777
河　南	838806	594664	70.9	30432	14898	1227	65	35	4669	8518	3460
湖　北	405551	277202	68.4	12952	5474	366	47	31	2807	4375	1961
湖　南	462747	405532	87.6	36460	16265	1172	136	102	7663	11392	13295
广　东	744221	304240	40.9	25815	1732	338	636	9	8490	5698	5885
广　西	354628	348995	98.4	22073	3234	1438	38	21	6838	11171	8687
海　南	71414	32294	45.2	4217	2370	64	165		472	1297	837
重　庆	243245	41624	17.1	5351	1305	138		3	815	2889	687
四　川	637079	469247	73.7	59106	18517	4181	99	7	17280	14605	22954
贵　州	290582	14492	5.0	690	87	19	4		348	242	24
云　南	379878	318777	83.9	15402	8442	1972	30	9	2035	3808	4084
西　藏	28703	3564	12.4	74	7	2	1		27	27	1
陕　西	273945	97376	35.5	1060	253	59	13	7	199	380	413
甘　肃	164515	80891	49.2	3740	1682	60	16	6	855	1159	1897
青　海	34595	740	2.1	25	10	1					
宁　夏	40779	39190	96.1	5491	1478	132	5	1	1395	2628	2013
新　疆	246246	221729	90.0	15427	12114	4674	4	2	1205	2259	36882

8-7-3　婚前检查保健情况(女)

年份地区	应查人数	实查人数	检查率(%)	检出疾病人数	指定传染病	性病	严重遗传病	精神病	生殖系统疾病	内科系统疾病	影响婚育疾病接受医学指导意见人数
2010	10172027	3135499	31.1	320105	56445	9550	4132	877	135101	93661	93308
2012	11169686	5336536	48.4	454547	92904	16596	3050	1177	191417	127300	147110
2013	11241029	5864320	53.0	478660	102368	19208	3871	1483	196746	139359	158113
2014	10580347	6023022	57.6	483463	100552	21672	3611	1624	195574	148966	179703
2015	10190733	5904622	58.7	476775	102910	22847	4498	1617	181175	156720	172952
2016	9718790	5810368	59.8	474051	106134	23208	3395	1588	176734	152366	164183
北　京	166836	16855	10.1	1664	85	7	203	10	877	449	158
天　津	77284	51205	66.3	4214	296	31			3915	3	297
河　北	516426	102346	19.8	3348	780	99	24	26	990	761	918
山　西	260338	16666	6.4	1182	135	30	2	7	598	440	164
内蒙古	151393	103570	68.4	6489	1259	303	16	12	3040	1882	990
辽　宁	256191	87927	34.3	4469	635	233	3	5	2479	760	691
吉　林	153099	66762	43.6	2078	727	270	6	1	453	833	325
黑龙江	217541	70230	32.3	3220	1260	221	13	7	1041	853	521
上　海	113819	23929	21.0	1669	105	22	63	4	1331	199	124
江　苏	496788	447658	90.1	36782	3578	841	650	75	18331	14148	8749
浙　江	290377	271274	93.4	42683	2774	1057	55	78	19570	19505	6820
安　徽	592114	561879	94.9	64771	14843	2482	269	296	19200	23822	21011
福　建	266995	169462	63.5	21986	934	427	157	37	10559	7622	19132
江　西	329551	157722	47.9	18423	3275	347	58	24	6420	8494	3387
山　东	627836	413129	65.8	20449	5811	464	94	91	9591	4586	3440
河　南	837533	594853	71.0	29544	11442	1321	75	113	5275	9851	3250
湖　北	405554	277161	68.3	12638	4799	404	79	77	4279	3123	1949
湖　南	462684	404907	87.5	38771	12428	1429	294	216	14300	11120	14195
广　东	742932	306074	41.2	29059	1825	707	631	19	12797	5251	4770
广　西	354620	348479	98.3	32702	2549	1655	143	338	18090	10493	8018
海　南	71414	32195	45.1	4249	1948	92	222	4	1053	1104	819
重　庆	242517	41319	17.0	3056	942	156	4	2	594	1458	558
四　川	636558	470850	74.0	43121	14904	3873	148	71	4734	16056	18342
贵　州	283659	14647	5.2	1029	80	27	10		764	163	31
云　南	379878	318163	83.8	19603	6622	2094	68	37	7956	3632	4784
西　藏	28399	3369	11.9	136	3	1			45	38	1
陕　西	270497	95319	35.2	1767	227	52	39	13	593	673	868
甘　肃	165142	81083	49.1	4581	1380	94	55	11	2055	1057	2659
青　海	34081	897	2.6	12	4						
宁　夏	40776	39142	96.0	6145	1038	153	13	11	2631	2452	1510
新　疆	245958	221296	90.0	14211	9446	4316	1	3	3173	1538	35702

8-8-1　计划生育手术情况

年份	节育手术总例数	放置节育器		取出节育器		输精管结扎		输卵管结扎		人工流产	
		例数	%	例数	%	人数	%	人数	%	人数	%
1975	29462861	16743693	56.8	1702213	5.8	2652653	9.0	3280042	11.1	5084260	17.3
1980	28628437	11491871	40.1	2403408	8.4	1363508	4.8	3842006	13.4	9527644	33.3
1981	22760305	10344537	45.4	1513376	6.6	649476	2.9	1555971	6.8	8696945	38.2
1982	33702389	14069161	41.7	2056671	6.1	1230967	3.7	3925927	11.6	12419663	36.9
1983	58205572	17755736	30.5	5323354	9.1	4259261	7.3	16398378	28.2	14371843	24.7
1984	31734864	11751146	37.0	4383129	13.8	1293286	4.1	5417163	17.1	8890140	28.0
1985	25646972	9576980	37.3	2278892	8.9	575564	2.2	2283971	8.9	10931565	42.6
1986	28475506	10637909	37.4	2313157	8.1	1030827	3.6	2914900	10.2	11578713	40.7
1987	34597082	13448332	38.9	2411389	7.0	1752598	5.1	4407755	12.7	10489412	30.3
1988	31820664	12227219	38.4	2264969	7.1	1062161	3.3	3590469	11.3	12675839	39.8
1989	29031912	10854752	37.4	2066723	7.1	1509294	5.2	4221717	14.5	10379426	35.8
1990	34982328	12352110	35.3	2355128	6.7	1466442	4.2	5314722	15.2	13493926	38.6
1991	38135578	12289953	32.2	2623304	6.9	2382670	6.2	6753338	17.7	14086313	36.9
1992	28017605	10091391	36.0	2151223	7.7	858675	3.1	4500029	16.1	10416287	37.2
1993	25114685	9366096	37.3	2030421	8.1	641705	2.6	3580344	14.3	9496119	37.8
1994	27967575	10353790	37.0	2322221	8.3	671890	2.4	3726861	13.3	9467064	33.9
1995	22236012	8368242	37.6	1841903	8.3	464387	2.1	2315472	10.4	7476482	33.6
1996	22953599	8807090	38.4	2029474	8.8	546425	2.4	2736415	11.9	8834195	38.5
1997	20418688	7947709	38.9	1868727	9.2	436656	2.1	2340303	11.5	6589869	32.3
1998	19458072	7663447	39.4	2088129	10.7	329080	1.7	1993126	10.2	7384290	37.9
1999	18209721	7159823	39.3	2138951	11.7	318858	1.8	1827732	10.0	6764357	37.1
2000	17720620	6833181	38.6	2235434	12.6	312538	1.8	1680917	9.5	6658550	37.6
2001	17070650	6627130	38.8	2354747	13.8	254229	1.5	1549700	9.1	6284844	36.8
2002	17671279	6539550	37.0	2395709	13.6	209006	1.2	1372535	7.8	6812317	38.6
2003	18644537	6808186	36.5	2607231	14.0	272608	1.5	1478979	7.9	7215440	38.8
2004	18524918	6661851	36.0	2807888	15.2	192751	1.0	1466742	7.9	7140588	38.5
2005	19388510	6803959	35.1	2788035	14.4	199372	1.0	1418789	7.3	7105995	36.7
2006	19010352	6955904	36.6	2786171	14.7	259433	1.4	1422983	7.5	7308615	38.4
2007	19682051	7242095	36.8	2784691	14.2	206103	1.1	1576399	8.0	7632539	38.8
2008	22965823	7680893	33.4	2928735	12.8	214514	0.9	1606313	7.0	9173101	40.0
2009	22768853	7818040	34.3	3084561	13.6	219284	1.0	1775706	7.8	6111375	26.8
2010	22157408	7543621	34.0	2817209	12.7	218306	1.0	1699379	7.7	6361539	28.7
2011	21948224	7296642	33.2	2818858	12.8	196064	0.9	1595105	7.3	6631310	30.2
2012	21763821	7200416	33.1	2835480	13.0	173231	0.8	1561809	7.2	6690027	30.7
2013	20348829	6811831	33.5	2792446	13.7	157153	0.8	1373089	6.7	6237177	30.7
2014	24182908	8482706	35.1	3531477	14.6	180959	0.7	1467743	6.1	9621995	39.8
2015	23786065	8227879	34.6	3528728	14.8	149432	0.6	1230805	5.2	9851961	41.4
2016	20993376	5319423	25.3	4728595	22.5	35554	0.2	491109	2.3	9644724	45.9

8-8-2　2016年各地区计划生育手术情况

地区	节育手术总例数	放置节育器例数	子宫穿孔	感染	取出节育器例数	子宫穿孔	感染	输精管结扎人数	阴囊脓肿	感染
总　计	20993376	5319423	1257	565	4728595	116	214	35554	1	1
北　京	240458	17809			51453	2		1		
天　津	164842	16457			36837					
河　北	1190218	515190	48	5	143574		1	1640		
山　西	371236	110264			81202			75		
内蒙古	328046	92920			65934	1		134		
辽　宁	594694	137667			157381	2		7		
吉　林	268900	59764		2	66535		2	5		
黑龙江	340594	91517			95284	5		38		
上　海	348522	33735			100636			16		
江　苏	1437549	274696	13	1	378879	2		675		
浙　江	1327856	155005	4	4	324456	4	2	55		
安　徽	862204	395816	11	63	239614	2	27	1068		
福　建	587662	101374	27	7	120888	2		2514		
江　西	629648	231506	84	43	104110	12	24	201		
山　东	1671344	420246		7	626972	3	1	8690		
河　南	1073030	442068	171	16	168289	1	4	2164	1	1
湖　北	739365	177077	4	8	201781	1		190		
湖　南	915497	306312		23	169850	2	1	11		
广　东	2097223	212009	624	6	438676	6	5	7163		
广　西	790149	182269		3	126995	2		377		
海　南	164801	45313	2	8	17803		1	1		
重　庆	505722	77984	2	2	111054	1	2	4		
四　川	1250550	216052	146	54	263992	38	9	254		
贵　州	609353	210849	2		138672	4	1	6442		
云　南	902455	223754	7	17	219317	11	8	1337		
西　藏	62335	13307	99	44	3493	2	2	17		
陕　西	492841	137186	6	19	99317		1	110		
甘　肃	255537	86231		96	48273	2	94	2148		
青　海	147806	53998		15	17730		1	48		
宁　夏	159165	34270			33917	2				
新　疆	463774	246778	7	122	75681	9	28	169		

输卵管结扎人数	肠管损伤	膀胱损伤	感染	人工流产例数	子宫穿孔	人流不全	感染	节育手术构成(%)				
								放置节育器	取出节育器	输精管结扎	输卵管结扎	人工流产
491109	5	18	111	9644724	277	11633	695	25.34	22.52	0.17	2.34	45.94
860				170208				7.41	21.40	0.00	0.36	70.78
306				111100		55		9.98	22.35		0.19	67.40
17746				303559	1	548	8	43.29	12.06	0.14	1.49	25.50
10929				168685	3	46	1	29.70	21.87	0.02	2.94	45.44
3932				153241	8	1068	3	28.33	20.10	0.04	1.20	46.71
331				263270	2	208	16	23.15	26.46	0.00	0.06	44.27
695				139837		1		22.23	24.74	0.00	0.26	52.00
1160				142996	1	82	2	26.87	27.98	0.01	0.34	41.98
2229				204833		43		9.68	28.88	0.00	0.64	58.77
5466				775574	5	137	3	19.11	26.36	0.05	0.38	53.95
24092		1		822685	20	698	108	11.67	24.43	0.00	1.81	61.96
16783			1	187797	39	437	111	45.91	27.79	0.12	1.95	21.78
28152		1		333039	15	515	28	17.25	20.57	0.43	4.79	56.67
23213		14	4	268617	11	393	82	36.77	16.53	0.03	3.69	42.66
23283				556490	5	318	4	25.14	37.51	0.52	1.39	33.30
33441	1	1	1	359591	12	431	6	41.20	15.68	0.20	3.12	33.51
18550				340079		292	7	23.95	27.29	0.03	2.51	46.00
42776			5	359214	4	419	15	33.46	18.55	0.00	4.67	39.24
98318	1		1	1339248	25	1665	50	10.11	20.92	0.34	4.69	63.86
11321			7	467239	7	435	16	23.07	16.07	0.05	1.43	59.13
2438	2		1	88978	2	161	17	27.50	10.80	0.00	1.48	53.99
675				313229	8	339	60	15.42	21.96	0.00	0.13	61.94
5559				754196	38	1801	103	17.28	21.11	0.02	0.44	60.31
33951				96183	11	162		34.60	22.76	1.06	5.57	15.78
15442	1			437045	18	830	14	24.79	24.30	0.15	1.71	48.43
4011				3722	1	16		21.35	5.60	0.03	6.43	5.97
8852		1		201436	15	112	8	27.84	20.15	0.02	1.80	40.87
22437			91	94267	13	232	9	33.75	18.89	0.84	8.78	36.89
24435				37777	1	17	4	36.53	12.00	0.03	16.53	25.56
3072				68349	10	69		21.53	21.31		1.93	42.94
6654				82240	2	103	20	53.21	16.32	0.04	1.43	17.73

九、人民健康水平

简要说明

一、本章主要介绍全国人民健康水平和营养状况。包括人口出生率、死亡率、预期寿命、患病率、居民长期失能和残障情况、城乡青少年和儿童身体发育情况、居民营养状况等。

二、出生率、死亡率和预期寿命数据摘自《中国统计年鉴》；居民患病率、长期失能和残障情况数据来源于 2003、2008、2013 年国家卫生服务调查（调查情况介绍见第五部分医疗服务）；城乡性别年龄别平均身高和体重数据来源于 2002 年居民营养与健康状况调查；居民营养状况数据来源于 1982、1992、2002 年全国营养调查。

主要指标解释

出生率　又称粗出生率。指年内一定地区出生人数与同期平均人数之比，一般用‰表示。出生人数指活产数，年平均人数指年初和年底人口数的平均数，也可用年中人口数代替。

死亡率　又称粗死亡率。指年内一定地区的死亡人数与同期平均人数之比，一般用‰表示。

人口自然增长率　指年内一定地区的人口自然增加数（出生人数减死亡人数）与同期平均人数之比（或者人口自然增长率＝出生率-死亡率），一般用‰表示。

婴儿死亡率　指年内一定地区未满 1 岁婴儿死亡人数与同年出生的活产数之比，一般用‰表示。

预期寿命　某年某地区新出生的婴儿预期存活的平均年数，又称出生期望寿命、人均预期寿命，一般用"岁"表示。

两周患病率　即调查前两周内患病人数（或例数）/调查人数×1000。

慢性病患病率　两种定义：按人数计算的慢性病患病率，是指调查前半年内慢性病患病人数与调查人数之比；按例数计算的慢性病患病率，是指调查前半年内慢性病患病例数（含一人多次得病）与调查人数之比。"慢性病患病"是指：①调查前半年内经过医生诊断明确有慢性病（包括慢性感染性疾病如结核等和慢性非感染性疾病如冠心病和高血压等）；②半年以前经医生诊断有慢性病，在调查前半年内时有发作，并采取了治疗措施如服药、理疗等。二者有其一者，即认为患慢性病。

每千人患病天数　即调查前两周内病人患病天数之和/调查人数×1000。

每千人休工天数　即调查前两周内病人因病休工天数之和/调查人数×1000。

每千人休学天数　即调查前两周内学生因病休学天数之和/调查人数×1000。

每千人卧床天数　即调查前两周内病人因病卧床天数之和/调查人数×1000。

9-1-1　人口出生率、死亡率与自然增长率

	出生率 (‰)	死亡率 (‰)	自然增长率 (‰)
1955	32.60	12.28	20.32
1960	20.86	25.43	-4.57
1965	37.88	9.50	28.38
1970	33.43	7.60	25.83
1975	23.01	7.32	15.69
1980	18.21	6.34	11.87
1985	21.04	6.78	14.26
1986	22.43	6.86	15.57
1987	23.33	6.72	16.61
1988	22.37	6.64	15.73
1989	21.58	6.54	15.04
1990	21.06	6.67	14.39
1991	19.68	6.70	12.98
1992	18.24	6.64	11.60
1993	18.09	6.64	11.45
1994	17.70	6.49	11.21
1995	17.12	6.57	10.55
1996	16.98	6.56	10.42
1997	16.57	6.51	10.06
1998	15.64	6.50	9.14
1999	14.64	6.46	7.58
2000	14.03	6.45	7.58
2001	13.38	6.43	6.95
2002	12.86	6.41	6.45
2003	12.41	6.40	6.01
2004	12.29	6.42	5.87
2005	12.40	6.51	5.89
2006	12.09	6.81	5.28
2007	12.10	6.93	5.17
2008	12.14	7.06	5.08
2009	11.95	7.08	4.87
2010	11.90	7.11	4.79
2011	11.93	7.14	4.79
2012	12.10	7.15	4.95
2013	12.08	7.16	4.92
2014	12.37	7.16	5.21
2015	12.07	7.11	4.96
2016	12.95	7.09	5.86

资料来源：有关年份《中国统计年鉴》

9-1-2 各地区人口出生率和死亡率

地区	出生率(‰)					死亡率(‰)				
	1990	2000	2005	2010	2015	1990	2000	2005	2010	2015
总　计	21.06	14.03	12.40	11.90	12.07	6.67	6.45	6.51	7.11	7.11
北　京	13.01	8.39	6.29	7.48	7.96	5.81	6.99	5.20	4.41	4.95
天　津	15.61	7.50	7.44	8.18	5.84	5.78	6.67	6.01	5.58	5.61
河　北	20.46	13.86	12.84	13.22	11.35	6.82	6.65	6.75	6.41	5.79
山　西	22.54	21.36	12.02	10.68	9.98	6.56	7.32	6.00	5.38	5.56
内蒙古	21.19	12.65	10.08	9.30	7.72	7.21	6.84	5.46	5.54	5.32
辽　宁	16.30	10.67	7.01	6.68	6.17	6.59	6.74	6.04	6.26	6.59
吉　林	19.49	10.31	7.89	7.91	5.87	6.56	5.85	5.32	5.88	5.53
黑龙江	18.11	10.54	7.87	7.35	6.00	6.35	5.48	5.20	5.03	6.60
上　海	10.31	6.02	7.04	7.05	7.52	6.64	7.17	6.08	5.07	5.07
江　苏	20.54	11.83	9.24	9.73	9.05	6.53	6.68	7.03	6.88	7.03
浙　江	15.33	13.90	11.10	10.27	10.52	6.31	6.61	6.08	5.54	5.50
安　徽	24.47	13.06	12.43	12.70	12.92	6.25	5.53	6.23	5.95	5.94
福　建	24.44	16.96	11.60	11.27	13.90	6.71	6.08	5.62	5.16	6.10
江　西	24.59	16.85	13.79	13.72	13.20	7.54	5.29	5.96	6.06	6.24
山　东	18.21	11.38	12.14	11.65	12.55	6.96	6.70	6.31	6.26	6.67
河　南	24.92	11.60	11.55	11.52	12.70	6.52	5.58	6.30	6.57	7.05
湖　北	21.60	8.55	8.74	10.36	10.74	7.30	5.75	5.69	6.02	5.83
湖　南	23.93	10.40	11.90	13.10	13.58	7.23	5.94	6.75	6.70	6.86
广　东	22.26	18.20	11.70	11.18	11.12	5.76	5.43	4.68	4.21	4.32
广　西	20.20	16.47	14.26	14.13	14.05	6.60	5.06	6.09	5.48	6.15
海　南	24.86	26.12	14.65	14.71	14.57	6.26	4.74	5.72	5.73	6.00
重　庆	}19.11	11.43	9.40	9.17	11.05	}7.66	7.98	6.40	6.40	7.19
四　川		10.16	9.70	8.93	10.30		6.73	6.80	6.62	6.94
贵　州	23.09	20.30	14.59	13.96	13.00	7.90	6.29	7.21	6.55	7.20
云　南	23.60	17.06	14.72	13.10	12.88	7.92	6.60	6.75	6.56	6.48
西　藏	23.98	17.70	17.94	15.80	15.75	7.55	6.60	7.15	5.55	5.10
陕　西	23.48	11.00	10.02	9.73	10.10	6.52	5.92	6.01	6.01	6.28
甘　肃	20.68	13.23	12.59	12.05	12.36	6.20	5.92	6.57	6.02	6.15
青　海	24.34	19.85	15.70	14.94	14.72	7.47	7.35	6.21	6.31	6.17
宁　夏	24.34	15.42	15.93	14.14	12.62	5.52	4.92	4.95	5.10	4.58
新　疆	26.44	14.50	16.42	15.99	15.59	7.82	5.17	5.04	5.43	4.51

注：①本表数字摘自《中国统计年鉴》；②1981年广东省出生率和死亡率包括海南数据

9-2-1 婴儿死亡率与预期寿命

年份	婴儿死亡率(‰)	预期寿命(岁)		
		合计	男	女
解放前	200左右	35.0	…	…
1973～1975	47.0	…	63.6	66.3
1981	34.7	67.9	66.4	69.3
1990	…	68.6	66.9	70.5
2000	32.2	71.4	69.6	73.3
2005	19.0	73.0	71.0	74.0
2010	13.1	74.8	72.4	77.4
2015	8.1	76.3	…	…

资料来源：①1973～1975年系全国3年肿瘤死亡回顾调查数字；②1981、1990、2000、2010年预期寿命系人口普查数，2005年系1%人口抽样调查数；③2000、2005、2010年婴儿死亡率系妇幼卫生监测地区数字

9-2-2 各地区预期寿命

地区	1990年预期寿命(岁)合计	男	女	2000年预期寿命(岁)合计	男	女	2010年预期寿命(岁)合计	男	女
总　计	68.55	66.84	70.47	71.40	69.63	73.33	74.83	72.38	77.37
北　京	72.86	71.07	74.93	76.10	74.33	78.01	80.18	78.28	82.21
天　津	72.32	71.03	73.73	74.91	73.31	76.63	78.89	77.42	80.48
河　北	70.35	68.47	72.53	72.54	70.68	74.57	74.97	72.70	77.47
山　西	68.97	67.33	70.93	71.65	69.96	73.57	74.92	72.87	77.28
内蒙古	65.68	64.47	67.22	69.87	68.29	71.79	74.44	72.04	77.27
辽　宁	70.22	68.72	71.94	73.34	71.51	75.36	76.38	74.12	78.86
吉　林	67.95	66.65	69.49	73.10	71.38	75.04	76.18	74.12	78.44
黑龙江	66.97	65.50	68.73	72.37	70.39	74.66	75.98	73.52	78.81
上　海	74.90	72.77	77.02	78.14	76.22	80.04	80.26	78.20	82.44
江　苏	71.37	69.26	73.57	73.91	71.69	76.23	76.63	74.60	78.81
浙　江	71.38	69.66	74.24	74.70	72.5	77.21	77.73	75.58	80.21
安　徽	69.48	67.75	71.36	71.85	70.18	73.59	75.08	72.65	77.84
福　建	68.57	66.49	70.93	72.55	70.3	75.07	75.76	73.27	78.64
江　西	66.11	64.87	67.49	68.95	68.37	69.32	74.33	71.94	77.06
山　东	70.57	68.64	72.67	73.92	71.7	76.26	76.46	74.05	79.06
河　南	70.15	67.96	72.55	71.54	69.67	73.41	74.57	71.84	77.59
湖　北	67.25	65.51	69.23	71.08	69.31	73.02	74.87	72.68	77.35
湖　南	66.93	65.41	68.70	70.66	69.05	72.47	74.70	72.28	77.48
广　东	72.52	69.71	75.43	73.27	70.79	75.93	76.49	74.00	79.37
广　西	68.72	67.17	70.34	71.29	69.07	73.75	75.11	71.77	79.05
海　南	70.01	66.93	73.28	72.92	70.66	75.26	76.30	73.20	80.01
重　庆	}66.33	}65.06	}67.70	71.73	69.84	73.89	75.70	73.16	78.60
四　川				71.20	69.25	73.39	74.75	72.25	77.59
贵　州	64.29	63.04	65.63	65.96	64.54	67.57	71.10	68.43	74.11
云　南	63.49	62.08	64.98	65.49	64.24	66.89	69.54	67.06	72.43
西　藏	59.64	57.64	61.57	64.37	62.52	66.15	68.17	66.33	70.07
陕　西	67.40	66.23	68.79	70.07	68.92	71.3	74.68	72.84	76.74
甘　肃	67.24	66.35	68.25	67.47	66.77	68.26	72.23	70.60	74.06
青　海	60.57	59.29	61.96	66.03	64.55	67.7	69.96	68.11	72.07
宁　夏	66.94	65.95	68.05	70.17	68.71	71.84	73.38	71.31	75.71
新　疆	63.59	61.95	63.26	67.41	65.98	69.14	72.35	70.30	74.86

资料来源：1990、2000、2010年人口普查数字

9-3-1　调查地区居民两周患病率

指标名称	合　计			城　市			农　村		
	2003	2008	2013	2003	2008	2013	2003	2008	2013
调查人数	193689	177501	273688	49698	46510	133393	143991	130991	140295
患病人次数	27696	33473	66067	7614	10326	37660	20082	23147	28407
两周患病率(‰)	14.3	18.9	24.1	15.3	22.2	28.2	13.9	17.7	20.2
分性别两周患病率(‰)									
男性	13.0	17.0	22.4	13.5	20.3	26.8	12.9	15.9	18.3
女性	15.6	20.7	25.9	17.0	24.0	29.6	15.1	19.4	22.2
年龄别两周患病率(‰)									
0～4岁	13.3	17.4	10.6	10.4	14.7	11.5	14.0	18.0	9.9
5～14岁	7.2	7.7	5.3	6.1	6.4	5.7	7.5	8.0	5.0
15～24岁	5.0	5.0	3.7	4.0	5.1	4.2	5.2	5.0	3.3
25～34岁	8.2	7.5	5.7	6.0	6.3	5.9	9.0	8.0	5.3
35～44岁	12.6	13.6	12.4	10.0	10.2	12.9	13.6	14.8	12.0
45～54岁	19.2	22.7	24.3	16.3	21.4	26.3	20.3	23.3	22.5
55～64岁	25.2	32.3	42.0	25.8	35.5	47.0	24.9	31.0	37.0
65岁及以上	33.8	46.6	62.2	39.7	58.1	73.6	30.2	39.8	48.8
文化程度别两周患病率(‰)									
文盲半文盲	24.9	33.8	42.1	32.7	42.7	52.4	23.8	32.5	37.4
小学	17.9	24.6	34.7	25.1	36.9	46.0	16.7	22.4	28.2
初中	11.7	15.5	23.1	15.1	24.0	31.0	10.6	12.9	16.6
高中、技校	10.6	14.3	22.2	11.1	17.6	25.0	10.0	10.9	16.7
中专	14.1	17.9	24.8	16.2	22.1	28.5	9.8	9.9	14.2
大专	11.5	16.1	17.6	12.3	18.1	19.0	7.6	8.1	11.2
大学及以上	11.7	14.3	15.1	12.1	15.5	16.3	7.6	5.9	7.4
医疗保障形式别两周患病率(‰)									
城镇职工基本医保	17.8	28.4	38.3	18.2	28.6	38.9	15.5	26.6	33.0
城镇居民基本医保		14.6	23.6		14.2	22.9		16.7	26.2
新型农村合作医疗	13.8	17.8	19.7	15.1	21.2	22.0	13.5	17.7	18.8
其他社会医疗保险	10.2	13.9	22.8	9.6	14.1	25.2	10.6	13.2	19.7
无医疗保险	14.2	14.8	13.1	12.5	14.4	13.3	14.5	15.3	12.4
就业状况别两周患病率(‰)									
在岗	14.5	16.8	18.7	9.8	11.5	17.3	15.4	17.9	19.8
离退休	33.4	46.3	63.2	33.6	47.2	64.4	32.2	39.9	53.9
学生	4.6	4.7	3.4	4.1	4.7	3.9	4.8	4.8	2.9
无业、失业、半失业	19.5	28.9	39.5	15.5	22.2	38.7	29.1	33.6	40.2

资料来源：国家卫生服务调查

9-3-2　2013年调查地区居民两周患病率

指标名称	合计	城　市				农　村			
		小计	东	中	西	小计	东	中	西
调查人数	273688	133393	44499	44774	44120	140295	45875	44883	49537
患病人次数	66067	37660	14278	11810	11572	28407	11767	8754	7886
两周患病率(%)	24.1	28.2	32.1	26.4	26.2	20.2	25.7	19.5	15.9
分性别两周患病率(%)									
男性	22.4	26.8	30.6	25.3	24.5	18.3	23.6	17.7	14.0
女性	25.9	29.6	33.5	27.4	27.9	22.2	27.7	21.3	17.9
年龄别两周患病率(%)									
0~4岁	10.6	11.5	9.9	9.1	14.9	9.9	12.7	10.3	7.2
5~14岁	5.3	5.7	5.9	3.8	7.4	5.0	7.0	4.8	3.6
15~24岁	3.7	4.2	5.1	2.7	4.7	3.3	3.9	3.0	3.2
25~34岁	5.7	5.9	6.3	5.0	6.5	5.3	5.7	6.0	4.5
35~44岁	12.4	12.9	12.5	12.0	13.9	12.0	13.4	11.8	10.9
45~54岁	24.3	26.3	27.6	25.8	25.6	22.5	26.2	21.8	19.3
55~64岁	42.0	47.0	50.0	46.8	43.3	37.0	44.6	34.3	31.5
65岁及以上	62.2	73.6	80.7	69.4	69.6	48.8	58.9	45.5	40.4
文化程度别两周患病率(%)									
文盲半文盲	42.1	52.4	63.6	55.1	44.0	37.4	52.0	33.4	30.4
小学	34.7	46.0	56.6	44.7	38.9	28.2	38.5	26.9	21.0
初中	23.1	31.0	35.9	28.8	27.9	16.6	19.9	16.6	12.7
高中、技校	22.2	25.0	28.5	23.8	22.2	16.7	20.6	17.6	11.0
中专	24.8	28.5	28.6	26.8	30.6	14.2	14.1	17.0	10.8
大专	17.6	19.0	21.0	18.1	17.6	11.2	10.4	13.2	10.2
大学及以上	15.1	16.3	17.6	14.7	16.2	7.4	3.8	13.7	5.2
医疗保障形式别两周患病率(%)									
城镇职工基本医保	38.3	38.9	39.7	38.7	37.9	33.0	30.1	41.6	29.0
城镇居民基本医保	23.6	22.9	27.5	22.3	16.3	26.2	26.5	29.5	19.7
新型农村合作医疗	19.7	22.0	26.5	19.5	22.3	18.8	25.7	18.5	14.6
城乡居民合作医疗	22.7	22.7	12.2	13.0	30.4	22.7	24.2	16.1	23.5
其他社会医疗保险	22.8	25.2	27.5	20.9	25.6	19.7	21.7	22.1	14.1
无社保	13.1	13.3	13.8	12.4	14.1	12.4	16.0	11.6	9.2
就业状况别两周患病率(%)									
在岗	18.7	17.3	16.8	15.5	19.3	19.8	24.4	18.5	16.6
离退休	63.2	64.4	66.1	60.6	67.0	53.9	58.8	56.9	38.7
学生	3.4	3.9	4.5	2.5	4.6	2.9	4.3	2.8	1.9
失业	28.7	27.4	31.1	25.7	24.2	31.8	32.9	23.2	38.4
无业	40.7	40.7	50.7	36.6	36.5	40.8	47.5	37.6	35.5

资料来源：2013年国家卫生服务调查

9-4-1 调查地区居民疾病别两周患病率(‰)

指标名称	合计			城市			农村		
	2003	2008	2013	2003	2008	2013	2003	2008	2013
传染病计	2.5	2.1	1.0	1.8	1.7	0.9	2.7	2.2	1.0
寄生虫病计	0.1	0.1	0.1	0.0	0.0	0.0	0.1	0.1	0.1
恶性肿瘤计	0.9	1.4	1.7	1.3	2.2	2.2	0.8	1.1	1.3
良性肿瘤计	0.4	0.8	0.5	0.4	1.0	0.5	0.4	0.7	0.5
内分泌、营养和代谢疾病计	3.1	7.4	28.4	7.7	17.8	41.5	1.6	3.7	15.9
其中：糖尿病	2.2	6.0	26.5	6.3	15.5	38.8	0.8	2.6	14.8
血液、造血器官疾病	1.3	1.4	0.8	0.9	1.0	0.7	1.4	1.6	0.9
精神病小计	0.8	1.3	1.5	0.9	1.7	1.7	0.8	1.2	1.4
神经系病计	3.5	3.4	2.7	3.4	3.1	3.0	3.5	3.5	2.5
眼及附器疾病	1.6	1.6	1.3	2.0	2.0	1.5	1.5	1.4	1.1
耳和乳突疾病	0.5	0.5	0.4	0.4	0.6	0.4	0.5	0.5	0.3
循环系统疾病	24.4	50.3	116.8	45.2	91.7	144.2	17.2	35.6	90.7
其中：心脏病	7.2	10.7	10.2	14.6	20.4	12.8	4.6	7.2	7.7
高血压	11.9	31.4	98.9	21.9	60.8	123.2	8.4	20.9	75.8
脑血管病	3.7	5.8	6.1	6.4	7.7	6.3	2.7	5.2	5.9
呼吸系统疾病	52.6	47.8	41.3	42.4	40.5	42.4	56.1	50.4	40.2
其中：急上呼感染	44.1	38.0	34.4	34.1	30.8	35.3	47.5	40.6	33.6
肺炎	0.9	1.1	0.6	0.4	0.8	0.6	1.1	1.2	0.7
老慢支	3.8	4.1	2.7	3.6	3.3	2.4	3.8	4.4	2.9
消化系统疾病	21.1	26.4	15.0	17.7	20.6	14.1	22.3	28.5	15.8
其中：急性胃炎	10.5	13.6	7.5	8.3	8.6	6.9	11.3	15.4	8.0
肝硬化	0.4	0.6	0.4	0.4	0.8	0.5	0.4	0.6	0.3
胆囊疾病	2.5	2.8	1.6	2.8	2.4	1.6	2.4	3.0	1.7
泌尿生殖系病	5.2	6.6	5.2	4.4	5.7	5.6	5.5	6.9	4.9
妊娠、分娩病及产褥期并发症	0.1	0.1	0.1	0.2	0.1	0.1	0.1	0.1	0.1
皮肤皮下组织	1.9	3.0	2.1	1.7	2.7	2.1	2.0	3.1	2.0
肌肉、骨骼结缔组织	14.7	25.0	16.5	16.3	21.1	15.2	14.2	26.4	17.7
其中：类风湿性关节炎	5.1	7.6	4.1	4.2	4.8	3.5	5.4	8.6	4.6
先天异常	0.2	0.1	0.1	0.1	0.2	0.1	0.2	0.1	0.2
围生期疾病	0.0	0.0	0.0		0.0	0.0	0.0	0.0	0.0
损伤和中毒	5.7	5.6	4.2	4.0	4.4	3.9	6.3	6.0	4.5
其他	0.7	0.6	0.6	0.5	0.6	0.7	0.8	0.6	0.4
不详	1.7	3.1	1.1	2.0	3.5	1.4	1.6	2.9	0.9

资料来源：国家卫生服务调查

9-4-2 2013年调查地区居民疾病别两周患病率(‰)

指标名称	合计	城市				农村			
		小计	东	中	西	小计	东	中	西
传染病计	1.0	0.9	0.8	1.2	0.8	1.0	0.7	1.3	0.9
寄生虫病计	0.1	0.0	0.0	0.1	0.0	0.1		0.2	0.0
恶性肿瘤计	1.7	2.2	3.0	2.2	1.3	1.3	1.4	1.5	1.0
良性肿瘤计	0.5	0.5	0.6	0.5	0.5	0.5	0.5	0.6	0.3
内分泌、营养和代谢疾病计	28.4	41.5	52.1	40.8	31.7	15.9	24.2	15.3	8.8
其中：糖尿病	26.5	38.8	47.5	38.7	30.0	14.8	22.6	14.4	8.0
血液、造血器官疾病计	0.8	0.7	0.5	0.7	0.9	0.9	0.8	0.9	0.8
精神病小计	1.5	1.7	2.1	1.8	1.3	1.4	2.0	1.3	0.8
神经系病计	2.7	3.0	3.5	2.7	2.8	2.5	3.2	2.0	2.1
眼及附器疾病	1.3	1.5	1.9	1.3	1.3	1.1	1.5	0.9	1.0
耳和乳突疾病	0.4	0.4	0.4	0.2	0.5	0.3	0.4	0.4	0.3
循环系统疾病	116.8	144.2	177.2	147.2	107.8	90.7	124.3	87.0	63.0
其中：心脏病	10.2	12.8	14.7	13.4	10.4	7.7	10.4	8.0	4.9
高血压	98.9	123.2	153.8	125.8	89.7	75.8	104.9	71.5	52.7
脑血管病	6.1	6.3	6.4	6.7	5.8	5.9	7.3	6.4	4.1
呼吸系统疾病	41.3	42.4	35.1	30.2	62.2	40.2	47.7	38.3	35.0
其中：急上呼感染	34.4	35.3	28.1	24.9	53.2	33.6	40.3	32.5	28.4
肺炎	0.6	0.6	0.6	0.5	0.5	0.7	0.8	0.6	0.7
老慢支	2.7	2.4	2.1	1.5	3.7	2.9	3.2	2.4	3.2
消化系统疾病	15.0	14.1	13.7	11.1	17.7	15.8	16.2	14.6	16.4
其中：急性胃炎	7.5	6.9	6.2	4.3	10.1	8.0	8.1	7.1	8.9
肝硬化	0.4	0.5	0.4	0.7	0.5	0.3	0.5	0.3	0.3
胆囊疾病	1.6	1.6	1.5	1.8	1.5	1.7	1.2	1.6	2.2
泌尿生殖系病	5.2	5.6	5.8	5.1	5.8	4.9	4.8	5.4	4.6
妊娠、分娩病及产褥期并发症	0.1	0.1	0.1	0.1	0.1	0.1	0.1	0.0	0.2
皮肤皮下组织	2.1	2.1	2.1	1.6	2.5	2.0	2.0	2.0	2.1
肌肉、骨骼结缔组织	16.5	15.2	15.3	12.5	17.7	17.7	19.6	16.8	16.9
其中：类风湿性关节炎	4.1	3.5	2.7	2.8	5.0	4.6	4.3	4.3	5.2
先天异常	0.1	0.1	0.2	0.0	0.1	0.2	0.1	0.3	0.1
围生期疾病	0.0	0.0		0.0	0.0	0.0	0.0	0.0	0.0
损伤和中毒	4.2	3.9	4.5	3.2	4.1	4.5	5.3	4.8	3.5
其他	0.6	0.7	1.0	0.6	0.6	0.4	0.5	0.5	0.2
不详	1.1	1.4	1.0	0.6	2.5	0.9	1.0	1.0	0.8

资料来源：2013年国家卫生服务调查

9-5-1 调查地区居民两周患疾病严重程度

	合计			城市			农村		
	2003	2008	2013	2003	2008	2013	2003	2008	2013
每千人患病天数	1093	1537	2237	1238	1842	2628	1043	1428	1865
每千人休工天数	194	90	141	84	59	94	218	97	177
每千人休学天数	50	44	24	35	29	19	54	48	29
每千人卧床天数	170	185	169	175	164	156	169	193	181

资料来源：国家卫生服务调查

9-5-2 2013年调查地区居民两周患疾病严重程度

	合计	城市				农村			
		小计	东	中	西	小计	东	中	西
每千人患病天数	2237	2628	3065	2520	2297	1865	2406	1786	1435
每千人休工天数	141	94	69	86	125	177	155	214	167
每千人休学天数	24	19	23	13	20	29	37	29	22
每千人卧床天数	169	156	136	164	169	181	168	183	192

资料来源：2013年国家卫生服务调查

9-6-1 调查地区居民慢性病患病率(‰)

指标名称	合　计			城　市			农　村		
	2003	2008	2013	2003	2008	2013	2003	2008	2013
慢性病患病率									
按人数计算	123.3	157.4	245.2	177.3	205.3	263.2	104.7	140.4	227.2
按例数计算	151.1	199.9	330.7	239.6	282.8	366.7	120.5	170.5	294.7
分性别慢性病患病率									
男性	133.5	177.3	310.0	215.4	266.2	355.2	106.4	147.0	266.2
女性	169.0	222.5	350.5	262.7	298.6	377.4	135.3	194.4	322.7
年龄别慢性病患病率									
0～4岁	6.3	6.4		5.3	7.9		6.5	6.1	
5～14岁	9.6	8.7		8.7	7.0		9.7	9.0	
15～24岁	18.0	20.2	14.4	14.5	15.1	17.0	18.9	21.7	12.2
25～34岁	58.3	51.3	38.3	48.9	35.6	38.4	61.6	57.5	38.2
35～44岁	117.1	121.7	115.0	118.6	105.0	111.6	116.5	127.3	118.4
45～54岁	219.5	259.5	235.4	261.7	272.7	241.6	203.1	254.0	230.0
55～64岁	362.1	419.9	389.0	497.1	522.5	410.5	302.6	379.7	367.8
65岁及以上	538.8	645.4	539.9	777.1	851.8	589.8	391.7	523.9	481.7
疾病别慢性病患病率									
传染病计	2.7	2.7	2.3	2.4	1.7	2.2	2.8	3.1	2.3
寄生虫病计	0.1	0.1	0.4	0.2	0.1	0.3	0.1	0.1	0.4
恶性肿瘤计	1.3	2.0	2.9	2.5	3.3	3.5	0.8	1.5	2.3
良性肿瘤计	0.8	1.2	1.1	1.1	1.8	1.2	0.6	1.0	1.0
内分泌、营养 和代谢疾病计	7.5	12.9	39.1	20.3	31.4	54.6	3.1	6.3	23.6
其中：糖尿病	5.6	10.7	35.1	16.3	27.5	48.9	1.9	4.8	21.3
血液、造血器官疾病	1.9	2.0	2.1	1.6	1.6	1.9	2.0	2.2	2.2
精神病小计	1.9	2.1	3.0	2.4	2.3	3.1	1.8	2.0	3.0
神经系病计	3.9	4.2	4.3	4.6	4.0	4.5	3.7	4.2	4.2
眼及附器疾病	2.8	2.7	2.8	4.6	4.0	3.0	2.1	2.2	2.5
耳和乳突疾病	0.6	0.5	0.3	0.9	0.5	0.3	0.5	0.5	0.3
循环系统疾病	50.0	85.5	180.3	105.8	153.3	203.7	30.8	61.5	156.8
其中：心脏病	14.3	17.6	22.1	32.8	34.4	25.9	7.9	11.7	18.3
高血压	26.2	54.9	142.5	54.7	100.8	161.8	16.4	38.5	123.1
脑血管病	6.6	9.7	12.2	13.0	13.6	12.1	4.4	8.3	12.3
呼吸系统疾病	15.5	14.7	15.6	19.1	15.7	15.8	14.2	14.3	15.5
其中：老慢支	7.5	6.9	7.2	8.2	6.6	6.2	7.3	7.1	8.1
消化系统疾病	25.5	24.5	24.9	28.2	21.9	23.7	24.6	25.5	26.1
其中：急性胃炎	10.3	10.7	12.0	9.9	7.9	10.8	10.5	11.7	13.2
肝硬化	1.2	1.2	1.3	1.4	1.5	1.5	1.1	1.0	1.1
胆囊疾病	5.7	5.1	5.0	8.5	5.0	4.9	4.7	5.2	5.1
泌尿生殖系病	8.4	9.3	10.3	10.1	9.4	10.5	7.8	9.3	10.1
妊娠、分娩病及产褥期并发症	0.1	0.0	0.0	0.1	0.0	0.0	0.1	0.0	0.0
皮肤皮下组织	1.3	1.3	1.3	1.8	1.3	1.3	1.2	1.3	1.3
肌肉、骨骼结缔组织	23.1	31.0	37.3	29.8	27.4	34.3	20.8	32.3	40.3
其中：类风湿性关节炎	8.6	10.2	9.7	8.4	7.2	8.0	8.7	11.3	11.4
先天异常	0.4	0.4	0.4	0.4	0.5	0.3	0.5	0.4	0.5
围生期疾病	0.0	0.0	0.0	0.0			0.0	0.1	0.0
损伤和中毒	2.1	1.4	1.3	2.4	1.4	1.4	2.0	1.4	1.2
其他	0.3	0.3	1.0	0.2	0.2	1.1	0.3	0.3	1.0

资料来源：国家卫生服务调查。2013年系15岁以上慢性病患病率

9-6-2　2013年调查地区15岁及以上居民慢性病患病率(‰)

指标名称	合计	城　市				农　村			
		小计	东	中	西	小计	东	中	西
慢性病患病率									
按人数计算	245.2	263.2	279.1	261.6	247.9	227.2	246.5	231.5	204.7
按例数计算	330.7	366.7	387.3	362.3	349.5	294.7	318.3	303.4	264.0
分性别慢性病患病率									
男性	310.0	355.2	378.4	354.1	331.7	266.2	294.8	275.2	230.9
女性	350.5	377.4	395.5	369.8	366.0	322.7	341.2	330.5	297.3
年龄别慢性病患病率									
0～4岁									
5～14岁									
15～24岁	14.4	17.0	19.2	12.6	19.3	12.2	8.5	13.9	13.6
25～34岁	38.3	38.4	37.8	34.3	43.5	38.2	34.5	41.7	38.7
35～44岁	115.0	111.6	103.9	113.4	116.4	118.4	112.6	121.9	120.0
45～54岁	235.4	241.6	239.4	252.4	232.6	230.0	232.8	232.6	224.6
55～64岁	389.0	410.5	418.0	422.0	388.3	367.8	388.9	361.5	350.5
65岁及以上	539.9	589.8	613.7	577.7	574.0	481.7	513.6	472.0	454.5
疾病别慢性病患病率									
传染病计	2.3	2.2	1.7	2.1	2.9	2.3	1.6	3.2	2.3
寄生虫病计	0.4	0.3	0.0	0.9	0.4	0.4	0.1	1.2	0.0
恶性肿瘤计	2.9	3.5	4.3	3.9	2.3	2.3	2.8	2.8	1.5
良性肿瘤计	1.1	1.2	1.2	1.3	1.2	1.0	0.9	1.3	0.9
内分泌、营养、代谢及免疫	39.1	54.6	66.5	53.9	42.9	23.6	32.9	24.1	14.2
其中：糖尿病	35.1	48.9	57.8	49.6	38.7	21.3	30.0	22.1	12.3
血液、造血器官疾病计	2.1	1.9	1.3	1.4	3.1	2.2	1.5	2.9	2.3
精神病小计	3.0	3.1	3.4	2.6	3.2	3.0	3.4	3.2	2.5
神经系病计	4.3	4.5	4.3	4.3	4.8	4.2	4.8	4.1	3.8
眼及附器疾病	2.8	3.0	3.3	2.4	3.5	2.5	2.5	2.6	2.3
耳和乳突疾病	0.3	0.3	0.3	0.2	0.5	0.3	0.3	0.3	0.3
循环系统疾病	180.3	203.7	228.1	214.3	166.9	156.8	184.3	159.6	127.7
其中：心脏病	22.1	25.9	24.1	30.5	23.1	18.3	19.6	20.7	14.9
高血压	142.5	161.8	190.1	166.4	127.1	123.1	150.0	120.9	99.0
脑血管病	12.2	12.1	9.7	14.0	12.7	12.3	12.0	14.8	10.4
呼吸系统疾病	15.6	15.8	13.7	11.6	22.2	15.5	14.2	14.7	17.4
其中：老慢支	7.2	6.2	4.6	4.0	10.3	8.1	7.6	6.8	9.7
消化系统疾病	24.9	23.7	18.9	20.2	32.4	26.1	22.1	25.9	30.0
其中：急性胃炎	12.0	10.8	7.9	7.3	17.5	13.2	11.2	13.1	15.3
肝硬化	1.3	1.5	1.1	1.9	1.4	1.1	1.1	1.0	1.2
胆囊疾病	5.0	4.9	3.6	5.0	6.2	5.1	3.1	4.7	7.3
泌尿生殖系病	10.3	10.5	9.4	9.9	12.1	10.1	7.5	11.9	11.1
妊娠、分娩病及产褥期并发症	0.0	0.0			0.1	0.0		0.0	0.0
皮肤皮下组织	1.3	1.3	1.4	1.1	1.3	1.3	1.1	1.6	1.2
肌肉、骨骼结缔组织	37.3	34.3	27.0	30.3	46.1	40.3	35.7	41.1	44.2
其中：类关节炎	9.7	8.0	4.8	6.1	13.4	11.4	8.0	10.6	15.4
先天异常	0.4	0.3	0.4	0.2	0.3	0.5	0.3	0.4	0.7
围生期疾病	0.0					0.0		0.0	
损伤和中毒	1.3	1.4	1.4	1.0	1.8	1.2	1.4	0.9	1.2
其他	1.0	1.1	0.6	0.7	2.0	1.0	1.0	1.4	0.6

资料来源：2013年国家卫生服务调查

9-7-1　城市7岁以下儿童身体发育情况

年龄	男　性				女　性			
	体重(千克)		身高(厘米)		体重(千克)		身高(厘米)	
	平均值	标准差	平均值	标准差	平均值	标准差	平均值	标准差
0～3天	3.33	0.39	50.4	1.7	3.24	0.39	49.7	1.7
1月	5.11	0.65	56.8	2.4	4.73	0.58	55.6	2.2
2月	6.27	0.73	60.5	2.3	5.75	0.68	59.1	2.3
3月	7.17	0.78	63.3	2.2	6.56	0.73	62.0	2.1
4月	7.76	0.86	65.7	2.3	7.16	0.78	64.2	2.2
5月	8.32	0.95	67.8	2.4	7.65	0.84	66.1	2.3
6月	8.75	1.03	69.8	2.6	8.13	0.93	68.1	2.4
8月	9.35	1.04	72.6	2.6	8.74	0.99	71.1	2.6
10月	9.92	1.09	75.5	2.6	9.28	1.01	73.8	2.7
12月	10.49	1.15	78.3	2.9	9.80	1.05	76.8	2.8
15月	11.04	1.23	81.4	3.1	10.43	1.14	80.2	3.0
18月	11.65	1.31	84.0	3.2	11.01	1.18	82.9	3.1
21月	12.39	1.39	87.3	3.4	11.77	1.30	86.0	3.3
2岁	13.19	1.48	91.2	3.8	12.60	1.48	89.9	3.8
2.5岁	14.28	1.64	95.4	3.9	13.73	1.63	94.3	3.8
3岁	15.31	1.75	98.9	3.8	14.80	1.69	97.6	3.8
3.5岁	16.33	1.97	102.4	4.0	15.83	1.86	101.3	3.8
4岁	17.37	2.03	106.0	4.1	16.84	2.02	104.9	4.1
4.5岁	18.55	2.27	109.5	4.4	18.01	2.22	108.7	4.3
5岁	19.90	2.61	113.1	4.4	18.93	2.45	111.7	4.4
5.5岁	21.16	2.82	116.4	4.5	20.27	2.73	115.4	4.5
6～7岁	22.51	3.21	120.0	4.8	21.55	2.94	118.9	4.6

资料来源：《2005年中国九市7岁以下儿童体格发育调查研究资料》

9-7-2 农村7岁以下儿童身体发育情况

年龄	男性				女性			
	体重(千克)		身高(厘米)		体重(千克)		身高(厘米)	
	平均值	标准差	平均值	标准差	平均值	标准差	平均值	标准差
0～3天	3.32	0.40	50.4	1.7	3.19	0.39	49.8	1.7
1月	5.12	0.73	56.6	2.5	4.79	0.61	55.6	2.2
2月	6.29	0.75	60.5	2.4	5.75	0.72	59.0	2.4
3月	7.08	0.82	63.0	2.3	6.51	0.76	61.7	2.2
4月	7.63	0.89	65.0	2.2	7.08	0.83	63.6	2.3
5月	8.15	0.93	67.0	2.2	7.54	0.91	65.5	2.4
6月	8.57	1.01	69.2	2.5	7.98	0.94	67.6	2.5
8月	9.18	1.07	72.1	2.6	8.54	1.05	70.5	2.7
10月	9.65	1.10	74.7	2.8	9.00	1.04	73.2	2.7
12月	10.11	1.15	77.5	2.8	9.44	1.12	75.8	2.8
15月	10.59	1.20	80.2	3.1	9.97	1.13	78.9	3.1
18月	11.21	1.25	82.8	3.2	10.63	1.20	81.7	3.3
21月	11.82	1.36	85.8	3.4	11.21	1.27	84.4	3.3
2岁	12.65	1.43	89.5	3.8	12.04	1.38	88.2	3.7
2.5岁	13.81	1.60	93.7	3.8	13.18	1.52	92.4	3.7
3岁	14.65	1.65	97.2	3.9	14.22	1.66	96.2	3.9
3.5岁	15.51	1.77	100.5	4.0	15.09	1.82	99.5	4.2
4岁	16.49	1.95	103.9	4.4	15.99	1.89	103.1	4.1
4.5岁	17.47	2.18	107.4	4.3	16.84	2.07	106.2	4.5
5岁	18.46	2.32	110.7	4.5	17.85	2.35	109.7	4.6
5.5岁	19.58	2.72	113.6	4.7	18.83	2.49	112.7	4.7
6～7岁	20.79	2.89	117.4	5.0	20.11	2.87	116.5	5.0

资料来源：《2005年中国九市7岁以下儿童体格发育调查研究资料》

9-7-3 青少年身体发育情况

年龄 (岁)	男 性				女 性			
	平均体重 (千克)		平均身高 (厘米)		平均体重 (千克)		平均身高 (厘米)	
	2002	2012	2002	2012	2002	2012	2002	2012
城市								
7	24.8	26.2	124.0	126.0	23.2	24.5	122.6	124.4
8	27.2	29.7	129.0	131.4	26.0	28.0	128.3	130.5
9	30.4	33.1	134.4	136.1	28.6	31.4	133.5	136.0
10	33.8	37.3	139.6	141.7	32.8	34.5	139.9	141.4
11	37.4	41.8	144.9	147.5	36.7	40.1	145.8	148.5
12	40.5	45.2	149.5	153.3	40.5	43.9	150.5	152.8
13	44.9	50.6	156.6	160.0	44.5	47.5	154.5	156.6
14	49.4	56.2	162.0	165.6	47.2	50.5	157.2	158.6
15	55.2	57.7	167.6	167.7	50.8	51.5	158.3	158.8
16	57.2	60.4	168.4	170.1	52.2	52.9	158.8	159.6
17	58.7	61.7	170.2	171.0	51.9	52.7	158.6	159.3
18	60.9	63.6	170.8	169.5	51.9	54.9	158.8	159.9
19	61.2	65.3	170.4	171.3	51.8	55.8	159.6	161.8
农村								
7	21.7	24.9	119.6	123.9	20.6	23.7	118.2	122.6
8	23.9	27.4	124.6	128.7	22.9	26.6	123.8	128.0
9	26.1	30.8	129.1	133.3	25.4	29.0	128.8	133.1
10	28.6	34.0	134.2	138.4	28.2	33.1	134.3	139.2
11	31.9	37.8	139.2	144.0	31.8	36.3	140.0	144.4
12	35.4	41.8	144.5	149.6	35.8	41.0	145.4	149.8
13	39.3	46.3	149.9	155.9	40.5	44.8	150.1	153.5
14	45.1	50.7	157.2	161.3	44.1	47.7	153.2	156.0
15	48.6	54.0	161.4	165.2	46.7	50.0	154.8	156.9
16	53.0	56.3	165.2	166.8	49.2	50.8	156.0	157.5
17	54.9	58.0	166.3	168.3	51.2	51.6	157.0	158.1
18	56.8	59.0	167.2	167.9	51.7	52.6	157.5	157.2
19	58.8	61.8	168.3	167.2	52.3	52.6	157.0	156.9

资料来源：2002、2012年中国居民营养与健康监测

9-8-1 城乡居民每人每日营养素摄入量

营养素名称	合 计			城 市			农 村		
	1992	2002	2012	1992	2002	2012	1992	2002	2012
能量(卡)	2328.3	2250.5	2172.1	2394.6	2134.0	2052.6	2294.0	2295.5	2286.4
蛋白质(克)	68.0	65.9	64.5	75.1	69.0	65.4	64.3	64.6	63.6
脂肪(克)	58.3	76.2	79.9	77.7	85.5	83.8	48.3	72.7	76.2
碳水化合物（克）	378.4	321.2	300.8	340.5	268.3	261.1	397.9	341.6	338.8
膳食纤维(克)	13.3	12.0	10.8	11.6	11.1	10.8	14.1	12.4	10.9
视黄醇当量(微克)	476.0	469.2	443.5	605.5	547.2	514.5	409.0	439.1	375.4
硫胺素(毫克)	1.2	1.0	0.9	1.1	1.0	0.9	1.2	1.0	1.0
核黄素(毫克)	0.8	0.8	0.8	0.9	0.9	0.8	0.7	0.7	0.7
维生素E(毫克)		35.6	35.9		37.3	37.5		35.0	34.3
钾(毫克)		1700.1	1616.9		1722.4	1660.7		1691.5	1574.3
钠(毫克)		6268.2	5702.7		6007.7	5858.8		6368.8	5554.6
钙(毫克)	405.4	388.8	366.1	457.9	438.6	412.4	378.2	369.6	321.4
铁(毫克)	23.4	23.2	21.5	25.5	23.7	21.9	22.4	23.1	21.2
锌(毫克)		11.3	10.7		11.5	10.6		11.2	10.8
硒(毫克)		39.9	44.6		46.5	47.0		37.4	42.2

资料来源：1992全国营养调查，2002、2012中国居民营养与健康监测

9-8-2 城乡居民膳食结构(%)

食物分类	合 计		城 市		农 村	
	2002	2012	2002	2012	2002	2012
能量的食物来源						
谷类	57.9	53.1	48.5	47.1	61.5	58.8
动物性食物类	12.6	15.0	17.6	17.6	10.7	12.5
其他	29.5	31.9	33.9	35.3	27.8	28.7
能量的营养素来源						
蛋白质	11.8	12.1	13.1	12.9	11.3	11.2
脂肪	29.6	32.9	35.0	36.1	27.5	29.7
碳水化合物	58.6	55.0	51.9	51.0	61.2	59.1
蛋白质的食物来源						
谷类	52.0	47.3	40.7	39.7	56.5	54.6
豆类	7.5	5.4	7.3	6.3	7.6	4.5
动物性食物类	25.1	30.7	35.8	36.2	21.0	25.4
其他	15.4	16.6	16.2	17.8	14.9	15.5
脂肪的食物来源						
动物性食物	39.2	35.9	36.2	34.3	40.4	37.4
植物性食物	60.8	64.1	63.8	65.7	59.6	62.6

资料来源: 2002、2012中国居民营养与健康监测

9-8-3 城乡居民每人每日食物摄入量(克)

食物分类	合　计			城　市			农　村		
	1992	2002	2012	1992	2002	2012	1992	2002	2012
米及其制品	226.7	238.3	177.7	223.1	217.8	130.8	255.8	246.2	222.7
面及其制品	178.7	140.2	142.8	165.3	131.9	134.7	189.1	143.5	150.4
其他谷类	34.5	23.6	16.8	17.0	16.3	15.9	40.9	26.4	17.6
薯类	86.6	49.1	35.8	46.0	31.9	28.4	108.0	55.7	42.8
干豆类	3.3	4.2	3.3	2.3	2.6	2.9	4.0	4.8	3.7
豆制品	7.9	11.8	10.9	11.0	12.9	12.4	6.2	11.4	9.4
深色蔬菜	102.0	90.8	89.4	98.1	88.1	104.8	107.1	91.8	74.7
浅色蔬菜	208.3	185.4	180.0	221.2	163.8	178.5	199.6	193.8	181.4
腌菜	9.7	10.2	3.9	8.0	8.4	4.8	10.8	10.9	3.1
水果	49.2	45.0	40.7	80.1	69.4	48.8	32.0	35.6	32.9
坚果	3.1	3.8	3.8	3.4	5.4	4.7	3.0	3.2	2.8
奶及其制品	14.9	26.5	24.7	36.1	65.8	37.8	3.8	11.4	12.1
蛋及其制品	16.0	23.7	24.3	29.4	33.2	29.5	8.8	20.0	19.4
畜禽类	58.9	78.6	89.7	100.5	104.5	98.5	37.6	68.7	81.2
鱼虾类	27.5	29.6	23.7	44.2	44.9	32.4	19.2	23.7	15.4
植物油	22.4	32.9	37.3	32.4	40.2	41.0	17.1	30.1	33.7
动物油	7.1	8.7	4.8	4.5	3.8	2.1	8.5	10.6	7.3
糕点类		9.2	7.4		17.2	8.3		6.2	6.6
淀粉及糖	4.7	4.4	6.4	7.7	5.2	7.0	3.0	4.1	5.9
食盐	13.9	12.0	10.5	13.3	10.9	10.3	13.9	12.4	10.7
酱油	12.6	8.9	7.9	15.9	10.6	9.1	10.6	8.2	6.8
酒类	2.2		2.1	2.9		2.2	1.8		2.0
其他	11.5			20.6			6.6		

资料来源：1992全国营养调查，2002、2012中国居民营养与健康监测

十、疾病控制与公共卫生

简要说明

一、本章主要介绍全国及 31 个省、自治区、直辖市疾病控制与公共卫生情况，包括法定报告传染病发病率及死亡率，高血压病患病率和治疗率，恶性肿瘤死亡率，血吸虫病、寄生虫病和地方病防治情况，农村改水和改厕进展情况等。

二、传染病发病率、死亡率、病死率数据来源于法定报告传染病统计年报资料；血吸虫病、寄生虫和地方病防治情况来源于寄生虫和地方病统计年报资料；农村改厕情况来源于爱卫会农村改厕统计年报资料；高血压病患病率和治疗率来源于《2002 年中国居民营养与健康状况调查报告》和《2015 年中国居民营养与慢性病状况报告》；恶性肿瘤死亡率来源于 1973~1975 年、1990~1992 年、2004~2005 年《中国恶性肿瘤死亡抽样回顾调查》。

三、随着新的传染性疾病的出现和流行，甲、乙类法定报告传染病病种有所调整。1989 年及以前法定报告传染病包括鼠疫、副霍乱、白喉、流脑、百日咳、猩红热、麻疹、流感、痢疾、伤寒和副伤寒、病毒性肝炎、脊髓灰质炎、乙脑、疟疾、黑热病、森林脑炎、恙虫病、出血热和钩端螺旋体病 19 种。根据 1989 年颁布的《中华人民共和国传染病防治法》，1990~1995 年甲、乙类法定报告传染病包括鼠疫、霍乱、病毒性肝炎、痢疾、伤寒和副伤寒、艾滋病、淋病、梅毒、脊髓灰质炎、麻疹、百日咳、白喉、流脑、猩红热、流行性出血热、狂犬病、钩端螺旋体病、布鲁氏菌病、炭疽、流行性和地方性斑疹伤寒、流行性乙型脑炎、黑热病、疟疾、登革热 25 种。1996 年乙类传染病增加新生儿破伤风和肺结核；2002 年增加 HIV 感染者；2003 年增加传染性非典型肺炎；2005 年增加血吸虫病和人禽流感；2009 年增加甲型 H1N1 流感；2013 年乙类传染病增加人感染 H7N9 禽流感，甲型 H1N1 流感从乙类调整至丙类。

四、建国初期及 20 世纪 60 年代末至 70 年代初期，各地疫情报告系统不够健全，传染病发病和死亡漏报情况比较严重。

五、本章"农村总户数"仅用于计算农村卫生厕所普及率。

主要指标解释

甲乙类法定报告传染病发病率　是指某年某地区每 10 万人口中甲、乙类法定报告传染病发病数。即法定报告传染病发病率＝甲、乙类法定报告传染病发病数/人口数×100000。

甲乙类法定报告传染病死亡率　是指某年某地区每 10 万人口中甲、乙类法定报告传染病死亡数。即法定报告传染病死亡率＝甲、乙类法定报告传染病死亡数/人口数×100000。

1 岁儿童免疫接种率　是指按照儿童免疫程序进行合格接种的人数占全部应接种人数的百分比。

大骨节病临床 I 度以上病人数　是指年底实有 I 度以上病人总数及病人总数中 12 岁以下病人数。

碘缺乏病消除县数　是指通过国家评估组评估达到消除标准的县数。

地方性砷中毒（水型）轻病区　0.05mg/L<水砷含量≤0.2mg/L，患病率<10%的病区村。

地方性砷中毒（水型）中病区　0.2mg/L<水砷含量≤0.5mg/L，患病率在 10%~30%的病区村。

地方性砷中毒（水型）重病区　水砷含量>0.5mg/L 以上，患病率>30%的病区村。

卫生厕所普及率　是指符合农村户厕卫生标准的累计卫生厕所数占当地农村总户数的百分比。卫生厕所的标准是：厕所有墙、有顶，厕坑及贮粪池不渗漏，厕内清洁，无蝇蛆，基本无臭，贮粪池密闭有盖，粪便及时清除并进行无害化处理。

无害化卫生厕所普及率　即累计卫生厕所户数（"合计"－"其他"）/农村总户数×100%。

10-1-1 2016年甲乙类法定报告传染病发病数及死亡数排序

顺位	发病		死亡	
	疾病名称	发病人数	疾病名称	死亡人数
1	病毒性肝炎	1221479	艾滋病	14091
2	肺结核	836236	肺结核	2465
3	梅毒	438199	狂犬病	592
4	细菌性和阿米巴性痢疾	123283	病毒性肝炎	537
5	淋病	115024	人感染H7N9禽流感	73
6	猩红热	59282	梅毒	53
7	艾滋病	54360	流行性出血热	48
8	布鲁氏菌病	47139	流行性乙型脑炎	47
9	麻疹	24820	麻疹	18
10	伤寒和副伤寒	10899	疟疾	16
11	流行性出血热	8853	流行性脑脊髓膜炎	10
12	百日咳	5584	细菌性和阿米巴性痢疾	4
13	疟疾	3189	百日咳	3
14	血吸虫病	2924	新生儿破伤风	3
15	登革热	2050	布鲁氏菌病	2
16	流行性乙型脑炎	1237	炭疽	2
17	狂犬病	644	淋病	1
18	炭疽	374	伤寒和副伤寒	1
19	钩端螺旋体病	354	钩端螺旋体病	1
20	人感染H7N9禽流感	264	人感染高致病性禽流感	1
21	新生儿破伤风	177	猩红热	-
22	流行性脑脊髓膜炎	101	血吸虫病	-
23	霍乱	27	登革热	-
24	鼠疫	1	霍乱	-
25	人感染高致病性禽流感	-	鼠疫	-
26	传染性非典型肺炎	-	传染性非典型肺炎	-
27	脊髓灰质炎	-	脊髓灰质炎	-
28	白喉	-	白喉	-

10-1-2 2016年甲乙类法定报告传染病发病率、死亡率排序

顺位	发 病		死 亡	
	疾病名称	发病率 (1/10万)	疾病名称	死亡率 (1/10万)
1	病毒性肝炎	89.11	艾滋病	1.03
2	肺结核	61.00	肺结核	0.18
3	梅毒	31.97	病毒性肝炎	0.04
4	细菌性和阿米巴性痢疾	8.99	狂犬病	0.04
5	淋病	8.39	人感染H7N9禽流感	0.01
6	猩红热	4.32	梅毒	0.00
7	艾滋病	3.97	细菌性和阿米巴性痢疾	0.00
8	布鲁氏菌病	3.44	淋病	0.00
9	麻疹	1.81	布鲁氏菌病	0.00
10	伤寒和副伤寒	0.80	麻疹	0.00
11	流行性出血热	0.65	流行性出血热	0.00
12	百日咳	0.41	百日咳	0.00
13	疟疾	0.23	疟疾	0.00
14	血吸虫病	0.21	流行性乙型脑炎	0.00
15	登革热	0.15	炭疽	0.00
16	流行性乙型脑炎	0.09	钩端螺旋体病	0.00
17	狂犬病	0.05	流行性脑脊髓膜炎	0.00
18	炭疽	0.03	新生儿破伤风	0.00
19	钩端螺旋体病	0.03	人感染高致病性禽流感	0.00
20	人感染H7N9禽流感	0.02	猩红热	–
21	流行性脑脊髓膜炎	0.01	伤寒和副伤寒	–
22	新生儿破伤风	0.01	血吸虫病	–
23	鼠疫	0.00	登革热	–
24	霍乱	0.00	鼠疫	–
25	传染性非典型肺炎	–	霍乱	–
26	脊髓灰质炎	–	传染性非典型肺炎	–
27	人感染高致病性禽流感	–	脊髓灰质炎	–
28	白喉	–	白喉	–

注：新生儿破伤风发病率和死亡率单位为‰。

10-1-3　甲乙类法定报告传染病发病率、死亡率

年份	总计		鼠疫		霍乱		病毒性肝炎	
	发病率 (1/10万)	死亡率 (1/10万)	发病率 (1/10万)	死亡率 (1/10万)	发病率 (1/10万)	死亡率 (1/10万)	发病率 (1/10万)	死亡率 (1/10万)
1950	163.37	6.70	0.68	0.25				
1955	2139.69	18.43	0.01					
1960	2448.35	7.47	0.01	0.01				0.16
1965	3501.36	18.71			0.01		61.84	0.23
1970	7061.86	7.73	0.01				32.23	0.15
1975	5070.27	7.40			0.07		85.15	0.22
1980	2079.79	3.76			4.16	0.03	111.47	0.18
1981	1884.43	3.51			3.84	0.04	106.01	0.21
1982	1532.85	3.16			1.40	0.01	91.57	0.21
1983	1302.95	2.68			1.78	0.01	72.44	0.18
1984	1043.22	2.59			1.63	0.01	67.87	0.20
1985	874.82	2.41			0.63	0.01	76.68	0.22
1986	725.91	1.97			1.04	0.01	97.27	0.20
1987	558.74	1.83			0.52		108.23	0.23
1988	465.89	1.49			0.67	0.01	132.47	0.19
1989	339.26	1.26			0.51		113.11	0.15
1990	297.24	1.17	0.01		0.06		117.57	0.16
1991	284.50	0.87			0.02		116.87	0.14
1992	235.91	0.55			0.04		109.12	0.11
1993	189.49	0.47			0.95	0.01	88.77	0.10
1994	196.12	0.46			2.96	0.03	73.52	0.09
1995	176.37	0.34			0.95	0.01	63.63	0.09
1996	166.10	0.33	0.01		0.31		63.41	0.08
1997	199.29	0.43			0.10		66.05	0.09
1998	204.39	0.41			0.97	0.02	65.78	0.07
1999	204.44	0.41			0.42		71.68	0.06
2000	192.59	0.36	0.02		0.15		64.91	0.07
2001	191.09	0.36	0.01		0.22		65.46	0.06
2002	182.25	0.39	0.01		0.05	0.00	66.10	0.08
2003	192.18	0.48			0.02		68.55	0.08
2004	244.66	0.55	0.00	0.00	0.02	0.00	88.69	0.08
2005	268.31	0.76	0.00	0.00	0.07	0.00	91.42	0.09
2006	266.83	0.81	0.00		0.01		102.09	0.10
2007	272.39	0.99	0.00		0.01		108.44	0.09
2008	268.01	0.94	0.00	0.00	0.01		106.54	0.08
2009	263.52	1.12	0.00	0.00	0.01		107.30	0.08
2010	238.69	1.07	0.00		0.01		98.74	0.07
2011	241.44	1.14	0.00	0.00	0.00		102.34	0.06
2012	238.76	1.24	0.00	0.00	0.01		102.48	0.06
2013	225.80	1.20			0.00	0.00	92.45	0.05
2014	226.98	1.19	0.00	0.00	0.00		90.25	0.04
2015	223.60	1.22			0.00		89.47	0.03
2016	215.68	1.31	0.00	0.00	0.00	0.00	89.11	0.04

注：①2005年起，流行性和地方性斑疹伤寒、黑热病调整为丙类传染病；②2009年甲型H1N1流感纳入乙类传染病；③2013年11月1日起，人感染H7N9禽流感纳入法定乙类传染病，甲型H1N1流感从乙类调整至丙类，统一纳入流行性感冒进行监测

10-1-3 续表1

年份	细菌性和阿米巴性痢疾		伤寒、副伤寒		艾滋病		HIV感染者	
	发病率 (1/10万)	死亡率 (1/10万)	发病率 (1/10万)	死亡率 (1/10万)	发病率 (1/10万)	死亡率 (1/10万)	发病率 (1/10万)	死亡率 (1/10万)
1950	46.37	1.96	8.17	0.78				
1955	319.42	1.91	8.69	0.19				
1960	438.88	1.88	37.75	0.55				
1965	424.89	0.96	16.06	0.09				
1970	352.15	0.48	9.96	0.03				
1975	1000.70	1.44	9.61	0.03				
1980	568.99	0.52	11.94	0.04				
1981	671.37	0.56	12.72	0.04				
1982	617.23	0.36	14.25	0.04				
1983	482.80	0.30	11.24	0.03				
1984	376.75	0.21	9.75	0.25				
1985	316.72	0.23	8.35	0.02				
1986	299.84	0.25	9.76	0.04				
1987	230.67	0.24	13.02	0.04				
1988	190.06	0.21	14.01	0.03				
1989	132.47	0.14	10.83	0.04				
1990	127.44	0.17	10.32	0.02				
1991	115.58	0.10	10.45	0.03				
1992	79.55	0.06	7.91	0.01				
1993	54.50	0.04	7.51	0.01				
1994	74.84	0.02	7.75					
1995	73.30	0.04	6.10	0.01				
1996	66.31	0.03	5.61	0.01				
1997	59.65	0.03	4.83	0.01	0.01	0.01	0.15	
1998	55.34	0.03	4.80	0.01			0.10	
1999	48.30	0.02	4.08		0.02	0.01	0.18	
2000	40.79	0.01	4.19		0.02	0.01	0.20	
2001	39.86	0.01	5.07		0.04	0.02	0.30	
2002	36.23	0.02	4.47	0.00	0.06	0.02	0.33	
2003	34.52	0.02	4.17		0.08	0.03		
2004	38.30	0.01	3.80	0.00	0.23	0.06	1.02	0.00
2005	34.92	0.01	2.65	0.00	0.43	0.10		
2006	32.36	0.01	1.99	0.00	0.60	0.11	2.42	0.03
2007	27.99	0.01	1.55		0.82	0.30		
2008	23.43	0.00	1.18	0.00	1.10	0.45	3.14	0.24
2009	20.45	0.00	1.28	0.00	1.51	0.52	3.33	0.39
2010	18.90	0.00	1.05	0.00	2.56	0.71	3.42	0.49
2011	17.74	0.00	0.88	0.00	2.92	0.79	3.93	0.64
2012	15.40	0.00	0.89	0.00	3.11	0.86	4.33	0.85
2013	13.83	0.00	1.04	0.00	3.12	0.84		
2014	11.33	0.00	1.02		3.33	0.89	5.46	0.83
2015	10.20	0.00	0.85	0.00	3.69	0.94	6.00	0.89
2016	8.99	0.00	0.80	0.00	3.97	1.03	6.40	6.00

注：从2006年起，艾滋病病死率定义为当年符合治疗标准的感染者和病人中死亡人数所占比例

10-1-3 续表2

年份	淋病		梅毒		脊髓灰质炎		麻疹	
	发病率 (1/10万)	死亡率 (1/10万)	发病率 (1/10万)	死亡率 (1/10万)	发病率 (1/10万)	死亡率 (1/10万)	发病率 (1/10万)	死亡率 (1/10万)
1950							44.08	2.85
1955						0.02	701.23	12.24
1960					2.40	0.09	157.51	1.60
1965					4.06	0.08	1265.74	9.19
1970					2.56	0.03	450.47	1.83
1975					0.84	0.02	277.57	1.63
1980					0.76	0.02	114.88	0.50
1981	0.02				0.97	0.02	101.46	0.42
1982	0.05		0.01		0.77	0.02	88.96	0.51
1983	0.09		0.00		0.32	0.01	76.92	0.40
1984	0.18		0.01		0.16		60.42	0.28
1985	0.49		0.02		0.15	0.01	40.37	0.26
1986	2.03		0.03		0.17	0.02	18.97	0.08
1987	4.06		0.08		0.09		9.88	0.02
1988	5.72		0.12		0.06		8.90	0.05
1989	9.93		0.18		0.42	0.01	7.77	0.03
1990	9.49		0.23		0.46	0.01	7.71	0.02
1991	10.09		0.16		0.17	0.01	10.78	0.03
1992	11.53		0.17		0.10		12.10	0.03
1993	14.25		0.17		0.05		10.16	0.03
1994	16.77		0.39		0.02		7.33	0.02
1995	17.34		0.96		0.01		4.83	0.01
1996	17.26		1.81				6.27	0.01
1997	18.15		2.78				6.86	0.02
1998	24.31		4.37				4.54	0.01
1999	27.54		6.50				4.98	0.01
2000	22.92		6.43				5.93	0.01
2001	18.57		6.11				7.15	0.01
2002	16.14	0.00	5.80				4.76	0.01
2003	16.54		5.63		5.55	0.01	0.00	
2004	17.71	0.00	7.70	0.00			5.43	0.00
2005	14.27	0.00	10.96	0.01			9.42	0.00
2006	12.46	0.00	14.24	0.01			7.62	0.00
2007	11.33		17.16				8.29	0.01
2008	10.16	0.00	21.06	0.00			9.95	0.01
2009	9.19		24.66	0.00			3.95	0.00
2010	8.07	0.00	28.90	0.01			2.86	0.00
2011	7.61	0.00	32.04	0.01	0.00	0.00	0.74	0.00
2012	7.07	0.00	33.30	0.01			0.46	0.00
2013	7.61	0.00	32.86	0.01			2.04	0.00
2014	7.05	0.00	30.93	0.01			3.88	0.00
2015	7.36	0.00	31.85	0.00			3.11	0.00
2016	8.39	0.00	31.97	0.00	0.00	0.00	1.81	0.00

年份	百日咳		白喉		流行性脑脊髓膜炎		猩红热	
	发病率 (1/10万)	死亡率 (1/10万)	发病率 (1/10万)	死亡率 (1/10万)	发病率 (1/10万)	死亡率 (1/10万)	发病率 (1/10万)	死亡率 (1/10万)
1950			3.97	0.41	1.94	0.32	0.59	0.05
1955	133.82	0.99	9.74	1.25	1.94	0.37	8.72	0.24
1960	87.77	0.36	23.09	1.62	6.91	0.65	6.38	0.02
1965	188.79	0.51	13.69	1.35	71.59	4.33	13.75	0.02
1970	152.23	0.25	3.34	0.28	20.97	1.59	7.22	
1975	196.56	0.22	4.16	0.34	25.11	1.34	8.99	0.01
1980	62.82	0.05	1.00	0.09	23.44	0.91	10.95	0.01
1981	51.25	0.06	0.85	0.08	13.21	0.54	8.65	0.06
1982	42.07	0.05	0.65	0.07	8.65	0.43	6.68	
1983	32.62	0.03	0.71	0.07	7.81	0.39	5.14	
1984	21.06	0.03	0.33	0.04	11.69	0.58	5.76	
1985	14.22	0.02	0.14	0.08	10.73	0.59	5.95	
1986	8.02	0.01	0.08	0.01	7.56	0.44	4.84	
1987	5.61	0.01	0.04		3.21	0.21	4.36	
1988	3.06	0.01	0.03		2.00	0.15	3.98	
1989	2.46		0.03	0.01	1.33	0.10	4.14	
1990	1.80		0.04	0.01	0.89	0.07	2.70	
1991	0.93		0.02		0.69	0.05	2.78	
1992	0.97		0.01		0.61	0.04	3.62	
1993	0.79		0.01		0.48	0.03	3.38	
1994	0.67		0.01		0.55	0.03	2.07	
1995	0.50		0.01		0.52	0.03	1.35	
1996	0.43				0.52	0.03	1.11	
1997	0.75				0.41	0.02	1.22	
1998	0.59				0.31	0.02	1.24	
1999	0.50				0.24	0.01	1.23	
2000	0.46				0.19	0.01	1.08	
2001	0.51				0.18	0.01	0.94	
2002	0.49	0.00	0.00	0.00	0.19	0.01	1.14	0.00
2003	0.41				0.19	0.01	0.75	
2004	0.36	0.00	0.00		0.21	0.01	1.46	0.00
2005	0.29	0.00			0.18	0.02	1.92	0.00
2006	0.19	0.00			0.13	0.01	2.11	
2007	0.22				0.09	0.01	2.55	
2008	0.18	0.00			0.07	0.01	2.10	
2009	0.12	0.00			0.05	0.01	1.66	
2010	0.13	0.00			0.02	0.00	1.56	
2011	0.19	0.00			0.02	0.00	4.76	0.00
2012	0.16	0.00			0.01	0.00	3.45	0.00
2013	0.13				0.02	0.00	2.53	0.00
2014	0.25	0.00			0.01	0.00	4.00	
2015	0.49	0.00			0.01	0.00	5.01	0.00
2016	0.41	0.00	0.00	0.00	0.01	0.00	4.32	0.00

年份	流行性出血热		狂犬病		钩端螺旋体病		布鲁氏菌病	
	发病率 (1/10万)	死亡率 (1/10万)	发病率 (1/10万)	死亡率 (1/10万)	发病率 (1/10万)	死亡率 (1/10万)	发病率 (1/10万)	死亡率 (1/10万)
1950								
1955			0.32	0.07			0.23	
1960	0.10	0.01	0.03	0.02			0.33	
1965	0.43	0.05	0.14	0.10	19.73	0.08	0.66	
1970	0.41	0.05	0.18	0.13	11.14	0.09	0.99	
1975	2.02	0.16	0.25	0.20	17.77	0.13		
1980	3.12	0.20	0.69	0.68	3.67	0.09	0.17	
1981	4.26	0.24	0.71	0.71	4.33	0.10	0.11	
1982	6.15	0.30	0.61	0.61	6.55	0.12	0.08	
1983	8.40	0.30	0.53	0.52	6.33	0.12	0.11	
1984	8.87	0.29	0.59	0.59	3.62	0.07	0.20	
1985	10.02	0.30	0.40	0.40	2.57	0.05	0.09	
1986	11.06	0.25	0.41	0.41	4.28	0.07	0.03	
1987	6.14	0.14	0.54	0.54	12.69	0.12	0.07	
1988	4.78	0.12	0.45	0.45	3.22	0.06	0.05	
1989	3.66	0.10	0.47	0.47	3.09	0.06	0.09	
1990	3.66	0.10	0.32	0.32	2.59	0.05	0.07	
1991	4.32	0.12	0.18	0.18	2.57	0.05	0.07	
1992	4.03	0.07	0.09	0.09	1.23	0.03	0.04	
1993	3.94	0.06	0.04	0.04	2.53	0.07	0.03	
1994	5.14	0.07	0.03	0.03	1.84	0.06	0.05	
1995	5.30	0.05	0.02	0.02	1.10	0.03	0.07	
1996	3.65	0.03	0.01	0.01	1.15	0.03	0.21	
1997	3.60	0.04	0.02	0.02	0.87	0.03	0.11	
1998	3.77	0.04	0.02	0.02	0.94	0.03	0.09	
1999	3.93	0.04	0.03	0.03	0.94	0.02	0.14	
2000	3.05	0.03	0.04	0.04	0.32	0.01	0.17	
2001	2.83	0.02	0.07	0.07	0.30	0.01	0.23	
2002	2.46	0.02	0.09	0.09	0.19	0.01	0.41	
2003	1.68	0.01	0.15	0.15	0.13		0.48	
2004	1.93	0.02	0.20	0.20	0.11	0.00	0.88	0.00
2005	1.60	0.02	0.19	0.19	0.11	0.00	1.41	0.00
2006	1.15	0.01	0.25	0.25	0.05	0.00	1.45	
2007	0.84	0.01	0.25	0.25	0.07		1.50	
2008	0.68	0.01	0.19	0.18	0.07	0.00	2.10	
2009	0.66	0.01	0.17	0.16	0.04	0.00	2.70	
2010	0.71	0.01	0.15	0.15	0.05	0.00	2.53	0.00
2011	0.80	0.01	0.14	0.14	0.03	0.00	2.85	
2012	0.99	0.01	0.11	0.10	0.03	0.00	2.93	0.00
2013	0.95	0.01	0.09	0.08	0.03	0.00	3.21	
2014	0.85	0.01	0.07	0.06	0.04	0.00	4.22	0.00
2015	0.76	0.00	0.06	0.05	0.03	0.00	4.18	0.00
2016	0.65	0.00	0.05	0.04	0.03	0.00	3.44	0.00

年份	炭疽		斑疹伤寒		流行性乙型脑炎		黑热病	
	发病率 (1/10万)	死亡率 (1/10万)	发病率 (1/10万)	死亡率 (1/10万)	发病率 (1/10万)	死亡率 (1/10万)	发病率 (1/10万)	死亡率 (1/10万)
1950				0.11				0.01
1955	0.46	0.02	0.45	0.03	2.30	0.63	9.46	0.03
1960	0.21	0.02	2.08	0.02	2.18	0.36	0.23	
1965	0.39	0.02	2.91	0.02	13.36	1.79	0.40	
1970	0.23	0.01	0.50		18.02	2.15	0.30	
1975	0.46	0.01	0.58		9.67	1.11	0.11	
1980	0.43	0.01	2.17		3.31	0.32		
1981	0.34	0.01	1.24		4.01	0.42	0.01	
1982	0.37	0.01	1.09		3.18	0.39		
1983	0.31	0.01	1.40		2.39	0.24	0.01	
1984	0.30	0.01	1.28		2.56	0.23	0.01	
1985	0.23	0.01	1.17		2.81	0.24	0.01	
1986	0.23	0.01	0.90		1.73	0.15	0.02	
1987	0.17	0.01	0.35		2.30	0.21	0.03	
1988	0.22	0.01	0.54		2.33	0.20		
1989	0.22	0.03	0.45		1.64	0.12	0.02	
1990	0.21	0.01	0.31		3.43	0.24	0.02	
1991	0.24	0.01	0.38		2.13	0.10	0.03	
1992	0.15	0.01	0.33		1.73	0.06	0.02	
1993	0.15		0.27		1.54	0.06	0.02	
1994	0.11		0.33		1.59	0.07	0.01	
1995	0.09		0.29		1.32	0.05	0.01	
1996	0.09		0.25		0.87	0.03	0.01	
1997	0.10		0.33		0.83	0.03	0.01	
1998	0.10		0.45		1.00	0.04	0.01	
1999	0.05		0.48		0.69	0.03	0.01	
2000	0.05		0.49		0.95	0.03	0.01	
2001	0.06		0.48		0.77	0.02	0.01	
2002	0.06	0.00	0.39	0.00	0.65	0.02	0.01	0.00
2003	0.04		0.30		0.58	0.03	0.01	
2004	0.05	0.00	0.32	0.00	0.42	0.02	0.02	
2005	0.04	0.00			0.39	0.02		
2006	0.03	0.00			0.58	0.04		
2007	0.03				0.33	0.02		
2008	0.03	0.00			0.23	0.01		
2009	0.03	0.00			0.29	0.01		
2010	0.02	0.00			0.19	0.01		
2011	0.02	0.00			0.12	0.00		
2012	0.02	0.00			0.13	0.00		
2013	0.01	0.00			0.16	0.00		
2014	0.02	0.00			0.06	0.00		
2015	0.02	0.00			0.05	0.00		
2016	0.03	0.00			0.09	0.00		

年份	疟疾		登革热		新生儿破伤风		肺结核	
	发病率 (1/10万)	死亡率 (1/10万)	发病率 (1/10万)	死亡率 (1/10万)	发病率 (‰)	死亡率 (‰)	发病率 (1/10万)	死亡率 (1/10万)
1950		0.63						
1955	1027.73	0.95						
1960	1553.85	0.06						
1965	905.24	0.03						
1970	2961.10	0.03						
1975	763.14	0.02						
1980	337.83	0.01						
1981	307.13	0.01						
1982	203.38	0.01						
1983	135.60							
1984	88.12							
1985	54.39							
1986	34.69							
1987	19.84							
1988	12.44	0.01						
1989	12.56	0.01						
1990	10.56		0.03					
1991	8.88		0.08					
1992	6.40		0.00					
1993	5.05		0.03					
1994	5.29							
1995	4.19		0.58					
1996	3.08				25.16	3.19		
1997	2.87		0.05		21.56	2.89	39.21	0.07
1998	2.67		0.04		18.76	2.48	34.69	0.07
1999	2.39	0.01	0.15		20.79	4.09	41.72	0.07
2000	2.02		0.03		19.82	3.76	43.75	0.03
2001	2.15		0.03		16.65	2.60	44.89	0.03
2002	2.65	0.00	0.12		0.19	0.03	43.58	0.08
2003	3.00		0.01		0.18	0.03	52.36	0.08
2004	2.89	0.00	0.02		2.46	0.25	74.64	0.11
2005	3.03	0.00	0.00	0.00	0.19	0.02	96.31	0.26
2006	4.60	0.00	0.08		0.15	0.02	86.23	0.26
2007	3.55		0.04		0.13	0.01	88.55	0.28
2008	1.99	0.00	0.02		0.10	0.01	88.52	0.21
2009	1.06	0.00	0.02		0.08	0.01	81.09	0.28
2010	0.55	0.00	0.02		0.06	0.00	74.27	0.22
2011	0.30	0.00	0.01		0.05	0.00	71.09	0.21
2012	0.18	0.00	0.04		0.05	0.00	70.62	0.20
2013	0.29	0.00	0.34		0.03	0.00	66.80	0.19
2014	0.22	0.00	3.46	0.00	0.03	0.00	65.63	0.17
2015	0.23	0.00	0.28		0.02	0.00	63.42	0.17
2016	0.23	0.00	0.15	0.00	0.01	0.00	61.00	0.18

年份	甲型H1N1流感		血吸虫病		人禽流感		传染性非典型肺炎		人感染H7N9禽流感	
	发病率 (1/10万)	死亡率 (1/10万)	发病率 (1/10万)	死亡率 (1/10万)	发病率 (1/10万)	死亡率 (1/10万)	发病率 (1/10万)	死亡率 (1/10万)	发病率 (1/10万)	死亡率 (1/10万)
1950										
1955										
1960										
1965										
1970										
1975										
1980										
1981										
1982										
1983										
1984										
1985										
1986										
1987										
1988										
1989										
1990										
1991										
1992										
1993										
1994										
1995										
1996										
1997										
1998										
1999										
2000										
2001										
2002										
2003							0.40	0.03		
2004										
2005			0.24							
2006			0.23							
2007			0.21							
2008			0.22							
2009	9.17	0.05	0.27							
2010	0.53	0.01	0.32		0.00	0.00				
2011	0.70	0.01	0.33	0.00	0.00	0.00				
2012	0.08	0.00	0.36	0.00	0.00	0.00				
2013			0.42	0.00	0.00	0.00			0.00	0.00
2014			0.31		0.00	0.00			0.02	0.01
2015			2.51		0.00	0.00			0.01	0.01
2016			0.21	0.00	0.00	0.00	0.00	0.00	0.02	0.01

年份	天花		流行性感冒		回归热		森林脑炎		恙虫病	
	发病率 (1/10万)	死亡率 (1/10万)	发病率 (1/10万)	死亡率 (1/10万)	发病率 (1/10万)	死亡率 (1/10万)	发病率 (1/10万)	死亡率 (1/10万)	发病率 (1/10万)	死亡率 (1/10万)
1950	11.22	2.37			2.11	0.05				
1955	0.43	0.07			0.16	0.01				
1960	0.01		91.02	0.04	0.02		0.23		0.02	
1965			559.59	0.19	0.02		0.40		0.01	
1970			3133.35	0.71	0.01		0.30			
1975			2689.53	0.54	0.06		0.10		0.01	
1980			817.74	0.07	0.15		0.01		0.07	
1981			591.74	0.04	0.17		0.02		0.09	
1982			438.96	0.03	0.14		0.01		0.10	
1983			455.88	0.05	0.10		0.02		0.10	
1984			382.03	0.02	0.09		0.03		0.15	
1985			328.96	0.03	0.05		0.03		0.15	
1986			224.78	0.01	0.03		0.03		0.15	
1987			140.49	0.02	0.01		0.02		0.21	
1988			86.60		0.01		0.02		0.24	
1989			43.74				0.01		0.23	
1990										
1991										
1992										
1993										
1994										
1995										
1996										
1997										
1998										
1999										
2000										
2001										
2002										
2003										
2004										
2005										
2006										
2007										
2008										
2009										
2010										
2011										
2012										
2013										
2014										
2015										
2016										

10-1-4　2016年各地区甲乙类法定报告传染病发病率、死亡率

地　区	总计		鼠疫		霍乱		病毒性肝炎	
	发病率 (1/10万)	死亡率 (1/10万)	发病率 (1/10万)	死亡率 (1/10万)	发病率 (1/10万)	死亡率 (1/10万)	发病率 (1/10万)	死亡率 (1/10万)
总　计	215.68	1.31	0.00		0.00		89.11	0.04
北　京	137.99	0.80				0.01	13.29	0.48
天　津	129.66	0.32					16.88	0.01
河　北	178.97	0.28					92.00	0.02
山　西	243.87	0.44					143.78	0.03
内蒙古	250.37	0.33					112.07	0.07
辽　宁	200.70	0.57					75.85	0.03
吉　林	145.87	0.61					52.43	0.04
黑龙江	181.02	0.69					39.23	0.05
上　海	184.00	0.60				0.01	55.70	0.15
江　苏	114.56	0.51				0.01	28.46	0.01
浙　江	195.31	0.71				0.01	36.66	0.01
安　徽	205.99	0.70					87.45	0.01
福　建	258.79	0.47			0.00		130.22	0.03
江　西	224.09	1.10			0.00		100.17	0.02
山　东	137.19	0.31					62.99	0.04
河　南	192.25	1.53			0.00		89.67	0.04
湖　北	249.93	0.84				0.01	133.79	0.04
湖　南	238.24	1.44					105.95	0.01
广　东	320.16	1.01			0.00		166.40	0.03
广　西	254.26	6.04					118.23	0.06
海　南	321.47	0.90					158.40	0.04
重　庆	263.60	2.63					89.01	0.05
四　川	184.90	2.73					64.27	0.03
贵　州	254.21	2.19			0.00		66.54	0.01
云　南	187.90	4.30	0.00				55.06	0.04
西　藏	287.09	0.46					63.99	0.03
陕　西	194.26	0.51					77.33	0.02
甘　肃	200.18	0.45					69.51	
青　海	426.63	0.93					209.83	0.10
宁　夏	225.97	0.39					54.26	0.02
新　疆	606.70	4.27					232.75	0.04

10-1-4 续表1

地 区	其 中									
	甲型肝炎		乙型肝炎		丙型肝炎		丁型肝炎		戊型肝炎	
	发病率 (1/10万)	死亡率 (1/10万)	发病率 (1/10万)	死亡率 (1/10万)	发病率 (1/10万)	死亡率 (1/10万)	发病率 (1/10万)	死亡率 (1/10万)	发病率 (1/10万)	死亡率 (1/10万)
总 计	1.55	0.00	68.74	0.03	15.09	0.01	0.03		2.04	0.00
北 京	0.65		7.81	0.39	3.59	0.09			1.12	
天 津	0.39		11.98		3.57				0.64	0.01
河 北	0.54	0.00	77.89	0.02	11.69	0.00	0.05		1.01	
山 西	2.60		115.59	0.02	22.00	0.01	0.05		1.81	
内蒙古	0.83		82.32	0.06	28.00	0.01	0.04		0.57	
辽 宁	6.77		44.20	0.01	18.36	0.01	0.02		3.36	0.01
吉 林	0.86		30.64	0.03	19.41	0.02			0.79	
黑龙江	0.76	0.00	24.49	0.02	11.17	0.02	0.03		0.96	0.00
上 海	0.97		41.63	0.14	9.57		0.02		2.95	0.01
江 苏	0.75		17.73	0.00	4.05	0.00	0.00		3.45	0.00
浙 江	0.86		25.04	0.01	4.88	0.00	0.04		3.42	0.00
安 徽	0.82		69.55	0.01	10.76	0.00	0.03		2.34	
福 建	1.17		114.63	0.02	6.91	0.00	0.05		2.17	0.00
江 西	0.60		89.35	0.02	6.81		0.05		1.55	
山 东	0.38		55.58	0.04	4.87	0.00	0.02		1.08	0.00
河 南	0.24		64.46	0.03	23.89	0.01	0.02		0.67	
湖 北	1.42		108.60	0.04	16.38	0.00	0.04		4.66	0.00
湖 南	0.84	0.00	81.83	0.01	19.72	0.00	0.05		1.73	
广 东	1.48		139.42	0.02	21.10	0.01	0.04		2.87	0.00
广 西	1.17	0.00	91.07	0.05	19.49	0.01	0.04		3.31	
海 南	0.68		115.23		35.32	0.04	0.08		4.57	
重 庆	2.94		67.54	0.04	14.23	0.00	0.02		2.48	
四 川	2.41	0.00	47.16	0.02	12.13	0.00	0.02		1.44	
贵 州	0.78		49.85	0.01	13.70	0.00	0.05		1.57	
云 南	2.09		29.04	0.01	20.74	0.03	0.01		3.01	0.00
西 藏	2.38		59.48	0.03	1.64		0.03		0.09	
陕 西	0.78		55.30	0.01	20.00	0.01	0.02		0.72	
甘 肃	2.62		38.07		27.28		0.03		0.64	
青 海	5.57		162.42	0.09	38.92	0.02	0.12		1.97	
宁 夏	2.55		38.76	0.02	12.40		0.02		0.27	
新 疆	15.15		167.33	0.03	46.01	0.02	0.06		1.85	

· 261 ·

10-1-4 续表2

地 区	其中 未分型肝炎		痢疾		伤寒、副伤寒		艾滋病	
	发病率 (1/10万)	死亡率 (1/10万)	发病率 (1/10万)	死亡率 (1/10万)	发病率 (1/10万)	死亡率 (1/10万)	发病率 (1/10万)	死亡率 (1/10万)
总　计	1.66	0.00	8.99	0.00	0.80	0.00	3.97	1.03
北　京	0.12		41.07		0.06		3.62	0.15
天　津	0.29		52.68		0.14		1.79	0.20
河　北	0.83	0.00	11.50		0.44		0.79	0.16
山　西	1.73		8.91		0.87		1.45	0.27
内蒙古	0.31		5.71	0.00	0.20		1.14	0.15
辽　宁	3.14		9.43		0.33		2.31	0.29
吉　林	0.73		3.00		0.05		1.99	0.46
黑龙江	1.82		6.75		0.06		1.48	0.23
上　海	0.57		0.54		0.08		2.27	0.21
江　苏	2.48		4.05		0.40		2.02	0.28
浙　江	2.43	0.00	3.92		0.86		3.37	0.44
安　徽	3.95		12.29		0.62		2.17	0.39
福　建	5.29		1.27		1.84		2.43	0.29
江　西	1.82	0.00	8.91		0.67		3.01	0.86
山　东	1.06	0.00	4.40		0.11		0.74	0.12
河　南	0.39		12.63	0.00	0.20		3.17	1.28
湖　北	2.70		7.08		0.49		2.18	0.60
湖　南	1.77		5.62		1.50		4.15	1.17
广　东	1.50		2.57		1.40		3.80	0.82
广　西	3.15		6.66		2.34		12.48	5.57
海　南	2.53		3.40		0.36		1.92	0.64
重　庆	1.80		23.66		0.38		10.20	2.08
四　川	1.11		6.93	0.00	0.43		11.16	2.47
贵　州	0.60		8.00		1.49		7.42	1.73
云　南	0.17		8.85		4.81		12.04	3.99
西　藏	0.37		20.56		0.03		1.57	0.12
陕　西	0.51		11.67		0.11		2.13	0.35
甘　肃	0.88		24.34		0.13		1.55	0.24
青　海	0.83		15.45		0.12		2.97	0.49
宁　夏	0.27		20.63		0.31		1.26	0.18
新　疆	2.35		15.68	0.00	0.56	0.00	8.14	2.83

10-1-4　续表3

地　区	淋病		梅毒		脊髓灰质炎		麻疹	
	发病率 (1/10万)	死亡率 (1/10万)	发病率 (1/10万)	死亡率 (1/10万)	发病率 (1/10万)	死亡率 (1/10万)	发病率 (1/10万)	死亡率 (1/10万)
总　计	8.39	0.00	31.97	0.00			1.81	0.00
北　京	6.58		22.92	0.01			5.75	
天　津	2.06		16.60				3.63	0.01
河　北	1.91	0.00	12.88	0.00			2.46	0.00
山　西	3.57		25.30	0.01			0.41	
内蒙古	8.91		38.12	0.01			1.12	
辽　宁	5.85		37.41	0.00			0.26	
吉　林	4.97		18.36				0.31	
黑龙江	4.01		24.30	0.01			0.29	
上　海	28.03		57.07	0.01			0.69	
江　苏	9.03		29.70	0.00			0.94	
浙　江	32.75		62.16				0.59	
安　徽	6.05		37.14	0.01			1.17	0.00
福　建	15.42		58.51	0.01			0.63	
江　西	8.00		28.70				0.50	0.00
山　东	4.15		15.54	0.00			4.47	0.01
河　南	3.13		15.44	0.01			1.19	0.00
湖　北	4.74		21.67	0.00			1.21	
湖　南	4.82		33.43	0.00			1.16	0.00
广　东	19.80		48.73	0.01			1.17	
广　西	10.23		15.41	0.01			0.08	
海　南	20.36		50.69				1.76	
重　庆	6.79		54.86	0.01			1.13	
四　川	3.56		28.35	0.00			0.99	
贵　州	6.41		30.37	0.01			0.09	
云　南	8.64		35.96				0.34	
西　藏	1.39		35.25				6.82	
陕　西	4.53		26.09				0.89	
甘　肃	3.24		18.61				11.14	
青　海	2.52		48.47				10.55	0.03
宁　夏	4.72		56.70	0.03			0.76	
新　疆	7.29		89.05	0.01			17.14	0.02

地 区	百日咳		白喉		流行性脑脊髓膜炎		猩红热	
	发病率 (1/10万)	死亡率 (1/10万)	发病率 (1/10万)	死亡率 (1/10万)	发病率 (1/10万)	死亡率 (1/10万)	发病率 (1/10万)	死亡率 (1/10万)
总　计	0.41	0.00			0.01	0.00	4.32	
北　京	0.42	0.01					12.08	
天　津	2.02						11.21	
河　北	0.49				0.01		5.21	
山　西	0.30				0.01	0.00	7.69	
内蒙古	0.04						10.35	
辽　宁	0.00				0.00		10.36	
吉　林	0.01						7.68	
黑龙江	0.07				0.00		7.43	
上　海	0.02				0.00		12.10	
江　苏	0.02				0.01		2.80	
浙　江	0.26				0.01		4.46	
安　徽	0.04				0.00		1.33	
福　建	0.01				0.00		1.59	
江　西	0.12				0.00		0.10	
山　东	1.42				0.00		7.22	
河　南	0.12				0.01		1.56	
湖　北	0.09				0.00		1.73	
湖　南	0.12				0.00		1.15	
广　东	0.54				0.00	0.00	2.40	
广　西	0.01				0.00		1.09	
海　南							0.07	
重　庆	2.03				0.00		1.60	
四　川	0.43				0.00		2.10	
贵　州	0.18				0.00		2.05	
云　南	0.09				0.00		3.59	
西　藏	0.03						2.44	
陕　西	1.57				0.01		8.07	
甘　肃	0.46						5.50	
青　海	0.05						6.49	
宁　夏	0.04						14.52	
新　疆	1.66				0.19	0.03	12.69	

地 区	流行性出血热		狂犬病		钩端螺旋体病		布鲁氏菌病	
	发病率 (1/10万)	死亡率 (1/10万)	发病率 (1/10万)	死亡率 (1/10万)	发病率 (1/10万)	死亡率 (1/10万)	发病率 (1/10万)	死亡率 (1/10万)
总　计	0.65	0.00	0.05	0.04	0.03	0.00	3.44	0.00
北　京	0.04		0.01	0.01			0.88	
天　津	0.20		0.03	0.03			1.18	
河　北	0.58	0.00	0.04	0.03	0.00		5.08	
山　西	0.02		0.07	0.03			12.52	
内蒙古	0.42	0.00	0.02	0.01			23.78	
辽　宁	1.97	0.01					5.34	
吉　林	1.87	0.01					5.38	
黑龙江	3.15	0.01					14.01	
上　海	0.02		0.00	0.00			0.05	
江　苏	0.41	0.01	0.06	0.06			0.18	
浙　江	0.62		0.03	0.04	0.02		0.17	
安　徽	0.34		0.04	0.04	0.08		0.13	
福　建	0.95		0.00	0.00	0.07		0.20	
江　西	1.48	0.01	0.02	0.02	0.04	0.00	0.14	
山　东	1.00	0.01	0.03	0.03	0.00		3.95	
河　南	0.19	0.00	0.09	0.07			4.21	
湖　北	0.40	0.01	0.05	0.05	0.00		0.45	
湖　南	0.87	0.00	0.09	0.09	0.03		0.24	
广　东	0.38	0.00	0.04	0.04	0.04		0.35	
广　西	0.01		0.12	0.12	0.03		0.60	
海　南	0.03		0.04	0.04	0.04		0.05	
重　庆	0.04		0.07	0.07	0.02		0.14	
四　川	0.13	0.00	0.02	0.02	0.06		0.14	
贵　州	0.17		0.14	0.14	0.01		0.32	0.00
云　南	0.46		0.10	0.10	0.22		0.59	
西　藏	0.03		0.03	0.03			0.31	
陕　西	2.46	0.00	0.04	0.03			2.50	
甘　肃	0.07		0.03	0.03			6.71	
青　海			0.02				0.25	
宁　夏	0.06		0.03	0.04			32.34	0.02
新　疆	0.00		0.00	0.00			35.60	

地　区	炭疽		流行性乙型脑炎		肺结核		疟疾		登革热	
	发病率 (1/10万)	死亡率 (1/10万)	发病率 (1/10万)	死亡率 (1/10万)	发病率 (1/10万)	死亡率 (1/10万)	发病率 (1/10万)	死亡率 (1/10万)	发病率 (1/10万)	死亡率 (1/10万)
总　计	0.03	0.00	0.09	0.00	61.00	0.18	0.23	0.00	0.15	
北　京	0.05				31.01	0.13	0.15	0.01	0.04	
天　津					21.14	0.06	0.07		0.02	
河　北	0.01		0.10		45.34	0.06	0.12	0.00	0.01	
山　西			0.28	0.02	38.65	0.08	0.04			
内蒙古	0.15	0.00	0.00		48.30	0.08	0.02	0.00		
辽　宁	0.05				51.40	0.24	0.12		0.02	
吉　林					49.76	0.10	0.06		0.00	
黑龙江	0.05				80.16	0.40	0.02			
上　海			0.00		27.28	0.22	0.10		0.02	
江　苏			0.02		35.93	0.12	0.38		0.02	
浙　江			0.03		48.78	0.20	0.38	0.00	0.10	
安　徽			0.05	0.01	56.77	0.22	0.24	0.00	0.00	
福　建					42.74	0.14	0.30		2.54	
江　西			0.01		71.99	0.18	0.11		0.01	
山　东			0.12	0.00	30.78	0.10	0.25	0.00	0.01	
河　南			0.26	0.02	60.13	0.10	0.22	0.00	0.01	
湖　北			0.01		74.70	0.14	0.25		0.02	
湖　南			0.07	0.00	75.50	0.16	0.22		0.03	
广　东			0.03	0.00	71.82	0.09	0.13	0.00	0.50	
广　西	0.00		0.02		86.27	0.29	0.63		0.01	
海　南			0.02		84.18	0.18	0.09		0.02	
重　庆			0.15		73.34	0.44	0.13		0.04	
四　川	0.07		0.14	0.00	65.66	0.19	0.41	0.00	0.02	
贵　州	0.01		0.18	0.01	130.66	0.29	0.10		0.01	
云　南	0.03		0.22	0.01	55.47	0.16	0.70		0.69	
西　藏	0.28				154.37	0.28				
陕　西	0.02		0.32		56.30	0.11	0.22	0.00	0.02	
甘　肃	0.32	0.00	0.32	0.01	58.13	0.16	0.09			
青　海	1.19				128.70	0.31	0.02			
宁　夏	0.10				40.04	0.10	0.12			
新　疆	0.11		0.00		185.66	1.32	0.03			

地 区	血吸虫		新生儿破伤风		人禽流感		人感染H7N9禽流感	
	发病率 (1/10万)	死亡率 (1/10万)	发病率 (‰)	死亡率 (‰)	发病率 (1/10万)	死亡率 (1/10万)	发病率 (1/10万)	死亡率 (1/10万)
总　计	0.21		0.01	0.00		0.00	0.02	0.01
北　京	0.00						0.00	0.00
天　津	0.01						0.01	0.01
河　北							0.01	0.00
山　西			0.00					
内蒙古								
辽　宁			0.00				0.00	0.00
吉　林			0.01					
黑龙江								
上　海	0.00		0.01				0.02	0.00
江　苏	0.01		0.00				0.13	0.03
浙　江	0.02		0.02				0.10	0.02
安　徽	0.05		0.00				0.04	0.02
福　建			0.02				0.04	0.01
江　西	0.09		0.01				0.01	
山　东			0.00				0.00	0.00
河　南	0.00		0.01	0.00			0.00	
湖　北	1.03		0.01				0.00	
湖　南	3.28		0.00				0.02	0.01
广　东	0.00		0.03				0.03	0.01
广　西			0.02					
海　南			0.02					
重　庆	0.00							
四　川	0.00		0.01				0.00	
贵　州			0.03	0.00			0.00	
云　南	0.01		0.01					
西　藏								
陕　西			0.00					
甘　肃			0.03					
青　海								
宁　夏			0.05					
新　疆	0.00		0.09					

10-2-1 我国居民高血压患病率(%)

分　组	2002年			2012年		
	合计	城市	农村	合计	城市	农村
合计	18.8	19.3	18.6	25.2	26.8	23.5
男性	20.2	21.8	19.6	26.2	28.1	24.2
女性	18.0	17.9	18.0	24.1	25.4	22.8
18～44岁小计	9.1	9.4	9.0	10.6	11.3	10.0
男性	12.7	14.5	12.0	13.6	14.6	12.7
女性	6.7	6.1	6.9	7.3	7.6	6.9
45～59岁小计	29.3	32.8	28.0	35.7	36.6	34.7
男性	28.6	33.1	26.9	35.9	37.9	33.6
女性	30.0	32.6	29.1	35.5	35.2	35.9
60岁及以上小计	49.1	54.4	47.2	58.9	60.6	57.0
男性	48.1	54.0	46.0	56.5	57.6	55.3
女性	50.2	54.9	48.4	61.2	63.4	58.7

资料来源：2002、2012年中国居民营养与健康监测

10-2-2 我国居民高血压治疗率(%)

分　组	2002年			2012年		
	合计	城市	农村	合计	城市	农村
合计	24.7	35.1	17.4	41.1	47.9	33.4
男性	21.6	31.2	14.7	37.4	44.7	29.3
女性	27.7	38.8	19.8	44.2	50.7	36.9
18～44岁小计	9.1	11.8	7.9	16.9	20.2	14.2
男性	6.9	9.7	5.4	14.1	17.2	11.4
女性	12.0	15.0	10.8	20.5	24.4	17.6
45～59岁小计	25.0	34.1	19.4	38.0	43.7	32.1
男性	20.6	28.6	15.7	33.7	40.6	26.2
女性	28.5	38.5	22.3	41.5	46.2	36.6
60岁及以上小计	32.2	43.1	21.3	48.8	55.8	39.9
男性	31.0	41.5	20.7	46.7	54.0	37.8
女性	33.3	44.7	21.9	50.7	57.3	41.8

10-3-1　前十位恶性肿瘤死亡率(合计)

顺位	2004～2005		1990～1992		1973～1975	
	疾病名称	死亡率(1/10万)	疾病名称	死亡率(1/10万)	疾病名称	死亡率(1/10万)
1	肺癌	30.83	胃癌	25.16	胃癌	19.54
2	肝癌	26.26	肝癌	20.37	食管癌	18.83
3	胃癌	24.71	肺癌	17.54	肝癌	12.54
4	食管癌	15.21	食管癌	17.38	肺癌	7.09
5	结直肠癌	7.25	结直肠癌	5.30	子宫颈癌	5.23
6	白血病	3.84	白血病	3.64	结直肠癌	4.60
7	脑瘤	3.13	子宫颈癌	1.89	白血病	2.72
8	女性乳腺癌	2.90	鼻咽癌	1.74	鼻咽癌	2.32
9	胰腺癌	2.62	女性乳腺癌	1.72	女性乳腺癌	1.65
10	骨癌	1.70				
	恶性肿瘤总计	134.80	恶性肿瘤总计	108.26	恶性肿瘤总计	83.65

资料来源：1973～1975、1990～1992、2004～2005年中国恶性肿瘤死亡抽样回顾调查

10-3-2　前十位恶性肿瘤死亡率(男)

顺位	2004～2005		1990～1992		1973～1975	
	疾病名称	死亡率(1/10万)	疾病名称	死亡率(1/10万)	疾病名称	死亡率(1/10万)
1	肺癌	41.34	胃癌	32.84	胃癌	25.12
2	肝癌	37.54	肝癌	29.01	食管癌	23.34
3	胃癌	32.46	肺癌	24.03	肝癌	17.60
4	食管癌	20.65	食管癌	22.14	肺癌	9.28
5	结直肠癌	8.19	结直肠癌	5.76	结直肠癌	4.85
6	白血病	4.27	白血病	3.96	白血病	3.00
7	脑瘤	3.50	鼻咽癌	2.34	鼻咽癌	2.94
8	胰腺癌	2.94				
9	膀胱癌	2.13				
10	鼻咽癌	2.05				
	恶性肿瘤总计	169.19	恶性肿瘤总计	134.91	恶性肿瘤总计	96.31

10-3-3　前十位恶性肿瘤死亡率(女)

顺位	2004～2005		1990～1992		1973～1975	
	疾病名称	死亡率(1/10万)	疾病名称	死亡率(1/10万)	疾病名称	死亡率(1/10万)
1	肺癌	19.84	胃癌	17.02	食管癌	14.11
2	胃癌	16.59	食管癌	12.34	胃癌	13.72
3	肝癌	14.44	肝癌	11.21	子宫颈癌	10.70
4	食管癌	9.51	肺癌	10.66	肝癌	7.26
5	结直肠癌	6.26	结直肠癌	4.82	肺癌	4.79
6	女性乳腺癌	5.90	子宫颈癌	3.89	结直肠癌	4.33
7	白血病	3.41	女性乳腺癌	3.53	女性乳腺癌	3.37
8	宫颈癌	2.86	白血病	3.30	白血病	2.42
9	脑瘤	2.74	鼻咽癌	1.10	鼻咽癌	1.67
10	子宫癌	2.71				
	恶性肿瘤总计	98.97	恶性肿瘤总计	80.04	恶性肿瘤总计	70.43

10-3-4　前十位恶性肿瘤死亡率(城市)

顺位	2004～2005		1990～1992		1973～1975	
	疾病名称	死亡率 (1/10万)	疾病名称	死亡率 (1/10万)	疾病名称	死亡率 (1/10万)
1	肺癌	40.98	肺癌	27.50	胃癌	20.19
2	肝癌	24.93	肝癌	19.50	肝癌	14.05
3	胃癌	22.97	胃癌	19.44	食管癌	13.59
4	食管癌	10.97	食管癌	9.62	肺癌	12.61
5	结直肠癌	9.78	结直肠癌	6.98	子宫颈癌	5.81
6	胰腺癌	4.44	白血病	3.66	结直肠癌	5.29
7	白血病	4.17	女性乳腺癌	2.56	白血病	3.17
8	女性乳腺癌	3.98	鼻咽癌	1.93	鼻咽癌	2.60
9	脑瘤	3.27	子宫颈癌	1.58	女性乳腺癌	2.17
10	胆囊癌	2.13				
	恶性肿瘤总计	146.57	恶性肿瘤总计		恶性肿瘤总计	91.80

10-3-5　前十位恶性肿瘤死亡率(农村)

顺位	2004～2005		1990～1992		1973～1975	
	疾病名称	死亡率 (1/10万)	疾病名称	死亡率 (1/10万)	疾病名称	死亡率 (1/10万)
1	肝癌	26.93	胃癌	27.16	食管癌	20.81
2	肺癌	25.71	肝癌	20.67	胃癌	19.18
3	胃癌	25.58	食管癌	20.10	肝癌	12.02
4	食管癌	17.34	肺癌	14.05	肺癌	5.13
5	结直肠癌	5.96	结直肠癌	4.72	子宫颈癌	5.05
6	白血病	3.68	白血病	3.63	结直肠癌	4.35
7	脑瘤	2.80	子宫颈癌	2.00	白血病	2.55
8	女性乳腺癌	2.35	鼻咽癌	1.67	鼻咽癌	2.22
9	胰腺癌	1.70	女性乳腺癌	1.42	女性乳腺癌	1.45
10	骨癌	1.61				
	恶性肿瘤总计	128.63	恶性肿瘤总计	106.76	恶性肿瘤总计	80.79

10-4-1　2016年血吸虫病防治情况

地　区	流行县数（个）	流行乡数（个）	流行村人口数（万人）	达到传播控制标准县数（个）	达到传播阻断标准县数（个）	未达控制标准县数（个）	现　有病人数（人）	其中晚期病人数（人）	急性血吸虫病感染人数（人）	治疗及扩大化疗人数（人）
总　　计	451	3484	6938.5	101	191		54454	30573		2451197
上　海	8	81	253.6				3			2
江　苏	64	473	1366.8	3	45		2824	2823		6441
浙　江	55	469	926.6				1003	994		1712
安　徽	51	366	710.1	28	16		6780	5661		317860
福　建	16	75	86.2							
江　西	39	317	495.1	15	20		12212	5101		97394
湖　北	63	522	998.4	22	34		8847	8847		673010
湖　南	41	343	662.7	26	15		20337	4699		534026
广　东	13	33	37.8							
广　西	20	69	92.1							
四　川	63	662	1121.4		50		1722	1722		576062
云　南	18	74	187.7	7	11		726	726		244690

10-4-2　2016年血吸虫病查灭螺情况

地　区	实际钉螺情况			年内查螺情况				灭　螺总面积（万平方米）	环改灭螺面积（万平方米）
	有螺乡数（个）	有螺村数（个）	实有钉螺面积（万平方米）	年内查螺乡数（个）	年内查出有螺乡数（个）	查出钉螺面积（万平方米）	内：新发现有螺面积（万平方米）		
总　　计	1561	8056	356834.6	3173	1430	235096.0	1346.5	139483.8	3101.5
上　海	6	20	2.1	50	6	1.2	1.0	175.5	0.0
江　苏	60	150	2335.7	475	60	2058.8	13.1	12312.0	33.5
浙　江	96	328	74.2	419	91	44.4	0.8	1926.0	4.3
安　徽	213	1016	26531.3	342	210	25042.4	1287.7	11415.1	17.9
福　建	7	9	2.3	65	7	3.1		28.3	1.0
江　西	151	645	78486.8	248	123	31668.6		12115.7	216.7
湖　北	343	2617	68391.5	485	335	50884.5		43315.7	2637.6
湖　南	195	839	172646.8	311	185	119290.8	44.0	21974.6	118.0
广　东				30					
广　西	5	6	4.2	58	5	4.2		26.3	
四　川	436	2173	7044.6	617	353	5029.8		25095.2	73.0
云　南	49	253	1315.3	73	55	1068.3		11099.4	

10-5-1　2016年克山病防治情况

地区	病区县		病区乡镇		已控制县数(个)	消除县数(个)	现症病人数(人)		年内死亡(人)
	个数	人口数(万人)	个数	人口数(万人)			潜在型	慢型	
总　计	328	12942.6	2648	6048.7	158	148	27928	9497	592
河　北	11	351.6	73	91.3	6	5	5036	639	
山　西	11	123.9	20	25.7		11	849	60	64
内蒙古	12	417.5	62	172.5	8	3	11585	3924	174
辽　宁	4	113.7	46	86.5	1	3	655	97	4
吉　林	37	1262.9	307	712.3	15	19	1714	822	94
黑龙江	66	2155.7	304	655.9	38	28	254	232	5
山　东	19	1670.5	191	1164.9	10	9	341	480	23
河　南	3	164.9	20	44.8		3	476	60	
湖　北	1	90.3	1	7.1	1		74	7	
四　川	54	2262.2	798	969.6	54		161	167	5
贵　州	1	145.4	6	24.2		1	162	2	
云　南	42	1569.7	226	820.6	2	40	126	200	12
西　藏	1	4.9	2	0.9		1			
重　庆	9	799.2	138	424.2		9	6	74	11
陕　西	29	735.2	225	321.3	18	8	2476	523	48
甘　肃	28	1075.0	229	527.0	5	8	4013	2210	152

10-5-2　2016年大骨节病防治情况

地区	病区县		病区乡镇		已控制县数(个)	消除县数(个)	临床I度及以上病人(人)	13岁以下病人数
	个数	人口数(万人)	个数	人口数(万人)				
总　计	378	10439.3	2102	3792.9	95	257	567637	12730
河　北	7	246.6	36	45.5	2	5	5329	2
山　西	35	744.4	118	175.7		35	5211	
内蒙古	18	561.9	113	258.3	10	8	99004	170
辽　宁	5	130.0	60	114.4		5	24598	
吉　林	40	1498.1	312	752.2	14	26	40290	1
黑龙江	80	2560.1	367	854.5	48	32	60445	1422
山　东	1	93.2	4	20.0		1	435	
河　南	5	236.1	33	69.3		5	11974	6
四　川	32	704.3	143	82.7		32	44237	
西　藏	53	216.3	168	74.6	7	41	14771	666
陕　西	62	2173.0	361	627.0		62	150115	1
甘　肃	37	1254.5	380	713.9	14	5	109332	10462
青　海	3	20.8	7	5.0			1896	

10-5-3　2016年地方性氟中毒(水型)防治情况

地区	病区县数(个)	基本控制县数(个)	病区村(个)	病区村人口数(万人)	已改水		现症病人数(人)	
					村数(个)	受益人口(万人)	氟斑牙	氟骨症
总　计	1081	671	78746	7060.79	64516	4934.3	14477947	1167079
北　京	9	9	239	37.98	239	37.8	15319	1340
天　津	10	2	2060	285.93	891	137.0		
河　北	126	62	6281	633.21	4596	528.8	1127692	42231
山　西	62	28	4105	456.78	3777	371.2	1423216	99280
内蒙古	84	23	10243	485.72	6822	336.3	865036	191391
辽　宁	54	30	2667	185.18	2238	147.9	581222	39233
吉　林	16	1	3171	189.21	2862	121.9	579873	57884
黑龙江	24		1727	108.87	1203	46.5	323946	46844
江　苏	26	12	2090	436.53	2036	336.4	1990751	132179
浙　江	33	30	295	17.01	292	16.2	8637	109
安　徽	25	8	1725	668.02	802	194.3	693976	6894
福　建	36	32	153	9.80	153	9.8	6884	286
江　西	21	19	33	5.13	31	4.1	3780	8
山　东	111	86	11656	1185.74	10782	974.1	1845996	351465
河　南	112	59	20076	1436.22	17388	1024.1	2687426	23167
湖　北	30	106	197	27.39	197	35.5	21025	96
湖　南	9	9	22	3.4	22	3.4	8946	41
广　东	40	37	377	80.9	353	79.7	15274	195
广　西	14	10	191	10.0	190	8.9	36432	3577
重　庆	12	4	94	15.4	86	9.1	16891	26
四　川	14	11	146	8.7	141	7.6	11386	997
云　南	7	7	47	4.2	44	1.7	705	569
西　藏	6	6	6	2.6	6	2.5	647	234
陕　西	63	27	4687	409.5	3891	214.6	482665	146884
甘　肃	57		1886	153.9	1296	113.5	288801	8631
青　海	21	15	366	34.3	342	30.2	165463	10346
宁　夏	19	13	3400	109.8	3042	86.1	256200	2383
新　疆	40	25	806	59.4	794	55.1	1019758	789

10-5-4　2016年地方性氟中毒(燃煤污染型)防治情况

地区	病区县数(个)	基本控制县数(个)	消除县数(个)	病区村(个)	病区村人口数(万人)	病区户数	已改炉改灶		现症病人数(人)	
							户数	受益人口(万人)	氟斑牙	氟骨症
总计	172	65	86	32836	3065.6	8542864	8388850	2901.4	13815928	1737899
山西	20	9	11	3373	259.1	727212	713153	249.4	432459	1983
辽宁	2		2	2	0.1	258	224	0.1	23	8
江西	7	4	3	406	113.1	287611	274529	106.2	55862	2
河南	5		5	253	18.3	46550	46550	17.7	65550	
湖北	15	5	9	731	93.8	291610	287924	97.4	323778	16880
湖南	28	15	13	2123	276.4	716744	702963	270.9	695357	3073
广西	2	1	1	518	22.1	43059	42997	22.9	83734	5846
四川	22	15	6	1791	274.0	705412	705412	276.4	403612	25991
贵州	37	5	26	7853	1389.3	4079901	4001110	1279.6	8790000	1078000
云南	13	6	4	13637	357.2	867160	836641	352.9	2188135	575948
重庆	13	4	5	661	142.6	399314	399314	142.6	597175	5782
陕西	8	1	1	1488	119.6	378033	378033	85.3	180243	24386

10-5-5　2016年地方性砷中毒(水型)防治情况

地区	病区县		病区村(个)	病区村人口数(万人)	已改水		病人数(人)
	个数	人口数(万人)			村数(个)	受益人口(万人)	
总计	118	4773.8	2940	160.3	2771	133.8	12857
山西	16	629.5	157	23.1	150	13.4	3965
内蒙	28	513.2	1454	38.5	1404	34.0	7275
吉林	7	338.3	361	15.3	329	10.7	511
江苏	5	407.5	37	8.0	37	8.0	59
安徽	13	1105.0	95	13.1	89	11.5	71
河南	6	519.9	26	4.7	26	4.7	
湖北	1	120.2	53	7.7	49	7.4	4
云南	10	339.1	43	4.6	42	4.5	31
陕西	3	115.0	17	1.8	17	1.8	
甘肃	8	157.2	65	4.6	15	1.9	279
青海	4	37.3	22	0.1	3	0.1	364
宁夏	6	208.2	156	3.7	156	3.7	249
新疆	11	283.4	454	35.0	454	32.0	49

10-5-6　2016年地方性砷中毒(燃煤污染型)防治情况

地区	病区县		病区村(个)	病区村人口数(万人)	病区户数(户)	已改炉改灶		病人数(人)
	个数	人口数(万人)				户数	受益人口(万人)	
总计	12	558.4	920	97	259816	259816	48.4	27078
贵州	4	299.4	26	6	14983	14983	6.0	2848
陕西	8	258.9	894	91	244833	244833	42.4	24230

10-5-7 2016年碘缺乏病防治情况

地区	工作县		现症病人数（人）			碘盐销售数量(吨)		居民户碘盐监测		
	个数	人口数（万人）	甲肿	Ⅱ度甲肿	克汀病	计划供应	实际销售	碘盐份数	合格碘盐份数	非碘盐份数
总　计	2789	130243.9	4505973	214754	85614	5990925	5645542	833090	798304	11779
北　京	16	1420.4	200	4		163500	122171	4632	4513	168
天　津	16	1472.2	6447			47855	43963	4869	4397	532
河　北	165	7073.5	72608	8434	7249	288461	273928	47861	46529	740
山　西	119	3617.9	34264	1241	978	137557	116751	34873	33064	829
内蒙古	101	2425.4	107757	5384	1977	139286	124406	30194	29598	106
辽　宁	100	4404.6	123062	5951	2645	256089	251895	29851	29371	149
吉　林	60	2657.4	429265	61453	951	114283	109399	17982	17400	18
黑龙江	128	3760.3	177348	6767	691	151472	128555	39543	39108	129
上　海								4089	3454	1011
江　苏	99	7799.2	257985	5		340793	334604	29522	28794	343
浙　江	90	4835.2	7946	144	5	214332	205418	26004	25086	997
安　徽	104	6475.3	27095	1308	6393	347077	337841	30820	30120	26
福　建	84	3783.0	84607	4322	156	153070	145241	24601	23663	419
江　西	100	4670.9	415711	13800	1597	169595	161071	29922	28723	78
山　东	117	7866.8	160695	17869	492	437712	422046	33002	31651	2111
河　南	156	10127.3	60443	3631	1265	446671	446577	45785	43288	507
湖　北	94	5303.9	144715	2869	8603	209227	217910	30780	29074	120
湖　南	122	7046.4	782585	8107	2929	267649	239829	36599	34768	121
广　东	121	8886.9				406000	390572	35560	35041	371
广　西	109	4754.0	416071		3780	252590	212695	32146	30980	698
海　南	21	923.5	1426			37000	37800	6216	6042	125
重　庆	183	8526.1	107908	1818	9	360612	352029	55404	53556	143
四　川	88	4249.5	343412	4428	5144	190000	175103	26600	25233	100
贵　州	129	4633.7	15058	4638	65	231178	213592	38442	37281	371
云　南	74	327.5	42315			19960	19916	21231	15451	625
西　藏	39	3129.8	136599	1110		135374	126711	11723	11080	48
陕　西	108	3903.4	404320	49150	33769	189751	165083	32088	31751	12
甘　肃	87	2790.4	98849	10629	4592	114361	98719	25813	24727	138
青　海	43	557.6			1069	31000	27019	12456	11466	444
宁　夏	22	661.5	154	53	242	31920	30277	6474	6167	126
新　疆	94	2160.3	47128	1639	1013	106550	114422	28008	26928	174

10-6 农村改厕情况

年份 地区	农村 总户数 (万户)	累计卫生厕所户数(万户)								卫生 厕所 普及率 (%)	当年新 增卫生 厕所 (万户)	累计使 用卫生 公厕 (万户)	无害化 卫生厕 所普及 率(%)
		合计	三格化 粪池式	双瓮漏 斗式	三联沼 气池式	粪尿分 集式	完整下 水道水 冲式	双坑 交替式	其他				
2010	25415.4	17138.3	5344.3	1097.6	2638.1	304.6	1846.8	94.5	5812.4	67.4	1060.4	2827.7	45.0
2012	25977.2	18627.5	6225.6	1057.4	2879.7	337.3	2296.5	125.7	5705.3	71.7	737.4	2896.6	49.7
2013	26185.9	19400.6	6573.2	1103.1	3003.2	338.3	2537.3	166.4	5679.1	74.1	648.3	3165.1	52.4
2014	26219.1	19939.3	6930.5	1156.6	3032.4	357.5	2824.8	165.3	5472.3	76.1	685.1	3990.9	55.2
2015	26372.8	20684.3	7172.2	1174.6	3052.0	357.5	3254.1	149.3	5524.7	78.4	774.3	3879.5	57.5
2016	26674.1	21437.1	7602.6	1443.9	2874.6	361.7	3678.8	181.5	5293.8	80.4	1290.3	3502.6	60.5
北　京	103.9	103.6	87.3	1.3	0.2		15.0			99.8	0.3	13.3	99.8
天　津	123.1	116.2	75.7	0.0	0.4		40.1			94.4	0.5	13.3	94.4
河　北	1545.6	1130.8	130.8	317.1	139.0	3.2	214.1	4.2	322.4	73.2	101.8	108.2	52.3
山　西	712.3	418.6	6.4	93.0	27.1	1.1	137.2	0.3	153.5	58.8	21.1	74.3	37.2
内蒙古	446.4	318.6	2.7	0.7	19.5	1.4	53.3	56.7	184.4	71.4	24.4	95.8	30.1
辽　宁	681.1	523.9	40.1	49.6	43.0	0.4	153.1	3.7	234.1	76.9	27.8	48.3	42.6
吉　林	428.2	345.1	3.1	0.1	2.6	62.6	11.4	0.2	265.2	80.6	8.1	7.1	18.7
黑龙江	561.7	451.5	1.5	21.9	1.4	1.9	52.6	16.5	355.7	80.4	7.6	69.0	17.1
上　海	112.2	111.2	104.0		0.0		6.3		1.0	99.1	1.6	79.7	98.3
江　苏	1547.6	1507.1	1212.2	9.3	40.6	14.8	132.9		97.3	97.4	41.4	77.6	91.1
浙　江	1184.1	1164.5	954.2	0.1	25.8	0.0	160.4	0.0	24.0	98.3	47.8	166.7	96.3
安　徽	1478.2	1018.9	186.0	62.6	59.8	16.8	239.2	35.5	419.0	68.9	35.3	216.4	40.6
福　建	753.8	707.8	605.3	1.9	37.8	1.6	47.0	0.8	13.5	93.9	37.6	56.9	92.1
江　西	816.9	727.5	374.6	2.5	103.5		85.0	0.4	161.4	89.1	61.6	73.2	69.3
山　东	2075.2	1910.5	385.8	283.0	152.4	171.6	408.5	8.0	501.1	92.1	338.5	125.1	67.9
河　南	2141.2	1703.6	185.6	377.2	244.1	27.7	432.1	35.7	401.2	79.6	50.0	404.9	60.8
湖　北	1110.3	921.7	194.8		262.5	0.1	219.1	0.2	245.0	83.0	21.2	105.8	60.9
湖　南	1542.8	1227.3	328.4	22.1	151.0	2.1	148.9	0.0	574.7	79.5	18.9	65.9	42.3
广　东	1503.4	1409.4	1309.9	1.5	31.2	0.7	13.7	0.6	51.7	93.7	76.2	162.3	90.3
广　西	1104.5	945.5	570.7	2.2	266.7	1.5	30.5	0.2	73.6	85.6	52.7	73.2	78.9
海　南	142.0	113.2	101.7	0.6	8.9		0.1		2.0	79.8	7.3	11.7	78.3
重　庆	726.9	493.3	157.1	6.6	122.4	1.5	205.7			67.9	12.7		67.9
四　川	2089.1	1689.8	274.8	4.8	626.0	4.4	410.1	3.3	366.4	80.9	82.7	959.9	63.3
贵　州	883.2	512.0	104.9	0.7	120.7	1.1	117.8	0.0	166.8	58.0	136.4	75.1	39.1
云　南	1098.9	712.2	143.2	3.5	193.1	7.9	75.6	3.4	285.4	64.8	33.9	160.1	38.8
陕　西	707.6	407.9	40.8	95.4	99.7	2.9	90.9	0.1	78.0	57.6	8.4	88.8	46.6
甘　肃	499.7	378.7	9.8	22.4	60.4	31.8	50.7	6.8	196.7	75.8	14.6	96.2	36.4
青　海	96.1	66.5		0.9	10.4	0.0	7.7		47.6	69.2	1.2	8.6	19.7
宁　夏	106.8	73.1	1.5	18.3	14.3	0.8	21.5	1.7	14.9	68.5	2.1	22.0	54.5
新　疆	351.5	227.2	10.0	44.6	10.4	3.9	98.1	3.0	57.2	64.6	16.9	43.0	48.4

注：缺西藏数字

10-7   2016年健康教育专业机构服务情况

地　区	健康教育服务情况				传播材料制作				主办网站(个)	健康教育培训人次数
	技术咨询与政策建议(次)	公众健康教育活动(次)	与媒体合办栏目(个)	与媒体合作播放信息(次)	平面材料(万份)	音像制品(万份)	手机短信(万条)	实物(万个)		
总　计	10461	66780	4764	256107	42138	198	14097	4791	1198	1644780
北　京	121	195	33	665	274.8	0.7	241.9	69.2	11	13265
天　津	46	522	35	973	153.3	0.7	108.5	34.1	7	4353
河　北	490	2254	218	5246	1370.7	40.8	276.6	149.9	29	79579
山　西	54	1138	162	21289	1464.0	9.1	137.6	181.5	0	42543
内蒙古	529	4613	326	17550	1152.5	5.3	93.9	138.1	36	35318
辽　宁	126	1794	116	5643	778.7	3.0	54.6	141.0	25	31661
吉　林	176	1141	84	5134	769.0	2.5	7.1	232.6	19	11984
黑龙江	333	2722	181	4270	855.2	3.1	54.7	179.4	30	33521
上　海	18	389	18	568	1108.9	0.3	171.9	76.2	20	30968
江　苏	444	2495	122	4778	3048.9	20.8	287.0	2.4	115	14472
浙　江	450	4681	199	18344	1590.6	2.0	1042.4	178.1	83	28433
安　徽	49	1096	108	5662	2106.8	0.7	864.0	197.1	38	17788
福　建	149	1357	88	3176	749.1	0.3	823.5	62.5	30	10060
江　西	568	2408	173	8530	1043.3	23.5	587.8	132.1	40	93615
山　东	913	3229	430	15359	1970.1	26.6	625.0	186.5	104	107244
河　南	1040	3556	218	10036	2026.8	3.9	534.5	161.1	46	104753
湖　北	380	2047	209	16828	2269.1	1.4	778.9	71.6	69	39318
湖　南	718	3279	328	13230	2640.0	6.5	1123.2	222.3	78	108691
广　东	502	3091	210	12151	3106.3	10.8	1708.8	419.2	72	165875
广　西	197	954	99	4108	891.0	0.2	525.9	203.4	27	19623
海　南	25	377	82	2218	1115.8	1.7	23.4	24.1	8	9672
重　庆	243	606	77	4632	1293.4	1.2	911.9	82.0	19	12822
四　川	1107	5126	329	13564	2688.8	6.5	1225.7	333.1	94	149959
贵　州	274	1776	144	11230	1123.9	3.9	350.8	106.4	22	18483
云　南	94	3616	140	9514	2068.6	4.0	223.2	285.2	18	24835
西　藏	30	188	24	625	124.3	1.6	215.3	22.5	9	4352
陕　西	252	3935	203	9749	1730.0	3.8	555.1	354.8	73	76381
甘　肃	642	4202	161	16370	1112.2	5.9	212.5	117.8	35	255237
青　海	117	1534	68	3072	572.8	5.8	125.7	112.7	4	12631
宁　夏	136	446	51	2992	358.4	0.8	132.6	200.5	9	48556
新　疆	238	2013	128	8601	580.6	0.5	73.2	113.7	28	38788

注：平面材料包括传单/折页、小册子/书籍、宣传画；与媒体合办栏目包括电视台、广播电台、报刊

十一、居民病伤死亡原因

简要说明

一、本章主要介绍我国居民病伤死亡原因，内容包括城市、农村地区居民粗死亡率及死因顺位，分性别、疾病别、年龄别死亡率。

二、本章数据来源于居民病伤死亡原因年报。

三、资料范围

2000年城市地区包括北京、天津、长春、沈阳、大连、鞍山、上海、南京、杭州、武汉、广州、成都、重庆和西安14个大城市，苏州、徐州、合肥、安庆、马鞍山、铜陵、厦门、福州、平顶山、信阳、宜昌、黄石、长沙、湘潭、衡阳、常德、佛山、自贡、桂林和乌鲁木齐20个中小城市；农村地区包括北京、天津、上海市全部市辖县和江苏、浙江、安徽、福建、河南、湖北、湖南、广东、重庆、四川、贵州、甘肃15个省（直辖市）90个县（县级市）。

2005年城市地区包括北京、天津、上海、哈尔滨、长春、沈阳、大连、鞍山、南京、杭州、郑州、武汉、广州、重庆、成都、昆明、西安17个大城市，苏州、徐州、合肥、安庆、蚌埠、马鞍山、铜陵、福州、厦门、宜昌、黄石、长沙、衡阳、常德、湘潭、佛山、中山、三明、桂林、自贡、乌鲁木齐21个中小城市；农村地区包括北京、天津、上海市全部市辖县和江苏、浙江、安徽、福建、河南、湖北、湖南、广东、重庆、四川、贵州、甘肃15个省（直辖市）78个县（县级市）。

2010年城市地区包括北京、沈阳、大连、鞍山、哈尔滨、上海、广州、成都、昆明、西安10个大城市，徐州、合肥、蚌埠、马鞍山、铜陵、安庆、常德、佛山、自贡等9个中小城市；农村地区包括北京、天津、上海市全部市辖县和江苏、安徽、河南、湖北、广东、四川9个省（直辖市）34个县（县级市）。

2015年包括全国31个省的141个区（城市地区）和350个县或县级市（农村地区）。

2016年包括全国31个省的148个区（城市地区）和351个县或县级市（农村地区）。

四、2000年采用ICD-9国际疾病分类统计标准。2002年起采用ICD-10国际疾病分类统计标准。

主要指标解释

性别年龄别死亡率 指分性别年龄别计算的死亡率。计算公式：男（女）性某年龄别死亡率＝男（女）性某年龄别死亡人数/男（女）性同年龄平均人口数。

11-1-1　2005年城市居民主要疾病死亡率及构成

疾病名称	合计			男			女		
	死亡率 (1/10万)	构成 (%)	位次	死亡率 (1/10万)	构成 (%)	位次	死亡率 (1/10万)	构成 (%)	位次
传染病(不含呼吸道结核)	3.61	0.66	13	4.86	0.79	11	2.32	0.48	14
呼吸道结核	2.84	0.52	15	4.16	0.68	15	1.46	0.30	17
寄生虫病	0.06	0.01	20	0.07	0.01	19	0.05	0.01	20
恶性肿瘤	124.86	22.74	1	159.77	26.05	1	88.51	18.36	3
血液、造血器官 及免疫疾病	0.93	0.17	18	0.83	0.13	17	1.04	0.21	18
内分泌、营养和代谢病	13.75	2.50	7	11.81	1.92	7	15.77	3.27	6
精神障碍	5.19	0.95	10	4.85	0.79	12	5.55	1.15	10
神经系统疾病	4.60	0.84	11	4.87	0.79	13	4.32	0.90	11
心脏病	98.22	17.89	3	99.49	16.22	3	96.88	20.09	2
脑血管病	111.02	20.22	2	116.63	19.01	2	105.19	21.82	1
呼吸系统疾病	69.00	12.57	4	75.88	12.37	4	61.85	12.83	4
消化系统疾病	18.10	3.30	6	22.54	3.68	6	13.46	2.79	8
肌肉骨骼和结缔组织疾病	1.16	0.21	17	0.77	0.13	18	1.57	0.33	16
泌尿生殖系统疾病	8.58	1.56	9	8.92	1.45	9	8.21	1.70	9
妊娠、分娩和产褥期并发症	0.28	0.05	19				0.50	0.10	19
起源于围生期某些情况	3.50	0.64	14	3.68	0.60	14	3.23	0.67	13
先天畸形、变形和染色体异常	1.85	0.34	16	2.04	0.33	16	1.65	0.34	15
诊断不明	4.09	0.74	12	4.82	0.79	10	3.33	0.69	12
其他疾病	11.98	2.18	8	9.14	1.49	8	14.94	3.10	7
损伤和中毒外部原因	45.28	8.25	5	56.84	9.27	5	33.22	6.89	5

11-1-2　2010年城市居民主要疾病死亡率及构成

疾病名称	合计			男			女		
	死亡率 (1/10万)	构成 (%)	位次	死亡率 (1/10万)	构成 (%)	位次	死亡率 (1/10万)	构成 (%)	位次
传染病(不含呼吸道结核)	4.44	0.72	11	5.79	0.82	11	3.04	0.57	12
呼吸道结核	2.32	0.38	14	3.47	0.49	13	1.13	0.21	18
寄生虫病	0.13	0.02	18	0.15	0.02	19	0.10	0.02	20
恶性肿瘤	162.87	26.33	1	201.99	28.77	1	122.35	22.99	2
血液、造血器官及免疫疾病	1.50	0.24	17	1.48	0.21	17	1.52	0.29	17
内分泌、营养和代谢病	18.13	2.93	6	16.63	2.37	7	19.69	3.70	6
精神障碍	2.90	0.47	13	2.82	0.40	14	2.98	0.56	13
神经系统疾病	5.84	0.94	10	6.33	0.90	10	5.34	1.00	10
心脏病	129.19	20.88	2	135.15	19.25	3	123.02	23.12	1
脑血管病	125.15	20.23	3	137.30	19.55	2	112.56	21.15	3
呼吸系统疾病	68.32	11.04	4	78.06	11.12	4	58.22	10.94	4
消化系统疾病	16.96	2.74	7	20.76	2.96	6	13.03	2.45	7
肌肉骨骼和结缔组织疾病	1.61	0.26	16	1.21	0.17	18	2.02	0.38	14
泌尿生殖系统疾病	7.20	1.16	9	7.98	1.14	8	6.40	1.20	9
妊娠、分娩产褥期并发症	0.11	0.02	18				0.22	0.04	19
围生期疾病	2.03	0.33	15	2.34	0.33	15	1.70	0.32	16
先天畸形、变形和染色体异常	2.02	0.33	15	2.12	0.30	16	1.92	0.36	15
诊断不明	4.12	0.67	12	4.99	0.71	12	3.21	0.60	11
其他疾病	9.58	1.55	8	7.61	1.08	9	11.63	2.19	8
损伤和中毒外部原因	38.09	6.16	5	48.43	6.90	5	27.38	5.15	5

11-1-3 2015年城市居民主要疾病死亡率及构成

疾病名称	合计			男			女		
	死亡率 (1/10万)	构成 (%)	位次	死亡率 (1/10万)	构成 (%)	位次	死亡率 (1/10万)	构成 (%)	位次
传染病(含呼吸道结核)	6.78	1.09	9	9.31	1.31	8	4.18	0.79	10
寄生虫病	0.04	0.01	17	0.07	0.01	16	0.02	0.00	17
恶性肿瘤	164.35	26.44	1	207.22	29.11	1	120.56	22.77	2
血液、造血器官及免疫疾病	1.22	0.20	15	1.21	0.17	15	1.23	0.23	15
内分泌、营养和代谢疾病	19.25	3.10	6	18.47	2.59	6	20.04	3.79	6
精神障碍	2.79	0.45	11	2.73	0.38	11	2.86	0.54	11
神经系统疾病	6.90	1.11	8	7.16	1.01	10	6.64	1.25	8
心脏病	136.61	21.98	2	141.01	19.81	3	132.11	24.95	1
脑血管病	128.23	20.63	3	141.54	19.89	2	114.64	21.65	3
呼吸系统疾病	73.36	11.80	4	84.98	11.94	4	61.49	11.62	4
消化系统疾病	14.27	2.30	7	17.62	2.47	7	10.84	2.05	7
肌肉骨骼和结缔组织疾病	1.79	0.29	12	1.37	0.19	14	2.23	0.42	12
泌尿生殖系统疾病	6.52	1.05	10	7.48	1.05	9	5.54	1.05	9
妊娠、分娩产褥期并发症	0.07	0.01	16				0.15	0.03	16
围生期疾病	1.70	0.27	14	2.03	0.28	12	1.37	0.26	14
先天畸形、变形和染色体异常	1.73	0.28	13	1.93	0.27	13	1.53	0.29	13
损伤和中毒外部原因	37.63	6.05	5	49.01	6.89	5	26.01	4.91	5
诊断不明	2.26	0.36		3.00	0.42		1.52	0.29	
其他疾病	6.15	0.99		4.92	0.69		7.41	1.40	

11-1-4　2016年城市居民主要疾病死亡率及构成

疾病名称	合计			男			女		
	死亡率 (1/10万)	构成 (%)	位次	死亡率 (1/10万)	构成 (%)	位次	死亡率 (1/10万)	构成 (%)	位次
传染病(含呼吸道结核)	6.46	1.05	10	9.01	1.29	8	3.85	0.73	10
寄生虫病	0.05	0.01	17	0.05	0.01	16	0.06	0.01	17
恶性肿瘤	160.07	26.06	1	200.97	28.73	1	118.05	22.42	2
血液、造血器官及免疫疾病	1.37	0.22	15	1.40	0.20	15	1.33	0.25	15
内分泌、营养和代谢疾病	20.43	3.33	6	19.42	2.78	6	21.47	4.08	6
精神障碍	2.72	0.44	11	2.60	0.37	11	2.83	0.54	11
神经系统疾病	7.50	1.22	8	7.63	1.09	9	7.37	1.40	8
心脏病	138.70	22.58	2	142.30	20.34	2	135.00	25.64	1
脑血管病	126.41	20.58	3	139.50	19.94	3	112.95	21.46	3
呼吸系统疾病	69.03	11.24	4	79.65	11.39	4	58.12	11.04	4
消化系统疾病	14.05	2.29	7	17.38	2.48	7	10.62	2.02	7
肌肉骨骼和结缔组织疾病	2.25	0.37	12	1.78	0.25	13	2.73	0.52	12
泌尿生殖系统疾病	6.58	1.07	9	7.44	1.06	10	5.69	1.08	9
妊娠、分娩产褥期并发症	0.09	0.02	16				0.19	0.04	16
围生期疾病	1.87	0.30	13	2.24	0.32	12	1.49	0.28	13
先天畸形、变形和染色体异常	1.55	0.25	14	1.74	0.25	14	1.37	0.26	14
损伤和中毒外部原因	37.34	6.08	5	48.12	6.88	5	26.25	4.99	5
诊断不明	2.18	0.36		2.92	0.42		1.43	0.27	
其他疾病	6.06	0.99		5.03	0.72		7.11	1.35	

11-2-1 2016年城市居民年龄别疾病别死亡率(1/10万)(合计)

疾病名称(ICD-10)	合计	不满1岁	1～	5～	10～	15～	20～	25～
总计	614.19	429.11	36.17	17.67	19.05	20.71	19.72	41.40
一、传染病和寄生虫病小计	6.52	9.05	1.43	0.57	0.28	0.25	0.44	1.32
其中:传染病计	6.46	9.05	1.43	0.55	0.28	0.25	0.44	1.32
内:痢疾	0.00		0.06					
肠道其他细菌性传染病	0.11	0.96	0.22			0.04		
呼吸道结核	1.63		0.03	0.02	0.03	0.06	0.08	0.45
破伤风	0.02							0.03
脑膜炎球菌感染	0.09	0.69	0.10	0.14	0.03	0.02	0.01	
败血症	0.45	5.21	0.25	0.14	0.03	0.06	0.02	0.07
性传播疾病	0.02	0.14						0.01
狂犬病	0.04		0.03	0.05	0.06		0.01	0.01
流行性乙型脑炎	0.00			0.02	0.03			
病毒性肝炎	2.82	0.14	0.03	0.02			0.07	0.19
艾滋病	0.56		0.10	0.02	0.03	0.02	0.12	0.38
寄生虫病计	0.05			0.02				
内:血吸虫病	0.04							
二、肿瘤小计	161.55	5.62	3.72	3.34	3.07	3.18	2.74	7.23
其中:恶性肿瘤计	160.07	4.52	3.50	3.25	2.91	3.11	2.69	7.04
内:鼻咽癌	1.32					0.06	0.04	0.10
食管癌	10.86					0.02	0.01	0.01
胃癌	18.78				0.03	0.06	0.12	0.45
结肠、直肠和肛门癌	12.75					0.04	0.14	0.38
内:结肠癌	5.93					0.04	0.08	0.20
直肠癌	6.49						0.05	0.13
肝癌	22.70			0.10	0.14	0.15	0.20	1.05
胆囊癌	1.24					0.02		
胰腺癌	6.35					0.02	0.01	0.12
肺癌	47.84			0.02	0.03	0.15	0.09	0.49
乳腺癌	4.70					0.02	0.01	0.26
宫颈癌	2.55						0.02	0.35
卵巢癌	1.69			0.02	0.03	0.02	0.05	0.16
前列腺癌	2.12				0.03			0.01
膀胱癌	2.20							
脑及神经系统恶性肿瘤	3.41	0.96	1.18	1.05	0.75	0.48	0.38	0.67
白血病	3.50	3.29	1.40	1.34	1.23	1.09	0.98	1.47
良性肿瘤计	0.45	0.69	0.06	0.05	0.06	0.06	0.05	0.09
三、血液、造血器官及免疫疾病小计	1.37	2.60	0.80	0.17	0.20	0.17	0.09	0.30
其中:贫血	0.90	0.82	0.41	0.10	0.14	0.17	0.06	0.20
四、内分泌、营养和代谢疾病小计	20.43	4.25	0.29	0.17	0.11	0.17	0.33	0.52
其中:甲状腺疾患	0.13						0.04	
糖尿病	17.80		0.03	0.02		0.08	0.17	0.42
五、精神和行为障碍小计	2.72	0.14		0.02	0.08	0.17	0.20	0.38
其中:痴呆	1.28				0.06			
六、神经系统疾病小计	7.50	10.28	2.86	1.62	1.84	1.28	0.81	1.25
其中:脑膜炎	0.11	1.92	0.38	0.05	0.08	0.02	0.07	0.01
帕金森病	1.07							
七、循环系统疾病小计	272.87	6.17	0.83	0.67	0.98	1.87	2.05	5.81
其中:心脏病计	138.70	5.48	0.76	0.50	0.78	1.20	1.40	3.63
内:慢性风湿性心脏病	2.61					0.04	0.01	0.12
高血压性心脏病	13.71				0.11	0.02	0.05	0.16
冠心病	113.46					0.40	0.70	1.83
内:急性心肌梗死	58.69					0.32	0.58	1.48
其他高血压病	4.56							0.03

30～	35～	40～	45～	50～	55～	60～	65～	70～	75～	80～	85岁及以上
58.29	67.21	123.60	179.02	454.76	448.83	1025.73	1566.38	2239.37	3630.94	7732.47	18750.49
1.72	2.38	3.76	4.70	10.30	7.88	14.37	17.05	20.37	29.51	46.55	82.01
1.72	2.36	3.76	4.70	10.24	7.87	14.16	16.89	20.13	29.13	45.97	80.92
0.02	0.04	0.05	0.02	0.11	0.03	0.14	0.19	0.12	0.80	0.74	2.95
0.48	0.51	0.62	1.01	1.92	1.68	3.63	4.63	5.31	9.30	16.01	22.01
		0.01		0.05		0.09	0.03	0.04	0.14		0.31
	0.01	0.06	0.03	0.13	0.08	0.21	0.03	0.43	0.28	0.33	2.02
0.03	0.08	0.19	0.09	0.24	0.14	0.48	0.69	1.28	2.63	5.86	12.25
0.02				0.05	0.05	0.02	0.03	0.12	0.05		
	0.03	0.05	0.03	0.05	0.03	0.05	0.16	0.12	0.05		
	0.01										
0.53	0.91	1.77	2.46	5.70	4.37	7.48	8.63	9.39	11.93	13.45	24.96
0.50	0.60	0.79	0.70	1.33	0.77	0.87	1.04	1.12	0.70	1.07	0.31
		0.01		0.05	0.02	0.21	0.16	0.23	0.38	0.58	1.09
				0.04	0.02	0.09	0.13	0.16	0.38	0.50	0.93
13.67	19.50	40.40	64.94	184.33	197.30	439.57	597.36	711.27	926.20	1486.69	2078.58
13.42	19.27	39.92	64.48	182.91	195.94	436.65	593.35	705.61	917.22	1470.19	2048.51
0.15	0.32	0.74	1.08	2.25	2.48	3.95	4.85	4.89	5.07	6.27	8.22
0.13	0.19	0.72	2.14	9.18	12.94	32.09	43.96	54.93	70.10	110.59	149.13
1.23	1.79	2.96	5.80	16.10	20.56	51.03	75.03	91.78	118.49	190.89	248.35
0.90	1.02	2.18	3.75	11.78	12.89	28.05	42.38	54.50	80.25	158.95	236.88
0.43	0.52	0.96	1.73	5.06	6.01	11.50	19.38	24.55	37.21	78.82	119.06
0.43	0.49	1.19	1.88	6.44	6.55	15.93	21.90	28.36	40.59	76.51	111.31
2.73	4.95	11.29	16.56	40.02	34.80	66.62	79.44	85.77	97.21	138.57	194.40
0.03	0.07	0.08	0.25	1.11	1.22	2.98	4.54	5.16	8.93	16.09	20.62
0.15	0.49	0.88	1.88	6.30	8.28	18.32	24.86	28.43	41.06	59.01	83.71
1.48	2.57	6.55	12.59	44.33	55.07	139.11	193.32	236.51	306.43	468.44	604.91
1.03	1.51	3.46	4.48	10.86	8.26	13.77	12.89	12.45	14.66	23.52	35.97
0.65	1.04	2.02	2.99	6.83	4.13	6.34	7.34	6.36	7.61	10.15	13.33
0.28	0.26	0.98	1.14	3.93	2.89	5.14	5.92	5.90	6.11	8.42	10.54
0.02	0.01	0.03	0.08	0.38	0.60	2.02	4.95	9.15	17.34	38.71	75.19
0.02	0.04	0.10	0.12	0.60	1.37	3.17	5.51	9.23	15.36	36.56	74.10
0.88	0.92	1.73	2.12	4.78	4.46	9.48	11.34	12.22	14.00	19.39	28.21
1.72	1.33	1.62	2.03	4.05	3.80	7.58	11.28	12.49	14.94	19.31	23.10
0.05	0.08	0.18	0.19	0.71	0.41	0.85	1.13	1.86	2.63	4.29	6.67
0.38	0.36	0.37	0.38	1.19	1.08	2.48	2.43	4.93	7.71	16.84	28.99
0.22	0.18	0.23	0.26	0.79	0.77	1.70	1.51	3.06	5.12	11.47	19.84
1.03	1.20	2.53	4.09	12.18	14.38	34.59	56.97	88.60	136.49	278.87	583.05
0.07	0.08	0.05	0.13	0.16	0.19	0.14	0.25	0.35	0.66	1.32	2.17
0.75	0.87	2.13	3.51	11.27	13.29	32.00	52.40	83.01	124.79	247.34	432.52
0.60	0.69	0.87	0.93	1.59	1.32	2.69	3.47	6.52	12.31	39.20	124.49
		0.04	0.03	0.07	0.14	0.57	0.88	2.91	7.05	25.91	80.30
1.47	1.22	1.38	1.65	3.94	3.77	7.78	11.97	19.94	40.74	101.84	292.84
0.05	0.04	0.01	0.04	0.15	0.08	0.23	0.19	0.23	0.19	0.33	0.47
	0.01	0.01	0.03	0.26	0.38	1.12	2.27	4.58	9.96	20.47	31.78
11.12	15.35	32.59	53.30	145.09	144.84	354.57	613.77	982.77	1755.33	4061.87	10441.75
6.38	8.03	16.67	26.44	70.75	68.77	168.31	281.87	454.71	840.12	2049.96	5965.69
0.08	0.14	0.53	0.80	2.04	1.92	5.12	8.29	11.91	16.63	30.45	64.49
0.22	0.26	0.74	1.41	4.22	4.46	12.63	24.77	45.19	87.72	218.13	677.00
4.43	6.02	12.80	20.98	57.09	56.08	137.00	229.56	369.64	687.90	1694.09	4942.83
3.47	4.62	9.14	15.19	38.80	35.60	84.29	140.67	208.81	360.79	809.12	2124.47
0.17	0.27	0.63	1.14	2.70	2.73	6.57	10.87	16.02	27.30	68.75	165.26

疾病名称(ICD-10)	合计	不满1岁	1～	5～	10～	15～	20～	25～
脑血管病计	126.41	0.55	0.03	0.10	0.14	0.59	0.60	1.90
内：脑出血	49.01			0.05	0.08	0.51	0.50	1.55
脑梗死	41.23	0.14		0.02		0.02	0.05	0.15
中风（未特指出血或梗死）	4.52					0.02	0.05	0.04
八、呼吸系统疾病小计	69.03	29.06	2.61	1.00	0.36	0.59	0.37	0.74
其中：肺炎	13.96	24.68	2.04	0.72	0.31	0.42	0.20	0.32
慢性下呼吸道疾病	49.24			0.10	0.03	0.04	0.05	0.17
内：慢性支气管肺炎	7.15			0.02				
肺气肿	2.87							0.03
尘肺	0.59							
九、消化系统疾病小计	14.05	5.76	0.64	0.12	0.14	0.15	0.27	0.45
其中：胃和十二指肠溃疡	2.09		0.03	0.02		0.06	0.04	0.04
阑尾炎	0.08	0.14			0.06	0.02		
肠梗阻	1.00	2.19	0.10		0.03	0.02		0.01
肝疾病	5.61	0.96		0.02		0.02	0.14	0.13
内：肝硬化	4.96	0.14		0.02		0.02	0.11	0.10
十、肌肉骨骼和结缔组织疾病小计	2.25	0.27	0.10	0.05	0.28	0.19	0.17	0.29
其中：系统性红斑狼疮	0.31				0.17	0.11	0.11	0.25
十一、泌尿生殖系统疾病小计	6.58	0.55	0.25	0.12	0.25	0.36	0.25	0.80
其中：肾小球和肾小管间质疾病	3.94	0.27	0.10	0.07	0.17	0.23	0.19	0.49
肾衰竭	2.04	0.14	0.16	0.05	0.08	0.13	0.06	0.28
前列腺增生	0.10							
十二、妊娠、分娩和产褥期并发症小计	0.09						0.08	0.39
其中：直接产科原因计	0.09						0.07	0.33
内：流产	0.01						0.01	0.04
妊娠高血压综合征	0.01							0.06
产后出血	0.02						0.04	0.04
产褥期感染	0.03						0.01	0.06
间接产科原因计	0.01						0.01	0.06
十三、起源于围生期的情况小计	1.87	223.05	0.92					
其中：早产儿和未成熟儿	0.46	55.66	0.13					
新生儿产伤和窒息	0.32	39.21	0.03					
十四、先天畸形、变形和染色体异常小计	1.55	97.34	4.80	1.07	1.17	0.74	0.42	0.84
其中：先天性心脏病	1.02	60.73	3.40	0.81	0.78	0.61	0.33	0.64
先天性脑畸形	0.07	4.39	0.16	0.12	0.11		0.06	0.01
十五、诊断不明小计	2.18	6.72	1.15	0.24	0.36	0.48	0.33	0.74
十六、其他疾病小计	6.06	4.52	0.57	0.21	0.25	0.15	0.27	0.19
十七、损伤和中毒小计	37.34	23.58	15.08	8.24	9.64	10.94	10.90	20.10
其中：机动车辆交通事故	12.34	2.47	3.98	2.55	2.88	4.42	4.66	9.19
内：行人与机动车发生的交通事故	6.33	1.10	2.23	2.01	1.70	1.96	1.92	3.80
机动车与机动车发生的交通事故	1.72	0.82	0.54	0.10	0.28	0.61	1.03	1.61
机动车以外的运输事故	0.10		0.03	0.02	0.03	0.06	0.12	0.12
意外中毒	2.27	0.55	0.70	0.36	0.39	0.51	0.64	1.51
意外跌落	9.14	1.23	2.10	0.86	0.98	1.01	0.96	1.89
火灾	0.40	0.27	0.22	0.10	0.14	0.13	0.07	0.17
溺水	2.56	1.37	6.14	2.98	3.41	2.08	1.32	1.73
意外的机械性窒息	0.49	10.97	0.32	0.21	0.14	0.13	0.12	0.16
砸死	0.45	0.14	0.13	0.10	0.03	0.10	0.24	0.39
触电	0.55		0.06	0.12	0.03	0.13	0.27	0.58
自杀	4.90			0.02	0.98	1.56	1.56	2.79
被杀	0.36	0.27	0.03	0.21	0.22	0.17	0.28	0.48

30~	35~	40~	45~	50~	55~	60~	65~	70~	75~	80~	85岁及以上
4.05	6.58	14.60	24.53	69.05	71.22	175.17	314.54	502.19	869.58	1901.08	4195.30
3.18	5.33	10.86	18.12	45.63	39.35	90.28	147.57	205.63	308.17	579.19	1175.71
0.47	0.70	1.90	3.46	13.11	17.37	46.76	88.55	159.78	305.82	701.42	1568.24
0.12	0.21	0.52	0.71	1.30	1.87	5.35	10.15	15.98	29.74	74.03	182.31
1.27	1.46	3.57	5.02	16.41	18.89	62.19	121.03	238.53	470.45	1160.37	3226.86
0.50	0.48	1.09	1.31	3.62	3.83	10.74	18.21	33.32	73.11	219.36	802.41
0.52	0.60	1.86	2.80	10.39	12.67	44.95	91.82	188.10	362.01	851.87	2160.13
0.05	0.05	0.14	0.22	1.17	1.82	5.51	11.72	25.06	49.43	129.16	345.71
0.03	0.07	0.17	0.24	0.82	0.93	2.73	6.49	11.40	22.08	47.21	113.17
	0.01	0.06	0.15	0.44	0.33	0.87	1.29	2.02	4.18	12.05	14.42
1.52	2.39	4.95	7.11	16.23	14.04	25.16	35.80	44.80	74.94	150.53	371.60
0.23	0.15	0.44	0.71	1.52	1.54	3.14	4.73	7.29	13.34	26.90	69.76
0.02	0.03	0.03	0.03	0.09	0.05	0.14	0.03	0.19	0.56	0.99	2.02
0.03	0.10	0.10	0.11	0.47	0.41	1.01	1.73	3.03	6.53	15.27	43.87
0.65	1.46	3.36	4.67	10.74	8.65	14.69	18.31	17.81	22.46	36.31	55.50
0.52	1.29	3.10	4.33	9.80	7.82	12.92	15.88	15.94	19.36	30.54	47.44
0.48	0.33	0.66	0.57	1.39	1.37	3.19	4.73	5.82	10.62	28.47	92.71
0.38	0.23	0.31	0.24	0.64	0.38	0.69	0.79	0.39	0.70	0.91	0.62
1.25	1.39	2.04	2.67	5.90	5.06	11.43	19.91	26.57	38.90	72.87	146.65
0.73	0.78	1.25	1.85	3.51	3.13	6.84	12.86	17.03	22.98	42.83	77.05
0.40	0.51	0.69	0.68	1.94	1.59	3.95	5.77	7.60	12.45	22.20	45.73
				0.05	0.03	0.05	0.35	0.31	0.42	1.40	5.58
0.30	0.29	0.09	0.01		0.02						
0.30	0.27	0.09	0.01		0.02						
0.02					0.02						
	0.05	0.01									
0.10	0.08	0.03									
0.10	0.10	0.05	0.01								
	0.01										
0.67	0.36	0.45	0.42	0.69	0.64	0.48	0.38	0.39	0.66	0.83	1.24
0.43	0.27	0.31	0.32	0.42	0.33	0.25	0.22	0.16	0.42	0.58	0.62
0.03				0.02	0.06			0.04			
0.83	0.80	1.24	1.61	3.05	2.40	3.40	4.32	3.84	6.34	15.68	52.40
0.20	0.36	0.58	0.66	1.28	1.07	1.77	2.99	5.43	12.17	53.31	580.57
21.77	19.10	28.04	30.85	50.94	34.63	61.82	73.83	79.06	107.83	215.73	637.62
10.12	8.45	12.23	13.62	21.56	13.76	24.81	29.75	24.87	25.61	30.87	36.59
4.20	3.71	5.79	6.22	10.61	7.05	13.29	16.45	15.09	16.77	21.71	25.27
1.97	1.50	1.94	2.15	3.23	2.23	3.19	3.31	2.06	1.69	1.24	1.55
0.18	0.07	0.05	0.13	0.24	0.08	0.16	0.09		0.09	0.17	
1.77	1.57	2.38	2.60	4.02	2.80	4.02	4.38	4.62	5.17	8.01	13.49
2.08	2.20	3.50	4.40	7.47	5.65	10.40	14.43	20.99	36.69	101.84	383.84
0.12	0.11	0.17	0.18	0.58	0.44	0.78	0.76	0.97	1.74	3.71	6.05
0.95	1.24	1.34	1.39	2.72	1.62	4.11	4.29	4.89	7.00	11.97	17.21
0.27	0.27	0.39	0.44	0.60	0.46	0.41	0.60	0.85	0.89	1.73	5.58
0.28	0.38	0.59	0.67	1.42	0.38	0.60	0.60	0.43	0.56	0.50	1.40
0.52	0.66	0.98	0.95	0.88	0.52	0.87	0.60	0.31	0.28	0.50	0.62
3.38	2.45	3.72	3.87	7.36	5.83	10.67	11.91	13.62	16.96	24.26	37.05
0.60	0.38	0.41	0.37	0.46	0.31	0.41	0.38	0.35	0.38	0.50	0.78

11-2-2　2016年城市居民年龄别疾病别死亡率(1/10万)(男)

疾病名称(ICD-10)	合计	不满1岁	1～	5～	10～	15～	20～	25～
总计	699.58	479.87	40.37	20.35	21.82	27.77	27.29	57.37
一、传染病和寄生虫病小计	9.06	9.45	1.53	0.59	0.52	0.22	0.58	2.00
其中：传染病计	9.01	9.45	1.53	0.54	0.52	0.22	0.58	2.00
内：痢疾								
肠道其他细菌性传染病	0.12	0.51	0.24					
呼吸道结核	2.49		0.06	0.05	0.05	0.11	0.14	0.62
破伤风	0.02							0.03
脑膜炎球菌感染	0.10	0.26	0.12	0.14	0.05		0.02	
败血症	0.49	6.39	0.35	0.09	0.05	0.07		0.06
性传播疾病	0.03							0.03
狂犬病	0.05		0.06	0.09	0.10			0.03
流行性乙型脑炎	0.00			0.05	0.05			
病毒性肝炎	3.94		0.06				0.09	0.29
艾滋病	0.90		0.18		0.05		0.21	0.68
寄生虫病计	0.05			0.05				
内：血吸虫病	0.04							
二、肿瘤小计	202.52	5.11	4.25	4.03	3.23	4.01	3.05	7.92
其中：恶性肿瘤计	200.97	3.32	4.19	3.94	3.07	3.90	2.98	7.75
内：鼻咽癌	1.95					0.07	0.07	0.15
食管癌	15.82							0.03
胃癌	25.49					0.04	0.14	0.38
结肠、直肠和肛门癌	14.67					0.04	0.16	0.21
内：结肠癌	6.54					0.04	0.12	0.12
直肠癌	7.71						0.05	0.03
肝癌	32.95			0.09	0.21	0.18	0.23	1.68
胆囊癌	0.97							
胰腺癌	7.10					0.04	0.02	0.18
肺癌	65.78			0.05	0.05	0.18	0.09	0.56
乳腺癌	0.14							
宫颈癌								
卵巢癌								
前列腺癌	4.18				0.05			0.03
膀胱癌	3.34							
脑及神经系统恶性肿瘤	3.78	0.51	1.71	1.54	0.89	0.74	0.39	0.74
白血病	3.94	2.56	1.48	1.45	1.30	1.36	1.09	1.77
良性肿瘤计	0.41	1.02		0.05	0.05	0.07	0.07	0.09
三、血液、造血器官及免疫疾病小计	1.40	2.81	1.06	0.18	0.10	0.18	0.09	0.29
其中：贫血	0.90	0.77	0.65	0.05		0.18	0.07	0.18
四、内分泌、营养和代谢疾病小计	19.42	5.11	0.30	0.27	0.21	0.29	0.32	0.47
其中：甲状腺疾患	0.10							
糖尿病	17.00			0.05		0.11	0.19	0.35
五、精神和行为障碍小计	2.60	0.26		0.05	0.16	0.26	0.25	0.41
其中：痴呆	1.08				0.10			
六、神经系统疾病小计	7.63	10.99	3.13	1.86	2.03	1.77	1.18	1.38
其中：脑膜炎	0.12	1.53	0.41		0.10	0.04	0.14	
帕金森病	1.16							
七、循环系统疾病小计	290.34	6.13	0.83	0.59	0.94	2.39	2.91	8.69
其中：心脏病计	142.30	4.85	0.71	0.36	0.73	1.51	1.97	5.54
内：慢性风湿性心脏病	2.12						0.02	0.12
高血压性心脏病	13.12				0.16	0.04	0.05	0.27
冠心病	116.73					0.48	0.99	3.03
内：急性心肌梗死	63.65					0.37	0.79	2.53
其他高血压病	4.97							0.06

11-2-2　续表1

30～	35～	40～	45～	50～	55～	60～	65～	70～	75～	80～	85岁及以上
80.01	93.67	172.70	245.49	621.80	643.65	1382.66	2063.63	2870.68	4386.06	8860.20	20596.25
2.48	3.75	6.38	7.70	16.01	12.55	20.20	24.48	27.30	39.48	62.56	114.08
2.48	3.72	6.38	7.70	15.97	12.55	19.92	24.29	26.98	39.07	62.20	113.30
0.03	0.08	0.08	0.04	0.18	0.03	0.14	0.25		1.21	0.54	4.27
0.62	0.84	1.07	1.66	3.36	2.92	5.40	7.55	8.78	13.70	24.66	41.91
		0.03		0.04		0.09	0.06		0.30		0.39
	0.03	0.10	0.06	0.11	0.09	0.27	0.06	0.32	0.30	0.36	1.94
0.03	0.08	0.28	0.09	0.28	0.13	0.68	0.76	1.45	2.82	7.43	13.97
0.03				0.11	0.09	0.05	0.06	0.16			
		0.10	0.04	0.07	0.06	0.09	0.13	0.16			
0.88	1.55	3.06	4.18	8.85	6.84	10.39	12.12	11.44	15.51	15.60	32.21
0.75	0.90	1.38	1.15	2.16	1.29	1.32	1.59	2.01	1.01	1.81	0.39
		0.03		0.04		0.27	0.19	0.32	0.40	0.36	0.78
						0.14	0.19	0.24	0.40	0.36	0.78
15.32	21.16	46.41	77.16	230.05	273.38	595.91	815.77	978.77	1217.87	1933.07	2820.59
15.03	20.97	45.87	76.75	228.60	271.81	592.78	810.95	971.36	1208.40	1915.84	2782.18
0.23	0.49	1.15	1.64	3.44	4.02	6.35	7.61	6.85	7.15	9.07	10.48
0.20	0.33	1.25	3.86	16.47	22.98	52.96	69.14	82.15	102.62	150.15	203.72
0.98	1.66	3.39	7.13	21.28	30.26	75.75	114.75	138.28	173.32	275.45	330.99
1.17	0.92	2.40	3.82	14.27	16.42	35.72	55.95	67.89	98.19	191.67	291.02
0.68	0.46	0.97	1.69	5.70	7.34	14.57	24.55	28.51	43.41	92.48	142.80
0.46	0.46	1.38	1.94	8.22	8.51	20.29	29.81	36.89	51.66	95.57	139.69
4.60	8.12	19.11	27.46	64.49	58.16	102.07	115.82	124.19	126.59	182.97	257.26
	0.03	0.10	0.19	0.89	1.32	2.54	3.17	4.75	7.75	11.61	18.63
0.20	0.52	1.15	2.39	7.65	11.11	23.42	29.30	33.34	44.51	62.38	95.46
1.89	3.18	7.99	16.60	63.00	85.06	207.46	289.30	354.93	434.26	650.82	880.44
	0.03	0.10	0.13	0.18	0.19	0.45	0.38	0.48	0.70	1.27	1.94
0.03	0.03	0.05	0.15	0.74	1.19	3.99	9.96	19.01	37.16	85.05	188.19
0.03	0.05	0.18	0.19	1.06	2.39	5.08	9.13	15.70	24.47	60.39	134.26
1.08	1.09	1.89	2.41	5.38	5.43	10.67	13.00	13.53	14.70	20.67	38.03
2.02	1.52	1.58	2.37	4.67	4.30	8.67	12.31	14.66	19.03	22.85	33.76
0.03	0.05	0.20	0.17	0.64	0.47	0.73	1.21	2.26	1.91	3.81	6.60
0.39	0.35	0.48	0.34	1.31	1.26	2.59	2.73	5.07	8.76	18.68	32.98
0.29	0.19	0.28	0.23	0.81	0.97	1.82	1.71	2.90	5.64	12.88	19.79
1.04	1.49	3.57	5.46	15.05	18.61	38.71	62.42	86.98	126.19	264.75	583.21
	0.03	0.05	0.13	0.18	0.13	0.14	0.19	0.32	0.60	1.09	1.94
0.82	1.22	2.96	4.69	14.09	17.26	35.58	57.47	81.34	112.39	233.20	443.52
0.91	0.81	1.43	1.22	2.05	1.82	2.95	3.93	6.28	13.19	38.26	115.24
		0.05	0.04	0.07	0.16	0.64	0.89	2.98	7.86	26.29	71.01
1.96	1.96	1.79	2.09	5.42	4.65	8.35	14.02	23.76	45.62	110.98	284.04
0.03	0.05	0.03	0.04	0.21	0.13	0.32		0.16	0.20	0.36	0.78
		0.03	0.06	0.21	0.41	1.18	2.79	5.64	10.88	26.66	38.80
17.22	24.04	50.92	79.21	212.95	214.87	479.31	786.98	1207.10	2011.66	4372.80	10712.35
10.01	12.63	26.56	40.56	105.53	103.55	227.83	354.95	541.29	918.97	2128.91	5915.52
0.07	0.05	0.74	0.66	1.63	1.76	4.63	6.72	9.91	15.21	27.93	55.10
0.26	0.46	1.17	2.01	5.45	6.28	16.47	30.51	52.19	95.07	228.31	642.19
7.30	9.59	20.64	32.77	86.87	85.87	189.17	291.33	444.17	751.99	1753.91	4911.68
5.71	7.39	14.80	23.90	59.43	54.80	115.82	179.95	254.66	409.48	850.48	2146.97
0.33	0.41	1.07	1.69	3.93	4.11	8.80	13.13	20.05	32.53	76.52	172.67

疾病名称(ICD-10)	合计	不满1岁	1～	5～	10～	15～	20～	25～
脑血管病计	139.50	1.02	0.06	0.14	0.10	0.74	0.93	2.83
内：脑出血	56.29			0.05	0.05	0.63	0.79	2.36
脑梗死	44.11	0.26		0.05		0.04	0.07	0.15
中风（未特指出血或梗死）	4.84					0.04	0.05	0.09
八、呼吸系统疾病小计	79.65	36.54	2.60	1.00	0.36	0.59	0.42	0.85
其中：肺炎	15.47	30.66	2.18	0.77	0.31	0.44	0.21	0.32
慢性下呼吸道疾病	57.25			0.14		0.04	0.07	0.18
内：慢性支气管肺炎	7.80							
肺气肿	3.46							
尘肺	1.11							
九、消化系统疾病小计	17.38	6.90	0.83	0.09	0.16	0.26	0.37	0.62
其中：胃和十二指肠溃疡	2.51		0.06			0.11	0.02	0.06
阑尾炎	0.09	0.26			0.10			
肠梗阻	1.05	2.81	0.18			0.04		
肝疾病	8.00	1.02				0.04	0.19	0.18
内：肝硬化	7.27					0.04	0.12	0.15
十、肌肉骨骼和结缔组织疾病小计	1.78	0.26	0.12	0.05	0.16	0.22	0.09	0.06
其中：系统性红斑狼疮	0.10					0.07	0.02	0.03
十一、泌尿生殖系统疾病小计	7.44	0.77	0.24	0.18	0.21	0.48	0.25	0.80
其中：肾小球和肾小管间质疾病	4.39	0.51		0.09	0.10	0.33	0.19	0.44
肾衰竭	2.29		0.24	0.09	0.10	0.15	0.07	0.32
前列腺增生	0.20							
十二、妊娠、分娩和产褥期并发症小计								
其中：直接产科原因计								
内：流产								
妊娠高血压综合征								
产后出血								
产褥期感染								
间接产科原因计								
十三、起源于围生期的情况小计	2.24	251.18	1.24					
其中：早产儿和未成熟儿	0.56	63.63	0.24					
新生儿产伤和窒息	0.39	44.72	0.06					
十四、先天畸形、变形和染色体异常小计	1.74	108.85	5.19	1.09	1.20	0.85	0.58	0.80
其中：先天性心脏病	1.11	64.39	3.60	0.73	0.78	0.74	0.44	0.65
先天性脑畸形	0.08	4.85	0.12	0.14	0.10		0.09	0.03
十五、诊断不明小计	2.92	8.18	1.12	0.23	0.42	0.40	0.51	1.15
十六、其他疾病小计	5.03	4.09	0.47	0.23	0.26	0.22	0.39	0.29
十七、损伤和中毒小计	48.12	23.25	17.29	9.83	11.82	15.59	16.28	31.54
其中：机动车辆交通事故	17.83	2.30	3.48	2.81	2.97	6.84	7.22	14.90
内：行人与机动车发生的交通事故	8.73	0.77	1.83	2.36	1.67	2.83	2.98	5.98
机动车与机动车发生的交通事故	2.67	0.77	0.35	0.05	0.21	1.07	1.57	2.59
机动车以外的运输事故	0.15			0.05	0.05	0.11	0.23	0.18
意外中毒	3.27	0.77	0.71	0.27	0.26	0.70	0.74	2.15
意外跌落	10.33	1.53	2.54	1.04	1.15	1.51	1.57	3.09
火灾	0.53	0.26	0.30	0.05	0.26	0.15	0.09	0.27
溺水	3.30	0.51	8.14	4.12	4.69	3.16	2.13	3.00
意外的机械性窒息	0.63	10.48	0.24	0.32	0.21	0.15	0.14	0.27
砸死	0.75		0.12	0.09	0.05	0.15	0.39	0.74
触电	0.95		0.12	0.14		0.22	0.51	1.15
自杀	5.62			0.05	1.25	1.58	1.90	3.27
被杀	0.43	0.51	0.06	0.18	0.26	0.22	0.39	0.71

30～	35～	40～	45～	50～	55～	60～	65～	70～	75～	80～	85岁及以上
6.10	10.24	22.09	35.25	99.73	103.80	236.41	410.96	634.07	1038.71	2122.02	4502.70
4.79	8.36	16.43	25.75	65.30	55.62	119.27	190.42	249.34	361.44	660.25	1252.95
0.75	0.92	2.86	5.06	19.30	26.84	63.49	115.95	202.87	365.27	770.33	1684.83
0.16	0.38	0.77	1.15	1.70	2.61	7.85	14.14	21.42	34.34	82.87	181.99
1.63	1.93	4.52	6.66	23.73	28.12	86.91	166.38	326.98	624.19	1466.85	4026.59
0.65	0.62	1.45	1.66	5.31	5.27	15.88	24.93	45.42	93.66	268.20	974.73
0.65	0.73	2.25	3.73	14.66	19.02	62.18	126.73	258.45	485.72	1078.78	2707.67
0.10	0.08	0.20	0.28	1.52	2.64	7.94	15.35	31.57	62.74	151.05	419.07
0.03	0.08	0.31	0.36	1.27	1.48	4.40	9.83	16.51	30.72	60.75	131.54
	0.03	0.13	0.30	0.81	0.66	1.63	2.54	3.95	8.36	24.66	34.53
2.45	4.10	8.22	11.99	26.63	23.07	36.58	49.03	54.77	87.31	165.56	414.42
0.29	0.22	0.74	1.07	2.41	2.45	4.63	6.98	9.50	17.52	29.38	81.49
	0.05	0.05	0.04	0.11	0.09	0.18	0.06	0.32	0.60	0.73	2.33
0.07	0.14	0.13	0.19	0.64	0.60	1.32	2.28	3.38	7.25	17.59	47.73
1.11	2.66	5.69	8.09	18.34	14.72	22.15	25.75	21.83	26.99	41.89	71.40
0.95	2.34	5.31	7.60	17.18	13.68	20.29	23.22	20.13	23.06	35.54	63.25
0.13	0.11	0.43	0.45	0.92	1.16	2.86	4.38	5.56	8.66	26.48	91.58
0.07		0.13	0.04	0.25	0.06	0.36	0.38	0.08	0.20	0.91	
1.30	2.04	2.70	3.24	7.26	6.06	14.21	23.72	30.68	45.32	85.59	197.12
0.78	1.11	1.66	2.41	4.36	3.89	8.53	14.65	19.65	25.58	49.69	97.40
0.42	0.87	0.94	0.79	2.34	1.85	4.81	7.29	8.62	14.10	25.57	56.65
				0.11	0.06	0.09	0.70	0.64	0.91	3.08	13.97

30～	35～	40～	45～	50～	55～	60～	65～	70～	75～	80～	85岁及以上
0.78	0.33	0.36	0.38	0.57	0.56	0.45	0.38	0.48	0.91	1.09	1.55
0.52	0.27	0.31	0.28	0.32	0.28	0.27	0.13	0.32	0.60	0.73	0.39
0.03					0.09			0.08			
1.24	1.41	1.99	2.56	5.03	4.17	5.08	6.41	5.23	8.56	18.50	56.65
0.33	0.46	0.97	0.90	1.74	1.54	2.18	3.81	6.60	13.80	56.03	522.29
32.80	29.66	42.45	45.90	72.60	51.57	86.01	98.70	104.62	133.34	235.01	611.54
16.01	13.80	18.80	20.31	30.78	21.15	34.95	40.47	36.08	36.05	41.53	49.67
6.29	5.89	8.83	9.09	14.52	10.36	18.02	20.93	21.66	22.36	29.01	34.15
3.26	2.61	3.11	3.33	4.82	3.58	4.90	5.07	3.22	2.52	1.99	3.10
0.26	0.11	0.08	0.15	0.28	0.13	0.23	0.19		0.20	0.36	
2.77	2.47	4.08	4.10	6.59	4.14	6.04	6.15	6.12	6.14	11.24	15.52
3.29	3.72	5.56	7.08	11.69	8.60	15.75	19.92	25.77	42.10	108.62	362.03
0.13	0.05	0.26	0.36	0.78	0.75	1.13	1.08	1.21	2.72	4.17	8.15
1.34	1.74	1.79	1.86	3.36	2.51	4.86	5.26	5.48	7.75	10.15	19.01
0.33	0.38	0.69	0.68	0.85	0.75	0.64	0.89	1.05	1.11	1.45	6.60
0.42	0.73	0.99	1.09	2.51	0.72	1.09	1.01	0.64	0.40	0.54	1.94
0.98	1.28	1.68	1.64	1.49	0.91	1.41	1.08	0.48	0.40	0.54	0.39
4.24	2.88	4.49	4.57	8.15	7.00	12.53	13.76	17.32	21.05	26.29	46.18
0.75	0.54	0.48	0.45	0.46	0.41	0.45	0.51	0.24	0.30	0.36	0.39

疾病名称(ICD-10)	合计	不满1岁	1～	5～	10～	15～	20～	25～
总计	526.43	370.34	31.26	14.68	15.85	13.13	11.84	25.87
一、传染病和寄生虫病小计	3.91	8.58	1.31	0.55		0.28	0.29	0.66
其中：传染病计	3.85	8.58	1.31	0.55		0.28	0.29	0.66
内：痢疾	0.00		0.14					
肠道其他细菌性传染病	0.09	1.48	0.21			0.08		
呼吸道结核	0.74						0.02	0.29
破伤风	0.02							0.03
脑膜炎球菌感染	0.09	1.18	0.07	0.15		0.04		
败血症	0.41	3.85	0.14	0.20		0.04	0.05	0.09
性传播疾病	0.01	0.30						
狂犬病	0.02						0.02	
流行性乙型脑炎	0.00							
病毒性肝炎	1.67	0.30		0.05			0.05	0.09
艾滋病	0.21			0.05		0.04	0.02	0.09
寄生虫病计	0.06							
内：血吸虫病	0.04							
二、肿瘤小计	119.44	6.21	3.11	2.57	2.89	2.29	2.41	6.55
其中：恶性肿瘤计	118.05	5.92	2.69	2.47	2.71	2.25	2.38	6.35
内：鼻咽癌	0.68					0.04		0.06
食管癌	5.76					0.04	0.02	
胃癌	11.88				0.06	0.08	0.10	0.52
结肠、直肠和肛门癌	10.79					0.04	0.12	0.54
内：结肠癌	5.30					0.04	0.05	0.29
直肠癌	5.23						0.05	0.23
肝癌	12.16			0.10	0.06	0.12	0.17	0.43
胆囊癌	1.53					0.04		
胰腺癌	5.58							0.06
肺癌	29.42					0.12	0.10	0.43
乳腺癌	9.38					0.04	0.02	0.52
宫颈癌	5.17						0.05	0.69
卵巢癌	3.44			0.05	0.06	0.04	0.10	0.31
前列腺癌								
膀胱癌	1.02							
脑及神经系统恶性肿瘤	3.03	1.48	0.55	0.50	0.60	0.20	0.36	0.60
白血病	3.05	4.14	1.31	1.21	1.15	0.79	0.87	1.17
良性肿瘤计	0.50	0.30	0.14	0.05	0.06	0.04	0.02	0.09
三、血液、造血器官及免疫疾病小计	1.33	2.37	0.48	0.15	0.30	0.16	0.10	0.31
其中：贫血	0.89	0.89	0.14	0.15	0.24	0.16	0.05	0.23
四、内分泌、营养和代谢疾病小计	21.47	3.25	0.28	0.05		0.04	0.34	0.57
其中：甲状腺疾患	0.17						0.07	
糖尿病	18.63		0.07			0.04	0.14	0.49
五、精神和行为障碍小计	2.83					0.08	0.14	0.34
其中：痴呆	1.48							
六、神经系统疾病小计	7.37	9.47	2.55	1.36	1.63	0.75	0.43	1.12
其中：脑膜炎	0.10	2.37	0.35	0.10	0.06			0.03
帕金森病	0.98							
七、循环系统疾病小计	254.93	6.21	0.83	0.76	1.02	1.30	1.16	3.01
其中：心脏病计	135.00	6.21	0.83	0.66	0.84	0.87	0.82	1.77
内：慢性风湿性心脏病	3.11					0.08		0.11
高血压性心脏病	14.32				0.06		0.05	0.06
冠心病	110.09					0.32	0.39	0.66
内：急性心肌梗死	53.59					0.28	0.36	0.46
其他高血压病	4.13							

30～	35～	40～	45～	50～	55～	60～	65～	70～	75～	80～	85岁及以上
35.57	40.10	73.16	110.98	277.00	253.76	660.44	1075.49	1652.75	2970.55	6790.54	17522.45
0.92	0.97	1.07	1.62	4.22	3.21	8.41	9.71	13.92	20.79	33.17	60.67
0.92	0.97	1.07	1.62	4.15	3.17	8.27	9.58	13.77	20.43	32.41	59.38
		0.03		0.04	0.03	0.14	0.13	0.22	0.44	0.91	2.07
0.34	0.17	0.16	0.35	0.38	0.44	1.81	1.75	2.10	5.46	8.78	8.78
				0.08		0.09		0.07			0.26
		0.03		0.15	0.06	0.14		0.52	0.26	0.30	2.07
0.03	0.08	0.10	0.09	0.19	0.16	0.28	0.63	1.12	2.47	4.54	11.10
								0.07	0.09		
	0.06		0.02	0.04			0.19	0.07	0.09		
	0.03										
0.17	0.25	0.45	0.70	2.34	1.89	4.51	5.20	7.48	8.81	11.66	20.14
0.24	0.31	0.18	0.24	0.45	0.25	0.42	0.50	0.30	0.44	0.45	0.26
			0.08		0.03	0.14	0.13	0.15	0.35	0.76	1.29
			0.08		0.03	0.05	0.06	0.07	0.35	0.61	1.03
11.94	17.81	34.23	52.42	135.67	121.13	279.57	381.73	462.71	671.12	1113.86	1584.90
11.73	17.53	33.81	51.92	134.28	119.96	276.87	378.53	458.67	662.58	1097.96	1560.37
0.07	0.14	0.31	0.50	0.98	0.94	1.49	2.13	3.07	3.26	3.94	6.71
0.07	0.06	0.18	0.37	1.43	2.89	10.73	19.10	29.64	41.66	77.55	112.82
1.50	1.92	2.52	4.43	10.59	10.84	25.73	35.82	48.57	70.55	120.26	193.37
0.61	1.11	1.97	3.67	9.12	9.37	20.20	28.99	42.06	64.56	131.62	200.86
0.17	0.58	0.94	1.77	4.37	4.68	8.36	14.28	20.88	31.79	67.40	103.27
0.41	0.53	1.00	1.81	4.56	4.59	11.47	14.09	20.43	30.91	60.59	92.42
0.78	1.70	3.25	5.40	13.98	11.41	30.33	43.52	50.07	71.52	101.48	152.58
0.07	0.11	0.05	0.31	1.36	1.13	3.44	5.89	5.54	9.95	19.84	21.94
0.10	0.47	0.60	1.35	4.86	5.44	13.10	20.48	23.87	38.05	56.19	75.90
1.06	1.95	5.09	8.48	24.46	25.05	69.16	98.56	126.47	194.64	316.10	421.59
2.08	3.06	6.92	8.93	22.24	16.34	27.40	25.24	23.57	26.86	42.11	58.60
1.33	2.11	4.09	6.05	14.10	8.27	12.82	14.59	12.27	14.27	18.63	22.20
0.58	0.53	1.99	2.32	8.10	5.78	10.40	11.77	11.38	11.45	15.45	17.56
	0.03	0.03	0.04	0.11	0.35	1.21	1.94	3.22	7.40	16.66	34.08
0.68	0.75	1.57	1.81	4.15	3.49	8.27	9.71	11.00	13.39	18.33	21.69
1.40	1.14	1.65	1.68	3.39	3.30	6.46	10.27	10.48	11.36	16.36	16.01
0.07	0.11	0.16	0.22	0.79	0.35	0.98	1.06	1.50	3.26	4.70	6.71
0.38	0.36	0.26	0.42	1.06	0.91	2.37	2.13	4.79	6.78	15.30	26.33
0.14	0.17	0.18	0.28	0.75	0.57	1.58	1.32	3.22	4.67	10.30	19.88
1.02	0.89	1.47	2.69	9.12	10.15	30.38	51.60	90.10	145.50	290.66	582.95
0.14	0.14	0.05	0.13	0.15	0.25	0.14	0.31	0.37	0.70	1.51	2.32
0.68	0.50	1.28	2.29	8.25	9.30	28.33	47.40	84.56	135.63	259.15	425.20
0.27	0.56	0.29	0.63	1.09	0.82	2.42	3.01	6.74	11.54	39.99	130.63
		0.03	0.02	0.08	0.13	0.51	0.88	2.84	6.34	25.60	86.49
0.95	0.47	0.97	1.20	2.37	2.89	7.20	9.96	16.39	36.46	94.21	298.70
0.07	0.03		0.04	0.08	0.03	0.14	0.38	0.30	0.18	0.30	0.26
	0.03			0.30	0.35	1.07	1.75	3.59	9.16	15.30	27.11
4.74	6.46	13.76	26.78	72.89	74.71	226.90	442.78	774.33	1531.16	3802.18	10261.71
2.59	3.31	6.50	11.99	33.73	33.94	107.39	209.71	374.25	771.17	1984.01	5999.08
0.10	0.22	0.31	0.94	2.49	2.07	5.62	9.83	13.77	17.88	32.56	70.74
0.17	0.06	0.29	0.81	2.90	2.64	8.69	19.10	38.69	81.29	209.62	700.15
1.43	2.37	4.74	8.91	25.40	26.24	83.61	168.57	300.39	631.84	1644.13	4963.56
1.13	1.78	3.33	6.27	16.85	16.37	52.02	101.88	166.21	318.21	774.58	2109.50
	0.14	0.18	0.59	1.39	1.35	4.27	8.64	12.27	22.72	62.25	160.32

疾病名称(ICD-10)	合计	不满1岁	1～	5～	10～	15～	20～	25～
脑血管病计	112.95			0.05	0.18	0.43	0.26	1.00
内：脑出血	41.54			0.05	0.12	0.40	0.19	0.77
脑梗死	38.27						0.02	0.14
中风（未特指出血或梗死）	4.19						0.05	
八、呼吸系统疾病小计	58.12	20.41	2.62	1.01	0.36	0.59	0.31	0.63
其中：肺炎	12.42	17.75	1.86	0.66	0.30	0.40	0.19	0.31
慢性下呼吸道疾病	41.00			0.05	0.06	0.04	0.02	0.17
内：慢性支气管肺炎	6.47			0.05				
肺气肿	2.26							0.06
尘肺	0.06							
九、消化系统疾病小计	10.62	4.44	0.41	0.15	0.12	0.04	0.17	0.29
其中：胃和十二指肠溃疡	1.67			0.05			0.05	0.03
阑尾炎	0.07					0.04		
肠梗阻	0.95	1.48			0.06			0.03
肝疾病	3.15	0.89		0.05			0.10	0.09
内：肝硬化	2.58	0.30		0.05			0.10	0.06
十、肌肉骨骼和结缔组织疾病小计	2.73	0.30	0.07	0.05	0.42	0.16	0.24	0.52
其中：系统性红斑狼疮	0.54				0.36	0.16	0.19	0.46
十一、泌尿生殖系统疾病小计	5.69	0.30	0.28	0.05	0.30	0.24	0.24	0.80
其中：肾小球和肾小管间质疾病	3.47		0.21	0.05	0.24	0.12	0.19	0.54
肾衰竭	1.79	0.30	0.07		0.06	0.12	0.05	0.23
前列腺增生								
十二、妊娠、分娩和产褥期并发症小计	0.19						0.17	0.77
其中：直接产科原因计	0.17						0.14	0.66
内：流产	0.01						0.02	0.09
妊娠高血压综合征	0.02							0.11
产后出血	0.05						0.07	0.09
产褥期感染	0.05						0.02	0.11
间接产科原因计	0.01						0.02	0.11
十三、起源于围生期的情况小计	1.49	190.49	0.55					
其中：早产儿和未成熟儿	0.36	46.44						
新生儿产伤和窒息	0.25	32.83						
十四、先天畸形、变形和染色体异常小计	1.37	84.01	4.35	1.06	1.15	0.63	0.26	0.89
其中：先天性心脏病	0.93	56.50	3.17	0.91	0.78	0.47	0.22	0.63
先天性脑畸形	0.06	3.85	0.21	0.10	0.12		0.02	
十五、诊断不明小计	1.43	5.03	1.17	0.25	0.30	0.55	0.14	0.34
十六、其他疾病小计	7.11	5.03	0.69	0.20	0.24	0.08	0.14	0.09
十七、损伤和中毒小计	26.25	23.96	12.49	6.46	7.11	5.93	5.30	8.99
其中：机动车辆交通事故	6.71	2.66	4.55	2.27	2.77	1.82	2.00	3.63
内：行人与机动车发生的交通事故	3.86	1.48	2.69	1.61	1.75	1.03	0.82	1.69
机动车与机动车发生的交通事故	0.74	0.89	0.76	0.15	0.36	0.12	0.46	0.66
机动车以外的运输事故	0.05		0.07					0.06
意外中毒	1.25	0.30	0.69	0.45	0.54	0.32	0.53	0.89
意外跌落	7.92	0.89	1.59	0.66	0.78	0.47	0.31	0.72
火灾	0.27	0.30	0.14	0.15		0.12	0.05	0.09
溺水	1.81	2.37	3.80	1.72	1.93	0.91	0.48	0.49
意外的机械性窒息	0.35	11.54	0.41	0.10	0.06	0.12	0.10	0.06
砸死	0.15	0.30	0.14	0.10		0.04	0.07	0.06
触电	0.13			0.10	0.06	0.04	0.02	0.03
自杀	4.15				0.66	1.54	1.20	2.32
被杀	0.28			0.25	0.18	0.12	0.17	0.26

30～	35～	40～	45～	50～	55～	60～	65～	70～	75～	80～	85岁及以上
1.91	2.84	6.89	13.56	36.41	38.59	112.50	219.36	379.64	721.68	1716.53	3990.78
1.50	2.23	5.14	10.31	24.69	23.07	60.61	105.26	165.01	261.58	511.49	1124.33
0.17	0.47	0.92	1.83	6.52	7.89	29.63	61.49	119.74	253.83	643.87	1490.67
0.07	0.03	0.26	0.26	0.87	1.13	2.79	6.20	10.93	25.72	66.64	182.53
0.89	0.97	2.60	3.34	8.63	9.65	36.88	76.27	156.33	336.00	904.39	2694.77
0.34	0.33	0.71	0.94	1.81	2.39	5.48	11.58	22.08	55.13	178.57	687.76
0.38	0.47	1.47	1.83	5.84	6.32	27.31	57.36	122.73	253.83	662.35	1795.82
	0.03	0.08	0.15	0.79	1.01	3.02	8.14	19.01	37.78	110.87	296.89
0.03	0.06	0.03	0.11	0.34	0.38	1.02	3.19	6.66	14.53	35.90	100.94
				0.04		0.09	0.06	0.22	0.53	1.51	1.03
0.55	0.64	1.60	2.12	5.16	5.00	13.47	22.73	35.55	64.12	137.98	343.11
0.17	0.08	0.13	0.35	0.57	0.63	1.63	2.50	5.24	9.69	24.84	61.96
0.03			0.02	0.08		0.09		0.07	0.53	1.21	1.81
	0.06	0.08	0.02	0.30	0.22	0.70	1.19	2.69	5.90	13.33	41.31
0.17	0.22	0.97	1.18	2.64	2.58	7.06	10.96	14.07	18.50	31.66	44.92
0.07	0.22	0.84	0.98	1.96	1.95	5.39	8.64	12.05	16.12	26.35	36.92
0.85	0.56	0.89	0.70	1.88	1.57	3.53	5.07	6.06	12.33	30.14	93.46
0.72	0.47	0.50	0.44	1.06	0.69	1.02	1.19	0.67	1.14	0.91	1.03
1.19	0.72	1.36	2.08	4.45	4.05	8.59	16.16	22.75	33.29	62.25	113.08
0.68	0.45	0.84	1.27	2.60	2.36	5.11	11.08	14.59	20.70	37.11	63.51
0.38	0.14	0.42	0.57	1.51	1.32	3.07	4.26	6.66	11.01	19.39	38.47
0.61	0.58	0.18	0.02		0.03						
0.61	0.56	0.18	0.02		0.03						
0.03					0.03						
	0.11	0.03									
0.20	0.17	0.05									
0.20	0.19	0.10	0.02								
	0.03										
0.55	0.39	0.55	0.46	0.83	0.72	0.51	0.38	0.30	0.44	0.61	1.03
0.34	0.28	0.31	0.37	0.53	0.38	0.23	0.31		0.26	0.45	0.77
0.03				0.04	0.03						
0.41	0.17	0.47	0.63	0.94	0.63	1.67	2.25	2.54	4.40	13.33	49.57
0.07	0.25	0.18	0.42	0.79	0.60	1.35	2.19	4.34	10.74	51.04	619.35
10.23	8.29	13.24	15.44	27.89	17.66	37.07	49.28	55.30	85.52	199.63	654.98
3.96	2.98	5.48	6.77	11.76	6.35	14.45	19.16	14.44	16.47	21.96	27.88
2.01	1.47	2.67	3.28	6.44	3.74	8.45	12.02	8.98	11.89	15.60	19.36
0.61	0.36	0.73	0.94	1.55	0.88	1.44	1.57	0.97	0.97	0.61	0.52
0.10	0.03	0.03	0.11	0.19	0.03	0.09					
0.72	0.64	0.63	1.07	1.28	1.45	1.95	2.63	3.22	4.32	5.30	12.13
0.82	0.64	1.39	1.66	2.98	2.70	4.92	9.02	16.54	31.97	96.18	398.35
0.10	0.17	0.08		0.38	0.13	0.42	0.44	0.75	0.88	3.33	4.65
0.55	0.72	0.89	0.92	2.04	0.72	3.34	3.32	4.34	6.34	13.48	16.01
0.20	0.17	0.08	0.20	0.34	0.16	0.19	0.31	0.67	0.70	1.97	4.91
0.14	0.03	0.18	0.24	0.26	0.03	0.09	0.19	0.22	0.70	0.45	1.03
0.03	0.03	0.26	0.24	0.23	0.13	0.33	0.13	0.15	0.18	0.45	0.77
2.49	2.00	2.94	3.17	6.52	4.65	8.78	10.08	10.18	13.39	22.57	30.98
0.44	0.22	0.34	0.28	0.45	0.22	0.37	0.25	0.45	0.44	0.61	1.03

11-3-1　2005年农村居民主要疾病死亡率及构成

疾病名称	合计			男			女		
	死亡率 (1/10万)	构成 (%)	位次	死亡率 (1/10万)	构成 (%)	位次	死亡率 (1/10万)	构成 (%)	位次
传染病(不含呼吸道结核)	3.18	0.60	13	3.93	0.70	12	2.29	0.38	14
呼吸道结核	2.89	0.55	14	3.81	0.67	14	1.78	0.27	16
寄生虫病	0.10	0.02	20	0.12	0.02	19	0.06	0.01	20
恶性肿瘤	105.99	20.08	3	130.26	23.05	1	76.99	11.80	3
血液、造血器官及免疫疾病	0.59	0.11	18	0.56	0.10	18	0.63	0.10	19
内分泌、营养和代谢疾病	6.19	1.17	9	5.14	0.91	9	7.45	1.09	9
精神障碍	2.34	0.44	15	2.11	0.37	15	2.62	0.35	15
神经系统疾病	4.75	0.90	11	4.92	0.87	11	4.55	0.79	11
心脏病	62.13	11.77	4	58.50	10.35	4	66.46	8.56	4
脑血管病	111.74	21.17	2	116.46	20.60	3	106.11	14.38	2
呼吸系统疾病	123.79	23.45	1	119.81	21.20	2	128.53	16.93	1
消化系统疾病	17.11	3.24	6	21.75	3.85	6	11.56	1.72	6
肌肉骨骼和结缔组织疾病	0.91	0.17	17	0.60	0.11	17	1.28	0.24	17
泌尿生殖系统疾病	6.98	1.32	8	7.18	1.27	8	6.73	1.01	10
妊娠、分娩产褥期并发症	0.40	0.08	19				0.73	0.12	18
起源于围生期某些情况	4.19	0.79	12	3.77	0.67	13	4.03	1.59	7
先天畸形、变形和染色体异常	2.07	0.39	16	2.00	0.35	16	2.16	0.71	13
诊断不明	4.85	0.92	10	5.02	0.89	10	4.64	0.72	12
其他疾病	9.00	1.70	7	7.37	1.30	7	10.95	1.17	8
损伤和中毒外部原因	44.71	8.47	5	55.89	9.89	5	31.36	5.54	5

11-3-2　2010年农村居民主要疾病死亡率及死因构成

疾病名称	合计			男			女		
	死亡率 (1/10万)	构成 (%)	位次	死亡率 (1/10万)	构成 (%)	位次	死亡率 (1/10万)	构成 (%)	位次
传染病(不含呼吸道结核)	4.13	0.66	11	5.30	0.74	10	2.92	0.55	13
呼吸道结核	2.12	0.34	16	2.99	0.42	13	1.22	0.23	16
寄生虫病	0.02	0.00	20	0.01	0.00	18	0.03	0.01	20
恶性肿瘤	144.11	23.11	2	187.25	26.14	1	99.00	18.81	3
血液、造血器官及免疫疾病	0.90	0.14	17	0.98	0.14	16	0.81	0.15	18
内分泌营养和代谢疾病	10.33	1.66	8	8.99	1.25	8	11.74	2.23	7
精神障碍	2.99	0.48	13	2.79	0.39	14	3.19	0.61	12
神经系统疾病	3.84	0.62	12	3.98	0.56	12	3.69	0.70	11
心脏病	111.34	17.86	3	115.54	16.13	3	106.95	20.32	2
脑血管病	145.71	23.37	1	159.27	22.23	2	131.54	24.99	1
呼吸系统疾病	88.25	14.15	4	95.36	13.31	4	80.82	15.36	4
消化系统疾病	14.76	2.37	6	19.26	2.69	6	10.05	1.91	8
肌肉骨骼和结缔组织疾病	0.88	0.14	18	0.72	0.10	17	1.05	0.20	17
泌尿生殖系统疾病	6.31	1.01	9	7.31	1.02	9	5.27	1.00	9
妊娠分娩产褥期并发症	0.13	0.02	19				0.27	0.05	19
围生期疾病	2.51	0.40	14	2.99	0.42	13	2.01	0.38	14
先天畸形、变形和 染色体异常	2.14	0.34	15	2.48	0.35	15	1.79	0.34	15
诊断不明	4.57	0.73	10	5.10	0.71	11	4.01	0.76	10
其他疾病	12.64	2.03	7	10.55	1.47	7	14.83	2.82	6
损伤和中毒外部原因	52.93	8.49	5	71.75	10.02	5	33.25	6.32	5

11-3-3 2015年农村居民主要疾病死亡率及死因构成

疾病名称	合计			男			女		
	死亡率 (1/10万)	构成 (%)	位次	死亡率 (1/10万)	构成 (%)	位次	死亡率 (1/10万)	构成 (%)	位次
传染病(含呼吸道结核)	7.72	1.16	8	10.55	1.39	8	4.78	0.85	10
寄生虫病	0.07	0.01	17	0.08	0.01	16	0.05	0.01	17
恶性肿瘤	153.94	23.22	1	198.07	26.07	1	108.20	19.24	3
血液、造血器官及免疫疾病	1.16	0.18	15	1.19	0.16	15	1.13	0.20	15
内分泌营养和代谢疾病	14.28	2.15	6	12.52	1.65	7	16.11	2.86	6
精神障碍	2.83	0.43	11	2.66	0.35	11	3.01	0.54	11
神经系统疾病	6.51	0.98	10	6.64	0.87	10	6.37	1.13	8
心脏病	144.79	21.84	3	148.22	19.51	3	141.22	25.11	1
脑血管病	153.63	23.17	2	169.27	22.28	2	137.43	24.43	2
呼吸系统疾病	79.96	12.06	4	88.47	11.64	4	71.13	12.65	4
消化系统疾病	14.16	2.14	7	18.20	2.39	6	9.98	1.77	7
肌肉骨骼和结缔组织疾病	1.54	0.23	14	1.27	0.17	14	1.83	0.33	12
泌尿生殖系统疾病	7.20	1.09	9	8.39	1.10	9	5.96	1.06	9
妊娠分娩产褥期并发症	0.10	0.02	16				0.21	0.04	16
围生期疾病	2.19	0.33	12	2.61	0.34	12	1.75	0.31	13
先天畸形、变形和染色体异常	1.78	0.27	13	2.03	0.27	13	1.53	0.27	14
损伤和中毒外部原因	53.49	8.07	5	72.12	9.49	5	34.17	6.08	5
诊断不明	2.41	0.36		2.72	0.36		2.10	0.37	
其他疾病	6.17	0.93		5.15	0.68		7.22	1.28	

11-3-4 2016年农村居民主要疾病死亡率及死因构成

疾病名称	合计			男			女		
	死亡率 (1/10万)	构成 (%)	位次	死亡率 (1/10万)	构成 (%)	位次	死亡率 (1/10万)	构成 (%)	位次
传染病(含呼吸道结核)	7.76	1.14	8	10.57	1.36	8	4.84	0.83	10
寄生虫病	0.07	0.01	17	0.09	0.01	16	0.05	0.01	17
恶性肿瘤	155.83	22.92	2	199.41	25.73	1	110.45	19.02	3
血液、造血器官及免疫疾病	1.15	0.17	15	1.21	0.16	15	1.10	0.19	15
内分泌营养和代谢疾病	15.72	2.31	6	13.90	1.79	7	17.61	3.03	6
精神障碍	2.85	0.42	11	2.78	0.36	11	2.92	0.50	11
神经系统疾病	7.54	1.11	9	7.43	0.96	10	7.65	1.32	8
心脏病	151.18	22.24	3	154.07	19.88	3	148.17	25.52	1
脑血管病	158.15	23.26	1	173.81	22.42	2	141.84	24.43	2
呼吸系统疾病	81.72	12.02	4	90.54	11.68	4	72.54	12.49	4
消化系统疾病	14.31	2.11	7	18.40	2.37	6	10.06	1.73	7
肌肉骨骼和结缔组织疾病	1.68	0.25	14	1.38	0.18	14	1.99	0.34	12
泌尿生殖系统疾病	7.38	1.09	10	8.61	1.11	9	6.10	1.05	9
妊娠分娩产褥期并发症	0.12	0.02	16				0.24	0.04	16
围生期疾病	2.12	0.31	12	2.59	0.33	12	1.63	0.28	13
先天畸形、变形和染色体异常	1.74	0.26	13	1.91	0.25	13	1.56	0.27	14
损伤和中毒外部原因	54.48	8.01	5	72.54	9.36	5	35.68	6.15	5
诊断不明	2.11	0.31		2.44	0.31		1.76	0.30	
其他疾病	6.17	0.91		4.99	0.64		7.40	1.27	

11-4-1　2016年农村居民年龄别疾病别死亡率(1/10万)(合计)

疾病名称(ICD-10)	合计	不满1岁	1～	5～	10～	15～	20～	25～
总计	614.19	429.11	36.17	17.67	19.05	20.71	19.72	41.40
一、传染病和寄生虫病小计	6.52	9.05	1.43	0.57	0.28	0.25	0.44	1.32
其中：传染病计	6.46	9.05	1.43	0.55	0.28	0.25	0.44	1.32
内：痢疾	0.00		0.06					
肠道其他细菌性传染病	0.11	0.96	0.22			0.04		
呼吸道结核	1.63		0.03	0.02	0.03	0.06	0.08	0.45
破伤风	0.02							0.03
脑膜炎球菌感染	0.09	0.69	0.10	0.14	0.03	0.02	0.01	
败血症	0.45	5.21	0.25	0.14	0.03	0.06	0.02	0.07
性传播疾病	0.02	0.14						0.01
狂犬病	0.04		0.03	0.05	0.06		0.01	0.01
流行性乙型脑炎	0.00			0.02	0.03			
病毒性肝炎	2.82	0.14	0.03	0.02			0.07	0.19
艾滋病	0.56		0.10	0.02	0.03	0.02	0.12	0.38
寄生虫病计	0.05			0.02				
内：血吸虫病	0.04							
二、肿瘤小计	161.55	5.62	3.72	3.34	3.07	3.18	2.74	7.23
其中：恶性肿瘤计	160.07	4.52	3.50	3.25	2.91	3.11	2.69	7.04
内：鼻咽癌	1.32					0.06	0.04	0.10
食管癌	10.86					0.02	0.01	0.01
胃癌	18.78				0.03	0.06	0.12	0.45
结肠、直肠和肛门癌	12.75					0.04	0.14	0.38
内：结肠癌	5.93					0.04	0.08	0.20
直肠癌	6.49						0.05	0.13
肝癌	22.70			0.10	0.14	0.15	0.20	1.05
胆囊癌	1.24					0.02		
胰腺癌	6.35					0.02	0.01	0.12
肺癌	47.84			0.02	0.03	0.15	0.09	0.49
乳腺癌	4.70					0.02	0.01	0.26
宫颈癌	2.55						0.02	0.35
卵巢癌	1.69			0.02	0.03	0.02	0.05	0.16
前列腺癌	2.12					0.03		0.01
膀胱癌	2.20							
脑及神经系统恶性肿瘤	3.41	0.96	1.18	1.05	0.75	0.48	0.38	0.67
白血病	3.50	3.29	1.40	1.34	1.23	1.09	0.98	1.47
良性肿瘤计	0.45	0.69	0.06	0.05	0.06	0.06	0.05	0.09
三、血液、造血器官及免疫疾病小计	1.37	2.60	0.80	0.17	0.20	0.17	0.09	0.30
其中：贫血	0.90	0.82	0.41	0.10	0.14	0.17	0.06	0.20
四、内分泌、营养和代谢疾病小计	20.43	4.25	0.29	0.17	0.11	0.17	0.33	0.52
其中：甲状腺疾患	0.13						0.04	
糖尿病	17.80		0.03	0.02		0.08	0.17	0.42
五、精神和行为障碍小计	2.72	0.14		0.02	0.08	0.17	0.20	0.38
其中：痴呆	1.28				0.06			
六、神经系统疾病小计	7.50	10.28	2.86	1.62	1.84	1.28	0.81	1.25
其中：脑膜炎	0.11	1.92	0.38	0.05	0.08	0.02	0.07	0.01
帕金森病	1.07							
七、循环系统疾病小计	272.87	6.17	0.83	0.67	0.98	1.87	2.05	5.81
其中：心脏病计	138.70	5.48	0.76	0.50	0.78	1.20	1.40	3.63
内：慢性风湿性心脏病	2.61					0.04	0.01	0.12
高血压性心脏病	13.71				0.11	0.02	0.05	0.16
冠心病	113.46					0.40	0.70	1.83
内：急性心肌梗死	58.69					0.32	0.58	1.48
其他高血压病	4.56							0.03

30～	35～	40～	45～	50～	55～	60～	65～	70～	75～	80～	85岁及以上
58.29	67.21	123.60	179.02	454.76	448.83	1025.73	1566.38	2239.37	3630.94	7732.47	18750.49
1.72	2.38	3.76	4.70	10.30	7.88	14.37	17.05	20.37	29.51	46.55	82.01
1.72	2.36	3.76	4.70	10.24	7.87	14.16	16.89	20.13	29.13	45.97	80.92
0.02	0.04	0.05	0.02	0.11	0.03	0.14	0.19	0.12	0.80	0.74	2.95
0.48	0.51	0.62	1.01	1.92	1.68	3.63	4.63	5.31	9.30	16.01	22.01
		0.01		0.05		0.09	0.03	0.04	0.14		0.31
	0.01	0.06	0.03	0.13	0.08	0.21	0.03	0.43	0.28	0.33	2.02
0.03	0.08	0.19	0.09	0.24	0.14	0.48	0.69	1.28	2.63	5.86	12.25
0.02				0.05	0.05	0.02	0.03	0.12	0.05		
	0.03	0.05	0.03	0.05	0.03	0.05	0.16	0.12	0.05		
	0.01										
0.53	0.91	1.77	2.46	5.70	4.37	7.48	8.63	9.39	11.93	13.45	24.96
0.50	0.60	0.79	0.70	1.33	0.77	0.87	1.04	1.12	0.70	1.07	0.31
		0.01		0.05	0.02	0.21	0.16	0.23	0.38	0.58	1.09
				0.04	0.02	0.09	0.13	0.16	0.38	0.50	0.93
13.67	19.50	40.40	64.94	184.33	197.30	439.57	597.36	711.27	926.20	1486.69	2078.58
13.42	19.27	39.92	64.48	182.91	195.94	436.65	593.35	705.61	917.22	1470.19	2048.51
0.15	0.32	0.74	1.08	2.25	2.48	3.95	4.85	4.89	5.07	6.27	8.22
0.13	0.19	0.72	2.14	9.18	12.94	32.09	43.96	54.93	70.10	110.59	149.13
1.23	1.79	2.96	5.80	16.10	20.56	51.03	75.03	91.78	118.49	190.89	248.35
0.90	1.02	2.18	3.75	11.78	12.89	28.05	42.38	54.50	80.25	158.95	236.88
0.43	0.52	0.96	1.73	5.06	6.01	11.50	19.38	24.55	37.21	78.82	119.06
0.43	0.49	1.19	1.88	6.44	6.55	15.93	21.90	28.36	40.59	76.51	111.31
2.73	4.95	11.29	16.56	40.02	34.80	66.62	79.44	85.77	97.21	138.57	194.40
0.03	0.07	0.08	0.25	1.11	1.22	2.98	4.54	5.16	8.93	16.09	20.62
0.15	0.49	0.88	1.88	6.30	8.28	18.32	24.86	28.43	41.06	59.01	83.71
1.48	2.57	6.55	12.59	44.33	55.07	139.11	193.32	236.51	306.43	468.44	604.91
1.03	1.51	3.46	4.48	10.86	8.26	13.77	12.89	12.45	14.66	23.52	35.97
0.65	1.04	2.02	2.99	6.83	4.13	6.34	7.34	6.36	7.61	10.15	13.33
0.28	0.26	0.98	1.14	3.93	2.89	5.14	5.92	5.90	6.11	8.42	10.54
0.02	0.01	0.03	0.08	0.38	0.60	2.02	4.95	9.15	17.34	38.71	75.19
0.02	0.04	0.10	0.12	0.60	1.37	3.17	5.51	9.23	15.36	36.56	74.10
0.88	0.92	1.73	2.12	4.78	4.46	9.48	11.34	12.22	14.00	19.39	28.21
1.72	1.33	1.62	2.03	4.05	3.80	7.58	11.28	12.49	14.94	19.31	23.10
0.05	0.08	0.18	0.19	0.71	0.41	0.85	1.13	1.86	2.63	4.29	6.67
0.38	0.36	0.37	0.38	1.19	1.08	2.48	2.43	4.93	7.71	16.84	28.99
0.22	0.18	0.23	0.26	0.79	0.77	1.70	1.51	3.06	5.12	11.47	19.84
1.03	1.20	2.53	4.09	12.18	14.38	34.59	56.97	88.60	136.49	278.87	583.05
0.07	0.08	0.05	0.13	0.16	0.19	0.14	0.25	0.35	0.66	1.32	2.17
0.75	0.87	2.13	3.51	11.27	13.29	32.00	52.40	83.01	124.79	247.34	432.52
0.60	0.69	0.87	0.93	1.59	1.32	2.69	3.47	6.52	12.31	39.20	124.49
		0.04	0.03	0.07	0.14	0.57	0.88	2.91	7.05	25.91	80.30
1.47	1.22	1.38	1.65	3.94	3.77	7.78	11.97	19.94	40.74	101.84	292.84
0.05	0.04	0.01	0.04	0.15	0.08	0.23	0.19	0.23	0.19	0.33	0.47
	0.01	0.01	0.03	0.26	0.38	1.12	2.27	4.58	9.96	20.47	31.78
11.12	15.35	32.59	53.30	145.09	144.84	354.57	613.77	982.77	1755.33	4061.87	10441.75
6.38	8.03	16.67	26.44	70.75	68.77	168.31	281.87	454.71	840.12	2049.96	5965.69
0.08	0.14	0.53	0.80	2.04	1.92	5.12	8.29	11.91	16.63	30.45	64.49
0.22	0.26	0.74	1.41	4.22	4.46	12.63	24.77	45.19	87.72	218.13	677.00
4.43	6.02	12.80	20.98	57.09	56.08	137.00	229.56	369.64	687.90	1694.09	4942.83
3.47	4.62	9.14	15.19	38.80	35.60	84.24	140.67	208.81	360.79	809.12	2124.47
0.17	0.27	0.63	1.14	2.70	2.73	6.57	10.87	16.02	27.30	68.75	165.26

疾病名称(ICD-10)	合计	不满1岁	1～	5～	10～	15～	20～	25～
脑血管病计	126.41	0.55	0.03	0.10	0.14	0.59	0.60	1.90
内：脑出血	49.01			0.05	0.08	0.51	0.50	1.55
脑梗死	41.23	0.14		0.02		0.02	0.05	0.15
中风（未特指出血或梗死）	4.52					0.02	0.05	0.04
八、呼吸系统疾病小计	69.03	29.06	2.61	1.00	0.36	0.59	0.37	0.74
其中：肺炎	13.96	24.68	2.04	0.72	0.31	0.42	0.20	0.32
慢性下呼吸道疾病	49.24			0.10	0.03	0.04	0.05	0.17
内：慢性支气管肺炎	7.15			0.02				
肺气肿	2.87							0.03
尘肺	0.59							
九、消化系统疾病小计	14.05	5.76	0.64	0.12	0.14	0.15	0.27	0.45
其中：胃和十二指肠溃疡	2.09		0.03	0.02		0.06	0.04	0.04
阑尾炎	0.08	0.14			0.06	0.02		
肠梗阻	1.00	2.19	0.10		0.03	0.02		0.01
肝疾病	5.61	0.96		0.02		0.02	0.14	0.13
内：肝硬化	4.96	0.14		0.02		0.02	0.11	0.10
十、肌肉骨骼和结缔组织疾病小计	2.25	0.27	0.10	0.05	0.28	0.19	0.17	0.29
其中：系统性红斑狼疮	0.31				0.17	0.11	0.11	0.25
十一、泌尿生殖系统疾病小计	6.58	0.55	0.25	0.12	0.25	0.36	0.25	0.80
其中：肾小球和肾小管间质疾病	3.94	0.27	0.10	0.07	0.17	0.23	0.19	0.49
肾衰竭	2.04	0.14	0.16	0.05	0.08	0.13	0.06	0.28
前列腺增生	0.10							
十二、妊娠、分娩和产褥期并发症小计	0.09						0.08	0.39
其中：直接产科原因计	0.09						0.07	0.33
内：流产	0.01						0.01	0.04
妊娠高血压综合征	0.01							0.06
产后出血	0.02						0.04	0.04
产褥期感染	0.03						0.01	0.06
间接产科原因计	0.01						0.01	0.06
十三、起源于围生期的情况小计	1.87	223.05	0.92					
其中：早产儿和未成熟儿	0.46	55.66	0.13					
新生儿产伤和窒息	0.32	39.21	0.03					
十四、先天畸形、变形和染色体异常小计	1.55	97.34	4.80	1.07	1.17	0.74	0.42	0.84
其中：先天性心脏病	1.02	60.73	3.40	0.81	0.78	0.61	0.33	0.64
先天性脑畸形	0.07	4.39	0.16	0.12	0.11		0.06	0.01
十五、诊断不明小计	2.18	6.72	1.15	0.24	0.36	0.48	0.33	0.74
十六、其他疾病小计	6.06	4.52	0.57	0.21	0.25	0.15	0.27	0.19
十七、损伤和中毒小计	37.34	23.58	15.08	8.24	9.64	10.94	10.90	20.10
其中：机动车辆交通事故	12.34	2.47	3.98	2.55	2.88	4.42	4.66	9.19
内：行人与机动车发生的交通事故	6.33	1.10	2.23	2.01	1.70	1.96	1.92	3.80
机动车与机动车发生的交通事故	1.72	0.82	0.54	0.10	0.28	0.61	1.03	1.61
机动车以外的运输事故	0.10		0.03	0.02	0.03	0.06	0.12	0.12
意外中毒	2.27	0.55	0.70	0.36	0.39	0.51	0.64	1.51
意外跌落	9.14	1.23	2.10	0.86	0.98	1.01	0.96	1.89
火灾	0.40	0.27	0.22	0.10	0.14	0.13	0.07	0.17
溺水	2.56	1.37	6.14	2.98	3.41	2.08	1.32	1.73
意外的机械性窒息	0.49	10.97	0.32	0.21	0.14	0.13	0.12	0.16
砸死	0.45	0.14	0.13	0.10	0.03	0.10	0.24	0.39
触电	0.55		0.06	0.12	0.03	0.13	0.27	0.58
自杀	4.90			0.02	0.98	1.56	1.56	2.79
被杀	0.36	0.27	0.03	0.21	0.22	0.17	0.28	0.48

30～	35～	40～	45～	50～	55～	60～	65～	70～	75～	80～	85岁及以上
4.05	6.58	14.60	24.53	69.05	71.22	175.17	314.54	502.19	869.58	1901.08	4195.30
3.18	5.33	10.86	18.12	45.63	39.35	90.28	147.57	205.63	308.17	579.19	1175.71
0.47	0.70	1.90	3.46	13.11	17.37	46.76	88.55	159.78	305.82	701.42	1568.24
0.12	0.21	0.52	0.71	1.30	1.87	5.35	10.15	15.98	29.74	74.03	182.31
1.27	1.46	3.57	5.02	16.41	18.89	62.19	121.03	238.53	470.45	1160.37	3226.86
0.50	0.48	1.09	1.31	3.62	3.83	10.74	18.21	33.32	73.11	219.36	802.41
0.52	0.60	1.86	2.80	10.39	12.67	44.95	91.82	188.10	362.01	851.87	2160.13
0.05	0.05	0.14	0.22	1.17	1.82	5.51	11.72	25.06	49.43	129.16	345.71
0.03	0.07	0.17	0.24	0.82	0.93	2.73	6.49	11.40	22.08	47.21	113.17
	0.01	0.06	0.15	0.44	0.33	0.87	1.29	2.02	4.18	12.05	14.42
1.52	2.39	4.95	7.11	16.23	14.04	25.16	35.80	44.80	74.94	150.53	371.60
0.23	0.15	0.44	0.71	1.52	1.54	3.14	4.73	7.29	13.34	26.90	69.76
0.02	0.03	0.03	0.03	0.09	0.05	0.14	0.03	0.19	0.56	0.99	2.02
0.03	0.10	0.10	0.11	0.47	0.41	1.01	1.73	3.03	6.53	15.27	43.87
0.65	1.46	3.36	4.67	10.74	8.65	14.69	18.31	17.81	22.46	36.31	55.50
0.52	1.29	3.10	4.33	9.80	7.82	12.92	15.88	15.94	19.36	30.54	47.44
0.48	0.33	0.66	0.57	1.39	1.37	3.19	4.73	5.82	10.62	28.47	92.71
0.38	0.23	0.31	0.24	0.64	0.38	0.69	0.79	0.39	0.70	0.91	0.62
1.25	1.39	2.04	2.67	5.90	5.06	11.43	19.91	26.57	38.90	72.87	146.65
0.73	0.78	1.25	1.85	3.51	3.13	6.84	12.86	17.03	22.98	42.83	77.05
0.40	0.51	0.69	0.68	1.94	1.59	3.95	5.77	7.60	12.45	22.20	45.73
				0.05	0.03	0.05	0.35	0.31	0.42	1.40	5.58
0.30	0.29	0.09	0.01		0.02						
0.30	0.27	0.09	0.01		0.02						
0.02					0.02						
	0.05	0.01									
0.10	0.08	0.03									
0.10	0.10	0.05	0.01								
	0.01										
0.67	0.36	0.45	0.42	0.69	0.64	0.48	0.38	0.39	0.66	0.83	1.24
0.43	0.27	0.31	0.32	0.42	0.33	0.25	0.22	0.16	0.42	0.58	0.62
0.03				0.02	0.06			0.04			
0.83	0.80	1.24	1.61	3.05	2.40	3.40	4.32	3.84	6.34	15.68	52.40
0.20	0.36	0.58	0.66	1.28	1.07	1.77	2.99	5.43	12.17	53.31	580.57
21.77	19.10	28.04	30.85	50.94	34.63	61.82	73.83	79.06	107.83	215.73	637.62
10.12	8.45	12.23	13.62	21.56	13.76	24.81	29.75	24.87	25.61	30.87	36.59
4.20	3.71	5.79	6.22	10.61	7.05	13.29	16.45	15.09	16.77	21.71	25.27
1.97	1.50	1.94	2.15	3.23	2.23	3.19	3.31	2.06	1.69	1.24	1.55
0.18	0.07	0.05	0.13	0.24	0.08	0.16	0.09		0.09	0.17	
1.77	1.57	2.38	2.60	4.02	2.80	4.02	4.38	4.62	5.17	8.01	13.49
2.08	2.20	3.50	4.40	7.47	5.65	10.40	14.43	20.99	36.69	101.84	383.84
0.12	0.11	0.17	0.18	0.58	0.44	0.78	0.76	0.97	1.74	3.71	6.05
0.95	1.24	1.34	1.39	2.72	1.62	4.11	4.29	4.89	7.00	11.97	17.21
0.27	0.27	0.39	0.44	0.60	0.46	0.41	0.60	0.85	0.89	1.73	5.58
0.28	0.38	0.59	0.67	1.42	0.38	0.60	0.60	0.43	0.56	0.50	1.40
0.52	0.66	0.98	0.95	0.88	0.52	0.87	0.60	0.31	0.28	0.50	0.62
3.38	2.45	3.72	3.87	7.36	5.83	10.67	11.91	13.62	16.96	24.26	37.05
0.60	0.38	0.41	0.37	0.46	0.31	0.41	0.38	0.35	0.38	0.50	0.78

11-4-2 2016年农村居民年龄别疾病别死亡率(1/10万)(男)

疾病名称(ICD-10)	合计	不满1岁	1～	5～	10～	15～	20～	25～
总计	775.14	389.49	49.00	24.78	34.11	48.92	47.02	98.20
一、传染病和寄生虫病小计	10.66	10.02	1.96	0.75	0.55	0.68	0.88	2.84
其中：传染病计	10.57	10.02	1.96	0.75	0.55	0.68	0.88	2.83
内：痢疾	0.00	0.08						
肠道其他细菌性传染病	0.20	1.16	0.35	0.02	0.13	0.02	0.03	0.02
呼吸道结核	3.16	0.33	0.02	0.05	0.02	0.23	0.39	0.85
破伤风	0.06	0.25					0.03	
脑膜炎球菌感染	0.18	0.91	0.29	0.15	0.13	0.10	0.03	0.08
败血症	0.54	5.22	0.39	0.08	0.09		0.07	0.13
性传播疾病	0.02	0.25		0.02				0.02
狂犬病	0.09		0.08	0.07		0.02	0.01	0.03
流行性乙型脑炎	0.00			0.03				
病毒性肝炎	4.56	0.66	0.06	0.02	0.06	0.14	0.09	0.71
艾滋病	0.79	0.08	0.06	0.02	0.02	0.02	0.18	0.77
寄生虫病计	0.09							0.02
内：血吸虫病	0.05							
二、肿瘤小计	200.58	3.73	3.78	3.68	4.78	5.82	5.37	13.23
其中：恶性肿瘤计	199.41	3.06	3.47	3.62	4.53	5.70	5.31	12.94
内：鼻咽癌	2.45				0.06	0.10	0.14	0.26
食管癌	19.40					0.02	0.08	0.03
胃癌	28.80					0.04	0.18	0.80
结肠、直肠和肛门癌	10.89					0.12	0.08	0.77
内：结肠癌	3.63					0.06	0.01	0.29
直肠癌	6.78					0.04	0.05	0.45
肝癌	39.06			0.10	0.09	0.33	0.66	3.05
胆囊癌	0.73				0.02			
胰腺癌	5.03						0.04	0.10
肺癌	59.45				0.09	0.10	0.39	1.19
乳腺癌	0.16							0.03
宫颈癌								
卵巢癌								
前列腺癌	2.55							0.02
膀胱癌	2.56					0.02		
脑及神经系统恶性肿瘤	4.23	0.75	1.04	1.10	1.13	0.76	0.71	1.27
白血病	4.25	2.15	1.70	1.92	2.06	2.67	1.63	2.73
良性肿瘤计	0.47	0.66	0.12	0.03	0.17	0.06	0.03	0.11
三、血液、造血器官及免疫疾病小计	1.21	2.82	0.82	0.38	0.19	0.21	0.30	0.27
其中：贫血	0.85	1.82	0.51	0.33	0.17	0.17	0.20	0.19
四、内分泌、营养和代谢疾病小计	13.90	4.06	0.33	0.12	0.15	0.27	0.29	0.87
其中：甲状腺疾患	0.06	0.08				0.02		0.02
糖尿病	11.71		0.04	0.03	0.04	0.14	0.24	0.63
五、精神和行为障碍小计	2.78			0.05	0.02	0.14	0.42	0.79
其中：痴呆	1.16							0.02
六、神经系统疾病小计	7.43	7.45	2.94	1.80	2.30	2.77	1.72	2.71
其中：脑膜炎	0.19	2.15	0.45	0.15	0.11	0.02	0.08	0.13
帕金森病	0.54							0.02
七、循环系统疾病小计	334.78	3.48	0.69	0.58	1.21	3.99	5.37	13.89
其中：心脏病计	154.07	3.23	0.61	0.37	0.87	2.07	3.06	8.30
内：慢性风湿性心脏病	2.75					0.02	0.11	0.13
高血压性心脏病	18.75				0.09	0.02	0.14	0.39
冠心病	122.40			0.03	0.04	1.16	1.88	5.94
内：急性心肌梗死	79.74				0.04	1.05	1.58	5.01
其他高血压病	4.15					0.04	0.05	0.10

30～	35～	40～	45～	50～	55～	60～	65～	70～	75～	80～	85岁及以上
132.88	148.00	228.55	343.02	742.69	700.87	1403.15	2176.76	3267.34	5181.60	8751.47	18309.24
5.04	5.50	8.39	9.84	17.00	13.07	22.26	28.95	36.33	48.67	61.28	91.55
5.00	5.47	8.32	9.79	16.85	12.99	22.17	28.75	36.06	47.80	60.06	90.60
											0.19
0.02	0.14	0.10	0.13	0.13	0.22	0.29	0.39	0.39	0.87	1.05	3.40
1.40	1.00	1.75	2.03	3.97	3.66	6.52	9.97	14.13	19.93	23.73	29.51
0.02	0.03	0.04	0.07	0.05	0.12	0.23	0.08	0.12	0.10	0.18	0.38
0.08	0.06	0.09	0.16	0.13	0.15	0.29	0.20	0.46	0.51	1.40	1.51
0.06	0.17	0.18	0.28	0.38	0.40	0.83	1.07	1.66	2.25	4.03	13.43
	0.02	0.04		0.04	0.03	0.02	0.03	0.04	0.05	0.09	0.19
0.04	0.03	0.06	0.08	0.20	0.17	0.27	0.20	0.08	0.20	0.09	0.19
					0.02						
1.54	2.24	4.11	5.30	9.43	6.71	11.36	12.87	13.98	17.52	21.01	28.94
1.38	1.57	1.34	1.16	1.33	0.60	0.87	1.04	1.54	1.13	0.96	0.57
0.04	0.03	0.08	0.05	0.15	0.08	0.08	0.20	0.27	0.87	1.23	0.95
		0.03	0.01	0.02	0.02	0.02	0.17	0.19	0.61	1.05	0.95
23.28	31.22	60.50	104.37	263.70	273.10	542.63	783.27	988.58	1235.93	1479.79	1801.83
22.86	30.89	60.06	103.89	262.26	271.46	540.20	779.30	983.90	1228.56	1471.21	1788.59
0.46	1.10	1.66	2.58	5.47	4.06	7.59	8.50	8.57	7.48	7.97	8.13
0.26	0.45	1.98	5.36	18.81	25.20	55.83	84.74	110.00	136.84	163.80	212.23
1.60	2.01	4.77	10.56	28.17	34.48	77.41	118.84	163.74	206.97	257.12	287.13
1.28	1.53	2.69	4.75	12.76	11.81	25.33	41.26	55.13	80.59	101.82	129.00
0.42	0.65	0.91	1.44	4.15	4.34	7.80	14.48	17.57	25.92	35.19	44.64
0.84	0.86	1.65	3.11	8.10	6.99	16.21	25.18	34.75	50.82	62.33	78.50
8.01	13.12	25.11	37.82	79.77	67.77	110.68	135.12	139.53	157.89	169.84	208.06
0.02	0.05	0.14	0.24	0.77	0.81	1.67	2.65	3.13	6.35	8.14	10.59
0.26	0.48	1.44	2.62	6.67	7.54	14.40	19.77	26.37	29.71	37.29	41.05
2.40	4.34	9.77	21.55	66.97	79.05	167.96	254.58	332.46	405.69	469.69	530.75
0.06	0.03	0.13	0.11	0.33	0.30	0.39	0.37	0.58	0.67	0.96	1.70
	0.06	0.10	0.10	0.57	0.81	2.64	6.14	14.01	26.90	46.40	81.71
0.04	0.14	0.28	0.34	1.17	1.59	4.21	6.87	14.09	21.88	39.13	74.90
2.32	1.61	2.55	3.55	6.34	6.08	10.58	13.43	14.63	17.67	16.02	21.18
2.52	2.08	2.23	2.79	6.27	4.52	8.50	11.80	12.90	16.04	18.30	16.08
0.18	0.15	0.17	0.28	0.62	0.66	0.93	1.38	2.01	2.66	3.24	4.54
0.28	0.42	0.43	0.63	1.04	0.86	2.21	2.68	3.75	6.05	12.52	24.97
0.18	0.26	0.26	0.39	0.68	0.65	1.65	2.03	2.82	5.02	8.67	15.13
1.44	1.67	3.27	4.97	12.58	13.44	25.21	40.75	67.26	96.42	159.07	350.30
0.06	0.05	0.06	0.06	0.05	0.08	0.06	0.14	0.15	0.10	0.53	0.57
1.06	1.40	2.73	4.45	11.75	12.49	23.33	38.08	62.78	84.94	127.55	207.50
1.48	1.30	1.66	1.76	2.56	1.94	2.85	3.91	7.30	13.68	34.76	110.08
0.04	0.05	0.06	0.08	0.09	0.13	0.64	1.30	3.78	8.20	22.76	79.25
1.90	2.39	2.02	2.89	5.06	3.76	7.38	12.28	20.42	39.55	87.46	289.21
0.08	0.08	0.11	0.16	0.26	0.17	0.12	0.17	0.35	0.41	0.35	0.57
0.04	0.02	0.04	0.08	0.15	0.38	0.70	1.58	3.78	5.43	7.44	11.92
25.96	34.26	63.78	105.87	249.61	247.04	529.74	898.23	1475.97	2575.15	4698.52	10107.36
14.11	18.42	32.16	51.35	116.69	111.75	225.86	375.48	608.63	1108.27	2188.66	5465.46
0.26	0.31	0.78	1.16	2.32	1.82	4.21	8.39	12.35	21.16	36.07	71.31
0.60	0.62	1.63	2.72	8.54	7.84	20.15	39.34	76.25	153.33	337.93	802.94
10.93	14.99	26.43	43.09	96.91	93.40	187.16	304.18	485.04	871.48	1689.47	4253.20
8.67	12.18	21.25	34.14	72.77	70.17	134.07	210.93	313.85	544.53	1014.92	2423.56
0.28	0.36	0.93	1.17	2.74	2.55	6.46	11.26	18.65	34.12	59.01	126.54

疾病名称(ICD-10)	合计	不满1岁	1～	5～	10～	15～	20～	25～
脑血管病计	173.81	0.08	0.04	0.20	0.32	1.80	2.18	5.15
内：脑出血	80.56	0.08		0.20	0.23	1.59	1.87	4.37
脑梗死	51.87				0.02	0.12	0.16	0.47
中风（未特指出血或梗死）	6.83				0.04	0.05	0.08	
八、呼吸系统疾病小计	90.54	40.33	4.86	1.17	1.02	0.89	0.87	1.69
其中：肺炎	9.51	34.37	3.68	0.80	0.66	0.37	0.53	0.64
慢性下呼吸道疾病	75.60		0.04	0.07	0.04	0.14	0.08	0.39
内：慢性支气管肺炎	14.03			0.02		0.02	0.01	0.05
肺气肿	4.94					0.06		
尘肺	1.26							0.03
九、消化系统疾病小计	18.40	9.69	1.23	0.22	0.15	0.25	0.59	1.86
其中：胃和十二指肠溃疡	3.14	0.08					0.11	0.22
阑尾炎	0.12	0.08	0.02	0.02			0.03	0.02
肠梗阻	0.86	2.07	0.22	0.02		0.08	0.04	0.06
肝疾病	8.70	0.33	0.08	0.07	0.02	0.10	0.18	0.82
内：肝硬化	7.52	0.17	0.02	0.05		0.08	0.12	0.64
十、肌肉骨骼和结缔组织疾病小计	1.38	0.17	0.02	0.07	0.30	0.43	0.09	0.34
其中：系统性红斑狼疮	0.11				0.17	0.08	0.05	0.11
十一、泌尿生殖系统疾病小计	8.61	0.66	0.27	0.18	0.15	0.60	0.50	1.81
其中：肾小球和肾小管间质疾病	5.70	0.41	0.20	0.13	0.13	0.48	0.32	1.12
肾衰竭	2.04	0.17	0.06	0.05	0.02	0.12	0.16	0.64
前列腺增生	0.26							
十二、妊娠、分娩和产褥期并发症小计								
其中：直接产科原因计								
内：流产								
妊娠高血压综合征								
产后出血								
产褥期感染								
间接产科原因计								
十三、起源于围生期的情况小计	2.59	187.25	1.39					
其中：早产儿和未成熟儿	0.59	43.81	0.06					
新生儿产伤和窒息	0.51	36.52	0.29					
十四、先天畸形、变形和染色体异常小计	1.91	76.94	4.37	1.28	1.49	1.57	0.74	0.98
其中：先天性心脏病	1.32	50.19	3.62	0.88	1.04	1.18	0.57	0.77
先天性脑畸形	0.11	3.73	0.14	0.15	0.17	0.16	0.08	0.05
十五、诊断不明小计	2.44	5.13	1.06	0.13	0.28	0.48	0.46	1.09
十六、其他疾病小计	4.99	5.80	0.59	0.48	0.79	0.43	0.24	0.45
十七、损伤和中毒小计	72.54	31.06	24.58	13.87	20.70	30.34	29.11	55.25
其中：机动车辆交通事故	28.07	3.81	6.07	3.85	5.12	13.74	14.38	27.87
内：行人与机动车发生的交通事故	11.52	1.99	3.49	2.25	2.23	5.04	4.65	9.73
机动车与机动车发生的交通事故	5.57	0.75	0.57	0.42	0.68	2.95	3.35	6.55
机动车以外的运输事故	0.08				0.02	0.06	0.01	0.10
意外中毒	4.89	0.91	1.14	0.60	0.89	1.26	1.43	3.48
意外跌落	13.12	1.16	2.12	1.10	1.30	1.80	2.10	4.48
火灾	0.89		0.31	0.17	0.15	0.06	0.12	0.24
溺水	5.79	2.07	10.79	6.39	10.16	7.56	3.09	3.92
意外的机械性窒息	1.22	15.65	0.96	0.40	0.34	0.19	0.39	0.92
砸死	1.17	0.08	0.25	0.12	0.09	0.16	0.45	0.79
触电	1.66	0.25	0.29	0.15	0.36	0.78	1.68	2.70
自杀	9.31				1.13	2.73	3.13	5.88
被杀	0.64	0.41	0.33	0.20	0.19	0.60	0.63	0.93

30～	35～	40～	45～	50～	55～	60～	65～	70～	75～	80～	85岁及以上
10.97	14.96	29.70	52.08	127.46	129.92	292.04	503.51	837.54	1413.04	2420.83	4457.67
8.97	12.14	22.98	37.52	85.69	78.42	159.75	249.21	373.27	571.58	909.25	1591.12
1.00	1.53	3.60	7.39	23.05	29.11	73.94	144.36	258.60	466.76	836.15	1597.17
0.24	0.17	0.52	1.17	2.91	3.56	8.39	16.02	32.97	58.10	114.34	249.49
2.30	3.33	6.38	10.63	26.70	32.99	90.05	186.63	398.63	786.64	1594.83	3836.51
0.86	1.08	1.42	1.72	3.97	3.50	7.88	15.21	28.22	55.43	144.19	491.41
0.72	1.16	3.39	6.11	17.88	25.15	74.09	160.27	353.35	700.73	1388.13	3135.90
0.12	0.14	0.74	1.01	2.52	4.24	13.06	27.71	60.92	128.79	261.59	636.68
0.02	0.14	0.34	0.64	1.46	1.96	5.75	12.33	23.13	44.52	91.75	173.45
0.12	0.32	0.74	1.52	2.63	1.96	3.28	3.38	4.40	5.74	8.05	11.16
4.38	6.75	11.01	15.89	28.24	21.97	35.64	49.14	64.28	99.18	148.92	308.12
0.34	0.62	1.10	1.44	3.11	2.95	4.62	8.08	13.24	23.92	38.43	80.58
0.06	0.05	0.08	0.09	0.22	0.10	0.14	0.23	0.31	0.46	1.66	2.65
0.10	0.09	0.14	0.23	0.48	0.48	0.97	2.34	3.13	7.12	11.38	28.37
2.94	4.88	7.67	11.50	19.50	13.55	20.56	24.84	27.30	30.17	31.60	47.48
2.60	4.42	6.93	10.32	17.33	11.76	17.70	21.37	22.74	25.46	24.78	38.21
0.30	0.37	0.43	0.86	1.52	1.01	2.35	3.21	5.79	9.02	13.04	32.91
0.16	0.06	0.05	0.13	0.11	0.15	0.14	0.17	0.27	0.26	0.09	0.95
2.76	3.07	3.57	5.06	10.40	8.40	15.88	23.85	34.79	53.48	83.08	166.45
1.80	2.08	2.39	3.70	7.42	5.83	11.41	16.62	23.78	33.97	50.08	93.44
0.86	0.77	1.12	1.24	2.49	2.14	3.59	6.08	7.72	12.30	17.86	33.48
0.02	0.05	0.03	0.03	0.13	0.03	0.19	0.28	0.81	1.74	5.25	15.32
1.12	0.66	0.41	0.34	0.69	0.25	0.10	0.17	0.04	0.10	0.35	
0.82	0.54	0.24	0.24	0.37	0.12	0.04	0.06			0.09	
0.08	0.02	0.03	0.02		0.02						
1.26	1.27	1.59	1.79	3.24	2.09	3.40	3.60	5.10	7.99	19.09	76.23
0.70	0.73	0.75	0.82	1.52	1.51	2.39	3.66	7.03	15.32	53.32	479.87
60.47	54.82	64.06	76.91	118.21	79.12	120.33	135.32	151.15	192.68	303.70	627.41
30.10	25.66	28.99	33.54	49.59	33.80	50.78	55.23	52.62	51.03	57.17	64.50
10.43	9.22	10.98	12.50	19.70	13.42	20.98	25.12	26.41	28.38	33.79	41.23
7.07	5.47	6.48	6.99	11.19	7.19	9.92	9.86	7.91	5.12	6.30	4.73
0.08	0.12	0.05	0.07	0.15	0.17	0.14	0.06	0.12	0.10	0.35	0.19
4.12	4.32	5.61	6.05	9.43	5.97	7.90	9.01	10.31	12.60	16.98	23.64
5.70	5.90	8.85	12.01	19.65	13.11	22.30	23.15	31.54	52.82	111.71	326.28
0.40	0.36	0.65	0.73	0.93	0.61	1.07	1.63	2.70	4.25	10.33	21.37
3.88	3.09	3.27	3.85	5.81	3.60	5.82	7.89	9.07	12.96	18.03	28.94
0.98	1.08	1.17	1.34	1.55	1.23	1.59	1.27	1.35	1.59	1.75	4.73
1.14	1.39	1.70	2.24	3.56	1.51	1.98	1.21	0.81	0.46	0.61	
2.44	2.35	2.09	2.63	2.89	1.57	1.96	1.38	1.16	0.67	0.35	1.13
6.71	5.45	6.24	7.81	13.87	11.28	18.60	23.35	30.04	38.63	53.93	76.23
0.90	0.91	0.68	0.83	0.91	0.56	0.58	0.65	0.50	0.77	0.18	1.32

11-4-3 2016年农村居民年龄别疾病别死亡率(1/10万)(女)

疾病名称(ICD-10)	合计	不满1岁	1～	5～	10～	15～	20～	25～
总计	580.58	299.07	37.64	15.33	19.59	21.64	17.36	39.56
一、传染病和寄生虫病小计	4.89	10.16	2.00	0.70	0.38	0.51	0.67	1.16
其中：传染病计	4.84	10.16	2.00	0.70	0.38	0.51	0.65	1.15
内：痢疾	0.01		0.05					
肠道其他细菌性传染病	0.16	2.09	0.35	0.07	0.05	0.02		0.03
呼吸道结核	1.20			0.02	0.03	0.13	0.17	0.32
破伤风	0.04	0.30		0.02		0.04		0.03
脑膜炎球菌感染	0.14	0.80	0.28	0.22	0.05	0.04	0.04	0.05
败血症	0.42	4.98	0.23	0.04		0.02	0.07	0.15
性传播疾病	0.01	0.20						
狂犬病	0.03			0.02	0.03			0.02
流行性乙型脑炎	0.01			0.02				
病毒性肝炎	2.04	0.20	0.03		0.03	0.02	0.09	0.12
艾滋病	0.22	0.10	0.05	0.06		0.07	0.11	0.20
寄生虫病计	0.05						0.01	0.02
内：血吸虫病	0.03							
二、肿瘤小计	111.55	2.69	3.60	2.89	3.87	4.23	3.38	9.64
其中：恶性肿瘤计	110.45	2.39	3.45	2.81	3.74	4.08	3.29	9.37
内：鼻咽癌	0.86			0.02		0.02		0.15
食管癌	7.02				0.03		0.03	0.03
胃癌	13.62					0.07	0.28	0.85
结肠、直肠和肛门癌	7.63			0.02	0.03	0.07	0.15	0.52
内：结肠癌	2.77				0.03	0.04	0.07	0.17
直肠癌	4.50			0.02		0.02	0.07	0.30
肝癌	14.25			0.06	0.23	0.13	0.21	0.80
胆囊癌	0.99							0.03
胰腺癌	3.74					0.04	0.03	0.18
肺癌	26.65			0.02		0.11	0.19	0.52
乳腺癌	6.67				0.03	0.04	0.04	0.73
宫颈癌	5.89					0.04	0.13	0.45
卵巢癌	1.88				0.08	0.11	0.05	0.25
前列腺癌								
膀胱癌	0.72			0.02		0.02		0.03
脑及神经系统恶性肿瘤	3.40	0.60	0.83	0.72	0.94	0.82	0.36	0.78
白血病	3.25	1.49	1.93	1.52	1.44	1.65	1.12	1.99
良性肿瘤计	0.51	0.10	0.10	0.04	0.08	0.09	0.08	0.17
三、血液、造血器官及免疫疾病小计	1.10	1.79	0.40	0.33	0.38	0.29	0.13	0.33
其中：贫血	0.76	0.60	0.15	0.24	0.28	0.26	0.11	0.22
四、内分泌、营养和代谢疾病小计	17.61	2.29	0.38	0.11	0.20	0.26	0.39	0.50
其中：甲状腺疾患	0.11		0.03			0.02	0.03	0.05
糖尿病	14.76			0.02	0.05	0.15	0.20	0.37
五、精神和行为障碍小计	2.92		0.03	0.06		0.15	0.17	0.28
其中：痴呆	1.61					0.02		0.03
六、神经系统疾病小计	7.65	4.68	2.68	1.13	1.72	0.97	0.87	1.45
其中：脑膜炎	0.11	1.49	0.33	0.11	0.05	0.11	0.03	0.07
帕金森病	0.53							
七、循环系统疾病小计	295.70	2.79	0.50	0.41	0.94	1.98	2.05	5.30
其中：心脏病计	148.17	2.39	0.45	0.35	0.71	1.26	1.39	3.34
内：慢性风湿性心脏病	3.90					0.07	0.03	0.13
高血压性心脏病	20.61			0.02	0.03	0.07	0.04	0.08
冠心病	114.93					0.64	0.85	2.33
内：急性心肌梗死	69.49					0.53	0.71	1.78
其他高血压病	3.66							0.03

30～	35～	40～	45～	50～	55～	60～	65～	70～	75～	80～	85岁及以上
51.25	57.71	89.75	143.36	348.78	316.19	725.68	1214.70	2058.83	3364.99	6264.24	15271.60
1.26	1.38	2.05	2.40	4.93	4.56	9.16	14.15	19.24	23.62	30.35	48.68
1.26	1.38	2.05	2.40	4.92	4.48	9.12	13.90	18.97	23.30	29.80	47.99
									0.05	0.07	0.11
0.06	0.06	0.05	0.06	0.13	0.07	0.13	0.28	0.35	0.37	1.03	2.06
0.37	0.37	0.52	0.50	1.06	1.22	2.35	4.12	5.45	7.10	7.14	10.40
			0.01	0.04	0.02	0.04	0.06	0.23	0.14	0.34	0.46
0.06	0.06	0.10	0.03	0.12	0.03	0.13	0.25	0.42	0.32	0.48	1.49
0.10	0.03	0.08	0.07	0.25	0.20	0.43	0.79	1.27	1.71	3.64	8.00
			0.01	0.02					0.05	0.14	0.23
0.02		0.01	0.05	0.04	0.03	0.11		0.04	0.05	0.07	0.11
				0.02		0.04	0.06				
0.24	0.43	0.75	1.15	2.51	2.27	4.79	6.61	9.22	10.24	13.59	18.74
0.26	0.34	0.30	0.30	0.33	0.15	0.36	0.40	0.46	0.28	0.14	0.11
				0.02	0.08	0.04	0.25	0.27	0.32	0.55	0.69
					0.02	0.02	0.17	0.15	0.23	0.41	0.46
15.53	21.27	36.35	59.46	145.04	124.90	260.31	363.87	483.91	597.59	758.30	940.49
15.27	20.92	35.94	58.83	143.36	123.54	258.02	360.51	479.76	592.56	750.00	934.44
0.16	0.27	0.67	0.96	1.62	1.36	1.84	2.20	3.30	3.09	3.43	5.03
0.04	0.10	0.39	1.04	2.81	4.22	12.37	22.71	39.60	52.59	74.49	101.81
1.36	1.81	3.02	4.57	11.87	11.48	27.38	44.24	65.06	86.69	119.87	162.14
1.14	1.01	2.20	3.38	8.29	6.68	15.58	23.22	35.72	48.21	63.30	78.50
0.43	0.37	0.79	1.07	2.76	2.44	5.27	8.73	13.06	16.79	24.44	31.65
0.63	0.63	1.38	2.14	5.22	3.87	9.48	13.28	20.89	29.20	36.73	43.31
1.54	2.15	4.43	7.33	19.12	17.83	35.64	50.26	66.49	71.00	91.38	107.75
	0.08	0.24	0.40	0.94	0.95	2.16	3.56	4.07	6.27	8.72	10.85
0.10	0.40	0.62	1.50	3.70	4.66	9.27	14.46	18.59	22.01	25.75	29.59
1.32	2.65	5.73	10.15	29.09	27.29	64.49	94.22	125.44	164.15	202.95	247.26
2.13	3.64	5.77	8.93	17.91	12.21	18.84	16.78	13.60	14.21	14.56	18.40
1.91	2.12	3.71	6.48	14.07	9.70	16.03	16.13	18.94	18.59	18.88	20.34
0.20	0.56	1.13	2.06	4.57	3.34	5.27	6.02	6.45	5.17	5.01	4.23
	0.02	0.05	0.13	0.46	0.39	0.75	1.84	3.00	6.00	8.65	14.28
1.06	1.20	1.80	2.43	5.22	3.88	8.16	11.07	11.33	15.27	13.66	15.08
2.09	1.73	1.78	2.27	4.84	3.75	6.76	7.85	9.76	9.83	9.75	8.34
0.16	0.19	0.17	0.31	0.67	0.54	0.98	1.16	2.07	2.26	4.05	3.54
0.35	0.22	0.34	0.38	0.79	0.71	1.11	2.57	3.23	5.35	8.72	22.05
0.22	0.11	0.28	0.33	0.62	0.47	0.90	1.89	2.27	4.24	6.25	12.45
0.91	0.93	1.59	3.38	10.51	10.86	28.55	53.99	86.11	117.27	161.68	342.56
0.02	0.03	0.08	0.13	0.19	0.07	0.26	0.40	0.31	0.37	0.62	0.80
0.69	0.74	1.39	2.95	9.75	10.41	27.33	51.95	81.85	108.28	134.36	180.76
0.65	0.51	0.68	0.66	1.35	0.90	1.91	3.39	6.95	14.07	33.64	113.69
	0.02	0.03	0.02	0.08	0.10	0.32	1.07	3.53	8.12	22.11	83.07
1.32	1.11	1.05	1.30	2.58	2.31	4.75	8.79	16.17	31.97	79.23	311.82
0.04	0.05	0.03	0.06	0.08	0.08	0.15	0.34	0.08	0.23	0.14	0.34
		0.04	0.06	0.17	0.22	0.58	1.67	2.69	4.20	5.77	10.85
8.26	10.91	20.90	40.44	113.23	116.15	293.74	562.02	1062.66	1886.87	3746.14	9026.37
5.08	5.81	10.22	19.07	48.38	51.92	130.87	249.23	473.89	881.08	1872.45	5167.17
0.37	0.40	0.70	1.32	3.24	2.70	7.04	9.29	14.17	23.11	37.69	84.21
0.41	0.34	0.55	1.45	4.11	4.49	13.53	27.18	58.73	124.66	286.91	810.58
3.39	4.22	7.79	14.72	37.19	40.74	102.45	199.28	375.98	685.52	1453.38	3966.50
2.64	3.13	5.88	11.23	26.31	29.36	71.79	134.30	236.48	410.51	840.35	2235.77
0.12	0.27	0.28	0.51	1.48	1.20	3.57	7.20	13.21	24.36	47.72	106.95

疾病名称(ICD-10)	合计	不满1岁	1~	5~	10~	15~	20~	25~
脑血管病计	141.84	0.10		0.06	0.13	0.68	0.64	1.81
内：脑出血	60.91			0.06	0.08	0.48	0.45	1.31
脑梗死	44.75					0.09	0.09	0.28
中风（未特指出血或梗死）	6.58					0.02	0.01	0.05
八、呼吸系统疾病小计	72.54	28.38	3.48	0.74	0.78	0.48	0.31	0.96
其中：肺炎	8.96	24.20	2.85	0.52	0.61	0.26	0.19	0.52
慢性下呼吸道疾病	60.12		0.03	0.02		0.11	0.03	0.23
内：慢性支气管肺炎	11.93					0.04	0.01	0.03
肺气肿	3.54					0.02		0.02
尘肺	0.05							
九、消化系统疾病小计	10.06	6.97	0.90	0.11	0.23	0.26	0.27	0.56
其中：胃和十二指肠溃疡	1.99	0.10	0.03		0.03		0.03	0.08
阑尾炎	0.07				0.03			0.02
肠梗阻	0.74	0.80	0.20		0.05			0.08
肝疾病	2.72	0.70	0.13	0.07	0.08	0.07	0.12	0.15
内：肝硬化	2.12	0.20	0.08			0.02	0.05	0.08
十、肌肉骨骼和结缔组织疾病小计	1.99	0.10	0.05		0.30	0.44	0.45	0.95
其中：系统性红斑狼疮	0.45				0.18	0.40	0.41	0.88
十一、泌尿生殖系统疾病小计	6.10	0.40	0.10	0.22	0.38	0.35	0.41	1.11
其中：肾小球和肾小管间质疾病	4.26	0.30	0.05	0.19	0.30	0.26	0.31	0.66
肾衰竭	1.49	0.10	0.03	0.04	0.08	0.07	0.09	0.32
前列腺增生								
十二、妊娠、分娩和产褥期并发症小计	0.24					0.07	0.48	0.91
其中：直接产科原因计	0.24					0.07	0.45	0.88
内：流产	0.02					0.02	0.03	0.07
妊娠高血压综合征	0.02						0.03	0.12
产后出血	0.05					0.02	0.15	0.18
产褥期感染	0.08						0.15	0.25
间接产科原因计	0.01						0.03	0.03
十三、起源于围生期的情况小计	1.63	135.44	1.13					
其中：早产儿和未成熟儿	0.40	34.26	0.13					
新生儿产伤和窒息	0.30	25.59	0.10					
十四、先天畸形、变形和染色体异常小计	1.56	68.02	3.88	1.11	1.31	1.01	0.63	1.10
其中：先天性心脏病	1.13	45.11	3.13	0.81	1.06	0.88	0.49	0.95
先天性脑畸形	0.06	2.89	0.13	0.13	0.10		0.03	0.02
十五、诊断不明小计	1.76	3.88	0.83	0.17	0.20	0.20	0.17	0.27
十六、其他疾病小计	7.40	4.18	0.70	0.26	0.33	0.31	0.09	0.25
十七、损伤和中毒小计	35.68	26.39	16.93	7.07	8.57	10.11	6.87	14.77
其中：机动车辆交通事故	9.80	3.59	5.23	2.52	2.78	3.86	2.88	5.78
内：行人与机动车发生的交通事故	4.95	1.29	2.73	1.57	1.26	1.41	1.24	2.46
机动车与机动车发生的交通事故	1.56	0.50	0.55	0.31	0.43	0.71	0.59	1.21
机动车以外的运输事故	0.02		0.03		0.03			
意外中毒	2.08	0.80	0.80	0.48	1.04	0.88	0.51	1.68
意外跌落	8.76	1.00	1.53	0.57	0.48	0.64	0.48	0.93
火灾	0.47	0.10	0.15	0.15	0.03	0.04	0.05	0.10
溺水	2.96	1.20	6.78	2.26	2.96	1.67	0.69	1.03
意外的机械性窒息	0.47	13.84	0.60	0.20	0.10	0.04	0.03	0.15
砸死	0.21	0.20	0.13	0.15	0.05		0.03	0.07
触电	0.18	0.10	0.20	0.04	0.13	0.07	0.05	0.17
自杀	6.87				0.06	0.56	2.31	1.68	3.66
被杀	0.38	0.30	0.28	0.15	0.13	0.24	0.21	0.60

30～	35～	40～	45～	50～	55～	60～	65～	70～	75～	80～	85岁及以上
2.80	4.64	9.97	20.37	62.01	61.91	156.96	300.56	568.41	970.03	1804.42	3699.47
2.27	3.58	7.49	14.73	43.76	38.21	89.90	153.09	255.23	401.79	665.07	1265.68
0.26	0.51	1.31	3.08	9.29	12.30	37.72	83.03	177.87	317.87	629.23	1326.01
	0.10	0.29	0.43	1.18	1.66	4.20	9.24	21.16	38.80	93.30	249.32
1.44	1.49	2.30	4.09	12.22	13.28	42.75	92.01	219.89	443.63	991.25	2844.67
0.49	0.40	0.50	0.74	1.85	1.76	4.09	7.77	17.09	38.89	103.81	417.74
0.65	0.85	1.50	2.90	9.23	10.65	36.05	80.15	195.62	389.98	850.92	2270.96
0.08	0.18	0.21	0.38	1.64	1.90	6.57	15.11	34.72	71.83	164.98	495.21
0.04	0.08	0.08	0.22	0.67	0.87	2.27	5.20	12.83	24.64	48.95	121.57
		0.03	0.05	0.04		0.09	0.17	0.19	0.46	0.34	0.34
0.91	1.07	1.67	2.70	5.96	6.33	14.32	21.44	36.14	58.96	104.49	248.18
0.12	0.14	0.16	0.38	0.75	0.90	2.05	3.08	7.41	14.03	24.58	57.13
	0.05		0.03	0.02	0.05	0.09	0.25	0.19	0.46	0.76	1.37
0.06	0.05	0.09	0.10	0.33	0.15	0.56	1.21	2.34	4.24	9.61	23.65
0.39	0.47	0.83	1.26	3.07	3.21	6.42	8.64	12.06	15.46	17.78	25.94
0.26	0.43	0.51	1.03	2.26	2.66	5.20	6.86	9.53	12.00	14.07	19.77
0.69	0.80	0.76	0.83	1.58	1.19	2.98	3.70	6.45	8.72	16.75	40.33
0.61	0.59	0.49	0.43	0.71	0.41	0.66	0.51	0.42	0.37	0.48	0.34
1.08	1.27	1.99	3.32	6.80	5.48	11.15	18.28	25.43	32.89	44.35	78.04
0.65	0.96	1.43	2.20	4.40	3.97	7.53	12.49	17.90	23.99	31.72	54.73
0.32	0.26	0.45	0.94	1.81	1.29	2.89	4.89	6.45	7.57	9.61	17.37
1.06	0.69	0.22	0.06								
0.99	0.69	0.22	0.05								
0.08	0.08	0.04	0.01								
0.08	0.05	0.04									
0.24	0.08	0.01	0.01								
0.26	0.35	0.05	0.02								
0.02											
0.81	0.53	0.49	0.48	0.56	0.27	0.32	0.17	0.31	0.18	0.34	
0.65	0.43	0.42	0.35	0.40	0.19	0.11	0.17	0.23	0.09	0.14	
0.02	0.03	0.01									
0.41	0.26	0.38	0.42	0.79	0.46	1.09	1.38	2.07	5.44	13.66	86.15
0.37	0.22	0.39	0.43	0.75	0.56	1.39	1.86	4.38	11.21	53.07	551.32
16.16	15.00	18.57	23.00	41.60	28.14	52.06	66.73	85.27	126.27	220.52	610.96
7.11	6.80	8.12	9.59	18.26	11.23	20.40	22.97	23.97	20.48	22.18	27.08
3.05	2.86	3.54	3.93	7.85	5.33	11.00	12.60	14.98	13.79	15.86	19.42
1.87	1.35	1.44	1.75	3.84	2.02	2.61	3.05	2.53	2.26	1.37	1.94
0.02	0.02	0.01	0.05		0.03		0.08	0.15			0.11
1.30	1.12	1.35	1.42	2.41	1.76	3.17	4.94	6.11	7.80	9.34	14.97
0.91	0.99	1.61	2.09	3.80	2.71	5.63	9.83	17.48	39.81	98.25	364.84
0.02	0.10	0.10	0.21	0.29	0.24	0.36	0.99	1.65	2.68	4.12	11.65
1.16	0.95	1.38	1.69	2.83	1.53	3.92	5.31	6.84	9.83	16.34	26.85
0.14	0.19	0.12	0.24	0.42	0.32	0.45	0.57	0.58	1.34	1.58	2.40
0.06	0.18	0.28	0.29	0.44	0.27	0.39	0.23	0.42	0.37	0.48	1.03
0.08	0.19	0.16	0.21	0.27	0.20	0.32	0.40	0.27	0.23	0.27	0.23
3.76	3.29	4.02	5.60	9.93	8.02	13.49	16.19	20.55	29.66	36.39	42.39
0.67	0.40	0.50	0.38	0.56	0.31	0.43	0.37	0.46	0.32	0.41	0.57

十二、食品安全与卫生计生监督

简要说明

一、本章反映我国食品安全监测、食品安全标准、卫生计生监督、监测及行政执法情况。主要包括食源性疾病暴发、食品安全监测和国家标准制定情况，公共场所卫生、生活饮用水卫生、职业卫生、放射卫生等监督、监测、行政执法情况及传染病防治、医疗卫生、采供血卫生监督执法情况。

二、本章数据来源于食品安全风险监测和卫生监督计生统计年报。

三、除在表下方标明所缺省份外，其他数据包括全国 31 个省、自治区、直辖市数据。

主要指标解释

食源性疾病　指食品中致病因素进入人体引起的感染性、中毒性等疾病。

监督户次　即卫生监督的生产、经营企业的户次数。

监测合格率　即卫生抽样监测合格件数/监测件数×100%。

12-1-1　各类致病因素食源性疾病暴发报告情况

致病因素	事件数(个)		事件构成(%)		患者数(个)		患者构成(%)	
	2015	2016	2015	2016	2015	2016	2015	2016
动植物及毒蘑菇	1078	1399	44.9	34.5	6037	7068	28.2	21.5
其中：毒蘑菇	794	991	33.1	24.5	3199	4230	15.0	12.9
菜豆	161	141	6.7	3.5	2036	1259	9.5	3.8
桐油果	24	36	1.0	0.9	230	278	1.1	0.8
蓖麻子	8	6	0.3	0.1	83	79	0.4	0.2
苦瓠瓜子貮	13	15	0.5	0.4	58	97	0.3	0.3
微生物	444	778	18.5	19.2	7861	12910	36.8	39.4
其中：沙门氏菌	101	186	4.2	4.6	2491	2984	11.7	9.1
副溶血性弧菌	147	275	6.1	6.8	2315	4567	10.8	13.9
金黄色葡萄球菌及其毒素	56	94	2.3	2.3	805	1122	3.8	3.4
蜡样芽孢杆菌	38	51	1.6	1.3	700	677	3.3	2.1
大肠埃希氏菌	31	54	1.3	1.3	315	903	1.5	2.8
化学物	193	254	8.0	6.3	1316	1779	6.2	5.4
其中：亚硝酸盐	101	105	4.2	2.6	651	866	3.0	2.6
乌头碱	33	54	1.4	1.3	229	274	1.1	0.8
胰蛋白酶抑制剂	3	7	0.1	0.2	17	67	0.1	0.2
漂白剂		1				17		
盐酸塞拉嗪								
混合因素	–	4	–	0.1	–	12	–	
不明原因	329	684	22.2	28.5	3558	6124	20.2	28.7

12-1-2　各类场所食源性疾病暴发报告情况

发生场所	事件数(个)		事件构成(%)		患者数(个)		患者构成(%)	
	2015	2016	2015	2016	2015	2016	2015	2016
合计	2401	4056	100.0	100.0	21374	32812	100.0	100.0
餐饮服务单位	1051	2165	43.8	53.4	14727	25087	68.9	76.5
单位食堂	219	288	9.1	7.1	3096	3778	14.5	11.5
学校食堂	110	163	4.6	4.0	2789	3971	13.0	12.1
宾馆饭店	323	714	13.5	17.6	4071	8385	19.0	25.6
街头摊点	132	210	5.5	5.2	3063	4095	14.3	12.5
农村宴席	72	235	3.0	5.8	463	1397	2.2	4.3
快餐店	100	263	4.2	6.5	704	1700	3.3	5.2
送餐	14	32	0.6	0.8	168	306	0.8	0.9
农贸市场	69	156	2.9	3.9	287	646	1.3	2.0
小餐馆	12	104	0.5	2.6	86	809	0.4	2.5
学校（不包括学校食堂）	48	37	2.0	0.9	961	469	4.5	1.4
家庭	1222	1699	50.9	41.9	4823	6204	22.6	18.9
其他	80	155	3.3	3.8	863	1052	4.0	3.2

注：其他是指除集体食堂、宾馆饭店、家庭、街头摊点、快餐店和送餐之外的饮食场所

12-1-3 各地区食源性疾病暴发报告情况

监测地区	事件数(个)		患者数(个)	
	2015	2016	2015	2016
总　计	2401	4056	21374	32812
东　部	803	1487	7870	13411
中　部	646	1194	5409	8537
西　部	952	1375	8095	10864
北　京	37	35	461	288
天　津	48	92	598	683
河　北	88	105	661	1055
山　西	111	168	680	877
内蒙古	9	34	157	457
辽　宁	21	23	375	391
吉　林	81	56	469	695
黑龙江	25	32	412	413
上　海	4	8	61	196
江　苏	81	143	1141	2657
浙　江	116	163	1009	1463
安　徽	75	226	945	1835
福　建	48	122	482	1175
江　西	105	160	695	1058
山　东	237	641	1377	3832
河　南	18	51	340	444
湖　北	30	102	299	660
湖　南	201	399	1569	2555
广　东	65	72	1238	1113
广　西	57	66	500	730
海　南	58	83	467	558
重　庆	34	40	625	373
四　川	92	202	900	1689
贵　州	76	135	492	685
云　南	545	701	3899	5171
西　藏				
陕　西	29	54	434	652
甘　肃	54	87	460	788
青　海	10	6	61	56
宁　夏	42	30	550	195
新　疆	4	20	17	68

12-2　2016年食品中微生物、化学污染物及有害因素监测情况

	化学污染物和有害因素					微生物				
	采样单位（个）	检测单位（个）	数据上报单位（个）	完成样本数（份）	监测数据量（个）	采样单位（个）	检测单位（个）	数据上报单位（个）	完成样本数（份）	监测数据量（个）
总　计	718	527	567	71918	699225	650	585	555	89506	386741
省级	20	36	34	7515	66589	21	25	22	4378	16830
地市级	336	366	341	56549	554730	324	333	325	66476	288949
区县级	203	181	214	7854	77906	305	227	208	18652	79962

注：2015年化学污染物和有害因素采样涉及2512个区县，微生物采样涉及2313个区县

12-3　食品安全国家标准制定公布情况

年　份	2011	2012	2013	2014	2015	2016
总　计	21	116	80	80	204	530
食品安全基础标准	6	3	2	1	0	2
食品产品标准	4	2		12	22	14
营养与特殊膳食食品标准			1	1		
食品检验方法标准		6	9	28	23	186
食品生产经营规范标准			2	1	1	19
食品添加剂标准	11	101	66	37	155	160
食品相关产品标准		4			3	11
微生物检验方法标准						18
农药残留限量						106
兽药残留限量			9			

12-4 2016年建设项目卫生审查情况

专业类别	建设项目数(个)						设计卫生审查		竣工验收	
	合计	新建	改建	扩建	技术改造	技术引进	同意	不同意	通过	未通过
总　计	27098	24742	1924	432			20410	10	15894	60
公共场所卫生	22192	21137	990	65			19030	10	14134	53
生活饮用水卫生	639	607	20	12			417		508	7
放射卫生	2150	1306	762	82			1			
其他	2117	1692	152	273			962		1252	

12-5-1 2016年公共场所卫生被监督单位情况

指　标	总计	住宿场所	沐浴场所	游泳场所	美容美发场所	候车(机、船)场所	其他
单位数	1126181	333497	99246	12039	560250	2359	118790
从业人员数(人)	6055186	1999527	514387	90181	1211603	60415	2179073
持健康合格证明人数(人)	5909655	1961921	506683	86817	1203098	55417	2095719
有集中空调通风系统	67237	23592	4676	1441	16827	376	20325
有效卫生许可证(份)	1126181	333497	99246	12039	560250	2359	118790
卫生许可证发放情况(份)	450580	136950	38075	5341	224537	1001	44676
新发	250055	65810	22173	2895	133623	463	25091
变更	13177	5026	1186	318	4578	43	2026
复核	95633	31307	7583	1124	46365	223	9031
延续	85038	33278	6497	934	36294	268	7767
注销	6677	1529	636	70	3677	4	761
量化分级管理等级评定情况							
合计	764067	237666	72301	10088	386556	987	56469
A级	13132	6735	842	1152	3287	30	1086
B级	170617	58643	16280	4665	78345	225	12459
C级	533797	164880	48345	3746	290635	450	25741
不予评级	46521	7408	6834	525	14289	282	17183

12-5-2　2016年公共场所经常性卫生监督监测情况

指　　标	总计	住宿场所	沐浴场所	游泳场所	美容美发场所	候车(机/船)场所	其他
卫生监督户次数	1960584	1274207	168434	24722	294956	3916	184294
卫生监测样品数	1677276	798230	133079	47387	429592	6831	262157
卫生监测合格率(%)	97.83	98.26	97.31	91.06	97.89	98.92	97.92

12-5-3　2016年公共场所卫生监督处罚案件(件)

指　　标	总计	住宿场所	沐浴场所	游泳场所	美容美发场所	候车(机/船)场所	其他
案件数	57353	20999	5186	1399	24597	38	5134
结案数	55321	20412	4951	1276	23728	36	4918
违法事实							
未依法取得卫生许可证擅自营业的单位	14314	3557	1309	559	6941	7	1941
卫生质量不符合国家卫生标准和要求的单位	702	340	54	70	207		31
安排未获得有效健康合格证明的从业人员从事直接为顾客服务的单位	16332	5845	1833	268	6149	16	2221
其他违法行为	34894	14723	2919	754	14636	21	1841
处罚程序							
简易程序	9055	3209	770	366	3967	9	734
一般程序	48285	17786	4414	1033	20624	29	4399
其中：听证	1922	608	278	93	748	1	194
行政强制及其他措施							
行政强制及其他措施	28003	10063	2355	748	12508	18	2311
处罚决定							
警告	51719	19046	4685	1199	22333	35	4421
罚款	47726	17428	4466	1061	20030	29	4712
罚款金额(万元)	4656.03	1602.58	491.86	262.70	1490.75	4.99	803.15
停业整顿	140	32	17	25	47		19
吊销卫生许可证	40	5	7		26		2
行政复议							
行政诉讼							

12-6-1　2016年饮用水卫生(供水)被监督单位情况

单位类别	单位数(户)	从业人员(人)	持健康合格证明人数(人)	有效卫生许可证(份)	卫生许可证发放情况(份)		
					新发	变更	延续
总　计	52337	275163	216616	51299	7936	855	6632
集中式供水单位	18256	154284	122235	17611	2392	338	1746
城市公共供水	5040	85411	71539	5003	543	123	540
乡镇公共供水	8626	34716	31238	8154	1112	139	781
自建设施供水	4209	33147	18594	4073	662	67	411
分质供水	381	1010	864	381	75	9	14
二次供水单位	34081	120879	94381	33688	5544	517	4886

12-6-2　2016年饮用水卫生(涉水产品)被监督单位情况

单位类别	单位数(户)	职工总数(人)	产品品种数
总　计	4519	402692	9159
输配水设备单位	3006	286506	5787
防护材料单位	110	8875	154
水处理材料单位	332	12350	850
化学处理剂单位	379	23530	526
水质处理器单位	692	71431	1836

12-6-3　2016年饮用水经常性卫生监督监测情况

单位类别	卫生监督户次数	卫生监测合计样品数	卫生监测合格率(%)
合　计	133173	53818	95.62
集中式供水	47228	36030	94.20
城市公共供水	14985	21430	97.14
乡镇公共供水	22809	11848	88.76
自建设施供水	8733	2606	94.70
分质供水	701	146	95.89
二次供水	85945	17788	98.50
涉水产品生产企业	6412	372	99.46

12-6-4　2016年饮用水卫生监督处罚案件(件)

指　　标	总计	集中式供水					二次供水	涉水产品生产企业	涉水产品经营单位
		合计	城市公共供水	乡镇公共供水	自建设施供水	分质供水			
案件数	2941	1748	172	897	379	300	950	56	187
结案数	2914	1734	170	885	382	297	932	55	193
违法事实									
违反供、管水人员健康管理有关规定	478	372	39	176	155	2	106		
新改扩建项目未经选址、设计审查和竣工验收	25	10	3	5	2		15		
未取得卫生许可证	1039	591	19	222	91	259	448		
生产或者销售无卫生许可批件的涉水产品	245	9	6	3				51	185
生活饮用水不符合卫生标准	769	679	98	475	90	16	90		
其他违法行为	594	243	26	110	70	37	343	5	3
处罚程序									
简易程序	549	325	12	71	67	175	223	1	
一般程序	2365	1409	158	814	315	122	709	54	193
其中：听证	8	6	2	2	2			2	
相关行政措施									
责令限期改进	1074	677	101	448	110	18	257	26	114
处罚决定									
罚款	2391	1381	164	821	319	77	766	54	190
罚款金额(万元)	549.4	265.6	51.3	111.0	47.5	55.9	197.6	42.3	44.0
其他	719	396	5	54	72	265	318	1	4

12-7-1　2016年消毒产品被监督单位产品情况

产品种类	合计	消毒剂	消毒器械	卫生用品						
				合计	排泄物卫生用品	湿巾/卫生湿巾	抗（抑）菌制剂	纸巾（纸）	卫生棉/化妆棉	其他
总计	13476	2925	1132	9419	1904	1167	2540	2987	159	662
第一类消毒产品	2363	1902	461		–	–	–	–	–	–
第二类消毒产品	4234	1023	671	2540	–	–	2540	–	–	–
第三类消毒产品	6879	–	–	6879	1904	1167	–	2987	159	662

12-7-2　2016年消毒产品经常性卫生监督监测情况

指　　标	卫生监测			
	合计	消毒剂	消毒器械	卫生用品
监测样品数	3013	1031	214	1768
合格率（%）	95.32	93.99	97.66	95.81

12-8 2016年职业卫生技术机构被监督单位情况

指 标	合计	职业健康 检查机构	职业病 诊断机构	放射卫生技术 服务机构
机构数(个)	3347	2567	414	366
业务人员数(人)	293472	205156	77500	10816
其中：专业技术人数(人)	62669	51521	7478	3670
内：取得相应资格人数(人)	4678	-	4678	-
有效资质证数（份）	3347	2567	414	366
机构资质证发放情况(份)				
新发	426	365	20	41
变更	92	65	9	18
延续	257	185	53	19
注销	11	10	1	

12-9-1 2016年放射卫生被监督单位情况情况

指标	数量	指标	数量
单位数(户)	50097	放射诊疗许可证发放情况(份)	
其中：X射线影像诊断	49891	新发	2608
介入放射学	1401	变更	911
核医学	934	延续	1399
放射治疗	1976	注销	198
放射工作人员职业监护健康档案人数(人)	222483		
建立放射工作人员个人剂量监测档案人数（人）	238180	在岗期间职业健康检查应检人数(人)	219596
有效放射诊疗许可证(份)	50097	实检人数	213579
个人剂量应监测人数(人)	243354	其中：检出疑似放射病病人数	1210
实监测人数	237850	检出职业禁忌人数	536
其中：超标人数	12340		

12-9-2　2016年放射卫生监督处罚案件(件)

指　　标	数量
案件数	3076
结案数	2974
违法事实	
未取得放射诊疗许可从事放射诊疗工作	730
未办理诊疗科目登记或未按照规定进行校验的	463
未经批准擅自变更放射诊疗项目或超出批准范围从事放射诊疗工作	307
违反放射诊疗建设项目的有关规定：职业病危害放射防护评价审核	236
放射防护设施竣工验收	120
未按规定对放射工作人员进行健康检查并建立健康档案	419
未按规定对放射工作人员进行个人剂量监测并建立个人剂量档案	361
未按照规定使用安全防护装置和个人防护用品	642
购置、使用不合格或国家有关部门规定淘汰的放射诊疗设备	29
使用不具备相应资质的人员从事放射诊疗工作	155
发生放射事件并造成人员健康严重损害	
发生放射事件未立即采取应急救援和控制措施或未按照规定及时报告	33
其他违法行为	762
处罚程序	
简易程序	749
一般程序	2324
其中：听证	114
处罚决定	
责令限期改正	1380
警告	2582
罚款	2270
罚款金额(万元)	2809.3
其他	19

12-10 2016年血液安全监督处罚案件(件)

指　　标	合计	医疗机构	采供血机构
案件数	55	27	28
结案数	56	25	31
违法事实			
非法采集、供应、倒卖血液、血浆	3	1	2
未建立和完善临床输血相关规章制度	6	6	
使用未经卫生和计划生育行政部门指定血站供应的血液	3	3	
包装、储存、运输不符合国家卫生标准和要求	23	14	9
违反血站、单采血浆站其他规定	9	-	9
其他违法行为	21	5	16
处罚程序			
简易程序	12	6	6
一般程序	43	21	22
其中：听证			
处罚决定			
责令改正	28	14	14
警告	48	23	25
罚款	33	17	16
罚款金额(万元)	30.7	12.4	18.3

12-11-1　2016年传染病防治监督处罚案件(件)

指　　标	总计	疾病预防控制机构	医疗机构	采供血机构	其他
案件数	26645	81	25702		862
结案数	26425	78	25494		853
违法事实					
违反《传染病防治法》规定					
违反传染病疫情监测信息报告管理规定	177		173		4
未依据职责采取/承担传染病疫情防控措施	1		1		
未按规定提供医疗救治	31		31		
违反消毒隔离制度	501	1	490		10
违反病历管理规定	3		3		
违反规定导致经血液传播疾病的发生	1		1		
导致或可能导致传染病传播流行的	251	3	140		108
违反《突发公共卫生事件应急条例》规定	2		1		1
违反《医疗废物管理条例》规定	15876	37	15515		324
违反《病原微生物实验室生物安全管理　条例》	141	3	136		2
违反《疫苗流通和预防接种管理条例》规定	341	7	316		18
违反《艾滋病防治条例》规定	17		2		15
违反《血吸虫病防治条例》的规定	1		1		
违反《消毒管理办法》规定	10962	27	10709		226
违反《医院感染管理办法》的规定	95		95		－
其他违法行为	1248	14	958		276
处罚程序					
简易程序	4616	14	4501		101
一般程序	22022	65	21196		761
其中：听证	232		124		108
处罚决定					
警告	16082	40	15583		459
罚款	23109	62	22316		731
罚款金额(万元)	3922.74	26.50	3737.49		158.76
没收违法所得	62		60		2
没收金额(万元)	18.5		17.3		1.2
暂扣或吊销许可证	10		10		
吊销执业证书	4		2		2
其他	46	1	41		4

指　标	总计	生产企业	在华责任单位	经营单位	使用单位
案件数	2492	264	97	2120	11
结案数	2488	266	97	2114	11
违法事实					
违反《传染病防治法》规定用于传染病防治的消毒产品不符合国家卫生标准和卫生规范	353	31	8	313	1
违反《消毒管理办法》的规定					
无生产企业卫生许可证、产品卫生安全评价报告或卫生许可批件	1245	99	77	1063	6
产品卫生质量不符合要求	93	73		18	2
消毒产品的命名、标签（含说明书）不符合国家的有关规定	1003	117	19	865	2
其他违法行为	262	18	1	243	
处罚程序					
简易程序	93	7	1	85	
一般程序	2398	257	95	2035	11
其中：听证	7	3		4	
处罚决定					
罚款	2482	259	95	2117	11
罚款金额(万元)	272.57	104.60	4.81	161.01	2.15
没收违法所得	9	7		2	
没收金额(万元)	4.04	3.26	0.00	0.78	0.00
其他	34	9	1	24	

12-12 2016年无证行医监督处罚案件(件)

指　标	总计	非医疗机构	个人非法行医
案件数	12994	2952	10042
结案数	12910	2946	9964
违法事实			
未取得《医疗机构执业许可证》开展诊疗活动	11187	2778	8409
未取得医生执业资格的非法行医情形			
未取得或者以非法手段取得医师资格从事医疗活动	2641	334	2307
个人未取得《医疗机构执业许可证》开办医疗机构	3287	645	2642
被依法吊销医师执业证书期间从事医疗活动	6		6
未取得乡村医生执业证书从事乡村医疗活动	68	10	58
家庭接生员实施家庭接生以外的医疗行为	1		1
处罚程序			
简易程序	515	84	431
一般程序	12479	2868	9611
其中：听证	248	65	183
处罚决定			
罚款	12448	2847	9601
罚款金额(万元)	5526.21	1053.22	4472.99
没收违法所得	2352	561	1791
没收金额(万元)	1181.00	502.19	678.81
没收药品器械	6030	1126	4904
移送司法机关案件数	219	28	191

12-13　2016年医疗卫生监督处罚案件(件)

指　标	总计	医　疗　机					
		合计	医院	妇　幼保健院	社区卫生服务机构	卫生院	疗养院
案件数	37279	36785	5038	198	1171	2794	9
结案数	37062	36593	5008	197	1179	2804	7
违法事实							
逾期不校验医疗机构执业许可证	123	123	16	1	4	8	
出卖/转让/出借医疗机构执业许可证	197	197	42	1	17	18	1
诊疗活动超出登记范围	4503	4503	664	13	157	154	1
使用非卫生技术人员	7505	7505	2155	73	369	786	3
出具虚假证明文件	89	75	33		3	6	
违法发布医疗广告	199	199	101		2		
使用未取得护士执业证书人员或使用未变更执业地点等的护士从事护理工作	634	634	104	6	28	46	
造成、发生医疗事故	84	49	30	1		3	
以不正当手段非法取得执业证书							
违反医疗技术规范	45						
未取得资格证明或未经注册从事医疗工作	36						
非法收受患者财务或者谋取其他不正当利益	4						
违规开展精神障碍诊治	7	6	2				
违反抗菌药物临床应用管理规定	1349	1348	186	11	60	108	
使用未取得处方权的人员开处方	1655	1655	445	13	94	74	
其他违法行为	24101	23740	2224	114	601	1899	5
处罚程序							
简易程序	5432	5297	483	25	169	251	2
一般程序	31840	31481	4552	172	1002	2542	7
其中：听证	854	816	122	3	28	31	2
处罚决定							
警告	19299	18949	2496	127	607	1558	5
罚款	33091	32963	4484	161	1019	2492	8
罚款金额(万元)	7831.3	7758.9	2677.5	129.0	270.1	1082.8	2.1
没收违法所得	615	584	249	5	30	37	
没收金额(万元)	801.6	795.3	570.2	1.1	19.4	123.7	
没收药品器械	211	182	25		14		
吊销执业许可证（证书）	92	81	10		1		
吊销诊疗科目	43	43	24		2	2	
责令暂停执业活动	238	176	31	2	10	10	
其他	295	291	78	1	12	21	

12-13　续表

构				卫生技术人员						非卫生技术人员
门诊部	诊所	村卫生室	其他	合计	医师	药师	护士	医技	乡村医生	
1715	9169	16364	327	478	185	85	21	155	32	16
1612	9119	16342	325	452	162	85	21	152	32	17
7	51	35	1							
25	48	43	2							
291	1773	1416	34							
623	2567	837	92							
6	12	11	4	14	7	1		5	1	
48	28	16	4							
108	252	79	11							
1	7	7			14	5	4	12		
				45	44	1				
				27	19				8	9
				4	4					
	1	3		1			1			
20	341	608	14	1	1					
240	616	135	38							
659	4467	13596	175	354	98	78	17	138	23	7
259	1651	2421	36	135	31	48	9	41	6	
1455	7518	13942	291	343	154	37	12	114	26	16
118	322	173	17	38	31	1		5	1	
814	4565	8591	186	349	139	69	17	110	14	1
1416	8019	15073	291	115	34	20	3	34	24	13
516.2	1697.8	1290.6	92.9	67.8	26.9	11.2	0.7	22.9	6.2	4.6
70	124	61	8	27	8	6		7	6	4
36.7	31.1	6.0	7.0	5.8	1.1	0.7		3.8	0.1	0.5
10	65	67	1	21	6	3	1	7	4	8
11	41	18		11	5	1		5		
8	2	4	1							
12	75	34	2	59	27	4	2	21	5	3
19	100	57	3	4	3				1	

12-14 2016年计划生育监督处罚案件(件)

指　　标	总计	合计	医院	妇　幼 保健院	社区卫生服务 机构
					医　疗　机
案件数	266	181	83	1	2
结案数	259	176	80	1	2
违法事实					
未取得母婴保健技术服务执业许可证擅自从事	57	55	25		2
未取得计划生育技术服务许可证擅自从事计划	26	26	8		
擅自扩大技术服务项目	16	5	5		
使用没有依法取得相应的医师资格的人员从事	4	4	3		
出具虚假证明文件	1				
开展非医学需要的胎儿性别鉴定和非医学需要	79	40	8		
非法为他人施行计划生育手术	49	36	17		
擅自开展人类辅助生殖技术	1				
其他违法行为	74	42	24	1	
处罚程序					
简易程序	13	12	10		
一般程序	253	169	73	1	2
其中：听证	18	12	5		
处罚决定					
警告	177	131	53		1
罚款	238	168	72	1	2
罚款金额(万元)	285.8	199.8	81.3	0.1	1.5
没收违法所得	132	100	42	1	1
没收金额(万元)	32.5	25.0	13.8	0.0	0.1
没收药品器械	21	15			
吊销执业许可证（证书）	16	10	2		
责令暂停执业活动	5	5			
其他	5	1	1		

构　类				计划生育服务机构类				个人
卫生院	门诊部	村卫生室	其他	合计	计划生育技术服务机构	妇幼保健计划生育技术服务机构	其他	
10	21	13	51	65	7		58	20
10	19	13	51	63	7		56	20
3	6	12	7	2	1		1	
	5	8	5					
				7	4		3	4
	1							
				1	1			
	5	2	25	33			33	6
4	6		9	7			7	6
				1			1	
3	3		11	24	2		22	8
1	1			1	1			
9	20	13	51	64	6		58	20
	3			4	2		2	4
7	17	13	40	38	5		33	8
9	21	13	50	52	6		46	18
8.7	31.9	11.0	65.4	73.0	4.6		68.4	13.0
5	10	9	32	32	5		27	
0.9	3.7	0.1	6.4	7.5	1.7		5.8	
	2	1	12	6			6	
1			7	4			4	2
	1		4					
				4			4	

十三、医疗保障

简要说明

一、本章反映我国推行新型农村合作医疗制度、城镇职工和城镇居民基本医疗保险制度、政府医疗救助情况。主要包括参保人数、参保率、基金收入和支出、医疗救助人次和救助金额等。

二、新型农村合作医疗数据来源于新型农村合作医疗年报，城镇职工和城镇居民基本医疗保险数据来源于人力资源与社会保障部，医疗救助数据摘自民政部《社会服务统计年报》。

主要指标解释

参加新农合人数　指根据本地新农合实施方案到年内新农合筹资截止时已缴纳新农合资金的人口数。

新农合当年基金支出　指本年度实际从新农合基金账户中支出用于新农合补偿的金额。

新农合本年度筹资总额　指为本年度筹集的、实际进入新农合专用账户的基金数额。包括本年度中央及地方财政配套资金、农民个人缴纳资金（含民政部门及其他相关部门代缴的救助资金）、新农合基金本年度产生的全部利息收入及其他渠道实际筹集到的新农合基金额。筹资数额以进入新农合专用账户的基金数额为准，不含上年结转资金。

新农合补偿支出受益人次　指年内新农合参合人员因病就医获得补偿的人次数，包括住院、家庭账户形式、门诊、特殊病种大额门诊、住院正常分娩、体检和其他补偿人次之和。

城镇职工基本医疗保险参保人数　指报告期末按国家有关规定参加基本医疗保险的人数。包括参加保险的职工人数和退休人员人数。

城镇职工基本医疗保险基金收入　指根据国家有关规定，由纳入基本医疗保险范围的缴费单位和个人，按国家规定的缴费基数和缴费比例缴纳的基金，以及通过其他方式取得的形成基金来源的款项，包括单位缴纳的社会统筹基金收入、个人缴纳的个人账户基金收入、财政补贴收入、利息收入、其他收入。

城镇职工基本医疗保险基金支出　指按照国家政策规定的开支范围和开支标准从社会统筹基金中支付给参加基本医疗保险的职工和退休人员的医疗保险待遇支出和从个人账户基金中支付给参加基本医疗保险的职工和退休人员的医疗费用支出，以及其他支出。包括住院医疗费用支出、门急诊医疗费用支出、个人账户基金支出和其他支出。

城镇职工基本医疗保险累计结余　指截至报告期末基本医疗保险的社会统筹和个人账户基金累计结余金额。包括银行存款、财政专户、债券投资和其他。

城镇居民基本医疗保险参保人数　指报告期末按《关于开展城镇居民基本医疗保险试点的指导意见》规定，参加城镇居民基本医疗保险（在经办机构参保登记并已建立当年缴费记录）的人数。包括自愿参加的不属于城镇职工基本医疗保险制度覆盖范围的中小学阶段的学生（包括职业高中、中专、技校学生）、少年儿童和其他非从业城镇居民。

生育保险参保人数　指报告期末依据有关规定参加生育保险的职工人数。

生育保险基金收入　指根据国家有关规定，由参加生育保险的单位按照国家规定的缴费基数和缴费比例缴纳的生育保险基金，以及通过其他方式取得的形成基金来源的款项，包括单位缴纳的基金收入、利息收入和其他收入。

生育保险基金支出　指按照国家政策规定的开支范围和开支标准，从生育保险基金中支付给参加生育保险的职工，因妊娠、分娩和计划生育手术而享受的待遇及其他支出。包括生育津贴、医疗费用支出及其他支出。

生育保险基金累计结余　指截至报告期末生育保险基金累计结余金额。包括银行存款、财政专户、债券投资和其他。

13-1-1　新型农村合作医疗情况

年份	参加新农合人数 （亿人）	参合率 （%）	人均筹资 （元）	当年基金支出 （亿元）	补偿受益人次 （亿人次）
2010	8.36	96.00	156.57	1187.84	10.87
2012	8.05	98.26	308.50	2408.00	17.45
2013	8.02	98.70	370.59	2909.20	19.42
2014	7.36	98.90	410.89	2890.40	16.52
2015	6.70	98.80	490.30	2933.41	16.53
2016	2.75	99.36	559.00	1363.64	6.57

13-1-2　2016年各地区新型农村合作医疗情况

地区	参加新农合人数 （万人）	人均筹资 （元）	本年度筹资总额 （亿元）	补偿受益人次 （万人次）	基金使用率 （%）
总　计	27516	559	1538.15	65657.62	88.65
辽　宁	1847	585	108.05	3230.76	87.84
吉　林	1281	577	73.93	820.57	85.08
黑龙江	1404	598	83.99	3184.96	90.65
江　苏	3395	601	204.11	14589.55	92.94
安　徽	5121	557	285.45	9531.56	84.66
江　西	3226	531	171.33	6064.90	88.36
海　南	475	544	25.87	1113.85	85.66
贵　州	3025	507	153.50	5567.93	80.60
云　南	3266	548	179.00	10425.01	91.42
陕　西	2578	565	145.72	6415.76	95.76
甘　肃	1898	565	107.20	4712.77	91.33

注：部分省实行城乡统筹的居民医疗保险制度

13-2 城镇居民和职工基本医疗保险情况

年份地区	参保人数(万人)					城镇职工基本医保收支(亿元)		
	合计	城镇居民基本医保	城镇职工基本医保	在岗职工	退休人员	基金收入	基金支出	累计结存
2010	43263	19528	23735	17791	5944	3955.4	3271.6	4741.2
2012	53641	27156	26486	19861	6624	6061.9	4868.5	6884.2
2013	57073	29629	27443	20501	6942	7061.6	5829.9	8129.3
2014	59747	31451	28296	21041	7255	8037.9	6696.6	9449.8
2015	66582	37689	28893	21362	7531	9083.5	7531.5	10997.1
2016	74839	45315	29524	…	…	…	…	…
东　部	38531	21485	17046	13176	3870	5626.7	4585.0	6951.6
中　部	14337	7919	6417	4386	2032	1628.7	1404.5	1892.9
西　部	13714	8284	5430	3800	1629	1828.3	1542.0	2152.6
北　京	1657	181	1476	1206	270	786.3	719.4	294.0
天　津	1054	532	522	332	190	235.2	203.9	111.6
河　北	1664	707	957	657	300	304.7	237.0	441.2
山　西	1114	463	651	471	179	178.5	154.0	243.5
内蒙古	1008	531	477	336	141	154.1	129.2	169.3
辽　宁	2396	745	1651	1054	598	383.6	369.6	358.2
吉　林	1381	805	576	376	200	135.5	117.1	179.2
黑龙江	1595	721	874	544	330	229.8	213.0	273.5
上　海	1719	273	1446	981	466	733.1	501.9	1107.3
江　苏	4014	1585	2429	1818	611	781.9	665.7	979.6
浙　江	4964	2971	1993	1639	354	687.0	503.5	1059.6
安　徽	1738	974	763	542	221	193.7	168.8	226.1
福　建	1301	542	759	613	147	243.5	183.8	411.9
江　西	1530	946	585	384	201	126.7	100.7	155.2
山　东	9236	7331	1904	1465	440	563.2	507.1	582.0
河　南	2345	1144	1201	864	337	268.0	227.5	337.8
湖　北	1972	1023	949	653	296	265.8	236.4	222.1
湖　南	2662	1844	819	552	267	230.7	187.0	255.5
广　东	10136	6424	3712	3272	440	859.3	653.3	1542.9
广　西	1078	572	506	357	149	147.9	127.2	195.8
海　南	390	193	196	141	56	48.9	39.8	63.3
重　庆	3266	2678	589	415	174	204.1	185.4	187.4
四　川	2651	1272	1379	960	419	434.8	356.1	583.2
贵　州	956	583	373	268	105	112.0	97.2	88.0
云　南	1141	673	468	328	141	179.2	156.8	204.3
西　藏	62	28	34	26	8	20.3	14.3	36.0
陕　西	1247	667	580	393	187	184.2	149.6	238.6
甘　肃	635	327	308	208	100	91.0	80.6	82.1
青　海	195	100	96	65	30	46.7	38.9	61.6
宁　夏	585	470	115	83	32	40.4	35.6	50.5
新　疆	891	385	506	363	143	213.6	171.1	255.8

注：①本表数据来源于人力资源与社会保障部；②各地区系2015年数字

13-3 生育保险情况

年份 地区	年末参加 生育保险人数 （万人）	享受待遇人数 （万人）	基金收支（亿元）		
			基金收入	基金支出	累计结存
2010	12335.9	210.7	159.6	109.9	261.4
2012	15428.7	352.7	304.2	219.3	427.6
2013	16392.0	522.0	368.4	282.8	514.7
2014	17038.7	613.4	446.1	368.1	592.7
2015	17771.0	641.9	501.7	411.5	684.4
2016	18443.0	…	…	…	…
东 部	11124.4	423.3	343.8	288.1	395.3
中 部	3585.4	108.3	77.1	56.0	149.4
西 部	3061.3	110.6	80.7	67.5	139.8
北 京	941.6	52.8	51.0	52.7	32.8
天 津	269.7	19.4	11.1	10.4	20.0
河 北	713.0	18.5	14.5	10.0	24.2
山 西	456.5	8.0	8.6	6.2	19.6
内 蒙 古	302.6	7.8	8.0	5.2	14.1
辽 宁	789.3	29.6	18.9	18.5	14.3
吉 林	367.5	14.0	6.5	4.8	12.2
黑 龙 江	357.1	6.4	7.1	4.5	15.5
上 海	735.4	22.9	48.7	38.2	17.2
江 苏	1471.7	95.3	34.8	43.0	66.8
浙 江	1285.2	51.0	38.7	29.8	40.3
安 徽	499.3	15.9	10.8	8.9	14.9
福 建	598.3	14.0	16.5	13.8	25.4
江 西	251.3	4.7	5.0	2.7	10.2
山 东	1111.3	48.1	36.0	30.1	43.8
河 南	609.5	16.5	15.6	12.2	29.3
湖 北	500.2	22.3	11.7	8.0	23.9
湖 南	544.0	20.5	11.8	8.7	23.8
广 东	3081.8	67.0	71.1	39.6	105.3
广 西	307.9	9.6	9.0	5.5	17.6
海 南	127.1	4.7	2.5	2.0	5.2
重 庆	354.3	18.3	7.6	10.0	7.3
四 川	670.3	24.8	17.5	16.7	25.6
贵 州	263.6	7.5	4.6	3.4	8.6
云 南	289.8	12.0	9.2	8.7	13.0
西 藏	23.8	0.7	0.8	0.7	1.3
陕 西	265.3	6.4	5.1	3.7	15.2
甘 肃	154.1	3.5	4.3	2.7	8.3
青 海	48.0	5.0	2.3	1.0	4.3
宁 夏	73.7	2.6	2.3	1.7	2.9
新 疆	307.9	12.4	10.0	8.2	21.6

注：①本表数据来源于人力资源与社会保障部；②各地区系2015年数字

13-4 民政部门医疗救助情况

年份 地区	资助参加 医疗保险 人次数	直接医疗 救助 人次数	资助参加 医疗保险支出 （万元）	直接医疗 救助支出 （万元）
2010	60766645	14793185	215670	1042328
2012	58775602	21736398	374766	1663140
2013	63588271	21263657	444488	1804597
2014	67237218	23953340	484468	2041295
2015	62130148	25158725	544835	2145715
2016	55604175	26961185	633541	2327458
东　部	10274079	11452733	192839	713408
中　部	19554051	6929407	224245	766582
西　部	25776045	8579045	216457	847468
北　京	66909	94607	6847	16550
天　津	236536	226537	9445	28416
河　北	1984983	333674	26832	60815
山　西	1509982	236796	16060	56293
内　蒙古	1559631	320896	12869	67000
辽　宁	948462	637412	16886	40744
吉　林	630705	485938	10179	51296
黑龙江	2393574	650948	31380	102208
上　海	97632	183475	5038	33334
江　苏	1364106	3498117	27671	107520
浙　江	161378	2799561	7842	100834
安　徽	3461357	874851	49682	103017
福　建	634669	1544235	12229	50497
江　西	2091712	1816576	25554	132621
山　东	2200170	828131	33457	96885
河　南	3539301	656877	30252	83778
湖　北	2426720	982385	27905	127925
湖　南	3500700	1225036	33233	109445
广　东	2346902	1191976	41746	162532
广　西	1727855	595218	16451	66797
海　南	232332	115008	4845	15281
重　庆	1555873	3615445	19110	82689
四　川	5366451	1561706	56798	160025
贵　州	2814051	375514	12797	76502
云　南	5481548	736094	38778	66609
西　藏	48760	56853	1868	19400
陕　西	739900	383176	9156	111147
甘　肃	4104566	291316	18350	72944
青　海	725426	163582	9058	28282
宁　夏	328571	114927	3624	26741
新　疆	1323413	364318	17596	69333

注：本表数据来源于民政部

十四、人口指标

简要说明

一、本章反映五次人口普查及历年人口方面的基本情况，包括全国及 31 个省、自治区、直辖市的主要人口指标，如全国人口总数及增长率、城乡人口、性比例、人口年龄结构、人口密度、老少抚养比和受教育程度等。

二、本章资料主要摘自《中国统计年鉴》，市县人口、农业与非农业人口摘自公安部《分市县人口统计资料》。

三、1964、1982、1990、2000、2010 年人口数系人口普查数，其他年份人口数系人口抽样调查推算数。

四、1964 年文盲人口为 13 岁及以上不识字人口，1982、1990、2000 年文盲人口为 15 岁及以上不识字或识字很少人口。

主要指标解释

人口数　指一定时点、一定范围内有生命的个人的总和。年度统计的年末人口数指每年 12 月 31 日 24 时的人口数。年度统计的全国人口总数不包括台湾省和港澳同胞以及海外华侨人数。

城镇人口和乡村人口　其定义有三种口径。第一种口径（按行政建制）：城镇人口是指市辖区内和县辖镇的全部人口；乡村人口指县辖乡人口。第二种口径（按常住人口划分）：城镇是指设区的市的区人口，不设区的市的街道人口和不设区的市所辖镇的居民委员会人口，县辖镇的居民委员会人口；乡村人口指上述人口以外的全部人口。第三种口径：按国家统计局 1999 年发布的《关于统计上划分城乡的规定（试行）》计算的。1952～1980 年为第一种口径的数据，1981～1999 年为第二种口径的数据，2000～2011 年按第三种口径计算。

性比例　即男性人数与女性人数之比。计算公式：性比例＝男性人数/女性人数×100。

人口密度　是指一定时期单位土地面积上的人口数。计算公式：人口密度＝某地区人口数/该地区土地面积（人/平方公里）。

总抚养比　又称总负担系数，指人口总体中非劳动年龄人口数与劳动年龄人口数之比。通常用%表示。说明每 100 名劳动年龄人口大致要负担多少名非劳动年龄人口。用于从人口角度反映人口与经济发展的基本关系。计算公式：负担老年系数＝（0～14 岁人口＋65 岁以上人口）/（15～64 岁人口）×100%。

少年儿童抚养比　又称少年儿童抚养系数。指某一人口中少年儿童人口数与劳动年龄人口数之比。通常用%表示。以反映每 100 名劳动年龄人口要负担多少名少年儿童。计算公式：负担少年系数＝0～14 岁人口/15～64 岁人口×100%。

老年人口抚养比　又称老年人口抚养系数。指某一人口中老年人口数与劳动年龄人口数之比。通常用百分比表示。用以表明每 100 名劳动年龄人口要负担多少名老年人。老年人口抚养比是从经济角度反映人口老化社会后果的指标之一。计算公式：负担老年系数＝65 岁以上人口/（15～64 岁人口）×100%。

文盲率　指 15 周岁（或 12 周岁）及以上不识字或识字很少的人数与 15 周岁（或 12 周岁）及以上人口之比。

14-1 人口数及构成

年 份	年末总人口（万人）	按城乡分（万人）		城镇人口 %	按性别分（万人）		性比例
		城镇	乡村		男性	女性	
1955	61465	8285	53180	13.5	31809	29656	107.3
1960	66207	13073	53134	19.8	34283	31924	107.4
1965	72538	13045	59493	18.0	37128	35410	104.9
1970	82992	14424	6868	17.4	42686	40306	105.9
1975	92420	16030	76390	17.3	47564	44856	106.0
1980	98705	19140	79565	19.4	50785	47920	106.0
1985	105851	25094	80757	23.7	54725	51126	107.0
1990	114333	30195	84138	26.4	58904	55429	106.3
1995	121121	35174	85947	29.0	61808	59313	104.2
1996	122389	37304	85085	30.5	62200	60189	103.3
1997	123626	39449	84177	31.9	63131	60495	104.0
1998	124761	41608	83153	33.4	63604	61157	104.1
1999	125786	43748	82038	34.8	64126	61660	104.0
2000	126743	45906	80837	36.2	65437	61306	106.7
2001	127627	48064	79563	37.7	65672	61955	106.0
2002	128453	50212	78241	39.1	66115	62338	106.1
2003	129227	52376	76851	40.5	66556	62671	106.2
2004	129988	54283	75705	41.8	66976	63012	106.3
2005	130756	56212	74544	43.0	67375	63381	106.3
2006	131448	58288	73160	44.3	67728	63720	106.3
2007	132129	60633	71496	45.9	68048	64081	106.2
2008	132802	62403	70399	47.0	68357	64445	106.1
2009	133450	64512	68938	48.3	68647	64803	105.9
2010	134091	66978	67113	49.9	68748	65343	105.2
2011	134735	69079	65656	51.3	69068	65667	105.2
2012	135404	71182	64222	52.6	69395	66009	105.1
2013	136072	73111	62961	53.7	69728	66344	105.1
2014	136782	74916	61866	54.8	70079	66703	105.1
2015	137462	77116	60346	56.1	70414	67048	105.0
2016	138271	79298	58973	57.4	70815	67456	105.0

注：人口数摘自《中国统计年鉴》《中国统计提要》

14-2 流动人口数

年 份	人户分离人口（亿人）	流动人口（亿人）
2010	2.61	2.21
2011	2.71	2.30
2012	2.79	2.36
2013	2.89	2.45
2014	2.98	2.53
2015	2.94	2.47
2016	2.92	2.45

14-3 人口基本情况

指 标	单位	2000	2005	2010	2012	2013	2014	2015	2016
总人口	万人	126743	130756	134091	135404	136072	136782	137462	138271
按性别分									
男性人口	万人	65437	67375	68748	69395	69728	70079	70414	70815
女性人口	万人	61306	63381	65343	66009	66344	66703	67048	67456
按城乡分									
城镇人口	万人	45906	56212	66978	71182	73111	74916	77116	79298
农村人口	万人	80837	74544	67113	64222	62961	61866	60346	58973
性别比重									
男性人口	%	51.6	51.5	51.3	51.3	51.2	51.2	51.2	51.2
女性人口	%	48.4	48.5	48.7	48.7	48.8	48.8	48.8	48.8
城乡比重									
城镇人口	%	36.2	43.0	49.9	52.6	53.7	54.8	56.1	57.4
农村人口	%	63.8	57.0	50.1	47.4	46.3	45.2	43.9	42.7
出生率	‰	14.0	12.4	11.9	12.1	12.1	12.4	12.1	13.0
死亡率	‰	6.5	6.5	7.1	7.2	7.2	7.2	7.1	7.1
自然增长率	‰	7.6	5.9	4.8	5.0	5.0	5.2	5.0	5.9
人口年龄构成*									
0~15岁人口	%	22.9	20.3	16.6	16.5	17.5	17.5	17.6	17.7
16~59岁人口	%	70.1	72.0	74.5	74.1	67.6	67.0	66.3	65.6
60岁及以上人口	%	7.0	7.7	8.9	9.4	14.9	15.5	16.1	16.7
人口总抚养比	%	42.7	38.9	34.2	34.9	35.3	36.1	37.0	37.9
少年儿童抚养比	%	32.7	28.2	22.3	22.2	22.2	22.5	22.6	22.9
老年人口抚养比	%	10.0	10.7	11.9	12.7	13.1	13.7	14.3	15.0
文化程度人口占总人口比重									
小学	%	35.7	31.2	26.8	25.0	26.4	26.2		
初中	%	34.0	35.8	38.8	38.3	40.8	40.2		
高中	%	11.1	11.5	14.0	15.0	16.5	17.0		
大专及以上	%	3.6	5.2	8.9	9.9	11.3	11.5		
文盲人口及文盲率									
文盲人口	万人	8507		5466	46619	43002	46210		
文盲率	%	6.7		4.1	5.0	4.6	4.9		

注：①总人口包括中国人民解放军现役军人数，不包括香港、澳门特别行政区和台湾省人口；②城镇人口中包括中国人民解放军现役军人；③2014年文化程度及文盲率根据抽样调查数据计算，抽样比为0.822‰；④文盲人口指15岁及15岁以上不识字或识字很少的人口；⑤※：2000~2012年份年龄分组为0~14岁、15~64岁、65岁及以上

14-4 各地区总人口（万人）

地 区	2000	2005	2010	2012	2013	2014	2015	2016
总 计	126743	130756	134091	135404	136072	136782	137462	138271
东 部	47684	50609	55039	55850	56208	56560	56901	57329
中 部	42182	41738	42276	42511	42671	42847	43054	43241
西 部	36192	35976	36070	36428	36637	36839	37507	37414
北 京	1357	1538	1961	2069	2115	2152	2171	2173
天 津	1001	1043	1299	1413	1472	1517	1547	1562
河 北	6674	6851	7194	7288	7333	7384	7425	7470
山 西	3248	3355	3574	3611	3630	3648	3664	3682
内蒙古	2372	2386	2472	2490	2498	2505	2511	2520
辽 宁	4184	4221	4375	4389	4390	4391	4382	4378
吉 林	2682	2716	2747	2750	2751	2752	2753	2733
黑龙江	3807	3820	3833	3834	3835	3833	3812	3799
上 海	1641	1778	2303	2380	2415	2426	2415	2420
江 苏	7327	7475	7869	7920	7939	7960	7976	7999
浙 江	4596	4898	5447	5477	5498	5508	5539	5590
安 徽	6286	6120	5957	5988	6030	6083	6144	6196
福 建	3410	3535	3693	3748	3774	3806	3839	3874
江 西	4149	4311	4462	4504	4522	4542	4566	4592
山 东	8998	9248	9588	9685	9733	9789	9847	9947
河 南	9488	9380	9405	9406	9413	9436	9480	9532
湖 北	5960	5710	5728	5779	5799	5816	5852	5885
湖 南	6562	6326	6570	6639	6691	6737	6783	6822
广 东	7707	9194	10441	10594	10644	10724	10849	10999
广 西	4750	4660	4610	4682	4719	4754	4796	4838
海 南	789	828	869	887	895	903	911	917
重 庆	3092	2798	2885	2945	2970	2991	3017	3048
四 川	8602	8212	8045	8076	8107	8140	8204	8262
贵 州	3756	3730	3479	3484	3502	3508	3530	3555
云 南	4241	4450	4602	4659	4687	4714	4742	4771
西 藏	258	277	301	308	312	318	324	331
陕 西	3644	3720	3735	3753	3764	3775	3793	3813
甘 肃	2557	2594	2560	2578	2582	2591	2600	2610
青 海	517	543	563	573	578	583	588	593
宁 夏	554	596	633	647	654	662	668	675
新 疆	1849	2010	2185	2233	2264	2298	2360	2398

注：①2000年、2010年系人口普查数，2005～2009年、2011～2016年系推算数；②各地区人口不含现役军人数

14-5 各地区市县人口及城乡人口

地 区	2016年市县人口 (万人)		2016年城乡人口 (万人)		2016年 城镇人口 比重(%)
	市	县	城镇	乡村	
总　计	68371.9	71142.5	79298	58973	57.4
东　部	33700.4	18782.3	37863	19465	66.0
中　部	20026.5	26663.4	23149	20092	53.5
西　部	14645.2	25696.9	18780	18634	50.2
北　京	1355.2	0.0	1880	293	86.5
天　津	958.9	86.4	1295	267	82.9
河　北	3182.1	4534.7	3983	3487	53.3
山　西	1410.5	2113.6	2070	1612	56.2
内蒙古	896.7	1545.6	1542	978	61.2
辽　宁	3029.6	1184.0	2949	1428	67.4
吉　林	1825.9	805.7	1530	1203	56.0
黑龙江	2205.4	1419.0	2249	1550	59.2
上　海	1383.3	67.2	2127	293	87.9
江　苏	5441.3	2347.1	5417	2582	67.7
浙　江	3433.0	1512.8	3745	1845	67.0
安　徽	2506.1	4547.7	3221	2974	52.0
福　建	2041.9	1761.4	2464	1410	63.6
江　西	1655.5	3343.1	2438	2154	53.1
山　东	5687.8	4311.4	5871	4076	59.0
河　南	3922.9	7459.2	4623	4909	48.5
湖　北	3946.1	2205.9	3419	2466	58.1
湖　南	2554.1	4769.2	3599	3223	52.8
广　东	6625.9	2630.9	7611	3388	69.2
广　西	2190.7	3413.1	2326	2512	48.1
海　南	561.4	346.4	521	396	56.8
重　庆	1621.4	1768.8	1908	1140	62.6
四　川	3663.7	5458.8	4066	4196	49.2
贵　州	1135.0	3332.7	1570	1985	44.2
云　南	1281.3	3437.2	2148	2623	45.0
西　藏	61.3	263.0	98	233	29.6
陕　西	1545.7	2424.7	2110	1703	55.3
甘　肃	891.3	1881.6	1166	1444	44.7
青　海	117.9	463.1	306	287	51.6
宁　夏	356.9	318.1	380	295	56.3
新　疆	883.3	1390.2	1159	1239	48.4

注：①市县人口数系公安部统计的户籍人口数；②城镇、乡村人口系根据2016年度人口抽样调查推算

14-6　各年龄段人口数

年龄组	2000年人口数（万人）			2010年人口数（万人）			2015年人口数（人）		
	合计	男	女	合计	男	女	合计	男	女
总　计	126743	65437	61306	133281	68233	65048	21312241	10917046	10395195
0～4岁	6898	3765	3133	7553	4106	3447	1243566	668449	575117
5～9岁	9015	4830	4185	7088	3846	3242	1174724	638535	536190
10～14岁	12540	6535	6005	7491	4027	3464	1103520	598685	504836
15～19岁	10303	5288	5015	9989	5190	4798	1165548	626249	539299
20～24岁	9457	4794	4664	12741	6401	6340	1554837	809143	745694
25～29岁	11760	6023	5737	10101	5084	5018	1992252	1007144	985108
30～34岁	12731	6536	6195	9714	4952	4762	1573049	794090	778959
35～39岁	10915	5614	5301	11803	6039	5763	1507593	769056	738538
40～44岁	8124	4224	3900	12475	6361	6115	1824946	932187	892759
45～49岁	8552	4394	4158	10559	5378	5182	1921117	976048	945069
50～54岁	6330	3280	3050	7875	4036	3839	1615839	818405	797433
55～59岁	4637	2406	2231	8131	4108	4023	1193350	606808	586543
60～64岁	4170	2168	2003	5867	2983	2883	1211435	604925	606510
65～69岁	3478	1755	1723	4111	2075	2036	850443	425036	425407
70～74岁	2557	1244	1314	3297	1640	1657	563097	276332	286765
75～79岁	1593	718	875	2385	1128	1257	411240	195597	215643
80～84岁	799	320	479	1337	592	746	253260	111726	141534
85～89岁	303	106	197	563	220	343	111758	44847	66910
90～94岁（人）	783594	229758	553836	1578307	530872	1047435	33773	11838	21935
95～99岁（人）	169756	51373	118383	369979	117716	252263	}6894	}1947	}4947
100岁及以上（人）	17877	4635	13242	35934	8852	27082			

注：2000、2010年系人口普查数字，2015年系全国1%人口抽样调查样本数据，抽样比为1.55%

14-7 各地区人口年龄结构

地区	年龄别人口						年龄构成(%)					
	2010(万人)			2015(人)			2010			2015		
	0~14岁	15~64岁	65岁及以上	0~14岁	15~64岁	65岁及以上	0~14岁	15~64岁	65岁及以上	0~14岁	15~64岁	65岁及以上
总　计	22246	99843	11883	3521811	15559965	2230465	16.6	74.5	8.9	16.5	73.0	10.5
东　部	7959	42107	4928	1307496	6590637	935587	14.8	75.2	10.0	14.8	74.6	10.6
中　部	7371	31167	3713	1164390	4833566	700710	17.3	73.3	9.4	17.4	72.2	8.5
西　部	6822	25981	3229	1049927	4135764	594168	19.3	71.1	9.6	18.2	71.6	10.3
北　京	169	1622	171	33994	266007	35775	8.6	82.7	8.7	10.1	79.2	10.7
天　津	127	1057	110	24253	190476	24641	9.8	81.7	8.5	10.1	79.6	10.3
河　北	1209	5384	592	210653	827323	117567	16.8	74.9	8.2	18.2	71.6	10.2
山　西	611	2690	271	85703	431465	52324	17.1	75.3	7.6	15.0	75.8	9.2
内蒙古	348	1936	187	51002	301933	37288	14.1	78.3	7.6	13.1	77.4	9.6
辽　宁	500	3424	451	72220	521044	87595	11.4	78.3	10.3	10.6	76.5	12.9
吉　林	329	2187	230	51351	330390	46769	12.0	79.6	8.4	12.0	77.1	10.9
黑龙江	458	3054	319	62674	465792	64239	12.0	79.7	8.3	10.6	78.6	10.8
上　海	199	1870	233	34935	291086	47936	8.6	81.3	10.1	9.3	77.8	12.8
江　苏	1023	5986	857	167898	913159	157135	13.0	76.1	10.9	13.6	73.7	12.7
浙　江	719	4216	508	111031	651886	96855	13.2	77.5	9.3	12.9	75.8	11.3
安　徽	1070	4275	606	169869	679081	106895	18.0	71.8	10.2	17.8	71.0	11.2
福　建	571	2828	291	104768	437763	53694	15.5	76.7	7.9	17.6	73.4	9.0
江　西	975	3143	339	152541	493623	64388	21.9	70.5	7.6	21.5	69.5	9.1
山　东	1507	7129	943	250337	1101954	178471	15.7	74.4	9.8	16.4	72.0	11.7
河　南	1975	6642	786	309790	1020949	145415	21.0	70.6	8.4	21.0	69.2	1.0
湖　北	796	4407	520	138022	669102	102146	13.9	77.0	9.1	15.2	73.6	11.2
湖　南	1157	4769	642	194440	743164	118534	17.6	72.6	9.8	18.4	70.4	11.2
广　东	1762	7965	704	269349	1288354	123964	16.9	76.4	6.8	16.0	76.6	7.4
广　西	999	3178	425	169026	505127	72940	21.7	69.1	9.2	22.6	67.6	9.8
海　南	173	626	68	28058	101585	11954	20.0	72.2	7.8	19.8	71.7	8.4
重　庆	490	2061	333	73101	333180	62282	17.0	71.5	11.6	15.6	71.1	13.3
四　川	1364	5797	881	202831	909185	165273	17.0	72.1	11.0	15.9	71.2	12.9
贵　州	876	2300	298	123464	374559	52149	25.2	66.2	8.6	22.4	68.1	9.5
云　南	953	3293	351	141197	535328	62088	20.7	71.6	7.6	19.1	72.5	8.4
西　藏	73	212	15	11932	35812	2890	24.4	70.5	5.1	23.6	70.7	5.7
陕　西	549	2865	318	88688	439664	60994	14.7	76.8	8.5	15.0	74.6	10.3
甘　肃	464	1883	211	69226	297726	37912	18.2	73.6	8.2	17.1	73.5	9.4
青　海	118	409	35	18381	66728	6502	20.9	72.8	6.3	20.1	72.8	7.1
宁　夏	135	454	40	20862	75315	7643	21.5	72.1	6.4	20.1	72.5	7.4
新　疆	453	1593	135	80217	261207	26207	20.8	73.0	6.2	21.8	71.1	7.1

注：2010年系人口普查数字，2015年系全国1%人口抽样调查样本数据，抽样比为1.55%

14-8 各地区性别比、人口密度与抚养比

地　区	性别比（女=100）			人口密度（人/公里²）	少年儿童抚养比（%）			老年人口抚养比（%）		
	2000	2010	2015	2000	2000	2010	2015	2000	2010	2015
总　　计	106.7	105.2	105.0	132	32.7	22.3	22.6	10.0	12.0	14.3
北　京	109.0	106.8	109.5	823	17.4	10.4	12.8	10.8	10.5	13.5
天　津	104.0	114.5	120.4	886	22.4	12.0	12.7	11.1	10.4	12.9
河　北	103.7	102.8	102.2	359	32.5	22.5	25.5	9.8	11.0	14.2
山　西	107.3	105.6	107.5	211	38.0	22.7	19.9	9.1	10.1	12.1
内蒙古	107.2	108.1	104.3	20	29.0	18.0	16.9	7.3	9.7	12.4
辽　宁	104.0	102.5	100.5	290	23.7	14.6	13.9	10.5	13.2	16.8
吉　林	104.9	102.7	102.0	146	25.2	15.1	15.5	7.8	10.5	14.2
黑龙江	104.6	103.2	101.6	81	25.0	15.0	13.5	7.2	10.4	13.8
上　海	105.7	106.2	108.4	2657	16.0	10.6	12.0	15.1	12.5	16.5
江　苏	102.6	101.5	103.0	725	27.5	17.1	18.4	12.2	14.3	17.2
浙　江	105.6	105.7	107.4	459	24.7	17.1	17.0	12.1	12.1	14.9
安　徽	106.6	103.4	104.9	429	38.1	24.7	25.0	11.1	14.2	15.7
福　建	106.4	106.0	105.7	286	32.7	20.2	23.9	9.3	10.3	12.3
江　西	108.3	107.5	106.1	248	38.3	31.1	30.9	9.0	10.8	13.0
山　东	102.5	102.3	104.5	579	29.3	21.2	22.7	11.3	13.2	16.2
河　南	106.6	102.1	104.0	554	38.7	29.7	30.3	10.4	11.8	14.2
湖　北	108.6	105.6	104.1	324	32.3	18.1	20.6	8.9	11.8	15.3
湖　南	109.0	105.8	103.0	304	31.4	24.3	26.2	10.3	13.5	16.0
广　东	103.8	109.0	113.5	486	34.6	22.1	20.9	8.7	8.9	9.6
广　西	112.7	108.3	105.6	190	39.4	31.4	33.5	10.7	13.4	14.4
海　南	109.8	110.9	110.5	232	41.6	27.4	27.6	10.0	11.2	11.8
重　庆	108.0	102.4	100.6	375	31.3	23.9	21.9	11.3	16.5	18.7
四　川	107.0	103.1	100.9	172	32.4	23.5	22.3	10.6	15.2	18.2
贵　州	110.1	106.9	107.1	200	47.4	38.3	33.0	9.1	13.2	13.9
云　南	110.1	107.8	105.0	109	38.3	28.9	26.4	8.8	10.6	11.6
西　藏	102.6	105.7	102.3	2.1	48.8	34.6	33.3	7.1	7.2	8.1
陕　西	108.4	106.9	102.6	175	36.2	19.2	20.2	8.6	11.1	13.9
甘　肃	107.6	104.4	106.2	56	39.7	24.7	23.3	7.3	11.2	12.7
青　海	107.1	107.4	109.3	7.2	38.5	28.8	27.6	6.1	8.7	9.7
宁　夏	105.3	105.1	106.2	108	42.4	29.6	27.7	6.6	8.9	10.2
新　疆	107.3	105.3	104.1	12	40.1	28.0	30.7	6.6	8.9	10.0

注：2000、2010年系人口普查数字，2015年系全国1%人口抽样调查样本数据，抽样比为1.55%

14-9　每十万人口平均在校学生数

	学前教育	小　学	初中阶段	高中阶段	高等教育
2000	1782	10335	4969	2000	723
2005	1676	8358	4781	3070	1613
2008	1873	7819	4227	3463	2042
2009	2001	7584	4097	3495	2128
2010	2230	7448	3955	3504	2189
2011	2554	7403	3779	3495	2253
2012	2736	7196	3535	3411	2335
2013	2876	6913	3279	3227	2418
2014	2977	6946	3222	3100	2488
2015	3118	7086	3152	2965	2524
2016	3211	7211	3150	2887	2530
北　京	1921	4000	1236	1321	5028
天　津	1724	4080	1657	1851	4058
河　北	3153	8358	3281	2657	2191
山　西	2705	6198	2982	3270	2439
内蒙古	2419	5329	2439	2669	1937
辽　宁	2083	4538	2233	2297	2845
吉　林	1683	4592	2195	2040	3048
黑龙江	1385	3776	2371	2193	2427
上　海	2304	3270	1711	1120	3327
江　苏	3225	6547	2444	2318	2937
浙　江	3463	6410	2714	2589	2355
安　徽	3136	7005	3161	3145	2259
福　建	4079	7780	3008	2787	2438
江　西	3483	9259	3948	3125	2698
山　东	2795	7021	3208	2837	2620
河　南	4311	10186	4386	3458	2352
湖　北	2904	5915	2418	2239	2950
湖　南	3316	7398	3318	2787	2251
广　东	3887	8344	3206	3344	2431
广　西	4371	9411	4144	3602	2279
海　南	3815	8711	3554	3371	2258
重　庆	3091	6955	3202	3461	3059
四　川	3161	6698	2984	3025	2314
贵　州	4097	10011	5358	4583	2005
云　南	2773	7942	3950	2965	1889
西　藏	2987	9349	3712	2316	1765
陕　西	3774	6375	2771	3101	3540
甘　肃	3431	7006	3370	3295	2189
青　海	3398	7787	3536	3637	1319
宁　夏	3087	8726	4112	3489	2225
新　疆	3896	9150	3792	3565	1780

注：本表摘自《中国统计年鉴》

14-10 各地区文盲人口和文盲率

地区	文盲人口			文盲率(%)		
	2000(万人)	2010(万人)	2015（人）	2000	2010	2015
总　计	8507	5466	964050	6.7	4.1	5.4
北　京	59	33	5188	4.2	1.7	1.7
天　津	49	27	4490	4.9	2.1	2.1
河　北	448	188	36479	6.7	2.6	3.9
山　西	138	76	14435	4.2	2.1	3.0
内蒙古	217	101	18564	9.1	4.1	5.5
辽　宁	202	84	11654	4.8	1.9	1.9
吉　林	125	53	9860	4.6	1.9	2.6
黑龙江	188	79	14504	5.1	2.1	2.7
上　海	90	63	10592	5.4	2.7	3.1
江　苏	469	300	57833	6.3	3.8	5.4
浙　江	330	306	43947	7.1	5.6	5.9
安　徽	602	497	51141	10.1	8.3	6.5
福　建	250	90	32693	7.2	2.4	6.7
江　西	214	139	26098	5.2	3.1	4.7
山　东	768	476	85107	8.5	5.0	6.7
河　南	543	399	61206	5.9	4.3	5.3
湖　北	431	262	45977	7.2	4.6	6.0
湖　南	299	175	29042	4.7	2.7	3.4
广　东	332	204	40929	3.8	2.0	2.9
广　西	170	125	26921	3.8	2.7	4.7
海　南	55	35	6025	7.0	4.1	5.3
重　庆	215	124	22102	7.0	4.3	5.6
四　川	636	438	87444	7.6	5.4	8.1
贵　州	490	304	55494	13.9	8.7	13.0
云　南	488	277	56913	11.4	6.0	9.5
西　藏	85	73	14449	32.5	24.4	37.3
陕　西	263	140	24389	7.3	3.7	4.9
甘　肃	367	222	37969	14.3	8.7	11.3
青　海	93	58	12178	18.0	10.2	16.6
宁　夏	75	39	7609	13.4	6.2	9.2
新　疆	107	52	12818	5.6	2.4	4.5

注：2000、2010年系人口普查数字，2015年系全国1%人口抽样调查样本数据，抽样比为1.55%

附录一　主要社会经济指标

简要说明

一、本章反映我国及 31 个省、自治区、直辖市主要社会和经济情况。内容包括行政区划、国内生产总值、国民总收入、财政收支、价格指数、城乡居民家庭收支、就业和工资、农村居民贫困状况等。

二、本章资料主要摘自《中国统计年鉴》，2016 年数据摘自《2017 中国统计摘要》。国家统计局调整了个别年份数据，历史数据以最近年鉴数据为准。

主要指标解释

地级区划数　包括地级市、地区、自治州、自治盟。

县级区划数　包括县（自治县、旗）、县级市和市辖区数。

国内生产总值（GDP）　指一个国家或地区所有常住单位在一定时期内生产活动的最终成果。

国民总收入　即国民生产总值。指一个国家或地区所有常住单位在一定时期内收入初次分配的最终结果。它等于国内生产总值加上来自国外的净要素收入。与国内生产总值不同，国民总收入是收入概念，而国内生产总值是个生产概念。

一般公共预算收支　指政府凭借国家政治权力，以社会管理者身份筹集以税收为主体的财政收入，用于保障和改善民生、维持国家机构正常运转、保障国家安全等方面的各项收支。全国一般公共预算收入与支出决算由中央级决算和地方总决算组成。省（自治区、直辖市）级决算及其所属市（州）、县（区）总决算汇总组成省（自治区、直辖市）总决算；各省（自治区、直辖市）总决算汇总成地方总决算。中央级决算、省（自治区、直辖市）级决算和市（州）、县（区）总决算，由同级主管部门汇总的行政事业单位决算、企业财务决算、基本建设财务决算和金库年报、税收年报等组成。

商品零售价格指数　是反映城乡商品零售价格变动趋势的一种经济指数。零售价格的调整变动直接影响到城市居民的生活支出和国家的财政收入，影响居民购买力和市场供需平衡，影响消费与积累的比例。因此，计算零售价格指数，可以从一个侧面对上述经济活动进行观察和分析。

居民消费价格指数　是反映一定时期内城乡居民所购买的生活消费品价格和服务项目价格变动趋势和程度的相对数。是对城市居民消费价格指数和农村居民消费价格指数进行综合汇总计算的结果。利用居民消费价格指数，可以观察和分析消费品的零售价格和服务价格变动对城乡居民实际生活费支出的影响程度。

三次产业　是根据社会生产活动历史发展的顺序对产业结构的划分，产品直接取自自然界的部门称为第一产业，对初级产品进行再加工的部门称为第二产业，为生产和消费提供各种服务的部门称为第三产业。我国的三次产业的划分是：第一产业：农业（包括种植业、林业、牧业和渔业）；第二产业：工业（采掘业，制造业，电力、煤气及水的生产和供应业）和建筑业；第三产业：除第一、第二产业以外的其他各业。第三产业分为流通部门和服务部门，具体又分为四个层次，即：第一层次：流通部门（包括交通运输、仓储及邮电通信业，批发和零售贸易、餐饮业）；第二层次：为生产和生活服务部门（包括金融、保险业务，地质勘查业、水利管理业，房地产业务，社会服务业，农林牧副渔服务业，交通运输辅助业，综合技术服务业等）；第三层次：为提高科学文化水平和居民素质服务部门（包括教育、文化艺术及广播电影电视业，卫生、体育和社会福利业，科学研究业等）；第四层次：为社会公共需要服务部门（包括国家机关、政党机关和社会团体以及军队、警察等)。

就业人员 即从业人员。指在各级国家机关、政党机关、社会团体及企业、事业单位中工作，取得工资或其他形式的劳动报酬的全部人员。包括在岗职工、再就业的离退休人员、民办教师以及在各单位中工作的外方人员和港澳台方人员、兼职人员、借用的外单位人员和第二职业者。不包括离开本单位仍保留劳动关系的职工。各单位的从业人员反映了各单位实际参加生产或工作的全部劳动力。

城镇登记失业人员 指有非农业户口，在一定的劳动年龄内，有劳动能力，无业而要求就业，并在当地就业服务机构进行求职登记的人员。

城镇登记失业率 城镇失业率指城镇登记失业人数同城镇从业人数与城镇登记失业人数之和的比。计算公式为：城镇登记失业率＝城镇登记失业人数／（城镇从业人数＋城镇登记失业人数）×100%。城镇登记失业率是指城镇登记失业人员与城镇单位从业人员（扣除使用的农村劳动力、聘用的离退休人员、港澳台及外方人员）、城镇单位中的不在岗职工、城镇私营业主、个体户主、城镇私营企业和个体从业人员、城镇登记失业人员之和的比。

恩格尔系数 指食物支出在生活消费总支出中所占的比例。即食物支出/生活消费总支出×100%。

附录1-1-1　全国行政区划(2016年底)

地　区	地级区划数(个)	地级市	县级区划数(个)				
			合计	市辖区	县级市	县	自治县
全　国	334	293	2851	954	360	1537	117
北京市			16	16			
天津市			16	16			
河北省	11	11	168	47	19	102	6
山西省	11	11	119	23	11	85	
内蒙古自治区	12	9	103	23	11	69	0
辽宁省	14	14	100	59	16	25	8
吉林省	9	8	60	21	20	19	3
黑龙江省	13	12	128	65	19	44	1
上海市			16	16			
江苏省	13	13	96	55	21	20	
浙江省	11	11	89	36	19	34	1
安徽省	16	16	105	44	6	55	
福建省	9	9	85	28	13	44	
江西省	11	11	100	24	11	65	
山东省	17	17	137	54	27	56	0
河南省	17	17	158	52	21	85	
湖北省	13	12	103	39	24	40	2
湖南省	14	13	122	35	16	71	7
广东省	21	21	121	64	20	37	3
广西壮族自治区	14	14	111	40	7	64	12
海南省	4	4	23	8	5	10	6
重庆市			38	26		12	4
四川省	21	18	183	52	16	115	4
贵州省	9	6	88	15	7	66	11
云南省	16	8	129	16	15	98	29
西藏自治区	7	5	74	6		68	
陕西省	10	10	107	29	3	75	
甘肃省	14	12	86	17	4	65	7
青海省	8	2	43	6	3	34	7
宁夏回族自治区	5	5	22	9	2	11	
新疆维吾尔自治区	14	4	105	13	24	68	6
香港特别行政区							
澳门特别行政区							
台湾省							

注：县包括县、自治县、旗、自治旗、1个特区和1个林区(未列出旗、自治旗、特区和林区)

附录1-1-2 城乡基层组织情况

年份 地区	街道数 （个）	乡镇数（个）			村委会数 （个）
		合计	乡	镇	
2008	6524	34301	15067	19234	604285
2009	6686	34169	14847	19322	599127
2010	6923	33981	14571	19410	594658
2011	7194	33270	13587	19683	589874
2012	7282	33162	13281	19881	588475
2013	7566	32929	12812	20117	589447
2014	7696	32683	12282	20401	585451
2015	7957	31830	11315	20515	580575
2016	8105	31755	10872	20883	559166
北　京	150	181	38	143	3941
天　津	118	127	3	124	3681
河　北	302	1952	845	1107	48863
山　西	202	1196	632	564	28106
内蒙古	239	775	272	503	11078
辽　宁	677	854	212	642	11555
吉　林	300	610	182	428	9327
黑龙江	311	886	365	521	9050
上　海	105	109	2	107	1590
江　苏	455	832	69	763	14477
浙　江	449	929	274	655	27568
安　徽	246	1242	289	953	14586
福　建	179	926	288	638	14407
江　西	152	1403	579	824	17046
山　东	647	1179	73	1106	74217
河　南	633	1802	682	1120	46831
湖　北	307	927	168	759	25064
湖　南	393	1536	401	1135	23955
广　东	461	1139	11	1128	19734
广　西	128	1118	330	788	14276
海　南	22	196	21	175	2552
重　庆	216	812	190	622	8064
四　川	346	4287	2182	2105	45922
贵　州	221	1158	326	832	14619
云　南	163	1226	545	681	11971
西　藏	12	685	545	140	5259
陕　西	284	1011	23	988	20277
甘　肃	124	1228	487	741	16027
青　海	34	365	225	140	4146
宁　夏	45	192	90	102	2275
新　疆	184	872	523	349	8702

附录1-2-1　国内生产总值与一般公共预算收支

年份	国内生产总值 （亿元）	人均GDP （元）	一般公共预算收入 （亿元）	一般公共预算支出 （亿元）	一般公共预算收入 占GDP%
1978	3650.2	382	1132.3	1122.1	31.0
1979	4067.7	420	1146.4	1281.8	28.2
1980	4551.6	464	1159.9	1228.8	25.5
1981	4898.1	493	1175.8	1138.4	24.0
1982	5333.0	529	1212.3	1230.0	22.7
1983	5975.6	584	1367.0	1409.5	22.9
1984	7226.3	697	1642.9	1701.0	22.7
1985	9039.9	860	2004.8	2004.3	22.2
1986	10308.8	966	2122.0	2204.9	20.6
1987	12102.2	1116	2199.4	2262.2	18.2
1988	15101.1	1371	2357.2	2491.2	15.6
1989	17090.3	1528	2664.9	2823.8	15.6
1990	18774.3	1654	2937.1	3083.6	15.6
1991	21895.5	1903	3149.5	3386.6	14.4
1992	27068.3	2324	3483.4	3742.2	12.9
1993	35524.3	3015	4349.0	4642.3	12.2
1994	48459.6	4066	5218.1	5792.6	10.8
1995	61129.8	5074	6242.2	6823.7	10.2
1996	71572.3	5878	7408.0	7937.6	10.4
1997	79429.5	6457	8651.1	9233.6	10.9
1998	84883.7	6835	9876.0	10798.2	11.6
1999	90187.7	7199	11444.1	13187.7	12.7
2000	99776.3	7902	13395.2	15886.5	13.4
2001	110270.4	8670	16386.0	18902.6	14.9
2002	121002.0	9450	18903.6	22053.2	15.6
2003	136564.6	10600	21715.3	24650.0	15.9
2004	160714.4	12400	26396.5	28486.9	16.4
2005	185895.8	14259	31649.3	33930.3	17.0
2006	217656.6	16602	38760.2	40422.7	17.8
2007	268019.4	20337	51321.8	49781.4	19.1
2008	316751.7	23912	61330.4	62592.7	19.4
2009	345629.2	25963	68518.3	76299.9	19.8
2010	408903.0	30567	83101.5	89874.2	20.3
2011	484123.5	36018	103874.4	109247.8	21.5
2012	534123.0	39544	117253.5	125953.0	22.0
2013	588018.8	43320	129209.6	140212.1	22.0
2014	636138.7	46629	140370.0	151785.6	22.1
2015	676707.8	49351	152269.2	175877.8	22.5
2016	744127.2	53980	159552.1	187841.1	21.4

注：①本表按当年价格计算；②全国一般公共预算收支由中央级决算和地方总决算组成

附录1-2-2　2016年各地区生产总值与一般公共预算收支

地　区	地区生产总值 （亿元）	人均地区生产总值 （元）	地方一般公共预算收入 （亿元）	地方一般公共预算支出 （亿元）
北　京	24899.3	114653.3	5081.3	6405.2
天　津	17885.4	115053.0	2723.5	3700.6
河　北	31827.9	42736.4	2850.8	6038.0
山　西	12928.3	35197.7	1557.0	3441.7
内蒙古	18632.6	74068.5	2016.5	4526.3
辽　宁	22037.9	50313.6	2199.3	4582.4
吉　林	14886.2	54266.4	1263.8	3586.1
黑龙江	15386.1	40431.6	1148.4	4228.2
上　海	27466.2	113614.6	6406.1	6918.9
江　苏	76086.2	95257.1	8121.2	9990.1
浙　江	46485.0	83538.5	5301.8	6976.3
安　徽	24117.9	39091.8	2672.8	5529.9
福　建	28519.2	73950.9	2654.8	4287.4
江　西	18364.4	40106.2	2151.4	4619.5
山　东	67008.2	67706.2	5860.2	8749.6
河　南	40160.0	42247.0	3153.5	7456.6
湖　北	32297.9	55038.4	3102.0	6453.1
湖　南	31244.7	45931.0	2697.9	6337.0
广　东	79512.1	72786.6	10346.7	13414.4
广　西	18245.1	37876.4	1556.2	4472.5
海　南	4044.5	44251.9	637.5	1378.4
重　庆	17558.8	57902.1	2227.9	4001.9
四　川	32680.5	39694.5	3389.4	8011.9
贵　州	11734.4	33127.1	1561.3	4261.7
云　南	14870.0	31264.7	1812.3	5019.6
西　藏	1150.1	35143.1	155.6	1585.5
陕　西	19165.4	50398.0	1833.9	4390.6
甘　肃	7152.0	27457.7	786.8	3152.7
青　海	2572.5	43531.0	238.4	1522.6
宁　夏	3150.1	46918.5	387.7	1257.7
新　疆	9617.2	40427.1	1299.0	4140.7

注：地方一般公共预算收入（支出）为地方财政本级收入（支出）

附录1-3 价格指数(上年=100)

年份 地区	商品零售价格指数	中西药品及保健用品	居民消费价格指数	医疗保健	医疗保健服务
2008	105.9	103.1	105.9	102.2	100.5
2009	98.8	101.5	99.3	101.4	101.0
2010	103.1	104.3	103.3	103.3	100.9
2011	104.9	103.9	105.4	102.9	100.6
2012	102.0	102.1	102.6	101.7	100.7
2013	101.4	101.3	102.6	101.5	101.5
2014	101.0	101.7	102.0	101.7	101.2
2015	100.1	102.4	101.4	102.7	102.7
2016	100.7	104.1	102.0	103.8	103.5
北　京	98.1	104.0	101.4	102.6	100.0
天　津	100.5	101.3	102.1	108.8	117.7
河　北	101.2	107.2	101.5	104.4	102.7
山　西	100.5	104.7	101.1	102.4	100.8
内蒙古	100.6	102.7	101.2	104.4	106.0
辽　宁	101.0	104.0	101.6	102.5	102.1
吉　林	101.3	108.5	101.6	106.1	105.3
黑龙江	101.1	104.2	101.5	103.7	102.9
上　海	100.8	111.0	103.2	109.0	107.3
江　苏	100.8	99.0	102.3	109.1	113.7
浙　江	101.0	103.8	101.9	101.3	100.0
安　徽	100.8	105.4	101.8	103.6	102.6
福　建	100.7	104.0	101.7	102.9	102.7
江　西	100.6	103.3	102.0	102.7	102.5
山　东	101.3	103.2	102.1	104.9	106.2
河　南	100.3	106.1	101.9	102.8	100.8
湖　北	100.8	103.4	102.2	101.9	100.8
湖　南	101.0	103.4	101.9	103.1	102.9
广　东	100.8	106.3	102.3	102.8	100.7
广　西	100.4	103.6	101.6	103.7	104.1
海　南	101.0	106.2	102.8	104.4	102.4
重　庆	101.3	104.3	101.8	101.8	100.0
四　川	100.8	104.2	101.9	101.6	100.6
贵　州	100.2	101.5	101.4	101.5	102.1
云　南	100.7	103.3	101.5	102.4	101.1
西　藏	102.1	106.4	102.5	102.1	99.9
陕　西	100.3	104.5	101.3	102.4	100.5
甘　肃	100.9	102.5	101.3	100.8	100.0
青　海	100.4	104.9	101.8	102.6	100.9
宁　夏	100.7	101.2	101.5	102.9	104.3
新　疆	100.5	101.7	101.4	102.7	103.0

附录1-4　就业和工资情况

指　　标	2000	2005	2010	2012	2013	2014	2015	2016
年底从业人员(万人)	72085	74647	76105	76704	76977	77253	77451	77603
按三次产业分								
第一产业	36043	33441.9	27931	25773	24171	22790	21919	21496
第二产业	16219	17766	21842	23241	23170	23099	22693	22350
第三产业	19823	23439.2	26332	27690	29636	31364	32839	33757
按城乡分								
城镇从业人员	23151	28389	34687	37102	38240	39310	40410	41428
内：国有单位	8102	6488	6516	6839	6365	6312	6208	6170
城镇集体单位	1499	810	597	589	566	537	481	453
私营企业	1268	3458	6071	7557	8242	9857	11180	12083
乡村从业人员	48934	46258	41418	39602	38737	37943	37041	36175
城镇登记失业人数(万人)	595	839	908	917	926	952	966	982
城镇登记失业率(%)	3.1	4.2	4.1	4.1	4.1	4.1	4.1	4.0
城镇单位就业人员平均工资(元)	9333	18200	36539	46769	51483	56360	62029	67569
国有单位	9441	18978	38359	48357	52657	57296	65296	72538
城镇集体单位	6241	11176	24010	33784	38905	42742	46607	50527
其他单位	11238	18362	35801	46360	51453	56485	60906	65531

附录1-5　农村居民贫困状况

指　　标	2000	2005	2010	2012	2013	2014	2015	2016
贫困标准(元/人)	625	683	1274	2300	2736	2300	2300	2300
贫困人口(万人)	3209	2365	2688	9899	8249	7017	5575	4335
贫困发生率(%)	3.4	2.5	2.8	10.2	8.5	7.2	5.7	4.5

附录1-6-1 居民人均收支情况

指　　标	2013	2014	2015	2016
全国居民人均可支配收入（元）	18310.8	20167.1	21966.2	23821.0
工资性收入	10410.8	11420.6	12459.0	13455.2
经营净收入	3434.7	3732.0	3955.6	4217.7
财产净收入	1423.3	1587.8	1739.6	1889.0
转移净收入	3042.1	3426.8	3811.9	4259.1
全国居民人均消费支出（元）	13220.4	14491.4	15712.4	17110.7
食品烟酒	4126.7	4493.9	4814.0	5151.0
衣着	1027.1	1099.3	1164.1	1202.7
居住	2998.5	3200.5	3419.2	3746.4
生活用品及服务	806.5	889.7	951.4	1043.7
交通通信	1627.1	1869.3	2086.9	2337.8
教育文化娱乐	1397.7	1535.9	1723.1	1915.3
医疗保健	912.1	1044.8	1164.5	1307.5
其他用品及服务	324.7	358.0	389.2	406.3
城镇居民人均可支配收入（元）	26467.0	28843.9	31194.8	33616.2
工资性收入	16617.4	17936.8	19337.1	20665.0
经营净收入	2975.3	3279.0	3476.1	3770.1
财产净收入	2551.5	2812.1	3041.9	3271.3
转移净收入	4322.8	4815.9	5339.7	5909.8
城镇居民人均消费支出（元）	18487.5	19968.1	21392.4	23078.9
食品烟酒	5570.7	6000.0	6359.7	6762.4
衣着	1553.7	1627.2	1701.1	1739.0
居住	4301.4	4489.6	4726.0	5113.7
生活用品及服务	1129.2	1233.2	1306.5	1426.8
交通通信	2317.8	2637.3	2895.4	3173.9
教育文化娱乐	1988.3	2142.3	2382.8	2637.6
医疗保健	1136.1	1305.6	1443.4	1630.8
其他用品及服务	490.4	532.9	577.5	594.7
农村居民人均可支配收入（元）	9429.6	10488.9	11421.7	12363.4
工资性收入	3652.5	4152.2	4600.3	5021.8
经营净收入	3934.8	4237.4	4503.6	4741.3
财产净收入	194.7	222.1	251.5	272.1
转移净收入	1647.5	1877.2	2066.3	2328.2
农村居民人均消费支出（元）	7485.1	8382.6	9222.6	10129.8
食品烟酒	2554.4	2814.0	3048.0	3266.1
衣着	453.8	510.4	550.5	575.4
居住	1579.8	1762.7	1926.2	2147.1
生活用品及服务	455.1	506.5	545.6	595.7
交通通信	874.9	1012.6	1163.1	1359.9
教育文化娱乐	754.6	859.5	969.3	1070.3
医疗保健	668.2	753.9	846.0	929.2
其他用品及服务	144.2	163.0	174.0	186.0

资料来源：国家统计局城乡一体化住户收支与生活状况调查

附录1-6-2 2016年各地区居民人均收支情况

地　区	全国居民			城镇居民			农村居民		
	可支配 收入(元)	消费支出 (元)	医疗保健 (元)	可支配 收入(元)	消费支出 (元)	医疗保健 (元)	可支配 收入(元)	消费支出 (元)	医疗保健 (元)
总　计	23821.0	17110.7	1307.5	33616.2	23078.9	1630.8	12363.4	10129.8	929.2
北　京	52530.4	35415.7	2455.7	57275.3	38255.5	2629.8	22309.5	17329.0	1347.0
天　津	34074.5	26129.3	2022.9	37109.6	28344.6	2172.2	20075.6	15912.1	1334.5
河　北	19725.4	14247.5	1225.4	28249.4	19105.9	1549.9	11919.4	9798.3	928.2
山　西	19048.9	12682.9	1227.5	27352.3	16992.8	1651.6	10082.5	8028.8	769.6
内蒙古	24126.6	18072.3	1569.9	32974.9	22744.5	1840.2	11609.0	11462.6	1187.7
辽　宁	26039.7	19852.7	1912.1	32876.1	24995.9	2313.6	12880.7	9953.1	1139.2
吉　林	19967.0	14772.6	1681.7	26530.4	19166.4	2059.2	12122.9	9521.4	1230.5
黑龙江	19838.5	14445.8	1694.7	25736.4	18145.2	2007.5	11831.9	9423.8	1269.9
上　海	54031.8	37264.6	2720.7	57691.7	39856.8	2839.9	25520.4	17070.8	1707.1
江　苏	32070.1	22129.9	1453.7	40151.6	26432.9	1624.5	17605.6	14428.2	1148.0
浙　江	38529.0	25526.6	1506.5	47237.2	30067.7	1691.9	22866.1	17358.9	1173.2
安　徽	19998.1	14711.5	1092.1	29156.0	19606.2	1269.3	11720.5	10287.3	931.9
福　建	27607.9	20167.5	1053.9	36014.3	25005.5	1178.5	14999.2	12910.8	866.9
江　西	20109.6	13258.6	764.5	28673.3	17695.6	887.4	12137.7	9128.3	650.0
山　东	24685.3	15926.4	1339.0	34012.1	21495.3	1610.0	13954.1	9518.9	1027.3
河　南	18443.1	12712.3	1113.4	27232.9	18087.8	1524.5	11696.7	8586.6	797.8
湖　北	21786.6	15888.7	1528.2	29385.8	20040.0	1792.0	12725.0	10938.3	1213.5
湖　南	21114.8	15750.5	1165.0	31283.9	21420.0	1362.6	11930.4	10629.9	986.5
广　东	30295.8	23448.4	1144.9	37684.3	28613.3	1304.5	14512.2	12414.8	803.9
广　西	18305.1	12295.2	907.4	28324.4	17268.5	1065.9	10359.5	8351.2	781.8
海　南	20653.4	14275.4	1021.0	28453.5	19015.5	1399.8	11842.9	8921.2	593.0
重　庆	22034.1	16384.8	1344.5	29610.0	21030.9	1700.0	11548.8	9954.4	852.3
四　川	18808.3	14838.5	1172.6	28335.3	20659.8	1423.4	11203.1	10191.6	972.5
贵　州	15121.1	11931.6	724.7	26742.6	19201.7	1050.1	8090.3	7533.3	527.8
云　南	16719.9	11768.8	976.4	28610.6	18622.4	1526.7	9019.8	7330.5	620.1
西　藏	13639.2	9318.7	257.7	27802.4	19440.5	585.3	9093.8	6070.3	152.6
陕　西	18873.7	13943.0	1528.2	28440.1	19368.9	2016.7	9396.4	8567.7	1044.1
甘　肃	14670.3	12254.2	1122.7	25693.5	19539.2	1583.4	7456.9	7487.0	821.3
青　海	17301.8	14774.7	1503.9	26757.0	20853.2	1750.4	8664.4	9222.2	1278.8
宁　夏	18832.3	14965.4	1473.2	27153.0	20364.9	1874.0	9851.6	9138.4	1040.6
新　疆	18354.7	14066.5	1333.2	28463.4	21228.5	1934.8	10183.2	8277.0	846.8

附录二 世界各国卫生状况

简要说明

一、本章主要介绍世界各国卫生状况，包括预期寿命、死亡率、卫生服务覆盖、危险因素、卫生资源、卫生经费及人口。

二、本章数据摘自世界卫生组织《2016 世界卫生统计》和全球卫生观察站数据库。

三、部分中国数据系世界卫生组织估算数。

主要指标解释

早产率 是指每 100 个活产中，出生时不足 37 孕周的活产儿所占百分比。

5 岁以下儿童发育迟缓率 是指 5 岁以下儿童中低于 WHO 年龄别身高参考值至少 2 个标准差的生长迟缓者所占百分比。

5 岁以下儿童低体重率 是指 5 岁以下儿童中低于 WHO 年龄别体重参考值至少 2 个标准差的低体重者所占百分比。

5 岁以下儿童超重率 是指 5 岁以下儿童中高于 WHO 年龄别体重参考值至少 2 个标准差的超重者所占百分比。

成人肥胖率 指一定时期内 20 岁及以上人口中体质指数 ≥30 的人数所占比例，体质指数 = 身高/体重^2。

总和生育率 每个妇女度过她的整个育龄期根据现时年龄别生育率可能生育的孩子数。

附录2-1　健康状况

序列	国家	预期寿命(岁)								
		合计			男			女		
		1990	2000	2015	1990	2000	2015	1990	2000	2015
1	阿富汗	49	46	60.5	49	44	59.3	50	48	61.9
2	阿尔巴尼亚	69	70	77.8	67	68	75.1	71	73	80.7
3	阿尔及利亚	68	69	75.6	66	68	73.8	69	71	77.5
4	安道尔	77	80	…	74	76	…	81	83	…
5	安哥拉	43	46	52.4	41	44	50.9	45	48	54.0
6	安提瓜和巴布达	71	72	76.4	70	71	74.1	72	74	78.6
7	阿根廷	73	75	76.3	69	71	72.7	76	78	79.9
8	亚美尼亚	67	70	74.8	63	67	71.6	71	73	77.7
9	澳大利亚	77	80	82.8	74	77	80.9	80	82	84.8
10	奥地利	76	78	81.5	72	75	79	79	81	83.9
11	阿塞拜疆	63	64	72.7	60	62	69.6	66	67	75.8
12	巴哈马群岛	72	72	76.1	69	69	72.9	74	75	79.1
13	巴林群岛	73	73	76.9	72	72	76.2	74	74	77.9
14	孟加拉国	60	61	71.8	60	61	70.6	59	61	73.1
15	巴巴多斯岛	74	74	75.5	71	70	73.1	77	77	77.9
16	白俄罗斯	71	69	72.3	66	63	66.5	76	74	78.0
17	比利时	76	78	81.1	73	75	78.6	79	81	83.5
18	伯利兹	71	70	70.1	69	67	67.5	74	74	73.1
19	贝宁湾	53	55	60	51	52	58.8	56	58	61.1
20	不丹	53	60	69.8	53	58	69.5	53	62	70.1
21	玻利维亚	58	64	70.7	56	61	68.2	60	66	73.3
22	波黑	73	74	77.4	70	71	75	75	76	79.7
23	博茨瓦纳	65	51	65.7	65	50	63.3	66	52	68.1
24	巴西	66	70	75	63	67	71.4	70	74	78.7
25	文莱	73	77	77.7	71	75	76.3	75	79	79.2
26	保加利亚	71	72	74.5	68	68	71.1	75	75	78.0
27	布基纳法索	50	51	59.9	48	48	59.1	51	53	60.5
28	布隆迪	49	47	59.6	48	45	57.7	51	49	61.6
29	佛得角	66	69	73.3	63	66	71.3	68	72	75.0
30	柬埔寨	54	59	68.7	51	55	66.6	57	63	70.7
31	喀麦隆	54	51	57.3	53	51	55.9	56	52	58.6
32	加拿大	77	79	82.2	74	77	80.2	81	82	84.1
33	中非	48	46	52.5	46	46	50.9	50	45	54.1
34	乍得	45	49	53.1	43	48	51.7	47	50	54.5
35	智利	73	77	80.5	69	73	77.4	76	80	83.4
36	中国	69	71	76.1	67	70	74.6	71	73	77.6
37	哥伦比亚	71	73	74.8	67	68	71.2	75	77	78.4
38	科摩罗	56	58	63.5	54	56	61.9	58	61	65.2
39	刚果	56	52	64.7	55	51	63.2	58	54	66.3
40	库克岛	69	71	…	67	69	…	72	75	…
41	哥斯达黎加	77	77	79.6	75	75	77.1	78	79	82.2
42	科特迪瓦	51	49	53.3	50	47	52.3	54	50	54.4
43	克罗地亚	73	74	78	69	70	74.7	76	78	81.2
44	古巴	74	77	79.1	73	75	76.9	76	79	81.4
45	塞浦路斯	76	77	80.5	74	75	78.3	79	79	82.7
46	捷克	71	75	78.8	68	72	75.9	75	79	81.7
47	朝鲜	70	66	70.6	66	64	67	73	68	74.0
48	刚果民主共和国	49	47	59.8	48	45	58.3	51	50	61.5

附录2-1　续表1

2012年标化死亡率(1/10万)			2012年寿命损失人年归因(1/10万)			孕产妇死亡率(1/10万)	
传染性疾病	非传染性疾病	伤害	传染性疾病	非传染性疾病	伤害	2010	2015
363	846	169	31128	12324	9801	460	396
46	672	48	1927	17284	2370	27	29
98	710	54	4810	12406	2418	97	140
...	...	...	...	...	...	...	...
873	768	138	75280	17031	9887	450	477
...	...	...	...	...	...	...	...
69	467	51	2917	13363	2413	77	52
45	848	49	2368	23695	2447	30	25
14	303	28	591	10017	1326	7	6
13	360	31	531	14341	1439	4	4
71	664	34	4926	13802	1893	43	25
122	465	46	6301	9780	1917	47	80
48	506	34	1236	5024	1329	20	15
235	549	64	10015	9632	2742	240	176
61	404	28	2659	12630	1345	51	27
28	683	91	1543	24934	4737	4	4
28	357	39	1165	14445	1814	8	7
105	471	82	4594	7186	3056	53	28
577	761	98	35559	12712	5057	350	405
187	573	142	9826	11790	6977	180	148
226	635	100	11727	13300	5488	190	206
20	513	42	777	17315	2030	8	11
555	612	88	26187	9111	4444	160	129
93	514	80	3345	12542	4303	56	44
56	475	45	1273	7905	1622	24	23
33	638	36	1553	26901	1826	11	11
648	784	119	42924	13422	6312	300	371
705	729	147	51897	14209	8809	800	712
142	482	54	5127	8695	1914	79	42
227	394	62	12889	10043	3906	250	161
769	675	106	45696	14488	6263	690	596
23	318	31	935	11421	1482	12	7
1212	551	108	69308	10575	6577	890	882
1071	713	114	75598	12700	6670	1100	856
36	367	41	1317	9887	2006	25	22
41	576	50	1858	13475	2208	37	27
52	338	72	3308	7622	3851	92	64
495	695	132	29959	11603	5634	280	335
667	632	89	45395	11739	5576	560	442
...	...	...	...	...	...	...	...
31	392	46	1274	8695	2211	40	25
861	794	124	54054	16884	7382	400	645
12	496	40	575	20431	1853	17	8
33	422	45	1182	14141	1911	73	39
16	333	27	489	9158	1318	10	7
27	461	39	1068	17096	1868	5	4
117	751	92	4657	18529	4252	81	82
921	724	137	70873	14227	9524	540	693

序列	国家	预期寿命(岁)								
		合计			男			女		
		1990	2000	2015	1990	2000	2015	1990	2000	2015
49	丹麦	75	77	80.6	72	75	78.6	78	79	82.5
50	吉布提	57	58	63.5	55	56	61.8	59	60	65.3
51	多米尼加	74	74	…	72	72	…	76	76	…
52	多米尼加共和国	69	73	73.9	68	72	70.9	70	74	77.1
53	厄瓜多尔	69	73	76.2	67	70	73.5	72	76	79
54	埃及	65	68	70.9	63	66	68.8	67	71	73.2
55	萨尔瓦多	65	70	73.5	61	67	68.8	70	74	77.9
56	赤道几内亚	48	52	58.2	46	51	56.6	49	53	60
57	厄立特里亚	48	61	64.7	46	58	62.4	50	63	67
58	爱沙尼亚	70	71	77.6	64	65	72.7	75	76	82
59	埃塞俄比亚	45	48	64.8	42	46	62.8	48	51	66.8
60	斐济	66	68	69.9	64	65	67	68	71	73.1
61	芬兰	75	78	81.1	71	74	78.3	79	81	83.8
62	法国	78	79	82.4	73	75	79.4	82	83	85.4
63	加蓬	61	60	66	60	58	64.7	63	63	67.2
64	冈比亚	52	57	61.1	50	55	59.8	53	58	62.5
65	格鲁吉亚	71	71	74.4	67	68	70.3	75	74	78.3
66	德国	76	78	81	72	75	78.7	79	81	83.4
67	加纳	57	58	62.4	55	56	61	58	59	63.9
68	希腊	77	78	81	75	76	78.3	80	81	83.6
69	格林纳达	70	72	73.6	67	68	71.2	74	75	76.1
70	危地马拉	62	67	71.9	60	64	68.5	65	70	75.2
71	几内亚	47	50	59	46	48	58.2	48	53	59.8
72	几内亚比绍	49	47	58.9	47	44	57.2	52	49	60.5
73	圭亚那	63	66	66.2	59	61	63.9	67	71	68.5
74	海地	54	55	63.5	52	54	61.5	56	57	65.5
75	洪都拉斯	67	67	74.6	65	64	72.3	69	70	77
76	匈牙利	69	72	75.9	65	68	72.3	74	76	79.1
77	冰岛	78	80	82.7	75	78	81.2	81	82	84.1
78	印度	58	61	68.3	57	60	66.9	58	62	69.9
79	印尼	62	68	69.1	60	66	67.1	64	70	71.2
80	伊朗	64	67	75.5	63	65	74.5	64	70	76.6
81	伊拉克	69	68	68.9	67	65	66.2	71	70	71.8
82	爱尔兰	75	76	81.4	72	74	79.4	78	79	83.4
83	以色列	77	79	82.5	75	77	80.6	79	81	84.3
84	意大利	77	79	82.7	74	76	80.5	80	82	84.8
85	牙买加	71	72	76.2	69	71	73.9	74	74	78.6
86	日本	79	81	83.7	76	78	80.5	82	85	86.8
87	约旦	70	70	74.1	68	68	72.5	71	73	75.9
88	哈萨克斯坦	66	63	70.2	61	58	65.7	70	68	74.7
89	肯尼亚	60	54	63.4	58	52	61.1	62	56	65.8
90	基里巴斯	60	66	66.3	57	64	63.7	62	68	68.8
91	科威特	73	76	74.7	73	75	73.7	74	76	76
92	吉尔吉斯	66	65	71.1	62	62	67.2	69	69	75.1
93	老挝	53	59	65.7	51	58	64.1	54	60	67.2
94	拉脱维亚	69	71	74.6	64	65	69.6	74	76	79.2
95	黎巴嫩	67	71	74.9	64	68	73.5	71	75	76.5
96	莱索托	61	47	53.7	59	44	51.7	62	50	55.4

2012年标化死亡率（1/10万）			2012年寿命损失人年归因（1/10万）			孕产妇死亡率（1/10万）	
传染性疾病	非传染性疾病	伤害	传染性疾病	非传染性疾病	伤害	2010	2015
29	406	23	1114	15722	1023	12	6
626	631	106	32528	12131	4795	200	229
…	…	…	…	…	…	…	…
77	396	66	5127	8525	3236	150	92
97	410	84	4586	9122	4176	110	64
74	782	33	4268	15168	1513	66	33
96	475	158	4079	10914	7994	81	54
757	729	134	48783	15054	7887	240	342
506	672	119	22640	9469	4519	240	501
19	511	47	1810	20218	2189	2	9
559	476	94	29697	8571	4697	350	353
105	804	64	4602	16839	2791	26	30
9	367	39	413	15028	1830	5	3
21	313	35	936	12899	1600	8	8
589	505	77	30028	10127	4197	230	291
590	630	96	35805	11970	5295	360	706
39	615	32	2419	21490	1647	67	36
22	365	23	926	16246	1113	7	6
476	670	76	28629	12863	4084	350	319
24	365	27	1027	15467	1298	3	3
…	…	…	…	…	…	24	27
213	409	111	10458	7885	5929	120	88
680	681	96	45952	12912	5574	610	679
870	765	112	56025	13835	6094	790	549
177	1024	150	8533	17196	6621	280	229
405	725	89	25017	13728	5232	350	359
118	441	81	6564	8031	4121	100	129
17	603	44	795	24235	2081	21	17
14	312	29	462	9207	1289	5	3
253	682	116	13613	14186	4785	200	174
162	680	49	7905	12030	2116	220	126
56	569	75	3118	10302	3799	21	25
87	715	128	7823	9610	5647	63	50
22	344	32	728	9828	1512	6	8
31	311	21	1024	8286	846	7	5
15	304	20	712	13583	953	4	4
97	519	51	5142	12320	2729	110	89
34	244	40	1604	12212	2005	5	5
53	640	53	3691	8584	2299	63	58
55	950	102	3834	21333	5254	51	12
657	515	101	37031	9133	5271	360	510
…	…	…	…	…	…	…	90
82	406	25	1468	4400	1199	14	4
66	835	65	5767	15300	3421	71	76
329	680	75	21052	10183	3846	470	197
26	624	55	2076	25436	2564	34	18
30	385	41	1196	7934	1377	25	15
1110	672	142	57102	11697	7939	620	487

序列	国家	预期寿命(岁)								
		合计			男			女		
		1990	2000	2015	1990	2000	2015	1990	2000	2015
97	利比里亚	42	50	61.4	39	48	59.8	46	52	62.9
98	利比亚	68	71	72.7	67	69	70.1	70	74	75.6
99	立陶宛	71	72	73.6	66	67	68.1	76	77	79.1
100	卢森堡	76	78	82	72	75	79.8	79	81	84
101	马达加斯加	51	59	65.5	50	57	63.9	53	61	67
102	马拉维	45	43	58.3	43	41	56.7	46	45	59.9
103	马来西亚	71	72	75	68	69	72.7	73	74	77.3
104	马尔代夫	58	67	78.5	60	67	76.9	57	67	80.2
105	马里	46	50	58.2	46	48	58.2	46	52	58.3
106	马耳他	76	78	81.7	74	76	79.7	78	80	83.7
107	马歇尔群岛	63	59	…	61	58	…	65	60	…
108	毛利塔尼亚	58	58	63.1	57	56	61.6	60	59	64.6
109	毛里求斯	70	71	74.6	66	68	71.4	74	75	77.8
110	墨西哥	71	74	76.7	68	72	73.9	75	77	79.5
111	密克罗尼西亚	66	67	69.4	65	66	68.1	67	68	70.6
112	摩纳哥	78	80	…	74	76	…	81	84	…
113	蒙古	61	64	68.8	58	60	64.7	64	67	73.2
114	黑山	76	74	76.1	73	72	74.1	79	77	78.1
115	摩洛哥	64	69	74.3	63	67	73.3	66	72	75.4
116	莫桑比克	43	48	57.6	41	46	55.7	45	50	59.4
117	缅甸	59	62	66.6	57	59	64.6	61	65	68.5
118	纳米比亚	63	53	65.8	62	50	63.1	64	57	68.3
119	瑙鲁	73	59	…	69	54	…	77	65	…
120	尼泊尔	54	62	69.2	54	61	67.7	55	63	70.8
121	荷兰	77	78	81.9	74	76	80	80	81	83.6
122	新西兰	76	79	81.6	73	76	80	78	81	83.3
123	尼加拉瓜	71	73	74.8	68	70	71.5	74	76	77.9
124	尼日尔	43	51	61.8	43	51	60.9	43	51	62.8
125	尼日利亚	46	48	54.5	45	47	53.4	47	48	55.6
126	纽埃岛	71	72	…	69	68	…	75	76	…
127	挪威	77	79	81.8	74	76	79.8	80	81	83.7
128	阿曼	68	71	76.6	66	69	75	70	75	79.2
129	巴基斯坦	60	61	66.4	59	61	65.5	61	62	67.5
130	帕劳群岛	66	70	…	65	67	…	68	74	…
131	巴拿马	74	76	77.8	72	73	74.7	76	78	81.1
132	巴布亚新几内亚	56	61	62.9	53	60	60.6	59	63	65.4
133	巴拉圭	73	74	74	71	71	72.2	76	77	76
134	秘鲁	70	72	75.5	68	70	73.1	72	74	78
135	菲律宾	66	69	68.5	63	66	65.3	70	73	72
136	波兰	71	74	77.5	67	70	73.6	76	78	81.3
137	葡萄牙	74	77	81.1	71	73	78.2	78	80	83.9
138	卡塔尔	75	77	78.2	74	77	77.4	76	77	80
139	韩国	72	76	82.3	68	72	78.8	76	80	85.5
140	摩尔多瓦	68	68	72.1	65	64	67.9	72	71	76.2
141	罗马尼亚	70	71	75	66	68	71.4	73	75	78.8
142	俄罗斯	69	65	70.5	63	58	64.7	74	72	76.3
143	卢旺达	48	47	66.1	46	45	60.9	50	49	71.1
144	圣基茨和尼维斯	68	71	…	65	69	…	71	73	…

2012年标化死亡率(1/10万)			2012年寿命损失人年归因(1/10万)			孕产妇死亡率(1/10万)	
传染性疾病	非传染性疾病	伤害	传染性疾病	非传染性疾病	伤害	2010	2015
609	657	83	32485	10525	4030	770	725
53	550	63	2305	8377	2511	58	9
26	581	76	1281	22141	3932	8	10
21	318	31	750	10773	1367	20	10
430	649	89	24877	10233	4675	240	353
778	655	98	41453	9228	4049	460	634
117	563	63	3134	9740	2450	29	40
59	487	35	2173	7691	1205	60	68
588	866	120	55170	14432	6603	540	587
24	364	19	767	12632	886	8	9
…	…	…	…	…	…	…	…
619	555	83	31786	9373	4001	510	602
62	577	44	2399	16472	2235	60	53
57	468	63	2578	10391	3339	50	38
…	…	…	…	…	…	100	100
…	…	…	…	…	…	…	…
83	966	69	5357	17033	3885	63	44
19	572	41	883	18336	1946	8	7
132	708	47	…	…	…	100	121
998	594	175	53997	11531	8061	490	489
316	709	102	13566	14286	4767	200	178
357	580	76	18018	8027	3755	200	265
…	…	…	…	…	…	…	…
252	678	89	11880	11404	3697	170	258
26	355	22	941	13172	966	6	7
18	314	33	742	10295	1597	15	11
75	547	64	4947	10740	3209	95	150
740	649	98	54270	10726	5637	590	553
866	674	146	59843	13237	8544	630	814
…	…	…	…	…	…	…	…
25	337	26	894	11991	1117	7	5
84	478	53	2583	5787	2443	32	17
296	669	99	20789	11796	4893	260	178
…	…	…	…	…	…	…	…
86	373	67	3975	8760	3724	92	94
554	693	100	22709	12277	4394	230	215
77	486	68	4427	9696	3421	99	132
121	364	48	4193	8048	2189	67	68
226	720	54	8000	13013	2698	99	114
23	494	49	940	18222	2433	5	3
40	343	25	1632	14128	1215	8	10
28	407	41	635	3410	1690	7	13
34	302	53	944	8755	2381	16	11
45	788	76	3150	24614	3642	41	23
39	612	41	1841	22427	2049	27	31
74	790	103	3877	28356	5483	34	25
402	585	106	24964	9517	5642	340	290
…	…	…	…	…	…	…	…

序列	国家	预期寿命(岁)								
		合计			男			女		
		1990	2000	2015	1990	2000	2015	1990	2000	2015
145	圣卢西亚岛	72	74	75.2	70	71	72.6	74	77	77.9
146	圣文森特和格林纳丁斯	72	70	73.2	69	67	71.3	75	73	75.2
147	萨摩亚群岛	66	67	74	63	65	70.9	69	70	77.5
148	圣马力诺	79	81	…	76	78	…	83	84	…
149	圣多美和普林西比	61	66	67.5	59	64	65.6	63	68	69.4
150	沙特阿拉伯	69	71	74.5	67	69	73.2	71	75	76
151	塞内加尔	57	60	66.7	56	58	64.6	59	62	68.6
152	塞尔维亚	72	72	75.6	69	69	72.9	75	74	78.4
153	塞舌尔	69	72	73.2	64	67	69.1	75	76	78
154	塞拉利昂	38	41	50.1	38	37	49.3	38	45	50.8
155	新加坡	75	78	83.1	73	76	80	78	81	86.1
156	斯洛伐克	71	73	76.7	66	69	72.9	75	77	80.2
157	斯洛文尼亚	74	76	80.8	70	72	77.9	78	80	83.7
158	所罗门群岛	62	69	69.2	61	67	67.9	63	71	70.8
159	索马里	47	50	55	45	49	53.5	50	51	56.6
160	南非	62	56	62.9	59	54	59.3	66	59	66.2
161	南苏丹	42	…	57.3	41	…	56.1	44	…	58.6
162	西班牙	77	79	82.8	73	76	80.1	81	83	85.5
163	斯里兰卡	69	69	74.9	65	63	71.6	75	75	78.3
164	苏丹	55	58	64.1	54	58	62.4	57	58	65.9
165	苏里南	73	69	71.6	71	66	68.6	76	72	74.7
166	斯威士兰	61	48	58.9	62	46	56.6	61	51	61.1
167	瑞典	78	80	82.4	75	77	80.7	81	82	84
168	瑞士	78	80	83.4	74	77	81.3	81	83	85.3
169	叙利亚	70	71	64.5	69	69	59.9	71	74	69.9
170	塔吉克斯坦	64	64	69.7	62	62	66.6	65	65	73.6
171	泰国	69	68	74.9	66	63	71.9	72	72	78
172	马其顿	72	72	75.7	70	69	73.5	75	75	77.8
173	东帝汶	50	60	68.3	48	58	66.6	51	63	70.1
174	多哥	55	56	59.9	54	54	58.6	57	59	61.1
175	汤加	68	69	73.5	64	68	70.6	74	71	76.4
176	特立尼达和多巴哥	68	69	71.2	65	65	67.9	71	73	74.8
177	突尼斯	70	73	75.3	69	71	73	72	75	77.8
178	土耳其	65	70	75.8	62	67	72.6	68	73	78.9
179	土库曼斯坦	62	62	66.3	59	59	62.2	65	65	70.5
180	图瓦卢	62	63	…	59	63	…	64	63	…
181	乌干达	47	47	62.3	44	43	60.3	49	51	64.3
182	乌克兰	70	68	71.3	65	62	66.3	75	73	76.1
183	阿联酋	72	77	77.1	71	75	76.4	73	79	78.6
184	英国	76	78	81.2	73	75	79.4	79	80	83
185	坦桑尼亚	51	51	61.8	49	49	59.9	52	53	63.8
186	美国	75	77	79.3	72	74	76.9	79	80	81.6
187	乌拉圭	73	75	77	69	71	73.3	76	79	80.4
188	乌兹别克斯坦	67	66	69.4	63	63	66.1	70	68	72.7
189	瓦努阿图	66	69	72	64	68	70.1	67	70	74
190	委内瑞拉	72	74	74.1	70	71	70	74	77	78.5
191	越南	70	70	76	66	68	71.3	75	72	80.7
192	也门	58	61	65.7	56	59	64.3	59	62	67.2
193	赞比亚	43	42	61.8	40	40	59	47	44	64.7
194	津巴布韦	62	45	60.7	60	43	59	64	47	62.3

2012年标化死亡率(1/10万)			2012年寿命损失人年归因(1/10万)			孕产妇死亡率(1/10万)	
传染性疾病	非传染性疾病	伤害	传染性疾病	非传染性疾病	伤害	2010	2015
…	…	…	…	…	…	35	48
…	…	…	…	…	…	48	45
…	…	…	…	…	…	…	51
…	…	…	…	…	…	…	…
…	…	…	…	…	…	70	156
71	549	41	1841	6721	1577	24	12
588	558	89	26368	9505	3637	370	315
19	658	32	895	23163	1543	12	17
…	…	…	…	…	…	…	…
1327	964	150	82802	21114	9282	890	1 360
66	265	17	1527	7562	794	3	10
35	533	39	1313	17777	1936	6	6
15	369	44	589	14708	2027	12	9
231	710	75	9927	11096	3192	93	114
927	551	188	71921	11605	11017	1000	732
612	711	104	30989	14121	5017	300	138
831	623	143	50404	12108	7667	…	789
19	323	18	823	12838	851	6	5
75	501	89	2592	11909	3689	35	30
495	551	134	29142	10558	6569	730	311
84	375	70	4516	8530	3373	130	155
884	702	119	48011	11412	6918	320	389
19	333	26	792	13327	1204	4	4
14	292	25	609	11297	1173	8	5
41	573	308	2807	7685	18227	70	68
148	753	52	14692	11930	3128	65	32
123	449	73	4570	12846	3379	48	20
17	637	24	823	18585	1096	10	8
344	671	69	21132	9304	3862	300	215
682	679	93	43673	12507	5449	300	368
…	…	…	…	…	…	110	124
80	705	98	3611	18921	5045	46	63
65	509	39	2762	11153	1792	56	62
44	555	39	2361	12651	2148	20	16
116	1025	93	8879	22123	5552	67	42
…	…	…	…	…	…	…	…
697	664	167	41005	10918	8098	310	343
69	749	67	3734	28498	3569	32	24
36	547	32	918	3086	1546	12	6
29	359	22	1187	13889	1016	12	9
584	570	129	32565	9699	5956	460	398
31	413	44	1337	14258	2159	21	14
46	446	54	1972	14879	2575	29	15
86	811	47	6840	14571	2713	28	36
…	…	…	…	…	…	110	78
58	411	103	3209	8639	5936	92	95
96	435	59	4475	10594	2730	59	54
515	627	84	21708	10259	4865	200	385
764	587	156	49853	9379	7020	440	224
711	599	82	42568	9782	5349	570	443

附录2-2 5岁以下儿童死亡率

序列	国家	新生儿死亡率(‰)		婴儿死亡率(‰)					
				合计			男		
		1990	2015	1990	2000	2013	1990	2000	2009
1	阿富汗	51.4	35.5	121.3	94.5	70.2		159	144
2	阿尔巴尼亚	17.0	6.2	35.1	23.2	13.3	48	27	16
3	阿尔及利亚	22.5	15.5	39.9	33.9	21.6	54	43	31
4	安道尔	4.2	1.4	7.5	3.9	2.2	8	4	3
5	安哥拉	54.3	48.7	133.4	128.3	101.6	160	132	103
6	安提瓜和巴布达	12.4	4.9	23.4	13.8	7.7	31	21	11
7	阿根廷	15.8	6.3	24.4	18.0	11.9	27	19	15
8	亚美尼亚	24.2	7.4	42.4	26.6	14.0	51	34	21
9	澳大利亚	4.7	2.2	7.6	5.1	3.4	9	6	5
10	奥地利	4.5	2.1	8.0	4.6	3.2	9	5	4
11	阿塞拜疆	32.3	18.2	75.4	60.7	29.9	87	64	33
12	巴哈马群岛	11.7	6.9	19.6	13.0	10.4	19	14	9
13	巴林群岛	8.1	1.1	19.5	10.9	5.2	13	11	10
14	孟加拉国	54.8	23.3	99.6	64.4	33.2	108	70	44
15	巴巴多斯岛	9.9	8.0	16.2	14.9	13.3	18	13	10
16	白俄罗斯	7.5	1.9	13.5	11.4	3.7	24	18	13
17	比利时	4.5	2.2	8.3	4.8	3.5	9	5	4
18	伯利兹	16.0	8.3	32.1	21.2	14.3	39	27	17
19	贝宁湾	41.4	31.8	107.9	90.0	56.2	117	94	79
20	不丹	43.2	18.3	93.3	58.9	29.7	99	73	57
21	玻利维亚	38.4	19.6	84.6	57.0	31.2	89	66	42
22	波黑	11.5	4.0	16.2	8.1	5.7	23	16	14
23	博茨瓦纳	24.8	21.9	38.9	54.4	36.3	47	67	43
24	巴西	27.8	8.9	51.4	28.9	12.3	51	31	19
25	文莱	6.4	4.3	9.4	7.7	8.4	11	6	6
26	保加利亚	12.0	5.6	18.4	17.9	10.1	16	15	11
27	布基纳法索	40.4	26.7	102.5	96.2	64.1	114	106	94
28	布隆迪	45.5	28.6	103.4	91.6	54.8	125	118	111
29	佛得角	22.1	12.2	48.4	29.0	21.9	59	40	28
30	柬埔寨	37.7	14.8	85.6	81.7	32.5	94	88	75
31	喀麦隆	35.2	25.7	84.8	92.5	60.8	99	104	102
32	加拿大	4.5	3.2	6.8	5.2	4.6	8	6	5
33	中非	48.3	42.6	115.3	113.3	96.1	118	123	116
34	乍得	48.4	39.3	115.9	105.9	88.5	127	130	132
35	智利	8.2	4.9	16.0	9.2	7.1	20	10	7
36	中国	24.9	5.5	42.2	30.2	10.9	31	25	14
37	哥伦比亚	19.0	8.5	29.0	21.2	14.5	33	26	19
38	科摩罗	41.2	34.0	88.1	72.8	57.9	99	90	82
39	刚果	29.7	18.0	60.1	76.5	35.6	69	76	83
40	库克岛	11.6	4.4	20.6	14.4	7.5	12	19	17
41	哥斯达黎加	9.0	6.2	14.3	11.3	8.4	17	13	10
42	科特迪瓦	47.8	37.9	104.3	99.6	71.3	116	107	92
43	克罗地亚	8.4	2.6	11.1	7.2	3.8	12	7	5
44	古巴	7.0	2.3	10.5	6.5	5.0	13	8	5
45	塞浦路斯	5.7	1.5	9.9	5.5	2.8	12	5	5
46	捷克	9.7	1.8	12.8	5.6	2.9	13	5	3
47	朝鲜	21.3	13.5	33.4	44.5	21.7	24	44	28
48	刚果民主共和国	47.6	30.1	114.7	114.6	86.1	131	131	131

女			合计			男			女		
1990	2000	2009	1990	2000	2015	1990	2000	2011	1990	2000	2011
154	136	123	179.1	135.6	91.1	262	232	103	237	210	99
33	19	11	40.5	26.1	14.0	64	34	15	38	20	14
46	36	27	47.1	39.6	25.5	66	50	32	55	42	28
6	4	3	8.5	4.6	2.8	9	5	4	8	4	3
146	120	94	225.9	216.7	156.9	274	225	165	242	199	150
18	12	10	25.5	15.4	8.1	31	23	9	27	15	7
21	15	11	27.6	20.2	12.5	31	22	16	25	18	13
45	30	18	49.7	30.1	14.1	63	40	19	49	31	15
7	5	4	9.2	6.2	3.8	10	7	5	8	6	4
7	4	4	9.5	5.5	3.5	10	6	5	9	5	4
68	50	26	94.5	74.1	31.7	109	77	47	85	60	43
14	12	8	23.5	15.8	12.1	28	22	17	21	18	15
14	10	9	23.0	12.7	6.2	16	14	10	17	11	10
96	61	39	143.7	88.1	37.6	151	92	48	144	88	44
12	13	9	18.1	16.4	13.0	20	14	22	15	15	18
17	13	9	16.6	14.4	4.6	27	20	6	20	15	5
7	4	3	10.0	5.8	4.1	11	7	5	8	5	4
31	19	14	39.6	25.1	16.5	47	30	19	39	24	15
104	84	70	179.4	146.0	99.5	189	148	109	180	141	103
84	62	48	133.7	79.4	32.9	158	113	57	137	98	50
80	59	38	122.7	77.4	38.4	124	87	54	120	84	48
19	12	11	18.3	9.2	5.4	26	20	9	21	14	7
46	65	42	49.5	85.1	43.6	62	102	28	57	95	24
40	25	16	61.5	32.9	16.4	62	37	17	50	31	14
8	6	5	12.2	9.5	10.2	12	8	8	11	8	7
12	12	8	22.1	21.1	10.4	20	18	13	15	15	11
106	98	87	202.2	185.8	88.6	203	189	151	200	186	142
102	96	91	170.8	148.9	81.7	203	190	145	176	165	133
39	26	18	63.0	35.3	24.5	74	48	23	52	34	20
76	71	61	117.5	110.5	28.7	126	115	47	107	97	37
84	87	87	136.4	151.2	87.9	154	163	135	141	149	120
6	5	5	8.3	6.2	4.9	9	7	6	7	5	5
111	115	108	176.9	174.1	130.1	174	183	170	175	184	157
112	114	116	214.7	190.7	138.7	206	210	177	197	201	160
16	9	7	19.1	10.9	8.1	24	12	10	19	10	8
43	35	20	53.9	36.9	10.7	39	31	15	52	41	14
23	18	13	35.2	25.1	15.9	41	30	20	29	22	16
80	72	67	125.4	101.3	73.5	138	123	85	117	104	74
64	71	78	92.2	121.4	45.0	108	121	103	99	111	94
20	10	9	24.4	16.8	8.1	15	21	11	21	12	8
14	10	9	16.9	13.1	9.7	20	14	11	16	11	9
94	87	74	151.6	146.1	92.6	159	148	125	145	135	105
9	6	5	12.8	8.3	4.3	14	8	6	10	7	5
9	5	5	13.3	8.4	5.5	15	10	6	11	7	5
10	5	2	11.1	6.5	2.7	13	7	3	11	6	3
9	4	3	14.6	6.6	3.4	14	6	4	11	5	4
22	40	25	43.4	60.0	24.9	47	61	35	43	55	32
120	120	120	176.0	175.9	98.3	207	207	178	190	190	158

序列	国家	新生儿死亡率(‰)		婴儿死亡率(‰)					
				合计			男		
		1990	2015	1990	2000	2013	1990	2000	2009
49	丹麦	4.5	2.5	7.4	4.6	2.9	9	6	3
50	吉布提	43.6	33.4	92.1	79.7	57.4	108	95	85
51	多米尼加	11.8	15.6	14.0	13.6	10.2	18	16	9
52	多米尼加共和国	28.3	21.7	46.1	33.2	23.6	51	34	28
53	厄瓜多尔	21.3	10.8	44.2	28.3	19.1	47	32	23
54	埃及	32.2	12.8	62.5	35.9	18.6	77	44	21
55	萨尔瓦多	18.5	8.3	46.0	26.8	13.5	52	30	16
56	赤道几内亚	48.1	33.1	124.4	98.8	69.3	129	109	94
57	厄立特里亚	35.7	18.4	92.6	58.4	36.1	103	65	44
58	爱沙尼亚	12.3	1.5	16.5	8.8	2.7	14	10	4
59	埃塞俄比亚	54.6	27.7	121.8	89.8	44.4	140	103	76
60	斐济	12.5	9.6	25.0	20.6	20.0	21	18	17
61	芬兰	3.9	1.3	5.5	3.5	2.1	6	4	3
62	法国	3.6	2.2	7.4	4.4	3.5	8	5	4
63	加蓬	33.0	23.2	60.3	55.5	39.1	81	73	62
64	冈比亚	46.1	29.9	79.9	63.4	49.4	111	100	84
65	格鲁吉亚	27.8	7.2	40.5	31.2	11.7	44	33	28
66	德国	3.7	2.1	7.0	4.4	3.2	8	5	4
67	加纳	39.5	28.3	80.3	65.2	52.3	82	73	50
68	希腊	9.0	2.9	11.3	6.9	3.7	10	7	3
69	格林纳达	10.2	6.0	17.7	13.6	10.7	32	17	15
70	危地马拉	29.3	13.4	59.6	40.0	25.8	58	39	33
71	几内亚	52.5	31.3	140.4	103.1	64.9	152	124	97
72	几内亚比绍	60.6	39.7	132.8	108.7	77.9	157	142	127
73	圭亚那	29.0	22.8	47.1	38.6	29.9	60	49	37
74	海地	37.8	25.4	100.2	74.8	54.7	113	87	69
75	洪都拉斯	24.5	11.0	45.7	31.1	18.9	47	36	27
76	匈牙利	12.9	3.5	17.0	9.7	5.2	17	10	5
77	冰岛	3.2	0.9	5.1	3.1	1.6	6	3	3
78	印度	51.1	27.7	88.4	66.5	41.4	83	67	50
79	印尼	30.8	13.5	62.0	41.0	24.5	62	43	33
80	伊朗	26.8	9.5	44.1	28.6	14.4	62	43	29
81	伊拉克	26.1	18.4	41.8	35.7	28.0	45	41	38
82	爱尔兰	5.0	2.3	7.7	6.0	3.2	9	7	4
83	以色列	6.1	2.1	9.7	5.6	3.2	11	6	4
84	意大利	6.2	2.1	8.3	4.7	3.0	9	5	4
85	牙买加	17.0	11.6	24.9	20.1	14.3	30	29	28
86	日本	2.5	0.9	4.6	3.3	2.1	5	4	3
87	约旦	19.4	10.6	30.0	23.3	16.0	37	29	25
88	哈萨克斯坦	22.5	7.0	44.7	37.5	14.6	58	43	29
89	肯尼亚	32.8	22.2	63.9	68.6	47.5	70	72	60
90	基里巴斯	29.8	23.7	69.1	53.5	45.1	68	52	40
91	科威特	9.3	3.2	14.4	11.0	8.1	15	10	12
92	吉尔吉斯	28.2	11.5	54.5	42.0	21.6	68	48	35
93	老挝	47.7	30.1	110.9	83.0	53.8	122	71	52
94	拉脱维亚	12.6	5.2	16.6	14.5	7.4	16	12	8
95	黎巴嫩	15.9	4.8	26.8	17.1	7.8	36	22	12
96	莱索托	44.6	32.7	69.5	80.6	73.0	79	91	65

			5岁以下儿童死亡率(‰)								
女			合计			男			女		
1990	2000	2009	1990	2000	2015	1990	2000	2011	1990	2000	2011
6	4	3	8.9	5.6	3.5	10	6	4	8	5	3
82	72	65	118.6	100.7	65.3	137	119	95	108	94	84
12	13	8	17.2	15.8	21.2	21	18	13	14	15	11
45	30	25	59.7	41.1	30.9	67	42	27	57	36	23
35	24	17	56.9	34.3	21.6	58	37	25	48	31	21
54	31	15	85.1	44.8	24.0	103	54	22	75	39	20
44	25	13	59.5	32.4	16.8	68	37	17	56	30	14
111	95	82	184.0	142.4	94.1	206	174	124	190	162	112
81	51	34	150.6	89.3	46.5	162	96	74	137	81	61
10	7	3	20.2	11.0	2.9	18	13	4	14	9	3
108	79	58	205.0	145.5	59.2	225	159	82	193	137	72
17	14	14	30.0	24.4	22.4	25	19	18	19	17	15
6	3	3	6.7	4.3	2.3	7	5	3	7	4	3
6	4	3	9.0	5.4	4.3	10	6	5	8	5	4
54	48	41	92.7	84.6	50.8	104	93	72	81	73	59
96	87	73	169.8	119.0	68.9	163	140	107	142	122	94
37	28	23	47.3	35.7	11.9	51	38	23	42	31	18
6	4	3	8.5	5.4	3.7	10	6	4	8	5	4
70	62	43	128.2	101.3	61.6	132	117	83	107	94	72
9	5	3	12.5	7.8	4.6	11	8	5	10	6	4
33	18	11	22.2	15.9	11.8	40	19	13	40	21	12
56	38	32	80.6	50.7	29.1	75	48	33	77	49	28
121	98	78	237.6	170.2	93.7	246	198	128	214	172	123
127	115	103	224.8	180.8	92.5	264	240	174	215	196	147
34	28	21	61.2	48.7	39.4	80	59	40	41	31	32
97	74	59	144.6	104.4	69.0	158	117	74	147	109	66
39	30	23	59.1	38.2	20.4	58	42	23	52	38	20
13	9	5	19.0	11.2	5.9	19	12	7	15	10	6
5	2	2	6.4	4.0	2.0	7	4	3	6	3	2
85	68	51	125.9	91.4	47.7	111	87	59	126	99	64
51	35	27	84.3	52.2	27.2	93	61	34	77	51	29
47	33	22	56.6	34.7	15.5	82	54	25	63	41	25
39	35	33	53.4	44.6	32.0	58	52	41	48	43	35
8	5	3	9.2	7.2	3.6	11	8	4	9	6	4
9	5	4	11.6	6.9	4.0	13	8	5	11	6	4
7	4	3	9.6	5.5	3.5	10	6	4	8	5	3
25	25	24	29.8	23.7	15.7	35	34	21	32	30	16
4	3	2	6.3	4.5	2.7	7	5	4	6	4	3
27	21	18	36.7	27.8	17.9	42	31	22	37	28	19
44	33	22	52.6	43.5	14.1	69	51	32	51	38	24
58	59	50	98.7	110.9	49.4	106	112	78	92	97	67
62	45	34	95.4	71.0	55.9	93	64	50	84	62	45
13	7	10	16.7	12.7	8.6	18	13	12	16	10	10
57	40	29	65.7	49.2	21.3	80	55	34	69	47	28
94	55	40	162.0	117.4	66.7	166	91	44	148	81	39
11	9	6	20.4	17.2	7.9	20	15	9	15	11	8
30	19	10	32.3	20.0	8.3	45	27	10	35	21	9
70	81	57	86.3	114.6	90.2	98	132	93	87	116	79

序列	国家	新生儿死亡率(‰)		婴儿死亡率(‰)					
				合计			男		
		1990	2015	1990	2000	2013	1990	2000	2009
97	利比里亚	52.1	24.1	165.3	118.9	53.6	178	144	86
98	利比亚	21.1	7.2	36.2	24.4	12.4	32	23	17
99	立陶宛	9.3	2.5	13.4	9.6	4.0	11	8	6
100	卢森堡	4.1	0.9	7.3	3.9	1.6	9	4	2
101	马达加斯加	41.2	19.7	98.1	70.5	39.6	109	70	43
102	马拉维	50.0	21.8	143.4	103.0	44.2	135	103	72
103	马来西亚	8.3	3.9	14.3	8.7	7.2	17	10	6
104	马尔代夫	35.8	4.9	67.8	35.2	8.4	83	43	12
105	马里	58.9	37.8	130.5	116.2	77.6	147	127	107
106	马耳他	7.4	4.4	10.0	6.8	5.3	12	7	6
107	马歇尔群岛	19.6	16.7	39.2	33.5	30.6	40	33	30
108	毛利塔尼亚	41.0	35.7	77.8	76.0	67.1	86	82	79
109	毛里求斯	15.8	8.4	19.9	16.4	12.5	23	20	14
110	墨西哥	16.9	7.0	37.0	21.6	12.5	40	24	16
111	密克罗尼西亚	21.7	18.8	43.2	41.6	29.8	45	38	32
112	摩纳哥	4.4	1.9	6.3	4.2	3.0	8	4	3
113	蒙古	30.9	11.1	77.0	49.4	26.4	86	58	29
114	黑山	10.6	3.1	15.0	12.5	4.9	12	14	8
115	摩洛哥	36.1	17.6	63.5	42.8	26.1	79	53	38
116	莫桑比克	56.4	27.1	158.0	113.8	61.5	160	127	99
117	缅甸	42.2	26.4	77.5	58.9	39.8	94	70	61
118	纳米比亚	28.8	15.9	49.6	49.3	35.2	58	58	39
119	瑙鲁	27.9	22.7	44.7	33.4	29.9	11	62	46
120	尼泊尔	53.2	22.2	98.8	60.4	32.2	98	63	38
121	荷兰	4.7	2.4	6.8	5.1	3.3	8	6	4
122	新西兰	4.3	3.1	9.2	6.1	5.2	10	7	5
123	尼加拉瓜	25.2	9.8	50.8	32.6	20.0	58	39	25
124	尼日尔	49.8	26.8	137.7	101.0	59.9	148	110	78
125	尼日利亚	51.7	34.3	126.3	112.5	74.3	134	122	92
126	纽埃岛	7.1	12.5	11.9	19.7	20.7	8	40	17
127	挪威	4.1	1.5	7.0	3.9	2.3	8	4	4
128	阿曼	18.7	5.2	31.9	14.2	9.8	39	19	10
129	巴基斯坦	56.1	45.5	106.1	87.9	69.0	105	89	74
130	帕劳群岛	15.8	9.0	30.9	22.8	15.1	22	18	15
131	巴拿马	13.3	9.6	25.8	21.9	15.4	26	21	17
132	巴布亚新几内亚	30.6	24.5	65.0	58.2	47.3	68	59	53
133	巴拉圭	22.1	10.9	36.9	27.7	18.7	39	29	22
134	秘鲁	26.4	8.2	56.5	30.4	12.9	69	39	22
135	菲律宾	22.6	12.6	41.1	30.1	23.5	46	32	29
136	波兰	11.4	3.1	15.1	8.1	4.5	17	9	6
137	葡萄牙	7.2	2.0	11.5	5.5	3.1	13	7	4
138	卡塔尔	10.0	3.8	17.7	10.7	7.0	20	12	8
139	韩国	3.1	1.6	6.1	5.2	3.2	8	6	5
140	摩尔多瓦	14.1	11.9	26.7	25.4	13.3	37	25	18
141	罗马尼亚	16.8	6.3	31.0	23.3	10.5	26	21	11
142	俄罗斯	14.7	5.0	21.9	19.7	8.6	26	23	12
143	卢旺达	38.5	18.7	92.8	108.0	37.1	111	116	76
144	圣基茨和尼维斯	17.3	6.5	22.9	13.6	7.8	28	15	14

	女			合计			男			女	
				5岁以下儿童死亡率(‰)							
1990	2000	2009	1990	2000	2015	1990	2000	2011	1990	2000	2011
151	122	73	248.0	175.2	69.9	257	207	83	236	189	74
32	23	17	42.4	28.4	13.4	36	25	17	36	25	16
10	9	4	16.5	11.8	5.2	15	11	6	12	11	5
7	4	1	8.8	4.8	1.9	11	6	3	8	5	3
94	60	38	160.8	110.6	49.6	174	104	65	160	96	58
123	94	65	245.3	174.2	64.0	229	173	87	206	156	79
14	8	5	16.6	10.1	7.0	19	11	7	16	9	6
78	42	10	93.5	43.8	8.6	114	55	12	111	51	10
130	112	94	254.2	219.9	114.7	258	225	182	241	210	169
8	5	6	11.4	7.8	6.4	13	8	7	9	6	5
38	31	28	49.6	41.5	36.0	49	39	29	48	38	23
75	71	69	117.8	113.1	84.7	136	128	120	122	115	104
18	12	12	23.1	18.6	13.5	27	22	16	20	14	14
32	20	13	46.4	25.6	13.2	49	29	17	41	23	14
45	37	31	55.4	53.1	34.7	58	47	47	57	46	36
6	3	3	7.7	5.2	3.5	9	5	4	7	4	3
59	40	20	107.9	64.6	22.4	117	73	35	85	53	26
12	11	6	16.7	13.7	4.7	14	15	8	14	12	7
58	39	28	80.7	50.8	27.6	98	61	35	79	49	30
150	119	93	237.0	168.5	78.5	235	186	107	229	181	99
73	54	47	108.6	79.5	50.0	131	94	69	104	75	56
41	41	28	73.6	75.5	45.4	84	88	45	61	64	38
5	17	25	57.5	41.3	35.4	12	78	56	6	22	24
99	63	39	142.3	81.9	35.8	144	86	49	140	84	47
6	5	4	8.3	6.2	3.8	10	7	4	8	6	4
7	6	4	11.2	7.4	5.7	13	9	7	9	7	5
44	29	19	66.8	40.3	22.1	74	46	29	61	38	22
140	104	73	327.3	226.9	95.5	310	230	127	300	223	122
116	106	80	213.2	187.7	108.8	217	195	129	206	185	119
19	30	12	13.8	23.2	23.0	8	40	21	19	32	21
6	3	3	8.7	4.8	2.6	10	5	3	7	4	3
35	17	9	39.3	16.5	11.6	50	23	9	47	21	8
96	81	67	138.6	112.6	81.1	130	108	76	130	108	68
14	9	11	36.1	26.7	16.4	25	19	23	17	13	14
23	18	14	31.1	26.0	17.0	33	27	21	28	25	18
65	56	51	89.1	78.4	57.3	95	80	60	87	73	55
29	22	17	46.2	33.5	20.5	47	34	25	37	27	20
55	31	17	80.0	39.8	16.9	86	44	20	69	35	17
36	26	23	58.6	39.9	28.0	64	41	29	53	34	·22
14	7	5	17.3	9.3	5.2	20	10	6	16	8	5
10	5	3	14.7	7.2	3.6	16	9	4	12	7	3
15	11	7	20.8	12.4	8.0	25	14	8	20	12	7
8	6	4	7.1	6.1	3.4	9	7	5	8	6	4
24	16	11	32.3	30.6	15.8	45	30	17	28	19	15
21	17	9	37.7	27.0	11.1	34	24	14	27	20	11
19	18	10	26.0	23.2	9.6	31	27	13	23	21	10
95	100	65	151.8	181.9	41.7	185	195	57	156	165	51
16	22	13	28.5	17.5	10.5	32	16	8	20	26	6

序列	国家	新生儿死亡率(‰)		婴儿死亡率(‰)					
				合计			男		
		1990	2015	1990	2000	2013	1990	2000	2009
145	圣卢西亚岛	12.9	9.3	18.6	15.2	12.7	20	15	18
146	圣文森特和格林纳丁斯	15.1	11.5	20.5	19.3	17.2	21	21	12
147	萨摩亚群岛	11.8	9.5	25.8	18.5	15.5	42	43	33
148	圣马力诺	4.0	0.7	9.7	4.9	2.8	12	6	2
149	圣多美和普林西比	32.2	17.1	70.3	58.4	36.7	65	60	55
150	沙特阿拉伯	20.7	7.9	35.3	19.3	13.4	37	21	19
151	塞内加尔	41.5	20.8	70.5	69.2	43.9	79	66	55
152	塞黑	16.6	4.2	24.0	11.1	5.8	24	13	7
153	塞舌尔	10.2	8.6	14.2	12.2	12.2	19	10	10
154	塞拉利昂	57.3	34.9	158.1	141.3	107.2	176	159	130
155	新加坡	4.0	1.0	6.2	3.1	2.2	8	3	3
156	斯洛伐克	12.1	4.2	15.6	10.2	6.0	14	10	7
157	斯洛文尼亚	5.4	1.4	8.8	4.5	2.3	10	6	2
158	所罗门群岛	16.1	12.2	31.5	28.4	25.1	32	31	30
159	索马里	51.8	39.7	108.1	104.9	89.8	110	110	110
160	南非	20.3	11.0	47.0	51.7	32.8	54	61	49
161	南苏丹	64.8	39.3	149.5	109.6	64.1	…	…	…
162	西班牙	6.8	2.8	9.3	5.4	3.6	8	5	4
163	斯里兰卡	12.1	5.4	18.2	14.0	8.2	26	20	15
164	苏丹	41.0	29.8	80.2	68.9	51.2	75	70	67
165	苏里南	21.9	11.5	40.8	30.4	20.3	48	37	25
166	斯威士兰	29.5	14.2	55.4	80.1	55.9	71	75	55
167	瑞典	3.6	1.6	5.8	3.4	2.4	7	4	2
168	瑞士	3.8	2.7	6.7	4.6	3.6	7	5	4
169	叙利亚	17.2	7.0	30.4	19.8	11.9	36	22	17
170	塔吉克斯坦	37.6	20.5	84.9	74.7	40.9	106	87	60
171	泰国	18.9	6.7	30.3	19.1	11.3	30	19	13
172	马其顿	16.6	3.5	33.0	14.2	5.8	33	18	11
173	东帝汶	48.3	22.3	129.5	83.8	46.2	155	94	54
174	多哥	42.1	26.7	90.3	76.7	55.8	103	90	74
175	汤加	11.0	6.9	19.4	15.4	10.4	23	19	18
176	特立尼达和多巴哥	20.3	13.2	26.9	25.3	19.0	33	34	33
177	突尼斯	24.3	8.2	41.0	25.6	13.1	44	26	20
178	土耳其	31.2	7.1	55.7	33.7	16.5	75	40	20
179	土库曼斯坦	32.2	22.6	72.7	66.4	46.6	93	68	48
180	图瓦卢	22.1	17.6	44.4	34.2	24.4	43	37	29
181	乌干达	39.5	18.7	107.2	89.1	43.8	125	105	89
182	乌克兰	8.6	5.5	16.7	15.8	8.6	22	20	16
183	阿联酋	9.3	3.5	14.2	9.6	7.0	16	11	7
184	英国	4.7	2.4	7.9	5.6	3.9	9	6	5
185	坦桑尼亚	43.3	18.8	101.3	80.4	36.4	102	88	70
186	美国	5.7	3.6	9.4	7.1	5.9	11	8	7
187	乌拉圭	11.1	5.1	20.3	14.6	9.5	24	16	12
188	乌兹别克斯坦	20.3	20.4	58.7	53.2	36.7	65	56	34
189	瓦努阿图	14.8	11.6	27.3	19.6	14.6	33	21	14
190	委内瑞拉	14.9	8.9	24.6	18.2	12.9	30	23	17
191	越南	22.8	11.4	36.5	27.0	19.0	39	23	19
192	也门	43.2	22.1	87.7	69.2	40.4	94	77	54
193	赞比亚	43.9	21.4	114.5	99.5	55.8	119	110	96
194	津巴布韦	31.0	23.5	50.4	61.0	55.0	56	72	59

			5岁以下儿童死亡率(‰)								
女			合计			男			女		
1990	2000	2009	1990	2000	2015	1990	2000	2011	1990	2000	2011
14	13	19	22.6	17.9	14.3	25	17	17	18	15	14
19	17	10	24.7	22.2	18.3	26	26	23	24	20	19
38	10	8	31.0	21.8	17.5	51	47	21	49	18	16
16	4	0	10.9	5.5	2.9	12	6	2	18	4	2
58	53	49	110.4	89.3	47.3	98	89	92	91	82	86
33	19	17	44.1	22.8	14.5	47	25	10	39	21	8
67	56	46	141.1	137.0	47.2	161	128	69	140	111	60
22	9	5	27.8	12.8	6.7	28	15	8	25	11	6
11	13	7	16.5	14.2	13.6	21	13	15	12	14	13
157	142	116	267.7	231.5	120.4	300	263	194	270	237	176
7	2	2	7.7	4.0	2.7	10	4	3	8	4	2
10	7	5	17.7	11.8	7.3	16	12	9	12	8	7
7	4	2	10.4	5.5	2.6	12	6	3	8	5	3
31	30	29	38.7	34.4	28.1	37	36	21	39	38	22
107	107	107	179.7	173.6	136.8	178	178	190	182	182	170
42	47	37	61.0	74.3	40.5	70	88	50	53	66	44
...	...	...	252.9	182.5	92.6	...	...	122	...	...	119
7	4	3	11.0	6.5	4.1	10	6	5	8	5	4
20	15	11	21.3	16.3	9.8	33	24	13	24	17	11
81	76	72	128.0	107.8	70.1	116	108	91	131	122	81
39	30	23	47.7	34.8	21.3	55	41	33	47	35	26
64	68	49	73.9	122.5	60.7	95	108	113	90	102	94
5	3	2	6.9	4.1	3.0	8	5	3	6	3	3
6	4	4	8.2	5.6	3.9	9	6	5	8	5	4
24	15	11	37.2	23.3	12.9	44	26	16	29	17	14
76	63	43	108.2	93.5	44.8	136	109	70	97	78	56
22	15	10	37.1	22.5	12.3	36	22	13	27	18	11
30	16	9	36.6	16.0	5.5	37	20	11	35	18	9
120	73	42	172.1	106.6	52.6	207	120	57	158	92	51
75	65	54	146.4	121.8	78.4	171	141	118	129	106	102
16	16	15	22.8	17.9	16.7	24	22	18	20	19	13
27	26	29	30.6	28.6	20.4	38	40	31	31	29	24
35	20	15	52.2	30.8	14.0	54	31	18	45	24	15
62	33	17	74.4	41.7	13.5	92	45	16	76	38	14
67	49	35	90.7	81.9	51.4	112	81	57	84	61	48
41	32	29	57.1	42.5	27.1	54	42	33	52	43	27
97	82	69	178.7	147.0	54.6	203	170	97	165	138	83
14	13	10	19.6	18.4	9.0	26	24	11	16	14	9
13	9	6	16.5	11.2	6.8	19	12	7	15	10	6
7	5	4	9.3	6.6	4.2	11	7	6	8	6	5
96	84	66	167.0	131.5	48.7	161	138	70	163	141	65
8	7	6	11.2	8.4	6.5	13	9	8	10	8	7
21	12	10	23.1	16.8	10.1	27	19	11	23	14	9
57	49	30	71.4	63.9	39.1	77	65	55	70	60	42
33	21	14	33.1	23.1	27.5	39	24	14	42	26	12
23	17	13	29.5	21.3	14.9	35	26	17	28	20	13
40	24	20	50.6	35.1	21.7	58	31	25	53	28	19
82	67	47	124.8	95.7	41.9	128	103	80	121	97	73
95	88	77	192.5	168.8	64.0	196	182	86	161	149	80
52	66	54	74.6	102.6	70.7	84	120	73	78	111	61

附录2-3 卫生服务覆盖

序列	国家	产前检查率（至少4次）(%) 2007～2014	熟练卫生人员接生比例(%) 2005～2016	1岁儿童疫苗接种率(%) 2013			结核病人检出率(%) 2013	新涂阳结核病人治疗成功率(%) 2012	HIV感染者接受ART治疗率(%) 2013
				流感	百白破	乙肝			
1	阿富汗	10	51	71	71	71	53	88	5
2	阿尔巴尼亚	67	99	99	99	99	81	92	52
3	阿尔及利亚	68	97	95	95	95	66	90	18
4	安道尔	…	…	96	96	94	87	100	…
5	安哥拉	47	47	93	93	93	85	45	26
6	安提瓜和巴布达	100	100	99	99	98	87	50	…
7	阿根廷	90	100	87	87	87	89	56	63
8	亚美尼亚	93	100	95	95	95	95	81	16
9	澳大利亚	90	99	91	91	91	86	82	…
10	奥地利	…	99	83	83	83	88	69	…
11	阿塞拜疆	…	100	93	93	93	73	83	14
12	巴哈马群岛	85	98	97	97	97	89	84	…
13	巴林群岛	100	100	99	99	99	87	44	…
14	孟加拉国	25	42	97	97	97	53	92	11
15	巴巴多斯岛	88	99	87	87	87	100	100	…
16	白俄罗斯	100	100	23	98	98	68	85	21
17	比利时	…	…	92	99	98	90	77	…
18	伯利兹	83	94	95	95	95	99	55	44
19	贝宁湾	58	77	78	69	78	54	90	34
20	不丹	77	75	97	97	97	85	92	23
21	玻利维亚	59	85	94	94	94	63	84	20
22	波黑	84	100	87	92	92	72	84	…
23	博茨瓦纳	73	100	96	96	96	82	76	70
24	巴西	89	99	95	95	95	82	72	46
25	文莱	93	100	90	90	99	87	71	…
26	保加利亚	…	100	95	95	95	91	87	…
27	布基纳法索	34	66	88	88	88	59	80	37
28	布隆迪	33	60	96	96	96	57	89	40
29	佛得角	…	92	93	93	93	43	86	65
30	柬埔寨	59	89	92	92	92	62	94	67
31	喀麦隆	62	65	89	89	89	49	79	22
32	加拿大	99	98	96	96	75	92	79	…
33	中非	38	40	23	23	23	52	68	14
34	乍得	23	20	48	48	48	58	69	21
35	智利	…	100	90	91	90	88	44	60
36	中国	…	100	…	99	99	87	95	…
37	哥伦比亚	89	99	91	91	91	75	72	29
38	科摩罗	49	82	83	83	83	48	87	…
39	刚果	79	94	69	69	69	63	70	28
40	库克岛	…	100	98	98	98	87	0	…
41	哥斯达黎加	90	99	95	95	94	74	86	56
42	科特迪瓦	44	59	88	88	88	72	79	30
43	克罗地亚	93	100	96	96	96	89	9	…
44	古巴	100	99	96	96	96	72	85	62
45	塞浦路斯	…	97	96	99	96	62	43	…
46	捷克	96	100	99	99	99	81	75	…
47	朝鲜	94	100	…	93	93	91	92	…
48	刚果民主共和国	48	80	72	72	72	51	88	18

序列	国家	产前检查率（至少4次）(%) 2007~2014	熟练卫生人员接生比例(%) 2005~2016	1岁儿童疫苗接种率(%) 2013			结核病人检出率(%) 2013	新涂阳结核病人治疗成功率(%) 2012	HIV感染者接受ART治疗率(%) 2013
				流感	百白破	乙肝			
49	丹麦	…	98	94	94	…	84	64	…
50	吉布提	…	87	82	82	82	58	31	28
51	多米尼加	…	100	96	96	96	87	100	…
52	多米尼加共和国	95	98	75	83	80	72	82	47
53	厄瓜多尔	…	96	99	99	98	60	75	31
54	埃及	83	92	…	97	97	59	88	16
55	萨尔瓦多	80	98	92	92	92	87	93	48
56	赤道几内亚	67	68	…	3	…	…	…	…
57	厄立特里亚	57	34	94	94	94	49	87	51
58	爱沙尼亚	97	99	94	94	93	92	74	…
59	埃塞俄比亚	19	28	72	72	72	62	91	40
60	斐济	94	99	99	99	99	51	86	32
61	芬兰	…	100	98	98	…	85	44	…
62	法国	99	98	98	99	74	83	…	…
63	加蓬	78	89	79	79	79	73	54	56
64	冈比亚	72	57	97	97	97	73	85	31
65	格鲁吉亚	85	100	93	98	93	68	85	33
66	德国	…	99	94	96	87	87	74	…
67	加纳	87	71	90	90	90	88	84	34
68	希腊	…	…	94	99	98	90	…	…
69	格林纳达	…	99	97	97	97	…	100	…
70	危地马拉	…	66	85	85	85	36	88	31
71	几内亚	57	45	63	63	63	54	82	22
72	几内亚比绍	68	45	76	80	76	32	71	17
73	圭亚那	79	86	98	98	98	78	65	53
74	海地	67	49	68	68	68	80	81	39
75	洪都拉斯	89	83	87	87	87	68	89	39
76	匈牙利	…	99	99	99	…	58	70	…
77	冰岛	…	…	91	91	…	92	90	…
78	印度	72	81	20	72	67	58	88	36
79	印尼	88	87	4	85	85	71	86	6
80	伊朗	…	96	…	98	99	68	87	6
81	伊拉克	50	91	68	68	66	57	91	…
82	爱尔兰	…	100	95	96	95	91	61	…
83	以色列	…	…	94	94	98	68	81	…
84	意大利	85	100	96	97	97	87	…	…
85	牙买加	86	99	93	93	93	53	65	27
86	日本	…	100	…	98	…	88	54	…
87	约旦	95	100	98	98	98	83	90	…
88	哈萨克斯坦	87	100	98	98	99	83	86	…
89	肯尼亚	47	62	83	76	83	75	86	41
90	基里巴斯	71	98	95	95	95	80	89	…
91	科威特	…	99	99	99	99	87	…	…
92	吉尔吉斯	95	98	97	97	97	91	…	13
93	老挝	37	40	87	87	87	31	90	48
94	拉脱维亚	…	98	95	95	95	85	87	…
95	黎巴嫩	…	…	81	81	81	91	71	…
96	莱索托	70	78	96	96	96	50	71	28

序列	国家	产前检查率（至少4次）(%) 2007～2014	熟练卫生人员接生比例(%) 2005～2016	1岁儿童疫苗接种率(%) 2013			结核病人检出率(%) 2013	新涂阳结核病人治疗成功率(%) 2012	HIV感染者接受ART治疗率(%) 2013
				流感	百白破	乙肝			
97	利比里亚	78	61	89	89	89	57	79	21
98	利比亚	…	100	98	98	98	54	60	…
99	立陶宛	…	100	93	93	93	80	80	…
100	卢森堡	97	100	98	99	94	83	…	…
101	马达加斯加	51	44	74	74	74	50	82	1
102	马拉维	46	90	89	89	89	70	82	46
103	马来西亚	…	99	97	97	96	79	78	20
104	马尔代夫	85	96	58	99	99	83	79	19
105	马里	41	49	74	74	74	63	93	30
106	马耳他	…	100	99	99	94	100	24	…
107	马歇尔群岛	77	90	21	36	41	80	86	…
108	毛利塔尼亚	48	65	80	80	80	50	68	…
109	毛里求斯	…	100	98	98	98	50	91	19
110	墨西哥	…	96	83	83	82	82	80	51
111	密克罗尼西亚	…	100	68	81	83	…	…	…
112	摩纳哥	…	…	99	99	99	…	…	…
113	蒙古	90	99	98	98	98	84	88	14
114	黑山	87	99	94	94	90	93	84	…
115	摩洛哥	55	74	99	99	99	85	89	21
116	莫桑比克	51	54	78	78	78	37	87	32
117	缅甸	43	60	72	75	72	68	89	35
118	纳米比亚	63	88	89	89	89	64	85	52
119	瑙鲁	40	97	79	79	79	…	…	…
120	尼泊尔	50	56	92	92	92	78	91	23
121	荷兰	…	…	97	97	95	81	83	…
122	新西兰	…	97	92	92	93	82	81	…
123	尼加拉瓜	88	88	98	98	98	87	87	35
124	尼日尔	33	40	70	70	70	62	77	30
125	尼日利亚	51	35	46	58	63	16	86	20
126	纽埃岛	…	100	99	99	99	…	…	…
127	挪威	…	99	95	94	…	87	79	…
128	阿曼	83	99	98	98	97	84	97	…
129	巴基斯坦	37	52	72	72	72	58	91	6
130	帕劳群岛	81	100	99	99	99	87	100	…
131	巴拿马	88	94	80	80	80	77	80	47
132	巴布亚新几内亚	…	53	68	68	68	89	68	46
133	巴拉圭	91	96	86	86	86	75	70	27
134	秘鲁	95	90	88	88	88	79	67	43
135	菲律宾	84	73	94	94	94	80	88	…
136	波兰	…	100	99	99	96	85	60	…
137	葡萄牙	…	99	98	98	98	85	78	…
138	卡塔尔	85	100	99	99	99	…	…	…
139	韩国	97	100	…	99	99	87	81	…
140	摩尔多瓦	95	100	89	90	91	81	76	17
141	罗马尼亚	…	99	92	89	96	82	85	54
142	俄罗斯	…	100	18	97	97	83	69	…
143	卢旺达	35	91	98	98	98	70	84	66
144	圣基茨和尼维斯	…	100	97	96	97	…	100	…

序列	国家	产前检查率（至少4次）(%) 2007~2014	熟练卫生人员接生比例(%) 2005~2016	1岁儿童疫苗接种率(%) 2013			结核病人检出率(%) 2013	新涂阳结核病人治疗成功率(%) 2012	HIV感染者接受ART治疗率(%) 2013
				流感	百白破	乙肝			
145	圣卢西亚岛	90	99	99	99	99	87	64	…
146	圣文森特和格林纳丁斯	…	99	97	96	96	11	…	…
147	萨摩亚群岛	58	83	95	95	95	66	86	…
148	圣马力诺	…	…	69	69	69	…	…	…
149	圣多美和普林西比	72	93	97	97	97	84	70	14
150	沙特阿拉伯	…	98	98	98	98	87	64	…
151	塞内加尔	47	53	92	92	92	68	84	35
152	塞黑	94	100	92	95	91	120	84	39
153	塞舌尔	…	99	98	98	99	87	85	…
154	塞拉利昂	76	60	92	92	92	63	90	16
155	新加坡	…	100	…	97	97	85	75	…
156	斯洛伐克	…	99	98	98	98	95	88	…
157	斯洛文尼亚	…	100	95	95	…	89	81	…
158	所罗门群岛	65	86	83	83	83	70	88	…
159	索马里	…	9	34	42	34	43	88	5
160	南非	87	94	65	65	65	69	77	42
161	南苏丹	17	19	…	45	…	39	52	5
162	西班牙	…	…	96	96	95	86	71	…
163	斯里兰卡	93	99	99	99	99	66	86	18
164	苏丹	47	78	93	93	93	46	75	…
165	苏里南	67	90	86	86	86	67	66	43
166	斯威士兰	77	88	98	98	98	38	72	49
167	瑞典	…	…	98	98	…	88	83	…
168	瑞士	…	…	95	96	…	88	…	…
169	叙利亚	64	96	41	41	71	74	53	…
170	塔吉克斯坦	53	90	96	96	96	68	83	10
171	泰国	93	100	…	99	99	80	81	57
172	马其顿	94	100	97	98	97	87	86	…
173	东帝汶	55	29	82	82	82	67	89	…
174	多哥	55	45	84	84	84	52	86	30
175	汤加	70	96	99	99	99	72	100	…
176	特立尼达和多巴哥	100	100	92	92	92	90	63	…
177	突尼斯	85	74	98	98	98	87	89	16
178	土耳其	74	97	98	98	97	88	88	…
179	土库曼斯坦	…	100	97	98	98	80	84	…
180	图瓦卢	67	93	90	90	90	80	70	…
181	乌干达	48	57	78	78	78	73	77	38
182	乌克兰	87	100	83	76	46	84	71	26
183	阿联酋	…	…	94	94	94	50	76	…
184	英国	…	…	97	96	…	89	80	…
185	坦桑尼亚	43	49	91	91	91	79	90	37
186	美国	97	99	93	94	90	86	84	…
187	乌拉圭	94	100	94	94	94	87	78	40
188	乌兹别克斯坦	…	100	99	99	99	89	84	24
189	瓦努阿图	…	89	68	68	59	78	91	…
190	委内瑞拉	61	100	82	82	82	65	82	42
191	越南	74	94	59	59	59	76	91	33
192	也门	28	45	88	88	88	88	88	15
193	赞比亚	60	63	79	79	79	68	85	52
194	津巴布韦	70	78	95	95	95	42	81	48

附录2-4　环境危险因素

序列	国家	安全饮用水普及率(%)							卫生厕所普及率(%)						
		城市		农村		合计			城市		农村		合计		
		2011	2012	2011	2012	2011	2012	2015	2011	2012	2011	2012	2011	2012	2015
1	阿富汗	85	90	53	56	61	64	55	46	47	23	23	28	29	32
2	阿尔巴尼亚	95	97	94	94	95	96	95	95	95	93	86	94	91	93
3	阿尔及利亚	85	85	79	79	84	84	84	98	98	88	88	95	95	88
4	安道尔	100	100	100	100	100	100	100	100	100	100	100	100	100	100
5	安哥拉	66	68	35	34	53	54	49	86	87	19	20	59	60	52
6	安提瓜和巴布达	98	98	98	98	98	98	98	91	…	91	…	91	…	…
7	阿根廷	100	99	95	95	99	99	99	96	97	98	99	96	97	96
8	亚美尼亚	100	100	98	100	100	100	100	96	96	81	81	90	91	90
9	澳大利亚	100	100	100	100	100	100	100	100	100	100	100	100	100	100
10	奥地利	100	100	100	100	100	100	100	100	100	100	100	100	100	100
11	阿塞拜疆	88	88	71	71	80	80	87	86	86	78	78	82	82	89
12	巴哈马群岛	96	98	96	98	96	98	98	…	92	…	92	…	92	92
13	巴林群岛	100	100	100	100	100	100	100	99	99	99	99	99	99	99
14	孟加拉国	85	86	82	84	83	85	87	55	55	55	58	55	57	61
15	巴巴多斯岛	100	100	100	100	100	100	100	…	…	…	…	…	…	96
16	白俄罗斯	100	100	99	99	100	100	100	92	94	97	95	93	94	94
17	比利时	100	100	100	100	100	100	100	100	100	100	100	100	100	100
18	伯利兹	97	98	100	100	99	99	100	93	94	87	88	90	91	91
19	贝宁湾	85	85	69	69	76	76	78	25	25	5	5	14	14	20
20	不丹	100	99	96	97	97	98	100	74	75	29	31	45	47	50
21	玻利维亚	96	96	72	72	88	88	90	57	57	24	24	46	46	50
22	波黑	100	100	98	99	99	100	100	100	99	92	92	96	95	95
23	博茨瓦纳	99	99	93	93	97	97	96	78	78	42	42	64	64	63
24	巴西	100	100	84	85	97	98	98	87	87	48	49	81	81	83
25	文莱	…	…	…	…	…	…	…	…	…	…	…	…	…	…
26	保加利亚	100	100	99	99	99	99	99	100	100	100	100	100	100	86
27	布基纳法索	96	97	74	76	80	82	82	50	50	6	7	18	19	20
28	布隆迪	82	92	73	73	74	75	76	45	43	51	48	50	47	48
29	佛得角	91	100	86	52	89	89	92	74	75	45	47	63	65	72
30	柬埔寨	90	…	61	68	67	71	76	76	82	22	25	33	37	42
31	喀麦隆	95	94	52	86	74	74	76	58	62	36	27	48	45	46
32	加拿大	100	94	99	66	100	100	100	100	100	99	99	100	100	100
33	中非	92	91	51	99	67	68	69	43	44	28	7	34	22	22
34	乍得	71	72	44	54	50	51	51	31	31	6	6	12	12	12
35	智利	100	100	90	45	98	99	99	100	100	89	89	99	99	99
36	中国	98	98	85	91	92	92	96	74	74	56	56	65	65	77
37	哥伦比亚	100	97	72	85	93	91	91	82	85	65	66	78	80	81
38	科摩罗	…	…	97	74	…	…	90	…	…	…	…	…	…	36
39	刚果	95	96	32	97	72	75	77	19	20	15	6	18	15	15
40	库克岛	100	100	100	39	100	100	100	95	97	95	97	95	97	98
41	哥斯达黎加	100	100	91	100	96	97	98	95	95	92	92	94	94	95
42	科特迪瓦	91	92	68	91	80	80	82	36	33	11	10	24	22	23
43	克罗地亚	100	100	97	97	99	99	100	99	99	98	98	98	98	97
44	古巴	96	96	86	87	94	94	95	94	94	87	88	92	93	93
45	塞浦路斯	100	100	100	100	100	100	100	100	100	100	100	100	100	100
46	捷克	100	100	100	100	100	100	100	100	100	100	100	100	100	99
47	朝鲜	99	99	97	97	98	98	100	88	88	73	73	82	82	82
48	刚果民主共和国	80	79	29	29	46	46	52	29	29	31	33	31	31	29

早产发生率(%) 2010	5岁以下儿童 2005~2016			成人(≥18岁)肥胖率(%) 2014		成人(>15岁)平均饮酒精量(升/人/年) 2016	成人(>15岁)吸烟率(%) 2015		未成年人(13~15岁)吸烟率(%) 2006~2012	
	发育迟缓率(%)	低体重率(%)	超重率(%)	男	女		男	女	男	女
12	40.9	9.5	5.4	1.8	4.1	0.5	…	…	…	…
9	23.1	9.4	23.4	16.5	18.7	5.7	51.2	7.6	17.6	6.7
7	11.7	4.1	12.4	18.8	30.8	1.0	…	…	17.4	2.6
…	…	…	…	28.5	30.5	10.5	37.2	27.8	…	…
13	37.6	4.9	3.3	6.0	14.2	10.8	…	…	…	…
6	…	…	…	22.8	38.7	5.4	…	…	24.3	15.9
8	8.2	1.2	9.9	23.6	28.9	9.1	29.5	18.4	22.7	25.4
11	9.4	4.2	13.6	17.2	22.0	5.4	52.3	1.5	10.9	4.3
8	2.0	0.0	7.7	28.4	28.8	11.2	16.7	13.1	…	…
11	…	…	…	20.5	16.3	10.6	…	…	…	…
9	18.0	3.1	13.0	19.0	26.1	4.0	46.5	0.4	11.4	2.1
10	…	…	…	29.7	42.5	5.4	…	…	16.0	10.7
14	…	…	…	30.5	42.8	0.9	48.8	7.6	…	…
14	36.1	14.3	1.4	2.1	5.1	0.2	39.8	0.7	9.2	2.8
9	7.7	6.8	12.2	24.4	38.2	7.8	13.1	0.9	34.5	23.2
4	4.5	2.2	9.7	21.0	25.0	16.4	46.2	10.6	…	…
8	…	…	…	22.3	18.2	13.2	26.5	20.0	…	…
10	15.0	1.8	7.3	16.1	28.8	8.2	…	…	21.8	15.3
11	34.0	4.5	1.7	4.1	14.5	2.6	17.7	1.0	…	…
10	33.6	5.9	7.6	4.9	8.8	0.5	…	…	39.0	23.2
9	18.1	1.6	8.7	12.1	22.2	5.9	30.5	17.1	20.9	16.4
8	8.9	2.3	17.4	16.3	19.4	5.9	47.2	30.0	16.3	10.5
15	31.4	7.2	11.2	12.7	32.3	8.2	…	…	27.0	20.5
9	7.1	1.6	7.3	17.3	22.7	8.9	19.3	11.3	…	…
12	19.7	2.9	8.3	16.2	20.1	1.3	29.3	3.1	17.1	6.7
8	…	…	…	21.8	24.5	13.6	42.4	28.2	26.4	31.8
11	27.3	7.6	1.2	3.2	9.2	7.6	36.0	4.5	…	…
11	57.5	6.1	2.9	0.7	4.5	6.9	…	…	20.7	16.8
11	…	…	…	8.6	17.4	8.2	22.2	3.5	14.7	11.7
11	32.4	9.6	2.0	1.7	4.6	5.3	44.1	2.8	7.9	5.0
13	31.7	5.2	6.7	5.8	17.1	9.9	43.8	0.9	…	…
8	…	…	…	26.8	29.1	10.0	17.7	12.2	…	…
13	40.7	7.1	1.8	2.2	8.0	3.8	…	…	…	…
13	39.9	13.0	2.5	4.0	12.3	5.2	…	…	20.9	13.9
7	1.8	0.3	9.3	23.3	32.2	9.0	40.0	36.0	…	…
7	9.4	2.3	6.6	5.9	8.0	7.8	47.6	1.8	11.2	2.2
9	12.7	0.9	4.8	16.1	25.7	5.2	16.0	6.2	…	…
17	32.1	11.1	10.9	2.2	11.0	0.2	23.1	6.0	21.8	14.8
17	21.2	8.2	5.9	6.4	15.7	7.9	43.2	1.7	27.6	20.4
…	…	…	…	46.6	55.1	5.1	…	…	33.7	36.3
14	5.6	1.0	8.1	19.2	29.5	4.1	18.5	8.3	15.9	13.1
14	29.6	7.6	3.2	4.7	13.8	5.2	…	…	26.3	10.9
6	…	…	…	22.5	24.1	13.6	39.4	33.5	28.6	27.9
6	…	…	…	19.0	31.5	5.4	52.7	17.8	19.8	15.0
15	…	…	…	21.9	25.7	9.3	…	…	28.7	10.8
7	…	…	…	26.2	27.3	13.7	37.4	29.0	35.0	37.8
11	27.9	4.0	0.0	1.6	3.1	3.9	…	…	…	…
12	42.6	8.1	4.4	1.6	7.1	3.0	…	…	…	…

附录2-4 续表2

序列	国家	安全饮用水普及率(%)							卫生厕所普及率(%)						
		城市		农村		合计			城市		农村		合计		
		2011	2012	2011	2012	2011	2012	2015	2011	2012	2011	2012	2011	2012	2015
49	丹麦	100	100	100	100	100	100	100	100	100	100	100	100	100	100
50	吉布提	100	100	67	65	92	92	90	73	73	22	22	61	61	47
51	多米尼加	96	96	81	…	…	…	…	…	…	…	…	…	…	…
52	多米尼加共和国	82	82	…	77	82	81	85	86	86	74	74	82	82	84
53	厄瓜多尔	96	92	82	75	92	86	87	96	86	86	76	93	83	85
54	埃及	100	100	99	99	99	99	99	97	98	93	94	95	96	95
55	萨尔瓦多	94	95	81	81	90	90	94	79	80	53	53	70	70	75
56	赤道几内亚	…	…	…	…	…	…	48	…	…	…	…	…	…	75
57	厄立特里亚	…	…	…	…	99	…	58	…	…	4	4	…	…	16
58	爱沙尼亚	99	100	97	98	…	99	100	100	96	94	94	100	95	97
59	埃塞俄比亚	97	97	39	42	49	52	57	27	27	19	23	21	24	28
60	斐济	100	100	92	92	96	96	96	92	92	82	82	87	87	91
61	芬兰	100	100	100	100	100	100	100	100	100	100	100	100	100	98
62	法国	100	100	100	100	100	100	100	100	100	100	100	100	100	99
63	加蓬	95	97	41	63	88	92	93	33	43	30	32	33	41	42
64	冈比亚	92	94	85	84	89	90	90	70	64	65	55	68	60	59
65	格鲁吉亚	100	100	96	97	98	99	100	96	96	91	91	93	93	86
66	德国	100	100	100	100	100	100	100	100	100	100	100	100	100	99
67	加纳	92	93	80	81	86	87	89	19	20	8	8	13	14	15
68	希腊	100	100	99	99	100	100	100	99	99	97	97	99	99	99
69	格林纳达	…	99	…	95	…	97	97	…	98	…	98	…	98	98
70	危地马拉	99	99	89	89	94	94	93	88	88	72	72	80	80	64
71	几内亚	90	92	65	65	74	75	77	32	33	11	11	18	19	20
72	几内亚比绍	94	96	54	56	72	74	79	33	34	8	8	19	20	21
73	圭亚那	98	97	93	98	95	98	98	88	88	82	82	84	84	84
74	海地	77	75	48	47	64	62	58	34	31	17	16	26	24	28
75	洪都拉斯	96	97	81	82	89	90	91	86	85	74	74	81	80	83
76	匈牙利	100	100	100	100	100	100	100	100	100	100	100	100	100	98
77	冰岛	100	100	100	100	100	100	100	100	100	100	100	100	100	99
78	印度	96	97	89	91	92	93	94	60	60	24	25	35	36	40
79	印尼	93	93	76	76	84	85	87	73	71	44	46	59	59	61
80	伊朗	98	98	90	92	95	96	96	100	93	99	82	100	89	90
81	伊拉克	94	94	67	69	85	85	87	86	86	80	82	84	85	86
82	爱尔兰	100	100	100	100	100	100	98	100	100	98	98	99	99	91
83	以色列	100	100	100	100	100	100	100	100	100	100	100	100	100	100
84	意大利	100	100	100	100	100	100	100	…	…	…	…	…	…	100
85	牙买加	97	97	89	89	93	93	94	78	78	82	82	80	80	82
86	日本	100	100	100	100	100	100	100	100	100	100	100	100	100	100
87	约旦	97	97	90	90	96	96	97	98	98	98	98	98	98	99
88	哈萨克斯坦	99	99	90	86	95	93	93	97	97	98	98	97	97	98
89	肯尼亚	83	82	54	55	61	62	63	31	31	29	29	29	30	30
90	基里巴斯	87	87	50	51	66	67	67	51	51	30	31	39	40	40
91	科威特	99	99	99	99	99	99	99	100	100	100	100	100	100	100
92	吉尔吉斯	96	97	85	82	89	88	90	94	92	93	92	93	92	93
93	老挝	83	84	63	65	70	72	76	87	90	48	50	62	65	71
94	拉脱维亚	100	100	96	96	98	98	99	…	…	…	…	…	…	88
95	黎巴嫩	100	100	100	100	100	100	99	100	100	…	…	…	…	81
96	莱索托	91	93	73	77	78	81	82	32	37	24	27	26	30	30

早产发生率(%) 2010	5岁以下儿童 2005~2016			成人(≥18岁)肥胖率(%) 2014		成人(>15岁)平均饮酒精量(升/人/年) 2016	成人(>15岁)吸烟率(%) 2015		未成年人(13~15岁)吸烟率(%) 2006~2012	
	发育迟缓率(%)	低体重率(%)	超重率(%)	男	女		男	女	男	女
7	…	…	…	21.7	17.0	10.1	17.6	16.4	…	…
12	33.5	21.5	8.1	5.6	13.5	0.4	…	…	19	15
12	…	…	…	18.5	33.0	5.0	…	…	30	20
11	7.1	2.4	7.6	18.2	29.5	6.6	18.8	9.4	24	14
5	25.2	2.3	7.5	14.4	22.9	5.1	14.0	3.3	…	…
7	22.3	9.5	15.7	20.3	37.5	0.4	49.9	0.3	20	4
13	13.6	2.1	6.4	15.9	27.0	3.4	…	…	18	11
17	26.2	3.1	9.7	12.5	22.7	11.6	…	…	25	17
12	50.3	15.3	1.9	1.4	6.9	1.2	…	…	…	…
6	…	…	…	22.2	22.9	12.8	41.2	24.9	34	28
10	38.4	9.9	2.8	1.5	6.6	4.6	8.9	0.5	…	…
10	…	…	…	30.8	42.3	3.3	38.7	12.4	18	10
6	…	…	…	21.6	19.6	10.9	23.2	18.5	…	…
7	…	…	…	23.8	24.0	11.7	29.8	25.6	…	…
16	17.5	3.4	7.7	12.9	22.5	10.8	…	…	…	…
14	25.0	11.1	3.2	5.8	15.8	5.0	…	…	…	…
9	11.3	1.6	19.9	17.2	24.0	8.1	57.7	5.7	17	8
9	1.3	1.0	3.5	21.9	18.5	11.4	32.4	28.3	…	…
15	18.8	4.7	2.6	5.4	18.9	4.4	13.1	0.4	14	11
7	…	…	…	21.9	23.8	8.5	52.6	32.7	19	13
10	…	…	…	18.1	34.3	8.1	…	…	25	17
8	46.5	0.7	4.7	13.0	23.9	3.1	…	…	20	13
14	31.3	9.9	3.8	3.2	10.3	0.8	…	…	31	20
11	27.2	5.9	2.3	3.6	10.8	5.4	…	…	…	…
13	12.0	6.4	5.3	14.4	31.6	8.7	…	…	25	16
14	21.9	5.2	3.6	7.2	16.6	6.3	22.1	2.5	…	…
12	22.7	1.4	5.2	12.4	24.1	3.8	33.3	2.1	…	…
9	…	…	…	24.0	23.9	12.3	32.0	24.8	33	28
7	…	…	…	24.1	21.5	7.5	17.0	15.1	…	…
13	38.4	21.0	1.9	3.2	6.7	5.0	20.4	1.9	19	8
16	36.4	13.5	11.5	3.5	7.9	0.6	76.2	3.6	36	4
13	6.8	4.0	0.0	20.1	32.0	1.0	21.5	0.7	33	20
7	22.1	6.5	11.4	17.2	30.5	0.4	…	…	12	5
6	…	…	…	25.9	25.3	10.9	22.4	21.9	…	…
8	…	…	…	23.5	27.0	3.0	41.2	19.3	…	…
7	…	…	…	20.4	21.6	7.6	28.3	19.7	21	26
10	5.7	3.0	7.8	18.4	35.7	5.5	29.9	5.9	31	25
6	7.1	2.3	1.5	3.4	3.2	7.8	33.7	10.6	…	…
14	7.8	2.4	4.7	22.7	38.6	0.5	70.2	10.7	34	19
9	8.0	3.1	9.3	21.6	25.0	8.7	43.9	9.3	12	8
12	26.0	4.0	4.1	2.8	11.1	4.4	24.6	2.1	13	7
10	…	…	…	32.9	48.5	2.7	63.9	40.9	43	32
11	4.9	3.1	6.0	35.5	45.5	0.2	…	…	25	11
10	12.9	2.8	7.0	11.5	17.3	5.5	50.4	3.6	12	5
11	43.8	6.4	2.0	2.1	4.9	7.3	56.6	9.1	19	6
5	…	…	…	22.0	25.1	12.3	48.9	24.3	39	41
8	…	…	…	26.3	37.7	1.6	45.4	31.0	42	31
12	33.2	2.8	7.4	4.1	24.0	5.7	55.1	0.4	26	22

附录2-4 续表4

序列	国家	安全饮用水普及率(%)							卫生厕所普及率(%)						
		城市		农村		合计			城市		农村		合计		
		2011	2012	2011	2012	2011	2012	2015	2011	2012	2011	2012	2011	2012	2015
97	利比里亚	89	87	60	63	74	75	76	30	28	7	6	18	17	17
98	利比亚	…	…	…	…	…	…	…	97	97	96	96	97	97	97
99	立陶宛	98	99	…	89	…	96	97	95	99	…	85	…	94	92
100	卢森堡	100	100	100	100	100	100	100	100	100	100	100	100	100	98
101	马达加斯加	78	78	34	35	48	50	52	19	19	11	11	14	14	12
102	马拉维	95	95	82	83	84	85	90	50	22	53	8	53	10	41
103	马来西亚	100	100	99	99	100	100	98	96	96	95	95	96	96	96
104	马尔代夫	100	100	98	98	99	99	99	97	97	98	100	98	99	98
105	马里	89	91	53	54	65	67	77	35	35	14	15	22	22	25
106	马耳他	100	100	100	100	100	100	100	100	100	100	100	100	100	100
107	马歇尔群岛	93	93	97	98	94	95	95	84	84	55	56	76	76	77
108	毛利塔尼亚	52	52	48	48	50	50	58	51	51	9	9	27	27	40
109	毛里求斯	100	100	100	100	100	100	100	92	92	90	90	91	91	93
110	墨西哥	96	96	89	91	94	95	96	87	87	77	79	85	85	85
111	密克罗尼西亚	95	95	88	87	89	89	89	83	85	47	49	55	57	57
112	摩纳哥	100	100	…	…	100	100	100	100	100	…	…	100	100	100
113	蒙古	100	95	53	61	85	85	64	64	65	29	35	53	56	60
114	黑山	100	100	95	95	98	98	100	92	92	87	87	90	90	96
115	摩洛哥	98	98	61	64	82	84	85	83	85	52	63	70	75	77
116	莫桑比克	78	80	33	35	47	49	51	41	44	9	11	19	21	21
117	缅甸	94	95	79	81	84	86	81	84	84	74	74	77	77	80
118	纳米比亚	99	98	90	87	93	92	91	57	56	17	17	32	32	34
119	瑙鲁	96	96	…	…	96	96	97	66	66	…	…	66	66	66
120	尼泊尔	91	90	87	88	88	88	92	50	51	32	34	35	37	46
121	荷兰	100	100	100	100	100	100	100	100	100	100	100	100	100	98
122	新西兰	100	100	100	100	100	100	100	…	…	…	…	…	…	…
123	尼加拉瓜	98	98	68	68	85	85	87	63	63	37	37	52	52	68
124	尼日尔	100	99	39	42	50	52	58	34	33	4	4	10	9	11
125	尼日利亚	75	79	47	49	61	64	69	33	31	28	25	31	28	29
126	纽埃岛	99	99	99	99	99	99	99	100	100	100	100	100	100	100
127	挪威	100	100	100	100	100	100	100	100	100	100	100	100	100	98
128	阿曼	95	95	85	86	92	93	93	97	97	95	95	97	97	97
129	巴基斯坦	96	96	89	89	91	91	91	72	72	34	34	47	48	64
130	帕劳群岛	97	97	86	…	95	…	…	100	100	100	100	100	100	100
131	巴拿马	97	97	86	87	94	94	95	77	80	54	52	71	73	75
132	巴布亚新几内亚	89	88	33	33	40	40	40	57	56	13	13	19	19	19
133	巴拉圭	99	100	…	83	…	94	98	…	96	…	53	…	80	89
134	秘鲁	91	91	66	72	85	87	87	81	81	38	45	72	73	76
135	菲律宾	93	92	92	91	92	92	92	79	79	69	69	74	74	74
136	波兰	100	100	…	…	…	…	98	96	96	…	…	…	…	97
137	葡萄牙	100	100	100	100	100	100	100	100	100	100	100	100	100	100
138	卡塔尔	100	100	100	100	100	100	100	100	100	100	100	100	100	98
139	韩国	100	100	88	88	98	98	…	100	100	100	100	100	100	100
140	摩尔多瓦	99	99	93	94	96	97	88	89	89	83	84	86	87	76
141	罗马尼亚	99	99	…	…	…	…	100	…	…	…	…	…	…	79
142	俄罗斯	99	99	92	92	97	97	97	74	74	59	59	70	70	72
143	卢旺达	80	81	66	68	69	71	76	61	61	61	64	61	64	62
144	圣基茨和尼维斯	98	98	98	98	98	98	98	…	…	…	…	…	…	…

早产发生率(%) 2010	5岁以下儿童 2005~2016			成人(≥18岁) 肥胖率(%) 2014		成人(>15岁) 平均饮酒精量(升/人/年) 2016	成人(>15岁) 吸烟率(%) 2015		未成年人(13~15岁) 吸烟率(%) 2006~2012	
	发育迟缓率(%)	低体重率(%)	超重率(%)	男	女		男	女	男	女
14	32.1	5.6	3.2	2.7	10.6	5.4	27.6	2.4	...	...
8	21.0	6.5	22.4	26.6	39.5	0.1	...	...	11	5
6	...	...	...	23.1	28.3	18.2	38.1	22.2	38	29
8	...	...	...	26.6	19.7	11.1	25.8	21.4	...	...
14	49.2	15.2	0.0	2.2	8.6	1.8	...	...	33	14
18	42.4	3.8	5.1	1.6	8.9	2.4	25.4	6.0	17	11
12	17.7	8.0	7.1	10.6	16.0	1.5	43.0	1.4	35	9
8	20.3	10.2	6.5	5.0	10.8	1.7	...	...	15	7
12	38.5	15.3	4.7	3.8	9.9	1.2	36.8	3.2	23	9
6	...	...	...	24.6	28.5	7.5	29.7	20.2	...	...
12	...	...	...	36.9	48.9	...	...	...	29	22
15	27.9	14.8	1.3	5.8	13.6	0.1	44.0	3.7	28	18
13	...	...	...	11.2	24.3	4.0	40.1	3.3	20	8
7	12.4	1.0	5.2	22.8	33.1	7.1	20.8	6.6	22	18
11	...	...	...	31.0	43.7	2.4	...	...	52	36
...	...	...	...	...	...	...	...	...	...	...
14	10.8	1.0	10.5	14.6	18.8	7.8	47.7	5.3	20	8
9	9.4	2.8	22.3	19.3	20.7	9.6	...	...	7	6
7	14.9	2.3	10.7	16.2	28.3	0.8	45.4	1.4	11	7
16	43.1	6.1	7.9	1.8	8.7	2.3	31.4	5.9	...	...
12	29.2	7.0	1.3	1.4	4.3	2.2	31.6	6.4	30	7
14	23.1	7.1	4.1	9.2	28.2	11.8	38.9	11.4	32	30
...	24.0	1.0	2.8	39.7	51.6	3.6	43.0	52.0	...	...
14	37.1	11.3	2.1	1.8	4.6	2.5	37.1	11.1	25	16
8	...	...	...	21.4	18.3	8.7	26.2	23.3	...	...
8	...	...	...	27.7	30.8	10.1	17.2	15.4	19	22
9	23.0	1.5	6.2	10.8	23.2	5.1	...	...	...	...
9	43.0	18.7	3.0	1.9	6.7	0.5	18.6	0.2	12	6
12	32.9	7.2	1.6	5.9	16.3	9.1	17.4	1.1	...	...
...	...	...	...	37.7	49.0	7.1	20.3	11.4	14	19
6	...	...	...	24.6	21.7	7.8	22.4	22.1	...	...
14	14.1	7.5	4.4	27.2	37.7	0.5	21.0	1.0	5	2
16	45.0	10.5	4.8	3.7	7.3	0.2	41.9	3.0	...	...
...	...	...	...	43.1	52.2	...	...	...	54	37
8	19.1	1.2	0.0	20.6	33.1	7.9	10.6	2.6	15	10
7	49.5	14.3	13.8	22.6	33.4	2.4	...	...	55	40
8	10.9	2.6	11.7	13.1	19.5	6.3	28.3	7.9	21	13
7	14.6	0.6	7.2	15.8	26.5	8.9	21.5	5.9	22	17
15	30.3	7.9	5.0	3.6	6.6	5.6	43.0	8.5	19	9
7	...	...	...	23.5	26.7	12.3	32.4	23.7	17	19
8	...	...	...	19.8	20.3	10.6	31.5	13.7	...	...
11	...	...	...	40.0	49.7	1.0	...	...	25	13
9	2.5	1.2	7.3	4.8	6.7	11.9	49.8	4.2	9	4
12	6.4	1.9	4.9	11.4	17.9	15.9	45.7	5.4	15	6
7	...	...	...	20.5	22.7	13.7	36.9	22.7	12	10
7	...	...	...	20.3	27.4	13.9	59.0	22.8	...	...
10	37.9	2.2	7.7	1.2	6.6	11.5	...	...	13	10
...	...	...	...	21.2	35.3	6.9	...	...	10	8

序列	国家	安全饮用水普及率(%)							卫生厕所普及率(%)						
		城市		农村		合计			城市		农村		合计		
		2011	2012	2011	2012	2011	2012	2015	2011	2012	2011	2012	2011	2012	2015
145	圣卢西亚岛	98	99	93	93	94	94	96	70	…	64	…	65	…	91
146	圣文森特和格林纳丁斯	95	95	95	95	95	95	95	…	…	…	…	…	…	…
147	萨摩亚群岛	97	97	98	99	98	99	99	93	93	91	91	92	92	92
148	圣马力诺	…	…	…	…	…	…	…	…	…	…	…	…	…	…
149	圣多美和普林西比	99	99	94	94	97	97	97	41	41	23	23	34	34	35
150	沙特阿拉伯	97	97	97	97	97	97	97	100	100	100	100	100	100	100
151	塞内加尔	93	92	59	60	73	74	79	68	67	39	40	51	52	48
152	塞黑	99	99	99	99	99	99	99	98	99	96	96	97	97	96
153	塞舌尔	96	96	96	96	96	96	96	97	97	97	97	97	97	98
154	塞拉利昂	84	87	40	42	57	60	63	22	22	7	7	13	13	13
155	新加坡	100	100	…	…	100	100	100	100	100	…	…	100	100	100
156	斯洛伐克	100	100	100	100	100	100	100	100	100	100	100	100	100	99
157	斯洛文尼亚	100	100	99	99	100	100	100	100	100	100	100	100	100	99
158	所罗门群岛	93	93	76	77	79	81	81	81	81	15	15	29	29	30
159	索马里	66	…	7	…	30	…	…	52	…	6	…	24	…	…
160	南非	99	99	79	88	91	95	93	84	82	57	62	74	74	66
161	南苏丹	63	63	55	55	57	57	59	16	16	7	7	9	9	7
162	西班牙	100	100	100	100	100	100	100	100	100	100	100	100	100	100
163	斯里兰卡	99	99	92	93	93	94	96	83	83	93	94	91	92	95
164	苏丹	66	66	50	50	55	55	…	44	44	13	13	24	24	…
165	苏里南	97	98	81	88	92	95	95	90	88	66	61	83	80	79
166	斯威士兰	93	94	67	69	72	74	74	63	63	55	56	57	57	58
167	瑞典	100	100	100	100	100	100	100	100	100	100	100	100	100	99
168	瑞士	100	100	100	100	100	100	100	100	100	100	100	100	100	100
169	叙利亚	93	92	87	87	90	90	90	96	96	94	95	95	96	96
170	塔吉克斯坦	100	93	57	64	66	72	74	97	94	83	95	95	94	95
171	泰国	92	97	95	95	96	96	98	95	89	94	96	93	93	93
172	马其顿	97	100	99	99	100	99	99	89	97	96	83	91	91	91
173	东帝汶	93	95	60	61	69	70	72	68	69	27	27	39	39	41
174	多哥	90	92	40	41	59	61	63	26	25	3	2	11	11	12
175	汤加	99	99	99	99	99	99	100	99	99	89	89	92	91	91
176	特立尼达和多巴哥	98	97	93	…	94	…	95	92	92	92	92	92	92	92
177	突尼斯	100	100	89	90	96	97	98	97	97	75	77	90	90	92
178	土耳其	100	100	99	99	100	100	100	97	97	75	75	91	91	95
179	土库曼斯坦	89	89	54	54	71	71	…	100	100	98	98	99	99	…
180	图瓦卢	98	98	97	97	98	98	98	86	86	80	80	83	83	…
181	乌干达	91	95	72	71	75	75	79	34	33	35	34	35	34	19
182	乌克兰	98	98	98	98	98	98	96	96	96	89	89	94	94	96
183	阿联酋	100	100	100	100	100	100	100	98	98	95	95	98	98	98
184	英国	100	100	100	100	100	100	100	100	100	100	100	100	100	99
185	坦桑尼亚	79	78	44	44	53	53	56	24	25	7	7	12	12	16
186	美国	100	99	94	98	99	99	99	100	100	99	100	100	100	100
187	乌拉圭	100	100	98	95	100	99	100	99	96	98	96	99	96	96
188	乌兹别克斯坦	98	98	81	81	87	87	…	100	100	100	100	100	100	100
189	瓦努阿图	98	98	88	88	91	91	95	65	65	55	55	58	58	58
190	委内瑞拉	…	…	…	…	…	…	93	…	…	…	…	…	…	94
191	越南	99	98	94	94	96	95	98	93	93	67	67	75	75	78
192	也门	72	72	47	47	55	55	…	93	93	34	34	53	53	…
193	赞比亚	86	85	50	49	64	63	65	56	56	33	34	42	43	44
194	津巴布韦	97	97	69	69	80	80	77	52	52	33	32	40	40	37

附录2-4　续表7

早产发生率(%) 2010	5岁以下儿童 2005～2016			成人(≥18岁)肥胖率(%) 2014		成人(>15岁)平均饮酒精量(升/人/年) 2016	成人(>15岁)吸烟率(%) 2015		未成年人(13～15岁)吸烟率(%) 2006～2012	
	发育迟缓率(%)	低体重率(%)	超重率(%)	男	女		男	女	男	女
11	2.5	3.7	6.3	19.7	33.9	7.6	…	…	25	17
12	…	…	…	17.9	30.9	7.6	…	…	24	15
6	…	…	…	36.0	51.3	2.8	41.0	18.9	26	20
…	…	…	…	…	…	…	…	…	11	12
11	17.2	4.0	2.4	6.2	18.2	8.8	…	…	31	23
6	9.3	11.8	6.1	29.9	41.4	0.2	27.9	2.9	21	9
10	20.5	7.8	1.0	4.8	14.6	0.5	23.4	0.7	15	6
7	6.0	3.9	13.9	18.6	20.5	11.8	43.6	39.7	18	17
12	7.9	4.3	10.2	17.1	35.9	10.8	43.0	8.8	27	25
10	37.9	9.4	8.9	3.1	12.0	5.7	60.0	12.0	…	…
12	…	…	…	5.7	6.8	1.9	28.0	5.0	…	…
6	…	…	…	24.6	26.7	12.3	39.7	17.6	30	28
8	…	…	…	24.6	25.5	11.3	22.3	18.1	17	22
12	32.8	4.3	2.5	21.8	33.7	1.4	…	…	44	37
12	25.3	15.0	3.0	2.1	7.2	0.5	…	…	…	…
8	23.9	4.7	10.9	15.7	37.3	11.2	31.4	6.5	24	19
…	31	22	6	4	11	…	…	…	…	…
7	…	…	…	22.8	24.7	9.2	31.3	27.1	…	…
11	14.7	21.4	0.6	3.4	9.5	4.1	28.4	0.4	16	5
13	38.2	16.3	3.0	4.0	11.1	3.3	…	…	10	4
9	8.8	5.0	4.0	19.4	32.9	8.0	…	…	21	17
14	25.5	2.0	9.0	7.5	27.8	6.0	19.0	2.2	16	9
6	…	…	…	22.5	18.6	8.8	20.4	20.8	…	…
7	…	…	…	22.3	16.5	10.0	26.9	19.7	…	…
11	27.5	11.5	17.9	17.4	29.9	0.8	…	…	32	17
11	26.8	9.9	6.6	9.9	17.3	2.9	…	…	27	9
12	16.3	6.7	10.9	5.7	11.1	7.2	41.4	2.3	27	9
7	4.8	1.8	12.4	18.3	20.9	2.8	…	…	12	12
12	50.2	11.0	1.5	1.2	3.2	1.0	…	…	66	24
13	27.5	6.7	2.0	3.0	11.9	2.6	…	…	11	4
8	8.1	5.2	17.3	36.4	50.1	1.4	47.3	13.0	45	28
8	…	…	…	24.1	38.0	7.9	…	…	20	16
9	10.2	2.8	14.3	20.3	33.8	1.6	…	…	20	4
12	9.5	1.7	10.9	22.9	35.8	1.9	39.5	12.4	20	13
10	11.5	4.2	5.9	17.1	23.1	5.5	…	…	…	…
…	10.0	3.3	6.3	34.5	46.4	1.9	…	…	…	…
14	34.2	4.3	5.8	1.6	8.3	11.8	16.4	2.9	19	16
7	…	…	…	17.1	22.6	12.8	49.4	14.0	23	16
8	…	…	…	33.8	45.1	3.0	…	…	…	…
8	…	…	…	26.9	29.2	12.3	19.9	18.4	…	…
11	34.4	4.5	3.6	2.8	11.1	6.3	27.5	3.8	…	…
12	2.1	0.5	6.0	32.6	34.7	9.3	19.5	15.0	12	10
10	10.7	1.3	7.2	22.5	30.6	6.8	26.7	19.4	21	25
9	19.6	4.5	12.8	12.1	18.9	5.1	24.9	1.3	…	…
13	28.5	4.4	4.6	29.4	41.5	1.3	…	…	34	20
8	13.4	4.1	6.4	20.3	29.4	7.1	…	…	11	7
9	24.6	6.4	5.3	2.3	4.8	8.6	47.1	1.3	7	2
13	46.5	16.3	2.0	11.1	23.4	0.2	…	…	24	10
13	40.0	6.3	6.2	3.4	14.3	3.9	26.5	4.6	25	26
17	27.6	3.3	3.6	2.4	18.5	8.5	31.2	2.1	…	…

附录2-5 卫生资源

序列	国家	每万人口 2007~2013 医师	每万人口 2007~2013 口腔医师	每万人口 2007~2013 护士和助产士	每万人口医院床位 2006~2012
1	阿富汗	2.7	<0.05	5.0	5
2	阿尔巴尼亚	11.5	…	38.5	26
3	阿尔及利亚	12.1	3.3	19.5	…
4	安道尔	40.0	8.7	47.7	25
5	安哥拉	1.7	…	16.6	…
6	安提瓜和巴布达	…	…	…	21
7	阿根廷	38.6	…	…	47
8	亚美尼亚	27.0	3.9	48.3	39
9	澳大利亚	32.7	5.4	106.5	39
10	奥地利	48.3	5.7	79.1	76
11	阿塞拜疆	34.0	2.6	65.4	47
12	巴哈马群岛	28.2	3.4	41.4	29
13	巴林群岛	9.2	2.4	23.7	21
14	孟加拉国	3.6	0.3	2.2	6
15	巴巴多斯岛	…	…	…	62
16	白俄罗斯	39.3	5.5	106.4	113
17	比利时	29.9	7.5	167.6	65
18	伯利兹	8.3	0.4	19.6	11
19	贝宁湾	0.6	<0.05	7.7	5
20	不丹	2.6	0.3	9.8	18
21	玻利维亚	4.7	1.1	10.1	11
22	波黑	19.3	2.2	56.0	35
23	博茨瓦纳	4.0	0.8	33.5	18
24	巴西	18.9	12.2	76.0	23
25	文莱	14.4	4.2	80.5	28
26	保加利亚	38.7	9.1	47.8	64
27	布基纳法索	0.5	<0.05	5.7	4
28	布隆迪	…	…	…	19
29	佛得角	3.1	0.1	5.6	21
30	柬埔寨	1.7	0.2	7.9	7
31	喀麦隆	0.8	<0.05	4.4	13
32	加拿大	20.7	12.6	92.9	27
33	中非	0.5	<0.05	2.6	10
34	乍得	…	…	…	…
35	智利	10.2	<0.05	1.4	21
36	中国	14.9	…	16.6	38
37	哥伦比亚	14.7	9.2	6.2	15
38	科摩罗	…	…	…	…
39	刚果	1.0	…	8.2	…
40	库克岛	13.3	10.6	64.4	…
41	哥斯达黎加	11.1	1.2	7.7	12
42	科特迪瓦	1.4	0.1	4.8	…
43	克罗地亚	28.4	7.2	58.0	58
44	古巴	67.2	10.7	90.5	53
45	塞浦路斯	23.3	7.2	44.6	35
46	捷克	36.2	7.1	84.3	68
47	朝鲜	…	…	…	132
48	刚果民主共和国	…	…	…	…

注：①中国医师数系执业医师数（不含口腔医师），护士和助产士系注册护士数；②每万人口医院床位系医疗机构床位数

序列	国家	每万人口 2007～2013			每万人口医院床位 2006～2012
		医师	口腔医师	护士和助产士	
49	丹麦	34.9	7.9	167.9	35
50	吉布提	…	1.2	8.0	14
51	多米尼加	…	…	…	38
52	多米尼加共和国	14.9	1.9	13.3	17
53	厄瓜多尔	17.2	2.9	21.6	16
54	埃及	28.3	4.2	35.2	5
55	萨尔瓦多	16.0	6.5	4.1	11
56	赤道几内亚	…	…	…	21
57	厄立特里亚	…	…	…	7
58	爱沙尼亚	32.4	8.9	63.8	53
59	埃塞俄比亚	0.3	…	2.5	63
60	斐济	4.3	2.0	22.4	20
61	芬兰	29.1	7.3	108.6	55
62	法国	31.9	6.6	93.0	64
63	加蓬	…	…	…	63
64	冈比亚	1.1	0.3	8.7	11
65	格鲁吉亚	42.7	…	32.2	26
66	德国	38.9	8.1	114.9	82
67	加纳	1.0	0.1	9.3	9
68	希腊	…	…	…	48
69	格林纳达	…	…	…	35
70	危地马拉	9.3	1.8	9.0	6
71	几内亚	…	…	…	3
72	几内亚比绍	0.7	0.1	5.9	…
73	圭亚那	2.1	0.6	5.3	20
74	海地	…	…	…	…
75	洪都拉斯	…	…	…	7
76	匈牙利	30.8	5.6	64.8	72
77	冰岛	34.8	8.2	155.9	32
78	印度	7.0	1.0	17.1	7
79	印尼	2.0	1.0	13.8	9
80	伊朗	…	…	…	1
81	伊拉克	6.1	1.5	…	13
82	爱尔兰	26.7	…	…	29
83	以色列	33.4	7.0	49.6	33
84	意大利	37.6	…	…	34
85	牙买加	4.1	0.9	10.9	17
86	日本	23.0	7.9	114.9	137
87	约旦	25.6	9.0	40.5	18
88	哈萨克斯坦	36.2	3.9	82.6	72
89	肯尼亚	2.0	0.2	8.6	14
90	基里巴斯	3.8	1.7	37.1	13
91	科威特	17.9	3.5	45.5	22
92	吉尔吉斯	19.7	1.8	62.2	48
93	老挝	1.8	0.4	8.8	15
94	拉脱维亚	35.8	6.6	34.4	59
95	黎巴嫩	32.0	14.7	27.2	35
96	莱索托	…	…	…	…

附录2-5　续表2

序列	国家	每万人口　2007~2013			每万人口医院床位2006~2012
		医师	口腔医师	护士和助产士	
97	利比里亚	0.1	<0.05	2.7	8
98	利比亚	19.0	6.0	68.0	37
99	立陶宛	41.2	7.5	71.7	70
100	卢森堡	29.0	8.9	126.1	54
101	马达加斯加	1.6	<0.05	…	2
102	马拉维	0.2	0.1	3.4	13
103	马来西亚	12.0	3.6	32.8	19
104	马尔代夫	14.2	0.9	50.4	43
105	马里	0.8	0.1	4.3	1
106	马耳他	34.9	4.7	74.9	48
107	马歇尔群岛	4.4	1.6	17.4	27
108	毛利塔尼亚	1.3	0.3	6.7	…
109	毛里求斯	…	…	…	34
110	墨西哥	21.0	1.2	25.3	15
111	密克罗尼西亚	1.8	3.5	33.2	32
112	摩纳哥	71.7	10.4	172.2	138
113	蒙古	28.4	2.3	36.2	68
114	黑山	21.1	0.4	54.1	40
115	摩洛哥	6.2	0.8	8.9	9
116	莫桑比克	0.4	…	4.1	7
117	缅甸	6.1	0.7	10.0	6
118	纳米比亚	3.7	0.4	27.8	…
119	瑙鲁	7.1	2.1	49.3	50
120	尼泊尔	…	…	…	50
121	荷兰	…	…	83.8	47
122	新西兰	27.4	4.6	108.7	23
123	尼加拉瓜	9.0	0.4	13.6	9
124	尼日尔	0.2	<0.05	1.4	…
125	尼日利亚	4.1	0.2	16.1	…
126	纽埃岛	30.0	40.0	160.0	52
127	挪威	42.8	8.8	172.7	33
128	阿曼	24.3	2.8	53.8	17
129	巴基斯坦	8.3	0.6	5.7	6
130	帕劳群岛	13.8	2.5	57.1	48
131	巴拿马	16.5	2.8	14.0	22
132	巴布亚新几内亚	0.6	0.2	5.7	…
133	巴拉圭	12.3	1.6	10.0	13
134	秘鲁	11.3	1.5	15.1	15
135	菲律宾	…	…	…	5
136	波兰	22.2	3.3	61.6	65
137	葡萄牙	41.0	7.6	61.1	34
138	卡塔尔	77.4	…	118.7	12
139	韩国	21.4	4.5	50.1	103
140	摩尔多瓦	29.8	5.0	64.0	62
141	罗马尼亚	24.5	6.4	56.2	61
142	俄罗斯	…	…	…	97
143	卢旺达	0.6	0.1	6.9	…
144	圣基茨和尼维斯	…	…	…	23

序列	国家	每万人口 2007~2013			每万人口医院床位 2006~2012
		医师	口腔医师	护士和助产士	
145	圣卢西亚岛	1.1	1.7	…	16
146	圣文森特和格林纳丁斯	…	…	…	52
147	萨摩亚群岛	4.5	3.4	18.5	…
148	圣马力诺	51.0	…	88.3	38
149	圣多美和普林西比	…	…	…	29
150	沙特阿拉伯	24.9	0.9	48.7	21
151	塞内加尔	0.6	0.1	4.2	…
152	塞黑	21.1	2.3	…	…
153	塞舌尔	10.7	1.6	48.1	36
154	塞拉利昂	0.2	<0.05	1.7	…
155	新加坡	19.5	4.1	57.6	20
156	斯洛伐克	33.2	4.9	60.7	60
157	斯洛文尼亚	25.2	6.3	84.6	46
158	所罗门群岛	2.2	…	20.5	13
159	索马里	…	…	…	…
160	南非	7.8	2.0	51.1	…
161	南苏丹	…	…	…	…
162	西班牙	49.5	8.2	56.7	31
163	斯里兰卡	6.8	0.6	16.4	36
164	苏丹	2.8	0.2	8.4	8
165	苏里南	…	…	…	31
166	斯威士兰	1.7	0.4	16.0	21
167	瑞典	39.3	8.1	110.5	27
168	瑞士	40.5	5.4	173.6	50
169	叙利亚	14.6	7.5	18.7	15
170	塔吉克斯坦	19.2	1.7	50.2	55
171	泰国	3.9	2.6	20.8	21
172	马其顿	26.2	7.0	…	45
173	东帝汶	0.7	0.4	11.1	59
174	多哥	0.5	<0.05	2.7	7
175	汤加	5.6	3.6	38.8	26
176	特立尼达和多巴哥	11.8	2.2	35.6	27
177	突尼斯	12.2	2.9	32.8	21
178	土耳其	17.1	2.9	24.0	25
179	土库曼斯坦	…	1.2	…	40
180	图瓦卢	10.9	3.6	58.2	…
181	乌干达	…	…	…	5
182	乌克兰	35.4	6.9	76.7	90
183	阿联酋	25.3	4.3	31.6	11
184	英国	28.1	5.4	88.0	29
185	坦桑尼亚	0.3	0.1	4.4	7
186	美国	24.5	…	…	29
187	乌拉圭	37.4	7.0	55.5	25
188	乌兹别克斯坦	25.3	1.7	119.4	44
189	瓦努阿图	1.2	0.1	17.0	18
190	委内瑞拉	…	…	…	9
191	越南	11.9	…	12.4	20
192	也门	2.0	0.4	6.8	7
193	赞比亚	1.7	0.3	7.8	20
194	津巴布韦	0.8	0.2	13.4	17

附录2-6 卫生经费

序列	国家	卫生总费用占GDP%			卫生总费用构成(%)					
					政府卫生支出			个人卫生支出		
		2000	2011	2012	2000	2011	2012	2000	2011	2012
1	阿富汗	…	8.4	8.5	…	19.0	20.8	…	81.0	79.2
2	阿尔巴尼亚	6.3	6.0	5.6	36.1	47.9	49.3	63.9	52.1	50.7
3	阿尔及利亚	3.5	4.4	6.0	73.3	82.0	73.5	26.7	18.0	26.5
4	安道尔	6.0	7.2	8.3	64.8	73.6	76.6	35.2	26.4	23.4
5	安哥拉	3.4	3.4	3.5	49.5	62.6	62.2	50.5	37.4	37.8
6	安提瓜和巴布达	4.2	5.5	5.4	67.1	73.7	68.0	32.9	26.3	32.0
7	阿根廷	7.6	7.9	6.8	53.9	66.5	69.3	46.1	33.5	30.7
8	亚美尼亚	6.3	3.7	4.5	18.2	52.2	41.8	81.8	47.8	58.2
9	澳大利亚	8.1	9.0	8.9	66.8	67.6	67.0	33.2	32.4	33.0
10	奥地利	10.0	11.3	11.1	75.6	75.3	75.9	24.4	24.7	24.1
11	阿塞拜疆	4.7	5.0	5.4	18.6	21.6	22.6	81.4	78.4	77.4
12	巴哈马群岛	5.2	7.5	7.3	48.1	45.6	45.1	51.9	54.4	54.9
13	巴林群岛	3.5	3.8	4.4	67.3	69.9	70.1	32.7	30.1	29.9
14	孟加拉国	2.6	3.8	3.5	40.7	38.2	31.9	59.3	61.8	68.1
15	巴巴多斯岛	5.2	7.2	6.8	65.8	66.0	60.9	34.2	34.0	39.1
16	白俄罗斯	6.1	4.9	5.0	75.5	70.5	77.2	24.5	29.5	22.8
17	比利时	8.1	10.5	10.9	74.6	75.9	75.2	25.4	24.1	24.8
18	伯利兹	4.0	5.8	5.3	52.6	66.5	64.9	47.4	33.5	35.1
19	贝宁湾	4.3	4.5	5.0	44.2	52.1	57.4	55.8	47.9	42.6
20	不丹	6.7	3.7	3.6	79.3	83.9	73.4	20.7	16.1	26.6
21	玻利维亚	6.1	5.0	5.8	60.1	70.8	71.8	39.9	29.2	28.2
22	波黑	7.1	9.9	10.1	56.7	71.3	71.2	43.3	28.7	28.8
23	博茨瓦纳	4.7	5.2	5.5	62.2	61.6	58.1	37.8	38.4	41.9
24	巴西	7.2	8.9	9.5	40.3	45.7	47.5	59.7	54.3	52.5
25	文莱	3.0	2.2	2.3	86.5	92.0	91.8	13.5	8.0	8.2
26	保加利亚	6.2	7.3	7.4	60.9	55.3	56.3	39.1	44.7	43.7
27	布基纳法索	5.1	6.4	6.1	39.6	49.5	58.5	60.4	50.5	41.5
28	布隆迪	6.3	9.0	8.2	30.6	63.3	60.1	69.4	36.7	39.9
29	佛得角	4.8	4.0	4.6	73.3	75.5	72.4	26.7	24.5	27.6
30	柬埔寨	5.8	5.6	7.3	22.2	22.6	19.7	77.8	77.4	80.3
31	喀麦隆	4.4	5.4	5.0	21.0	34.7	32.4	79.0	65.3	67.6
32	加拿大	8.7	10.9	10.9	70.4	70.4	70.1	29.6	29.6	29.9
33	中非	4.3	3.9	3.8	50.2	51.4	51.1	49.8	48.6	48.9
34	乍得	6.3	2.8	3.6	42.5	29.6	38.1	57.5	70.4	61.9
35	智利	7.2	7.1	7.3	36.1	48.4	47.7	63.9	51.6	52.3
36	中国	4.6	5.1	5.4	38.3	55.9	56.0	61.7	44.1	44.0
37	哥伦比亚	5.9	6.5	6.8	79.3	75.2	75.8	20.7	24.8	24.2
38	科摩罗	3.5	3.6	6.5	43.7	40.2	38.8	56.3	59.8	61.2
39	刚果	2.1	2.5	4.0	57.5	67.5	79.2	42.5	32.5	20.8
40	库克岛	3.4	3.6	3.3	90.1	91.0	90.8	9.9	9.0	9.2
41	哥斯达黎加	7.1	10.2	10.1	78.6	74.7	74.7	21.4	25.3	25.3
42	科特迪瓦	6.2	6.8	6.5	29.6	24.5	30.4	70.4	75.5	69.6
43	克罗地亚	7.8	6.8	7.3	86.1	82.5	80.1	13.9	17.5	19.9
44	古巴	6.1	10.0	8.6	90.8	94.7	94.2	9.2	5.3	5.8
45	塞浦路斯	5.8	7.4	7.3	41.7	43.3	47.0	58.3	56.7	53.0
46	捷克	6.3	7.5	7.5	90.3	84.2	84.0	9.7	15.8	16.0
47	朝鲜	…	…	…	…	…	…	…	…	…
48	刚果民主共和国	1.4	6.1	3.6	3.1	50.8	51.5	96.9	49.2	48.5

政府卫生支出占政府总支出%			社会医保支出占政府卫生支出%			人均卫生费用（美元）			人均政府卫生支出（美元）		
2000	2011	2012	2000	2011	2012	2000	2011	2012	2000	2011	2012
...	3.5	7.1	...	0.0	0.0		48	58		9	12
7.1	9.8	9.8	20.4	74.1	74.1	70	243	220	25	116	109
8.8	9.0	9.8	35.5	31.6	29.1	60	233	319	44	191	234
19.1	...	23.1	88.1	57.4	24.2	1318	3053	3414	854	2247	2614
2.9	5.6	5.6	0.0	0.0	0.0	22	178	190	11	111	118
11.4	15.8	17.2	0.0	11.1	7.6	420	703	727	281	518	494
14.7	21.7	22.5	59.6	64.1	52.8	710	866	994	383	576	689
5.3	7.4	7.9	0.0	0.0	0.0	39	127	150	7	66	63
15.1	17.2	17.8	0.0	0.0	0.0	1714	5991	6097	1145	4052	4085
14.6	16.9	16.3	58.6	53.6	55.1	2406	5643	5206	1820	4251	3951
5.4	3.7	3.8	0.0	0.0	0.0	30	359	402	6	77	91
14.8	15.7	15.1	1.8	2.2	0.0	1107	1622	1618	532	740	730
10.7	8.7	9.3	0.4	1.6	1.5	476	766	920	320	535	645
7.4	9.8	6.8	0.0	0.0	0.0	9	27	26	4	10	8
11.7	10.3	9.9	0.0	0.2	0.2	602	935	1009	396	617	615
10.1	13.0	13.2	0.0	0.0	0.0	75	311	339	56	219	262
12.3	15.0	14.9	85.4	86.2	85.5	1845	4914	4742	1377	3730	3567
6.5	13.4	12.1	0.0	13.5	13.9	139	264	259	73	175	168
10.0	10.8	13.5	0.5	0.4	0.1	15	34	37	7	18	21
12.2	8.0	6.1	0.0	0.0	0.0	52	94	90	41	79	66
9.8	7.9	9.5	62.0	42.9	50.9	60	115	149	36	82	107
11.4	16.6	16.6	97.7	90.1	91.0	103	471	446	59	336	318
7.4	8.0	8.8	0.0	...	0.0	152	404	402	95	249	233
4.1	8.7	7.9	0.0	0.0	0.0	265	1119	1078	107	512	512
6.3	6.2	6.0	0.0	...	0.0	543	917	946	470	844	869
9.1	11.3	11.7	12.0	68.4	76.4	97	522	520	59	288	292
8.8	12.4	13.5	0.8	0.2	0.2	12	39	40	5	19	23
7.3	13.6	14.1	29.5	12.4	13.6	7	21	21	2	13	13
9.9	8.8	10.0	34.9	25.2	29.6	59	153	163	43	116	118
8.7	6.2	6.7	0.0	...	0.0	17	49	69	4	11	14
6.1	8.5	8.5	3.9	2.6	2.6	26	64	61	5	22	20
15.1	17.4	18.5	1.9	2.0	1.9	2100	5656	5763	1477	3982	4037
12.9	12.5	11.4	0.0	...	0.0	11	19	18	5	10	9
13.1	3.3	5.9	0.0	...	0.0	10	25	37	4	7	14
11.0	14.8	14.9	19.3	11.4	9.2	364	1022	1106	131	495	528
10.9	12.5	12.5	57.2	67.0	67.9	43	274	322	16	153	180
19.3	20.2	18.5	66.8	83.4	84.0	148	466	530	117	350	402
9.3	6.5	9.9	0.0	0.0	0.0	13	31	54	6	13	21
4.8	6.5	8.7	0.0	0.0	0.0	22	85	125	13	58	99
9.9	11.7	9.3	0.0	0.0	0.0	175	511	498	158	464	452
24.1	28.0	27.7	80.7	81.0	79.3	287	883	952	226	659	711
10.0	8.5	8.1	2.0	6.3	6.6	40	84	80	12	21	24
13.0	15.1	12.7	97.6	94.3	93.5	371	992	950	320	818	761
10.8	14.0	11.5	0.0	...	0.0	166	605	558	151	573	526
6.5	6.9	7.5	0.0	1.6	1.5	753	2123	1936	314	919	910
13.7	14.6	14.2	89.5	92.3	92.7	361	1545	1411	326	1301	1186
...	...	...	...	...	...	...	...	...	...	...	...
1.8	11.5	12.9	0.0	...	0.0	19	15	15	1	8	8

附录2-6　续表2

序列	国家	卫生总费用占GDP%			卫生总费用构成(%)					
					政府卫生支出			个人卫生支出		
		2000	2011	2012	2000	2011	2012	2000	2011	2012
49	丹麦	8.7	10.9	11.0	83.9	85.3	85.8	16.1	14.7	14.2
50	吉布提	5.8	8.7	8.8	67.8	57.4	59.7	32.2	42.6	40.3
51	多米尼加	5.0	6.0	5.8	69.0	71.0	70.2	31.0	29.0	29.8
52	多米尼加共和国	6.3	5.4	5.4	34.5	49.3	50.9	65.5	50.7	49.1
53	厄瓜多尔	3.6	6.9	6.4	31.2	36.1	44.8	68.8	63.9	55.2
54	埃及	5.4	4.9	4.9	40.5	40.7	39.0	59.5	59.3	61.0
55	萨尔瓦多	8.0	6.8	6.7	45.2	63.6	62.8	54.8	36.4	37.2
56	赤道几内亚	2.7	4.5	3.4	79.3	54.2	80.3	20.7	45.8	19.7
57	厄立特里亚	4.1	2.7	3.0	39.1	50.5	46.5	60.9	49.5	53.5
58	爱沙尼亚	5.3	5.8	5.9	77.2	80.5	78.7	22.5	19.5	21.3
59	埃塞俄比亚	4.4	4.1	4.9	54.6	50.0	60.6	45.4	50.0	39.4
60	斐济	3.9	3.8	4.0	83.6	65.3	66.2	16.4	34.7	33.8
61	芬兰	7.2	9.0	9.1	71.3	75.4	75.0	28.7	24.6	25.0
62	法国	10.1	11.6	11.6	79.4	76.8	77.4	20.6	23.2	22.6
63	加蓬	2.9	3.4	3.7	40.5	52.9	52.8	59.5	47.1	47.2
64	冈比亚	3.6	4.7	6.2	34.2	62.3	60.0	65.8	37.7	40.0
65	格鲁吉亚	6.9	9.4	9.2	17.0	18.1	18.0	83.0	81.9	82.0
66	德国	10.4	11.3	11.3	79.5	76.5	76.7	20.5	23.5	23.3
67	加纳	3.0	5.3	5.2	50.0	55.9	68.3	50.0	44.1	31.7
68	希腊	7.9	9.0	9.3	60.0	66.1	67.1	40.0	33.9	32.9
69	格林纳达	6.6	6.5	6.2	52.0	48.3	47.2	48.0	51.7	52.8
70	危地马拉	5.6	6.7	7.1	40.2	35.4	38.0	59.8	64.6	62.0
71	几内亚	3.5	6.0	4.5	31.7	24.3	39.2	68.3	75.7	60.8
72	几内亚比绍	4.9	6.3	6.2	10.5	26.8	24.6	89.5	73.2	75.4
73	圭亚那	5.8	6.8	6.6	84.7	67.3	66.1	15.3	32.7	33.9
74	海地	6.1	8.5	9.6	27.7	21.5	9.2	72.3	78.5	90.8
75	洪都拉斯	6.6	8.4	9.5	54.2	49.4	44.4	45.8	50.6	55.6
76	匈牙利	7.2	7.9	8.0	70.7	65.0	62.6	29.3	35.0	37.4
77	冰岛	9.5	9.2	9.0	81.1	80.7	80.5	18.9	19.3	19.5
78	印度	4.3	3.9	3.8	27.0	30.5	30.5	73.0	69.5	69.5
79	印尼	2.0	2.9	3.0	36.1	37.9	39.6	63.9	62.1	60.4
80	伊朗	4.6	4.6	6.6	41.6	49.5	40.4	58.4	50.5	59.6
81	伊拉克	0.8	2.7	4.8	4.8	75.1	60.5	95.2	24.9	39.5
82	爱尔兰	6.2	8.8	8.9	74.1	67.0	67.6	25.9	33.0	32.4
83	以色列	7.1	7.6	7.4	62.6	61.2	59.8	37.4	38.8	40.2
84	意大利	7.9	9.2	9.2	74.2	77.8	77.3	25.8	22.2	22.7
85	牙买加	5.5	5.2	5.6	52.6	53.6	58.7	47.4	46.4	41.3
86	日本	7.6	10.0	10.3	80.8	82.1	82.1	19.2	17.6	17.9
87	约旦	9.7	8.8	8.0	48.0	65.5	68.7	52.0	34.5	31.3
88	哈萨克斯坦	4.2	3.9	4.3	50.9	57.9	55.8	49.1	42.1	44.2
89	肯尼亚	4.7	4.4	4.5	46.3	39.4	40.9	53.7	60.6	59.1
90	基里巴斯	8.0	10.8	10.2	94.9	82.0	81.7	5.1	18.0	18.3
91	科威特	2.5	2.6	2.6	76.3	82.4	82.8	23.7	17.6	17.2
92	吉尔吉斯	4.7	6.2	7.0	44.3	59.9	60.2	55.7	40.1	39.8
93	老挝	3.3	2.8	1.9	35.1	49.4	31.8	64.9	50.6	68.2
94	拉脱维亚	6.0	6.0	5.9	54.4	57.1	60.6	45.6	42.9	36.7
95	黎巴嫩	10.9	7.4	7.5	29.5	38.0	46.3	70.5	62.0	53.7
96	莱索托	6.9	11.7	12.1	50.2	77.5	78.6	49.8	22.5	21.4

附录2-6 续表3

政府卫生支出占政府总支出%			社会医保支出占政府卫生支出%			人均卫生费用（美元）			人均政府卫生支出（美元）		
2000	2011	2012	2000	2011	2012	2000	2011	2012	2000	2011	2012
13.6	16.1	15.9	0.0	0.0	0.0	2613	6521	6204	2191	5563	5320
12.0	14.1	14.1	11.3	9.5	9.5	44	119	139	30	68	83
6.6	12.3	10.4	0.0	0.8	0.1	231	402	399	159	285	280
15.9	14.2	14.3	17.0	25.8	41.8	173	293	310	60	145	158
6.4	6.4	7.1	28.0	34.5	33.1	53	362	361	16	131	162
7.3	6.3	5.8	24.3	19.4	20.8	80	137	158	33	56	62
14.3	14.7	15.5	49.3	42.5	43.1	176	252	254	80	160	159
8.7	7.0	7.0	0.0	0.0	0.0	55	1051	769	44	570	618
2.6	3.6	3.6	0.0	0.0	0.0	7	12	15	3	6	7
11.3	12.3	11.7	86.4	86.4	86.6	214	928	994	165	747	783
9.4	11.1	16.4	0.0	0.0	0.0	5	14	22	3	7	14
11.3	9.2	9.4	0.0	0.0	0.0	80	167	184	67	109	122
10.6	12.3	12.0	19.5	19.0	19.1	1700	4411	4158	1212	3327	3119
15.5	15.9	15.8	94.3	92.3	95.1	2209	4968	4644	1754	3813	3592
5.5	7.2	7.2	14.5	27.1	27.1	118	401	399	48	212	211
10.4	11.2	12.4	0.0	0.0	0.0	23	24	31	8	15	19
6.9	5.3	5.2	46.0	68.8	68.8	45	310	333	8	56	60
18.3	19.1	19.3	87.3	88.6	88.8	2387	4996	4717	1898	3819	3618
7.8	12.5	10.6	0.0	21.6	22.2	12	83	86	6	46	59
10.1	11.4	11.7	45.9	64.0	57.8	918	2304	2070	551	1522	1390
13.2	11.0	9.0	0.0	0.4	0.6	339	481	471	176	232	223
17.0	15.7	18.3	51.2	41.8	52.5	96	215	236	39	76	90
6.4	6.8	6.8	1.1	4.5	4.5	12	27	22	4	7	9
2.3	7.8	7.8	5.4	1.5	1.5	16	35	31	2	9	8
10.8	15.6	13.1	7.1	2.7	2.6	56	221	235	47	149	155
16.0	5.5	2.4	0.0	0.0	0.0	26	62	73	7	13	7
18.1	17.0	11.8	13.7	26.2	29.6	76	187	221	41	92	98
10.6	10.3	10.2	83.9	83.7	83.3	326	1096	999	230	713	625
18.4	15.6	15.4	33.4	36.1	35.8	2961	4051	3850	2400	3268	3100
4.6	8.2	4.3	17.4	15.8	6.5	20	62	58	5	19	18
4.5	6.2	6.6	6.3	18.2	17.6	15	99	108	6	38	43
10.6	10.5	17.5	57.8	50.2	47.2	229	326	485	95	161	196
0.1	4.9	6.0	0.0	0.0	0.0	7	160	282	<1	120	171
14.7	12.4	14.1	1.2	0.5	0.2	1593	4306	4079	1181	2883	2757
9.2	10.4	10.5	72.5	71.5	71.8	1487	2373	2395	930	1453	1432
12.7	14.4	14.0	0.1	0.2	0.4	1527	3339	3114	1134	2599	2408
6.6	8.6	7.1	0.0	0.3	0.2	189	273	298	100	146	175
15.9	19.4	20.0	84.9	87.6	87.0	2865	4656	4787	2315	3824	3932
13.7	17.8	17.3	9.7	28.2	6.3	171	386	351	82	253	241
9.2	10.5	10.9	0.0	…	0.0	52	458	539	27	265	301
10.6	5.9	5.9	10.9	13.1	13.1	19	35	42	9	14	17
8.8	10.3	10.0	0.0	0.0	0.0	65	181	177	62	149	144
5.2	5.6	5.8	0.0	0.0	0.0	494	1349	1446	377	1112	1197
12.0	11.6	12.2	10.0	64.1	64.1	13	71	84	6	42	51
5.8	6.1	2.6	1.2	4.9	4.2	11	35	27	4	18	9
8.7	8.9	9.8	0.0	…	0.0	196	826	820	107	472	497
7.6	9.5	10.7	46.3	49.7	39.4	579	646	663	171	246	307
6.3	14.5	14.5	0.0	0.0	0.0	29	146	138	14	113	108

序列	国家	卫生总费用占GDP%			卫生总费用构成(%)					
					政府卫生支出			个人卫生支出		
		2000	2011	2012	2000	2011	2012	2000	2011	2012
97	利比里亚	5.9	15.6	9.4	24.5	29.7	34.5	75.5	70.3	65.5
98	利比亚	3.4	3.9	4.3	48.7	77.3	70.3	51.3	22.7	29.7
99	立陶宛	6.5	6.7	6.7	69.7	71.4	65.3	30.3	28.6	31.1
100	卢森堡	7.5	6.7	7.2	85.1	84.1	83.5	14.9	15.9	16.5
101	马达加斯加	5.0	4.1	3.3	49.6	55.9	50.7	50.4	44.1	49.3
102	马拉维	6.1	8.3	9.2	45.8	72.4	56.1	54.2	27.6	43.9
103	马来西亚	3.0	3.8	4.0	55.8	55.2	55.2	44.2	44.8	44.8
104	马尔代夫	7.1	8.1	11.4	57.6	44.4	57.1	42.4	55.6	42.9
105	马里	6.3	6.8	5.8	32.9	43.8	38.8	67.1	56.2	61.2
106	马耳他	6.6	8.7	8.7	72.5	63.9	65.6	27.5	36.1	34.4
107	马歇尔群岛	22.5	16.0	15.6	87.9	83.0	82.6	12.1	17.0	17.4
108	毛利塔尼亚	5.2	5.9	3.8	52.6	65.2	47.0	47.4	34.8	53.0
109	毛里求斯	3.8	4.9	4.8	52.1	48.2	48.2	47.9	51.8	51.8
110	墨西哥	5.1	6.0	6.1	46.6	50.3	51.8	53.4	49.7	48.2
111	密克罗尼西亚	7.8	13.7	12.8	93.9	91.0	90.4	6.1	9.0	9.6
112	摩纳哥	3.3	4.4	4.3	87.1	88.6	88.5	12.9	11.4	11.5
113	蒙古	4.7	6.0	6.3	82.1	63.3	62.8	17.9	36.7	37.2
114	黑山	7.3	7.2	7.2	71.0	58.2	61.7	29.0	41.8	38.3
115	摩洛哥	4.2	6.3	6.1	29.4	33.1	35.5	70.6	66.9	64.5
116	莫桑比克	6.2	6.4	5.8	70.0	44.0	49.4	30.0	56.0	50.6
117	缅甸	2.1	1.8	1.8	14.2	15.9	23.9	85.8	84.1	76.1
118	纳米比亚	6.1	8.6	8.0	68.9	61.3	61.9	31.1	38.7	38.1
119	瑙鲁	13.3	8.1	7.0	94.4	88.0	93.4	5.6	12.0	6.6
120	尼泊尔	5.4	6.1	5.5	24.6	45.3	39.5	75.4	54.7	60.5
121	荷兰	8.0	11.9	12.7	63.1	79.5	79.6	36.9	13.4	13.2
122	新西兰	7.6	10.3	10.2	78.0	82.7	82.9	22.0	17.3	17.1
123	尼加拉瓜	5.4	7.6	8.1	53.5	54.3	54.3	46.5	45.7	45.7
124	尼日尔	5.8	6.8	6.1	26.2	33.2	33.1	73.8	66.8	66.9
125	尼日利亚	2.8	5.7	3.4	33.5	34.0	33.2	66.5	66.0	66.8
126	纽埃岛	7.9	10.6	7.1	98.5	98.9	98.3	1.5	1.1	1.7
127	挪威	8.4	9.9	9.3	82.5	85.1	85.0	17.5	14.9	15.0
128	阿曼	3.1	2.4	2.7	81.8	81.7	80.5	18.2	18.3	19.5
129	巴基斯坦	3.0	3.0	2.8	21.7	31.0	36.9	78.3	69.0	63.1
130	帕劳群岛	12.0	9.0	9.5	58.5	74.7	77.2	41.5	25.3	22.8
131	巴拿马	7.8	7.9	7.2	68.1	68.2	68.6	31.9	31.8	31.4
132	巴布亚新几内亚	4.0	4.2	4.4	81.7	77.7	80.2	18.3	22.3	19.8
133	巴拉圭	8.1	8.9	9.7	39.9	38.6	42.6	60.1	61.4	57.4
134	秘鲁	4.9	4.7	5.2	56.4	56.9	55.0	43.6	43.1	45.0
135	菲律宾	3.2	4.4	4.4	47.6	36.9	30.4	52.4	63.1	69.6
136	波兰	5.5	6.9	6.8	70.0	70.3	69.2	30.0	29.2	30.3
137	葡萄牙	9.3	10.2	9.9	66.6	65.0	64.0	33.4	35.0	36.0
138	卡塔尔	2.2	1.9	2.2	72.3	78.6	83.6	27.7	21.4	16.4
139	韩国	4.4	7.4	7.6	49.0	55.3	54.5	51.0	44.7	45.5
140	摩尔多瓦	6.7	11.4	11.8	48.5	45.5	45.6	51.5	54.5	54.4
141	罗马尼亚	4.3	5.6	5.6	81.2	79.2	80.3	18.8	20.8	19.7
142	俄罗斯	5.4	6.1	6.5	59.9	59.8	51.1	40.1	40.2	48.9
143	卢旺达	4.2	11.0	11.2	39.2	59.3	58.8	60.8	40.7	41.2
144	圣基茨和尼维斯	4.3	5.8	6.4	60.4	37.9	36.8	39.6	62.1	63.2

政府卫生支出占政府总支出%			社会医保支出占政府卫生支出%			人均卫生费用（美元）			人均政府卫生支出（美元）		
2000	2011	2012	2000	2011	2012	2000	2011	2012	2000	2011	2012
6.7	19.1	13.2	0.0	0.0	0.0	11	59	39	3	18	13
6.0	4.5	7.9	0.0	···	0.0	253	211	669	123	163	470
11.3	12.7	12.1	88.3	84.9	85.1	211	887	939	147	634	613
16.9	13.5	13.6	71.0	80.5	83.6	3500	7751	7551	2978	6516	6302
15.5	13.5	8.7	0.0	···	0.0	12	19	15	6	10	8
9.0	17.8	22.1	0.0	0.0	0.0	9	30	32	4	22	18
5.3	6.2	5.7	0.7	0.9	0.9	122	384	418	68	212	231
10.9	9.3	16.0	0.0	22.2	56.5	162	525	710	93	233	405
8.9	12.3	12.5	1.5	0.7	0.7	16	51	42	5	22	16
12.1	13.3	13.3	0.0	···	2.7	656	1900	1852	476	1215	1215
21.1	22.9	24.4	35.0	15.2	14.1	466	567	589	409	470	487
10.7	10.1	5.5	7.7	11.1	15.1	25	51	44	13	33	21
8.7	9.7	9.8	0.0	···	0.0	146	450	439	76	217	212
16.6	15.1	15.8	67.6	55.7	55.5	328	609	618	153	306	320
10.9	19.1	17.8	21.4	17.1	18.5	170	412	404	159	375	365
14.2	18.8	18.8	98.1	98.7	98.7	2684	7180	6521	2338	6359	5769
10.9	8.4	9.2	24.1	21.5	21.2	22	190	232	18	120	146
16.9	9.1	9.8	99.0	89.3	89.3	118	522	472	84	304	291
4.8	6.0	6.0	0.0	24.5	24.5	54	195	181	16	65	64
17.0	7.7	8.8	0.3	33.1	22.8	15	33	33	10	14	16
8.6	1.5	1.5	2.9	3.0	3.0	3	19	20	‹1	3	5
13.9	13.9	13.9	1.8	2.5	2.5	126	486	472	87	298	292
11.2	9.9	11.5	0.0	0.0	0.0	288	365	836	272	321	781
7.6	13.6	9.8	0.0	0.0	0.0	12	41	36	3	19	14
11.4	19.1	20.0	93.9	90.5	91.2	1932	5997	5836	1219	4769	4646
15.7	20.3	20.5	0.0	9.4	10.4	1056	3715	3954	824	3072	3279
13.1	19.1	19.7	27.0	35.2	37.6	54	124	144	29	67	78
8.4	10.3	8.7	3.3	1.7	1.7	9	25	24	2	8	8
10.3	6.7	18.0	0.0	···	0.0	17	85	93	6	29	31
6.6	8.4	4.8	0.0	0.0	0.0	318	1820	1273	313	1799	1251
16.4	19.3	18.2	17.1	12.2	12.8	3165	9908	9312	2611	8436	7919
7.0	5.3	4.8	0.0	···	0.0	273	610	605	223	498	486
3.5	4.7	4.7	5.8	3.1	2.9	15	36	34	3	11	12
12.0	16.4	16.5	0.0	0.0	0.0	908	923	976	532	689	753
21.3	12.8	12.7	50.0	35.6	33.1	295	664	723	201	453	496
9.9	10.2	11.6	0.0	0.0	0.0	26	74	97	21	58	78
17.7	11.2	10.3	52.4	34.8	35.4	124	352	358	49	136	152
14.1	15.0	13.9	45.3	52.2	37.2	95	283	333	53	161	183
8.4	10.2	8.0	14.7	24.6	36.5	33	105	115	16	39	35
9.4	11.1	11.1	82.6	85.4	86.2	247	920	859	173	646	594
14.9	13.5	13.4	1.7	1.9	1.7	1064	2302	2000	708	1497	1280
5.0	4.9	5.8	0.0	0.0	0.0	652	1738	2029	471	1366	1697
9.7	13.5	11.7	77.3	78.9	77.8	504	1652	1724	247	914	940
8.9	13.3	13.4	0.0	84.9	85.0	23	224	241	11	102	110
9.1	11.3	12.2	81.9	82.1	83.0	73	480	468	59	380	375
12.7	10.1	8.9	40.3	47.1	38.9	96	803	913	57	480	467
8.5	24.0	24.0	6.4	10.5	10.5	9	62	70	3	37	41
9.6	6.5	7.1	0.5	0.3	0.2	392	820	880	237	311	324

序列	国家	卫生总费用占GDP%			卫生总费用构成(%)					
					政府卫生支出			个人卫生支出		
		2000	2011	2012	2000	2011	2012	2000	2011	2012
145	圣卢西亚岛	5.6	7.6	7.9	52.6	46.6	53.6	47.4	53.4	46.4
146	圣文森特和格林纳丁斯	3.7	4.9	5.4	82.3	81.7	82.1	17.7	18.3	17.9
147	萨摩亚群岛	6.0	7.0	6.7	76.8	88.5	88.2	23.2	11.5	11.8
148	圣马力诺	5.1	5.5	6.5	85.8	85.8	87.2	14.2	14.2	12.2
149	圣多美和普林西比	8.9	7.6	7.9	43.2	34.2	31.7	56.8	65.8	68.3
150	沙特阿拉伯	4.2	3.5	3.8	72.1	67.3	72.0	27.9	32.7	28.0
151	塞内加尔	4.6	5.0	4.3	40.9	55.8	50.6	59.1	44.2	49.4
152	塞黑	6.8	10.3	10.6	67.2	62.1	61.2	32.8	37.9	38.8
153	塞舌尔	4.6	3.6	4.5	82.0	94.8	93.0	18.0	5.2	7.0
154	塞拉利昂	13.8	16.3	10.9	28.7	16.2	17.9	71.3	83.8	82.1
155	新加坡	2.7	4.2	4.2	45.0	33.3	35.9	55.0	66.7	64.1
156	斯洛伐克	5.5	7.9	8.1	89.4	70.9	69.7	10.6	29.1	30.3
157	斯洛文尼亚	8.3	8.9	9.4	74.0	73.7	71.5	26.0	26.3	28.5
158	所罗门群岛	4.6	7.7	5.5	94.3	96.7	94.4	5.7	3.3	5.6
159	索马里	…	…	…	…	…	…	…	…	…
160	南非	8.3	8.7	8.9	41.3	47.7	48.4	58.7	52.3	51.6
161	南苏丹	…	1.7	2.7	…	41.3	33.3	…	58.7	66.7
162	西班牙	7.2	9.3	9.3	71.6	73.0	71.7	28.4	27.0	28.3
163	斯里兰卡	3.7	3.3	3.1	48.4	42.1	39.1	51.6	57.9	60.9
164	苏丹	3.4	6.7	6.7	27.2	30.2	22.5	72.8	69.8	77.5
165	苏里南	6.2	6.0	4.8	53.4	49.8	69.0	46.6	50.2	31.0
166	斯威士兰	5.3	8.3	8.1	56.3	69.4	72.6	43.7	30.6	27.4
167	瑞典	8.2	9.5	9.6	84.9	81.6	81.3	15.1	18.4	18.7
168	瑞士	9.9	11.0	11.4	55.4	64.9	65.8	44.6	35.1	34.2
169	叙利亚	4.9	3.4	3.3	40.4	46.3	46.1	59.6	53.7	53.9
170	塔吉克斯坦	4.6	5.8	6.4	20.4	29.6	29.4	79.6	70.4	70.6
171	泰国	3.4	4.1	4.5	56.1	77.7	79.5	43.9	22.3	20.5
172	马其顿	8.7	6.9	6.9	57.7	63.6	65.3	42.3	36.4	34.7
173	东帝汶	3.4	4.6	1.4	65.7	75.3	93.8	34.3	24.7	6.2
174	多哥	5.3	8.0	8.2	28.5	52.2	50.9	71.5	47.8	49.1
175	汤加	4.8	5.0	4.4	70.5	83.5	80.7	29.5	16.5	19.3
176	特立尼达和多巴哥	4.0	5.3	5.5	45.4	49.2	51.1	54.6	50.8	48.9
177	突尼斯	5.4	7.0	7.0	54.9	59.4	59.0	45.1	40.6	41.0
178	土耳其	4.9	6.1	5.4	62.9	72.7	76.8	37.1	27.3	23.2
179	土库曼斯坦	3.9	2.1	1.9	81.5	63.8	63.5	18.5	36.2	36.5
180	图瓦卢	11.0	17.6	15.0	100.0	99.9	99.9	0.0	0.1	0.1
181	乌干达	6.0	9.3	9.8	26.8	25.0	43.0	73.2	75.0	57.0
182	乌克兰	5.6	7.3	7.5	51.8	55.7	55.4	48.2	44.3	44.6
183	阿联酋	2.2	3.1	3.0	76.7	69.5	69.1	23.3	30.5	30.9
184	英国	6.9	9.4	9.3	79.1	82.8	84.0	20.9	17.2	16.0
185	坦桑尼亚	3.4	7.4	7.1	43.4	37.4	39.0	56.6	62.6	61.0
186	美国	13.1	17.7	17.0	43.0	47.8	47.0	57.0	52.2	53.0
187	乌拉圭	11.2	8.6	8.6	54.6	69.5	64.5	45.4	30.5	35.5
188	乌兹别克斯坦	5.3	5.6	6.1	47.5	50.9	51.1	52.5	49.1	48.9
189	瓦努阿图	3.6	3.8	3.6	76.6	87.3	86.6	23.4	12.7	13.4
190	委内瑞拉	5.7	4.5	4.7	41.5	36.6	33.7	58.5	63.4	66.3
191	越南	4.9	6.8	6.0	30.9	45.2	42.6	69.1	54.8	57.4
192	也门	4.1	5.0	5.6	54.0	26.8	27.7	46.0	73.2	72.3
193	赞比亚	6.5	6.2	4.8	47.4	63.6	53.9	52.4	36.4	46.1
194	津巴布韦	…	…	…	…	…	…	…	…	…

政府卫生支出占政府总支出%			社会医保支出占政府卫生支出%			人均卫生费用（美元）			人均政府卫生支出（美元）		
2000	2011	2012	2000	2011	2012	2000	2011	2012	2000	2011	2012
11.7	11.1	10.3	4.9	4.3	3.3	272	513	573	143	239	307
10.8	11.7	15.0	0.0	0.0	0.2	137	310	340	113	253	279
13.7	13.5	17.3	0.3	0.5	0.0	80	245	243	61	217	214
20.4	13.6	13.1	100.0	85.0	73.5	2166	3553	3877	1860	3050	3380
9.0	5.6	5.6	0.0	0.0	0.0	46	108	109	20	37	35
8.6	5.7	7.7	0.0	…	0.0	396	721	992	285	486	714
10.1	9.6	7.5	7.4	4.0	5.1	22	54	44	9	30	22
13.6	14.1	13.4	92.2	93.2	93.4	64	622	556	43	387	340
7.9	9.5	10.4	0.0	5.2	0.0	356	413	502	292	392	467
14.2	12.3	9.5	0.0	0.0	0.0	21	82	69	6	13	12
7.1	8.9	11.1	4.8	15.5	14.1	662	2144	2287	298	714	821
9.4	14.7	14.9	94.4	89.6	90.0	208	1415	1377	186	1004	960
13.1	12.8	13.8	93.7	93.4	91.3	831	2171	2069	615	1600	1479
20.7	21.6	13.3	0.0	0.0	0.0	48	124	101	45	119	95
…	…	…	…	…	…	…	…	…	…	…	…
13.3	12.9	14.0	3.3	2.8	2.8	246	670	651	102	319	315
…	4.0	4.0	…	…	0.0	…	32	25	…	13	8
13.2	15.0	13.9	9.6	6.3	6.6	1045	2978	2626	749	2175	1883
6.8	6.5	5.9	0.3	0.1	0.1	32	93	88	16	39	34
8.3	10.9	11.1	8.3	11.1	10.9	15	119	113	4	36	25
11.3	11.9	11.2	33.8	41.7	41.7	167	490	437	89	244	302
10.5	18.1	18.1	0.0	0.0	0.0	75	270	265	42	188	192
12.6	15.1	15.0	0.0	…	0.0	2282	5419	5293	1938	4423	4301
15.4	21.1	22.1	72.8	70.8	69.2	3541	9248	9071	1963	6001	5970
6.5	5.3	5.3	0.0	0.0	0.0	58	102	73	23	47	34
6.5	6.2	7.5	0.0	…	0.0	7	48	61	1	14	18
11.0	15.3	16.9	9.4	9.3	9.2	67	214	247	38	166	196
15.0	13.7	13.3	97.4	91.9	91.7	153	344	314	88	219	205
20.4	2.9	2.9	0.0	0.0	0.0	18	46	68	12	35	64
8.5	15.4	15.4	11.7	6.5	6.5	14	43	48	4	22	24
15.4	12.6	14.1	0.0	0.0	0.0	92	219	197	65	183	159
6.4	7.2	7.6	0.0	0.0	0.0	260	935	958	118	460	489
8.1	13.3	13.3	28.9	56.3	56.3	121	304	292	67	180	173
9.8	12.8	10.7	55.6	57.0	64.1	197	644	569	124	469	437
13.7	8.7	8.7	6.5	6.5	6.5	44	114	128	36	73	81
5.9	17.2	17.3	0.0	0.0	0.0	161	639	559	161	639	559
7.3	10.1	24.2	0.0	0.0	0.0	16	41	57	4	10	25
10.2	11.8	11.9	0.0	0.6	0.6	36	262	290	18	146	161
7.8	9.3	9.4	0.0	0.0	0.0	753	1375	1235	578	955	854
15.1	16.0	16.2	0.0	…	0.0	1761	3659	3595	1394	3031	3019
10.2	10.2	11.2	0.0	…	4.5	10	38	42	4	14	16
16.8	20.3	20.0	83.7	86.0	87.3	4818	8467	8845	2074	4047	4153
20.5	21.8	19.3	27.4	45.2	56.8	773	1174	1265	422	816	816
8.7	9.0	9.6	0.0	…	0.0	29	91	110	14	46	56
10.5	14.0	13.5	0.0	0.0	0.0	52	125	116	40	109	100
8.0	6.3	5.5	34.6	32.2	31.1	273	487	592	113	178	200
6.6	10.1	9.3	19.7	39.6	37.0	20	93	102	6	42	44
8.0	4.3	3.9	0.0	0.0	0.0	26	63	76	14	17	21
11.1	16.4	12.6	0.0	0.0	0.0	23	87	84	11	55	45
…	…	…	…	…	…	…	…	…	…	…	…

附录2-7 人口与社会经济

序列	国家	总人口（千人）2013	0～14岁人口% 2013	60岁及以上人口% 2013	人口年增长率(%) 2003～2013	城镇人口% 2010	城镇人口% 2011	城镇人口% 2012	城镇人口% 2013
1	阿富汗	30552	47	4	2.8	23	24	24	26
2	阿尔巴尼亚	3173	21	15	-0.2	52	53	55	55
3	阿尔及利亚	39208	28	7	1.7	66	73	74	70
4	安道尔	79	15	23	0.5	88	87	…	86
5	安哥拉	21472	47	4	3.3	59	59	60	43
6	安提瓜和巴布达	90	26	13	1.1	30	30	30	25
7	阿根廷	41446	24	15	0.9	92	93	93	92
8	亚美尼亚	2977	20	14	-0.2	64	64	64	63
9	澳大利亚	23343	19	20	1.6	89	89	89	89
10	奥地利	8495	15	24	0.4	68	68	68	66
11	阿塞拜疆	9413	22	9	1.2	52	54	54	54
12	巴哈马群岛	377	21	12	1.8	84	84	84	83
13	巴林群岛	1332	21	3	5.5	89	89	89	89
14	孟加拉国	156595	30	7	1.2	28	28	29	33
15	巴巴多斯岛	285	19	16	0.5	44	44	45	32
16	白俄罗斯	9357	15	20	-0.4	75	75	75	76
17	比利时	11104	17	24	0.7	97	97	98	98
18	伯利兹	332	34	6	2.5	52	45	45	44
19	贝宁湾	10323	43	5	3.0	42	45	46	43
20	不丹	754	28	7	2.0	35	36	36	37
21	玻利维亚	10671	35	7	1.7	67	67	67	68
22	波黑	3829	16	21	-0.2	49	48	49	40
23	博茨瓦纳	2021	34	6	1.0	61	62	62	57
24	巴西	200362	24	11	1.0	87	85	85	85
25	文莱	418	25	8	1.7	76	76	76	77
26	保加利亚	7223	14	26	-0.8	71	73	74	73
27	布基纳法索	16935	46	4	2.9	26	27	27	28
28	布隆迪	10163	44	4	3.4	11	11	11	12
29	佛得角	499	30	7	0.7	61	63	63	64
30	柬埔寨	15135	31	8	1.6	20	20	20	20
31	喀麦隆	22254	43	5	2.6	58	52	53	53
32	加拿大	35182	16	21	1.1	81	81	81	82
33	中非	4616	40	6	1.9	39	39	39	40
34	乍得	12825	48	4	3.2	28	22	22	22
35	智利	17620	21	14	1.0	89	89	89	89
36	中国	1393337	18	14	0.6	47	51	52	53
37	哥伦比亚	48321	28	10	1.4	75	75	76	76
38	科摩罗	735	42	5	2.5	28	28	28	28
39	刚果	4448	42	5	2.8	62	64	64	65
40	库克岛	21	30	9	1.0	75	74	…	74
41	哥斯达黎加	4872	24	11	1.6	64	65	65	75
42	科特迪瓦	20316	41	5	1.8	51	51	52	53
43	克罗地亚	4290	15	25	-0.3	58	58	58	58
44	古巴	11266	16	19	0.0	75	75	75	77
45	塞浦路斯	1141	17	17	1.3	70	70	71	67
46	捷克	10702	15	24	0.5	74	73	73	73
47	朝鲜	24895	22	13	0.6	60	60	60	61
48	刚果民主共和国	67514	45	5	2.8	35	34	35	42

生命登记覆盖人口% 2007~2013		总和生育率（%）			成人识字率 （%）	人均国民收入 （美元，购买力平价）				日均<1美元 （购买力平价）
出生	死亡	2000	2010	2013	2007~2012	2010	2011	2012	2013	人口% 2007~2012
37	…	7.7	6.3	4.9	…	1060	1140	1560	2000	
99	53	2.2	1.5	1.8	97	8740	8820	9280	10520	<2.0
>90	…	2.6	2.3	2.8	…	8180	8310	8360	12990	…
100	>80	1.4	1.3	1.4	…	…	…	…	…	…
…	…	6.8	5.4	5.9	70	5410	5230	5400	6770	43.4
>90	79	2.7	2.1	2.1	99	20240	17900	18920	20070	…
100	100	2.5	2.2	2.2	98	15570	17130	…	…	<2.0
100	76	1.7	1.7	1.7	100	5660	6100	8820	8140	<2.0
100	100	1.8	1.9	1.9	…	…	38110	43300	42540	…
100	100	1.4	1.4	1.5	…	39790	42050	43390	43840	…
>90	93	2.0	2.2	1.9	100	9280	8960	9310	16180	<2.0
…	93	2.2	1.9	1.9	…	…	…	29020	…	…
>90	88	2.6	2.5	2.1	92	…	…	…	…	…
31	…	3.0	2.2	2.2	58	1810	1940	2030	2810	43.3
>90	100	1.5	1.6	1.8	…	…	…	25670	…	…
100	100	1.2	1.4	1.5	100	13590	14460	14960	16940	<2.0
>90	100	1.6	1.8	1.9	…	38260	39190	39860	40280	…
95	100	3.6	2.8	2.7	…	6210	6090	7630	8160	…
80	…	6.0	5.3	4.8	42	1590	1620	1550	1780	51.6
100	…	3.8	2.4	2.2	…	4990	5570	6200	7210	2.4
76	…	4.1	3.3	3.2	91	4640	4890	4880	5750	8.0
>90	89	1.4	1.1	1.3	98	8810	9190	9650	9820	<2.0
72	…	3.4	2.8	2.6	85	13700	14550	16060	15500	13.4
93	93	2.4	1.8	1.8	90	11000	11420	11530	14750	3.8
>90	89	2.5	2.0	2.0	95	…	…	…	…	…
100	100	1.2	1.5	1.5	98	13290	14160	15450	15200	<2.0
77	…	6.3	5.9	5.6	29	1250	1300	1490	1560	44.5
75	…	5.8	4.3	6.0	67	400	610	550	820	…
91	…	3.7	2.4	2.3	85	3820	3980	4930	6220	13.7
62	…	3.9	2.6	2.9	74	2080	2230	2330	2890	10.1
61	…	5.0	4.5	4.8	71	2270	2330	2270	2660	27.6
100	100	1.5	1.7	1.7	…	38310	39660	42530	42610	<2.0
61	…	5.4	4.6	4.4	57	790	810	1080	600	62.8
16	…	6.6	6.0	6.3	35	1220	1360	1620	2000	36.5
99	100	2.1	1.9	1.8	99	14590	16330	21310	21030	<2.0
…	4	1.8	1.6	1.7	95	7640	8390	9040	11850	6.3
97	98	2.6	2.4	2.3	94	9060	9560	9990	11890	5.6
87	…	4.3	4.9	4.7	76	1090	1110	1210	1560	…
91	…	4.8	4.5	5.0	…	3220	3240	3450	4720	32.8
>90	82	3.2	2.4	2.3	…	…	…	…	…	…
100	91	2.4	1.8	1.8	96	11270	11860	12500	13570	<2.0
65	…	5.2	4.4	4.9	57	1810	1710	1920	2900	35.0
>90	100	1.4	1.5	1.5	99	18860	18760	20200	20370	<2.0
100	98	1.6	1.5	1.4	100	…	…	…	…	…
>90	86	1.7	1.5	1.5	99	30300	…	29840	28830	…
100	100	1.1	1.5	1.6	…	23620	24370	24720	25530	<2.0
100		2.0	2.0	2.0	…	…	…	…	…	
28	…	6.9	5.8	5.9	67	320	340	390	680	…

序列	国家	总人口（千人）2013	0～14岁人口%2013	60岁及以上人口%2013	人口年增长率(%)2003～2013	城镇人口%			
						2010	2011	2012	2013
49	丹麦	5619	18	24	0.4	87	87	87	87
50	吉布提	873	34	6	1.5	76	77	77	77
51	多米尼加	72	26	13	0.3	67	67	…	69
52	多米尼加共和国	10404	30	9	1.4	69	70	70	77
53	厄瓜多尔	15738	30	10	1.7	67	67	68	63
54	埃及	82056	31	9	1.7	43	43	44	43
55	萨尔瓦多	6340	30	10	0.5	64	65	65	66
56	赤道几内亚	757	39	5	2.9	40	39	40	40
57	厄立特里亚	6333	43	4	3.5	22	21	22	22
58	爱沙尼亚	1287	16	24	-0.4	69	69	70	68
59	埃塞俄比亚	94101	43	5	2.7	17	17	17	19
60	斐济	881	29	9	0.8	52	52	53	53
61	芬兰	5426	16	26	0.4	85	84	84	84
62	法国	64291	18	24	0.6	85	86	86	79
63	加蓬	1672	38	7	2.4	86	86	87	87
64	冈比亚	1849	46	4	3.2	58	57	58	58
65	格鲁吉亚	4341	18	20	-0.5	53	53	53	53
66	德国	82727	13	27	-0.1	74	74	74	75
67	加纳	25905	38	5	2.4	51	52	53	53
68	希腊	11128	15	26	0.1	61	61	62	77
69	格林纳达	106	27	10	0.3	39	39	39	36
70	危地马拉	15468	40	7	2.5	49	50	50	51
71	几内亚	11745	42	5	2.4	35	35	36	36
72	几内亚比绍	1704	41	5	2.3	30	44	45	48
73	圭亚那	800	36	5	0.6	29	28	28	28
74	海地	10317	35	7	1.4	52	53	55	56
75	洪都拉斯	8098	35	7	2.0	52	52	53	54
76	匈牙利	9955	15	24	-0.2	68	69	70	70
77	冰岛	330	21	18	1.3	93	94	94	94
78	印度	1252140	29	8	1.4	30	31	32	32
79	印尼	249866	29	8	1.4	44	51	51	52
80	伊朗	77447	24	8	1.2	71	69	69	72
81	伊拉克	33765	40	5	2.6	66	66	66	69
82	爱尔兰	4627	22	17	1.4	62	62	62	63
83	以色列	7733	28	15	2.0	92	92	92	92
84	意大利	60990	14	27	0.5	68	68	69	69
85	牙买加	2784	27	11	0.5	52	52	52	54
86	日本	127144	13	32	0.0	67	91	92	93
87	约旦	7274	34	5	3.8	79	83	83	83
88	哈萨克斯坦	16441	26	10	1.1	59	54	53	53
89	肯尼亚	44354	42	4	2.7	22	24	24	25
90	基里巴斯	102	30	9	1.6	44	44	44	44
91	科威特	3369	25	4	4.6	98	98	98	98
92	吉尔吉斯	5548	30	6	1.0	35	35	35	36
93	老挝	6770	35	6	1.9	33	34	35	37
94	拉脱维亚	2050	15	24	-1.1	68	68	68	68
95	黎巴嫩	4822	21	12	2.7	87	87	87	88
96	莱索托	2074	36	6	0.9	27	28	28	26

生命登记覆盖人口%2007~2013		总和生育率（%）			成人识字率（%）2007~2012	人均国民收入（美元，购买力平价）				日均<1美元（购买力平价）人口%2007~2012
出生	死亡	2000	2010	2013		2010	2011	2012	2013	
100	98	1.8	1.9	1.9	...	40230	41900	43430	44460	<2.0
...	...	4.8	3.8	3.4	...	...	...	...	...	...
>90	100	2.3	2.1	2.1	...	11990	13000	11980	9800	...
81	52	2.9	2.6	2.5	90	9030	9420	9660	11150	2.3
90	80	3.0	2.5	2.6	92	7880	8510	9490	10310	4.0
>90	95	3.3	2.7	2.8	74	6060	6120	6450	10850	<2.0
99	78	2.9	2.3	2.2	85	6550	6640	6720	7490	2.5
54	...	5.8	5.2	4.8	94	23750	25620	18570	23240	...
...	...	5.4	4.5	4.7	69	540	580	550	1180	...
100	100	1.3	1.7	1.6	100	19760	20850	22500	24230	<2.0
...	...	6.2	4.2	4.5	39	1040	1110	1110	1350	36.8
>90	100	3.1	2.7	2.6	...	4510	4610	4690	7610	5.9
100	100	1.7	1.9	1.9	...	37290	37670	38220	38480	<2.0
100	100	1.8	2.0	2.0	...	34440	35910	36720	37580	...
90	...	4.1	3.3	4.1	89	13170	13740	14090	17220	...
53	...	5.6	4.9	5.8	51	1300	1750	1830	1620	...
100	98	1.6	1.6	1.8	100	4990	5350	5770	7040	14.1
100	100	1.3	1.4	1.4	...	37950	40230	42230	44540	<2.0
63	...	4.7	4.2	3.9	67	1660	1810	1910	3880	...
>90	100	1.3	1.5	1.5	97	27050	25100	25460	25630	<2.0
...	100	2.6	2.2	2.2	...	9890	10350	10350	11120	...
97	92	4.8	4.0	3.8	76	4650	4760	4880	7130	13.7
58	...	6.0	5.2	4.9	41	1020	1020	970	1160	40.9
24	...	5.9	5.1	4.9	55	1180	1240	1100	1240	...
88	81	2.5	2.3	2.5	85	3450	...	3340	6550	...
80	...	4.3	3.3	3.1	...	...	1180	1220	1710	...
94	17	4.0	3.1	3.0	85	3770	3820	3880	4270	16.5
100	100	1.3	1.4	1.4	99	19050	20310	20710	...	<2.0
>90	100	2.0	2.1	2.1	...	27680	31020	33480	38870	<2.0
84	8	3.3	2.6	2.5	...	3550	3590	3910	5350	24.7
67	...	2.5	2.1	2.3	93	4200	4500	4730	9260	16.2
99	...	2.2	1.7	1.9	85	...	...	...	15600	...
99	65	5.0	4.7	4.0	79	3370	3750	4230	15220	3.9
>90	100	1.9	2.1	2.0	...	33370	34180	35670	...	<2.0
100	100	2.9	2.9	2.9	...	27630	27110	...	32140	<2.0
100	100	1.2	1.4	1.5	99	31130	32400	32920	34100	<2.0
98	...	2.6	2.3	2.3	87	7310	...	...	8480	...
100	100	1.3	1.4	1.4	...	34640	35330	36300	37630	<2.0
99	65	3.9	3.1	3.2	96	5800	5930	5980	11660	<2.0
100	91	1.9	2.6	2.5	100	10770	11250	11780	20570	<2.0
60	...	5.0	4.7	4.4	87	1680	1710	1730	2250	...
94	...	4.3	2.9	3.0	...	3530	3300	3870	2780	...
>90	95	2.4	2.3	2.6	94	...	...	...	...	<2.0
98	96	2.7	2.7	3.1	99	2100	2180	2230	3070	5.1
75	...	4.6	2.7	3.0	...	2460	2580	2690	4570	30.3
100	100	1.2	1.5	1.6	100	16350	17700	21920	22970	<2.0
100	...	2.4	1.8	1.5	90	14080	14470	14160	17390	...
45	...	4.1	3.2	3.0	90	1960	2050	2170	3320	56.2

序列	国家	总人口(千人) 2013	0～14岁人口% 2013	60岁及以上人口% 2013	人口年增长率(%) 2003～2013	城镇人口%			
						2010	2011	2012	2013
97	利比里亚	4294	43	5	3.2	48	48	49	49
98	利比亚	6202	30	7	1.3	78	78	78	78
99	立陶宛	3017	15	21	-1.1	67	67	67	67
100	卢森堡	530	17	19	1.7	85	85	86	90
101	马达加斯加	22925	42	5	2.8	30	33	33	34
102	马拉维	16363	45	5	2.9	20	16	16	16
103	马来西亚	29717	26	9	1.8	72	73	73	73
104	马尔代夫	345	29	7	1.8	40	41	42	43
105	马里	15302	47	4	3.1	36	35	36	38
106	马耳他	429	15	24	0.4	95	95	95	95
107	马歇尔群岛	53	30	9	0.1	72	72	…	72
108	毛利塔尼亚	3890	40	5	2.7	41	41	42	59
109	毛里求斯	1244	20	14	0.3	42	42	42	40
110	墨西哥	122332	29	10	1.2	78	78	78	79
111	密克罗尼西亚	104	35	7	-0.3	23	23	23	22
112	摩纳哥	38	18	24	1.4	100	100	…	100
113	蒙古	2839	27	6	1.4	62	69	…	70
114	黑山	621	19	19	0.1	61	63	63	64
115	摩洛哥	33008	28	8	1.1	58	57	57	59
116	莫桑比克	25834	45	5	2.6	38	31	31	32
117	缅甸	53259	25	8	0.7	34	33	33	33
118	纳米比亚	2303	36	5	1.5	38	38	39	45
119	瑙鲁	10	30	9	-0.0	100	100	…	100
120	尼泊尔	27797	35	8	1.3	19	17	17	18
121	荷兰	16759	17	23	0.4	83	83	84	89
122	新西兰	4506	20	19	1.1	86	86	86	86
123	尼加拉瓜	6080	33	7	1.3	57	58	58	58
124	尼日尔	17831	50	4	3.8	17	18	18	18
125	尼日利亚	173615	44	5	2.7	50	50	50	46
126	纽埃岛	1	30	9	-2.7	38	38	…	41
127	挪威	5043	19	22	1.0	79	79	80	80
128	阿曼	3632	23	4	4.2	73	73	74	77
129	巴基斯坦	182143	34	7	1.8	36	36	37	38
130	帕劳群岛	21	30	9	0.6	83	84	…	86
131	巴拿马	3864	28	10	1.8	75	75	76	66
132	巴布亚新几内亚	7321	38	5	2.3	13	12	13	13
133	巴拉圭	6802	32	8	1.8	61	62	62	59
134	秘鲁	30376	29	9	1.2	77	77	78	78
135	菲律宾	98394	34	6	1.7	49	49	49	45
136	波兰	38217	15	21	-0.0	61	61	61	61
137	葡萄牙	10608	15	25	0.2	61	61	62	62
138	卡塔尔	2169	13	2	11.9	96	99	99	99
139	韩国	49263	15	17	0.6	83	83	83	82
140	摩尔多瓦	3487	17	17	-1.1	47	48	48	45
141	罗马尼亚	21699	15	21	-0.2	57	53	53	54
142	俄罗斯	142834	16	19	-0.1	73	74	74	74
143	卢旺达	11777	43	4	2.5	19	19	19	27
144	圣基茨和尼维斯	54	26	13	1.3	32	32	…	32

生命登记覆盖人口%2007~2013		总和生育率（%）			成人识字率（%）2007~2012	人均国民收入（美元，购买力平价）				日均<1美元（购买力平价）人口%2007~2012
出生	死亡	2000	2010	2013		2010	2011	2012	2013	
4	…	5.9	5.2	4.8	61	340	540	580	790	83.8
…	…	3.2	2.6	2.4	90	…	…	…	…	…
100	100	1.3	1.5	1.5	100	17870	19640	23560	24500	<2.0
>90	100	1.7	1.6	1.7	…	61790	64260	60160	…	…
83	…	5.6	4.7	4.5	65	960	950	930	1350	87.7
2	…	6.2	6.0	5.4	61	850	870	730	750	72.2
>90	56	3.0	2.6	2.0	93	14220	15650	16270	22460	<2.0
93	84	2.8	1.8	2.3	…	8110	7430	7560	9890	…
81	…	5.8	6.3	6.8	33	1030	1040	1140	1540	50.6
100	100	1.6	1.3	1.4	…	24840	…	27000	28030	…
96	…	4.4	3.5	3.3	…	…	…	…	4620	…
59	…	5.1	4.5	4.7	59	1960	2400	2480	2850	23.4
>90	100	2.0	1.6	1.5	89	13960	14330	15060	17220	<2.0
93	99	2.5	2.3	2.2	94	14290	15390	16450	16110	<2.0
…	…	4.3	3.5	3.3	…	3490	3580	3920	3840	…
…	>80	1.2	1.5	1.5	…	…	…	…	…	…
99	92	2.2	2.5	2.4	97	3670	4290	5020	8810	…
>90	100	1.8	1.7	1.7	99	12930	13700	14590	14600	<2.0
94	25	2.7	2.3	2.7	67	4600	4880	5060	7000	2.6
48	…	5.7	4.9	5.2	56	930	970	1000	1040	60.7
72	…	2.5	2.0	1.9	93	1950	…	…	…	…
78	…	4.0	3.2	3.1	89	6420	6560	7240	9590	23.5
83	…	3.5	3.1	2.9	…	…	…	…	…	…
42	…	4.0	2.7	2.3	57	1210	1260	1470	2260	23.7
100	100	1.7	1.8	1.8	…	41900	43140	43510	43210	<2.0
100	100	1.9	2.2	2.1	…	…	…	…	…	…
85	68	3.3	2.6	2.5	…	2790	3730	3890	4440	8.5
64	…	7.5	7.1	7.6	…	720	720	760	910	40.8
30	…	5.9	5.5	6.0	61	2170	2290	2450	5360	62.0
>90	…	…	…	…	…	…	…	…	…	…
100	100	1.8	1.9	1.9	…	56830	61460	66960	66520	<2.0
…	87	4.4	2.3	2.9	87	…	…	…	…	…
34	…	4.7	3.4	3.2	55	2790	2870	2880	4920	12.7
…	…	2.0	1.7	1.7	…	11000	11080	16870	14540	…
>90	90	2.7	2.5	2.5	94	12770	14510	15150	19290	4.0
…	…	4.5	4.0	3.8	62	2420	2570	2740	2430	…
76	81	3.7	3.0	2.9	94	5050	5390	5720	7640	3.0
96	69	2.9	2.5	2.4	90	8930	9440	10090	11360	2.9
90	90	3.5	3.1	3.0	95	3980	4140	4380	7820	19.0
100	100	1.3	1.4	1.4	100	19060	20430	21170	22300	<2.0
100	100	1.4	1.3	1.3	95	24760	24440	24770	25360	…
>90	77	3.1	2.3	2.0	96	…	86440	…	123860	…
>90	99	1.4	1.3	1.3	…	29010	30370	30970	33440	…
100	90	1.6	1.5	1.5	99	3360	3640	3630	5190	<2.0
>90	100	1.3	1.4	1.4	98	14060	15120	16860	18060	<2.0
>90	100	1.2	1.5	1.5	100	19190	20560	22720	23200	<2.0
63	…	5.9	5.4	4.5	66	1150	1270	1320	1430	63.0
…	79	2.2	1.8	1.8	…	15850	16470	17630	20400	…

序列	国家	总人口（千人）2013	0~14岁人口%2013	60岁及以上人口%2013	人口年增长率(%)2003~2013	城镇人口%			
						2010	2011	2012	2013
145	圣卢西亚岛	182	24	12	1.2	28	18	17	19
146	圣文森特和格林纳丁斯	109	25	10	0.1	49	49	50	50
147	萨摩亚群岛	190	38	8	0.7	20	20	20	19
148	圣马力诺	31	14	27	0.9	94	94	…	94
149	圣多美和普林西比	193	42	5	2.7	62	63	63	64
150	沙特阿拉伯	28829	29	5	2.3	82	82	83	83
151	塞内加尔	14133	44	5	2.8	42	43	43	43
152	塞黑	9511	16	21	-0.6	56	56	57	55
153	塞舌尔	93	22	10	1.0	55	54	54	53
154	塞拉利昂	6092	42	4	2.6	38	39	40	39
155	新加坡	5412	16	16	2.4	100	100	100	100
156	斯洛伐克	5450	15	19	0.1	55	55	55	54
157	斯洛文尼亚	2072	14	24	0.4	50	50	50	50
158	所罗门群岛	561	40	5	2.3	19	20	21	21
159	索马里	10496	47	5	2.7	37	38	38	39
160	南非	52776	30	9	1.2	62	62	62	64
161	南苏丹	11296	42	5	4.2	…	18	18	18
162	西班牙	46927	15	23	1.1	77	77	78	79
163	斯里兰卡	21273	25	13	0.9	14	15	15	18
164	苏丹	37964	41	5	2.4	40	33	33	34
165	苏里南	539	27	10	1.0	69	70	70	66
166	斯威士兰	1250	38	5	1.4	21	21	21	21
167	瑞典	9571	17	26	0.7	85	85	85	86
168	瑞士	8078	15	23	1.0	74	74	74	74
169	叙利亚	21898	35	6	2.4	56	56	56	57
170	塔吉克斯坦	8208	36	5	2.3	26	27	27	27
171	泰国	67010	18	15	0.4	34	34	34	48
172	马其顿	2107	17	18	0.1	59	59	59	57
173	东帝汶	1133	46	5	1.9	28	28	29	32
174	多哥	6817	42	4	2.6	43	38	38	39
175	汤加	105	37	8	0.5	23	23	24	24
176	特立尼达和多巴哥	1341	21	14	0.4	14	14	14	9
177	突尼斯	10997	23	11	1.1	67	66	67	67
178	土耳其	74933	26	11	1.3	70	72	72	72
179	土库曼斯坦	5240	29	7	1.2	50	49	49	49
180	图瓦卢	10	30	9	0.3	50	51	…	58
181	乌干达	37579	48	4	3.4	13	16	16	15
182	乌克兰	45239	14	21	-0.6	69	69	69	69
183	阿联酋	9346	15	1	10.2	84	84	85	85
184	英国	63136	18	23	0.6	80	80	80	82
185	坦桑尼亚	49253	45	5	2.9	26	27	27	30
186	美国	320051	20	20	0.9	82	82	83	81
187	乌拉圭	3407	22	19	0.2	92	93	93	95
188	乌兹别克斯坦	28934	29	7	1.2	36	36	36	36
189	瓦努阿图	253	37	6	2.4	26	25	25	26
190	委内瑞拉	30405	29	9	1.6	93	94	94	89
191	越南	91680	23	10	1.0	30	31	32	32
192	也门	24407	40	5	2.5	32	32	33	34
193	赞比亚	14539	47	4	2.9	36	39	40	40
194	津巴布韦	14150	40	6	1.1	38	39	39	33

生命登记覆盖人口%2007～2013		总和生育率（%）			成人识字率(%)2007～2012	人均国民收入（美元，购买力平价）				日均<1美元（购买力平价）人口%2007～2012
出生	死亡	2000	2010	2013		2010	2011	2012	2013	
92	85	2.3	2.0	1.9	...	10520	11220	11300	10350	...
>90	100	2.4	2.1	2.0	...	10830	10440	10870	10610	...
48	...	4.5	3.9	4.1	99	4270	4270	4250	4840	...
>90	>80	1.3	1.5	1.5	...	...	...	...	...	...
75	...	4.6	3.7	4.1	89	1920	2080	1810	2950	43.5
...	51	4.2	2.8	2.6	87	...	24700	...	53780	...
73	...	5.6	4.8	4.9	50	1910	1940	1880	2240	34.1
99	90	1.7	1.6	1.4	98	11020	11540	11430	12020	<2.0
>90	100	2.2	1.9	2.2	92	21210	25140	25740	23270	<2.0
78	...	5.4	5.0	4.7	43	830	840	1340	1750	56.6
>90	74	1.5	1.3	1.3	96	55790	59380	60110	76850	...
>90	100	1.3	1.3	1.4	...	23100	22130	24770	25500	<2.0
100	100	1.2	1.4	1.5	100	26660	26510	27240	28130	<2.0
...	...	4.6	4.2	4.0	...	2210	2350	2130	1810	...
...	...	6.5	6.3	6.6	...	...	...	...	...	...
85	91	2.9	2.5	2.4	93	10360	10710	11010	12240	9.4
35	...	...	...	4.9	...	...	...	...	2190	...
100	100	1.2	1.5	1.5	98	31640	31400	31670	31850	2.3
97	...	2.2	2.3	2.3	91	5010	5520	6030	9470	4.1
59	...	5.1	4.4	4.4	...	2030	2120	2070	2370	19.8
99	100	2.7	2.3	2.3	95	...	...	8380	15860	...
50	...	4.2	3.4	3.3	88	4840	5930	4760	6220	39.3
100	100	1.6	1.9	1.9	...	39730	42200	43980	44760	...
100	100	1.4	1.5	1.5	...	50170	52570	55090	56580	...
...	92	3.8	2.9	3.0	84	5120	...	5120	...	...
88	...	4.0	3.3	3.8	100	2140	2300	2180	2500	6.5
99	...	1.8	1.6	1.4	...	8190	8360	9280	13510	<2.0
100	100	1.7	1.4	1.4	97	10920	11090	11540	11520	<2.0
55	...	7.1	6.2	5.9	58	3600	...	6230	6410	34.9
78	...	5.1	4.1	4.6	60	890	1040	900	1180	52.5
...	...	4.2	3.9	3.8	...	4580	5000	5020	5450	...
...	85	1.6	1.6	1.8	99	24040	...	22860	26210	...
99	37	2.1	2.0	2.0	79	9060	9030	9210	10960	<2.0
94	78	2.4	2.1	2.0	94	15170	16940	18190	18760	<2.0
...	...	2.8	2.4	2.3	100	7490	8690	9070	12920	...
50	...	3.6	3.1	3.0	...	...	...	...	5990	...
30	...	6.8	6.1	5.9	73	1250	1310	1120	1370	37.8
100	99	1.1	1.4	1.5	100	6620	7040	7180	8960	<2.0
100	87	2.7	1.7	1.8	...	...	47890	...	...	...
100	100	1.7	1.9	1.9	...	36410	36010	37340	35760	<2.0
16	...	5.7	5.5	5.2	73	1430	1500	1560	1750	43.5
100	98	2.0	2.1	2.0	...	47360	48820	52610	53960	<2.0
100	99	2.2	2.1	2.0	98	13990	14640	15310	18930	<2.0
>90	...	2.8	2.4	2.3	99	3120	3420	3670	5340	...
43	...	4.5	3.9	3.4	83	4320	4330	4300	2840	...
81	100	2.8	2.5	2.4	96	12150	12430	12920	17890	...
95	...	2.3	1.8	1.7	93	3070	3250	3620	5030	2.4
17	...	6.3	5.2	4.1	65	...	2170	2310	3820	...
14	...	6.2	6.3	5.7	71	1380	1490	1590	3070	74.3
49	...	3.9	3.3	3.5	84	...	...	...	1560	...